史上最強催眠心理療法教學指導手冊

藥癮的 DCH 療法與
分類催眠治療模式

DCH and Classification-Based
Hypnotherapy for Drug Addiction

台灣催眠研究學會創會理事長
催眠治療專家/臨床心理師

張雲傑 博士著

【誌 謝】

　　感謝歷代各治療學派的大師與學者們，因為有您們在學術理論與臨床治療領域上的不凡創見與心血，才成就了 DCH 療法與分類催眠治療模式的創立與本書的問世，在此謹向下列大師與學者們致上最深的敬意與謝意：

心理動力療法：佛洛依德(Freud, S.)、榮格(Jung, C. G.)、阿德勒(Adler, A.)、艾瑞克森（Erikson, E.H.）、伍爾姆瑟（Wurmser, L.）、多吉（Doidge, N.）等。

認知行為療法：貝克(Beck, A. T.)、沃爾普(Wolpe, J.)、何姆(Homme, L. E.)、柯提拉（Cautela, J .R.）、梅琴包姆（Meichenbaum, D. H.）、班度拉（Bandura, A.）、賽里格曼（Seligman, M. E. P.）、李竇（LeDoux, J.）等。

催眠心理療法：梅斯莫爾（Mesmer, F. A.）、佛洛依德、榮格、米爾頓·艾瑞克森(Erickson, M. H.)、班德勒(Bandler, R.)、葛林德(Grinder, J.)、魏斯（Weiss, B. L.）、伍爾伯格（Wolberg, L. R.）等。

大腦重塑療法：莫山尼克（Merzenich, M. M.）、陶伯（Taub, E.）、史華茲（Schwartz J. M.）、拉瑪虔德朗（Ramachandran, V. S.）等。

自我概念療法：本恩斯（Bums, R. B.）、伍爾佛克（Woolfolk, A. E.）、費茨（Fitts, W. H.）、華倫（Warren, W. L.）等。

家族排列療法：薩提爾 (Satir, V.)、海寧格（Hellinger , B.）等。

超個人靈修法：耶穌基督（Jesus Christ）、天主教依納爵·羅耀拉神父（San Ignacio de Loyola）、佛教淨土宗觀想法門歷代大師、佛教天臺止觀曉雲法師（Ven. Hiu Wan）、內觀葛印卡大師（Goenka, S. N.）、基督宗教靈修學蔣祖華老師（Chiang, C.H.）等。

　　並特別感謝我的博士論文指導教授林健陽、李思賢老師、博士論文口試委員許春金、張平吾、趙家琛、謝文彥、陳玉書老師、與在警大博士班修課期間曾教導過我的蔡德輝、范國勇、黃富源、梁添盛、侯友宜、林宜隆、鄧煌發、沈勝昂、周文勇老師等，及在臨床心理治療領域曾提供過我專業建議的吳英璋、許文耀、李執中、洪素珍、黃君瑜老師與戒治所張伯宏所長等。

臨床心理師 張雲傑 敬誌
2020 年 6 月 11 日

【目　錄】

【作者簡介】

華人大師級催眠治療專家
臨床心理師　張雲傑　博士

　　張雲傑心理師為華人藥癮心理治療領域之催眠治療大師，擁有輔仁大學應用心理學學士、華梵大學東方人文思想所藝術史碩士、警察大學犯罪防治所博士等跨科際學位及官方認證之「臨床心理師」執照。其熱衷於臨床催眠治療、藝術治療、指紋心理分析與大專院校心理學教學工作，喜愛與人分享所學，並致力於開發華人的天賦潛能。

　　其鑽研華人催眠心理治療已 30 多年餘，為美國心理治療與醫學催眠學會（APMHA）臨床組專業會員，歷任台灣催眠研究學會（ThR）理事長、新北市臨床心理師公會理事、臨床心理師公會聯合會會員代表、新竹市生命線協會及員工協助中心臨床心理師等公益職務。多年來常受邀於公私立機構、警察消防、更生保護、醫療院所、各級學校、工商企業及公益團體等訓練研習會中，以「如何應用心理學增進身心靈健康與享受幸福人生」為題發表演說，並曾接受廣播電台及影視媒體專訪（請參閱附錄 1）。

　　所治療與服務的華人對象來自美、加、澳、星馬、海峽兩岸等地，出版著作包括《藥癮的 DCH 療法與分類催眠治療模式》、《拯救你人生的指紋密碼聖經》、《催眠心理治療奧秘》、《從皮紋骨相看健康》、《解讀手相健康密碼（中國简体字版）》、《新店戒毒模式：藥癮治療與矯正實務》、《家庭健康保健叢書視力篇》等專業書籍及催眠 CD 有聲系列，讀者群涵蓋了想追求身心靈健康與幸福生活的社會各階層大眾。

　　張雲傑心理師致力宣揚的「幸福優勢理念」影響並改變了許多接受治療的對象、參與訓練研習會的學員、以及想擁有幸福人生的讀者。

【推薦者簡介】

犯罪防治與心理治療專家聯合強力推薦：

許春金（臺北大學犯罪學研究所特聘教授兼社會科學院院長、研究發展處處長、美國加州大學柏克萊校區法學院訪問學人、警察大學教務長、警政研究所所長）

李思賢（臺灣師範大學健康促進與衛生教育學系特聘教授、健康中心副主任、美國耶魯大學醫學院客座教授、台灣青少年犯罪防治研究學會理事、諮商心理師）

趙家琛（臺北市立大學心理與諮商學系教授兼教育學院院長、臺灣心理治療學會監事、華人艾瑞克森催眠治療學會理事、臨床心理師）

張平吾（銘傳大學犯罪防治學系教授、河南理工大學及華東政法大學榮譽教授、臺灣數位鑑識發展協會副理事長、海峽兩岸應急管理學會榮譽理事長、全球化時代犯罪與刑法論壇基金會常務理事）

謝文彥（警察大學犯罪防治系所副教授兼所長、推廣教育訓練中心主任、銘傳大學安全管理學系兼任副教授、台灣警察學術研究學會理事）

陳玉書（警察大學犯罪防治系所副教授、台灣警察學術研究學會榮譽理事、犯罪學學會常務理事、少年矯正學校矯正教育指導委員、犯罪問題研究中心委員）

楊立行（政治大學心理學系所副教授、心智大腦與學習研究中心研究員、英國華芮克大學榮譽研究員、科技部獎勵特殊優秀人才、類神經網路與電腦模擬專家）

王鵬智（輔仁大學臨床心理學系副教授兼系主任、人體研究倫理委員會副執行長、史丹佛大學醫學院博士後研究、為恭醫院專案顧問、輔大診所臨床心理師）

邱惟真（淡江大學教育心理與諮商研究所副教授、台灣舞蹈治療研究協會理事長、台灣家庭暴力暨性犯罪處遇協會理事長、臺中市臨床心理師公會理事長）

張淑慧（臺灣大學兒少暨家庭研究中心執行長、警察大學兼任助理教授、桃園縣社會局局長、社工師公會全聯會理事長、臺北市社工師公會理事長）

陳世哲（台大醫院新竹分院精神醫學部主治醫師、台大醫院精神科臨床研究員、台灣精神醫學會專科醫師、新竹醫院精神科主任、臺北市立療養院社區精神科總醫師）

鄭志強（台灣司法臨床心理學會理事長、皓心理治療所院長、臨床心理師公會全聯會理事、大專院校講師、司法矯正機構及高雄長庚醫院臨床心理師）

陳映程（社團法人新北市臨床心理師公會理事長、好日子心理治療所所長、長照 2.0 照護計畫審查會委員、社區大學講師、國泰綜合醫院臨床心理師）

【推薦序一】
建構藥癮治療新思維與新技術的
DCH 療法

美國耶魯大學醫學院客座教授
臺灣師範大學健康促進與衛生教育學系特聘教授　李思賢

還記得在九年前，第一次與雲傑討論其所研發的「DCH 療法與分類催眠治療模式」是在臺灣師範大學的研究室裡，現在看到雲傑能將其近 20 年年來的藥癮催眠治療研究成果，透過這本專業書籍與讀者們分享，著實在心裡替雲傑感到欣慰，畢竟藥癮治療相關的研究之路是辛苦的，而能在強制藥癮戒治機構進行長期實地研究的學者與治療師確實少之又少。

認識雲傑的人都知道其催眠心理治療功力的深厚，而在本書中更可見識到其整合運用各種心理治療理論與技術的能力又更勝一籌，如其融合當代心理學研究成果所整合之「心識（太極）動力發展階段」理論，相當新穎地將源自西方的潛意識與意識發展理論，以東方「太極」的形式與概念加以巧妙的結合，更提供了實務工作者可據以鑑別個案「心識」發展層次、擬定治療方案的理論依據。而雲傑根據心理動力、認知行為理論所整理之「五我」人格結構理論，亦對於人類（尤其是藥癮者）的認知決策歷程如何受「本我、自我、超我、向上我、自體我」等五我的具體影響，提供了嶄新的解釋模型與見解。

眾所周知，目前臺灣心理治療學術界有關藥癮心理治療方面的研究仍多停留於藥癮者在強制戒癮機構內的「立即心理治療效果」（如是否能改善情緒障礙或增加自我效能），而尚未涉及藥癮者復歸社會後之長期預防再犯效果（如是否能降低「非法藥物再犯率」）的研究。但雲傑的藥癮治療研究突破了這個限制，不但在催眠治療研究計畫的樣本數高達 360 人，更讓讀者們能在本書中，首次能看到「分類催眠治療模式」對改善藥癮者之「自我概念與情緒」的立即治療效果，以及可有效大幅降低藥癮者之「非法藥物再犯率」

的長期預防再犯效果。這項實證研究發現，正好為藥癮治療界對於 2 級毒品療法的困境，提供了另一思考的方向。

　　雲傑所提倡之「分類催眠治療模式」，包括有 IPDA 及 HCD 等兩種特殊的治療方案，其中 IPDA 方案是率先使用國外催眠療法中的「前世療法」及「未來療法」於強制戒癮機構的藥癮者團體治療方案中。雲傑的臨床研究，就改善藥癮者的「自我概念與情緒」的治療效果來看，「前世療法」的治療效果顯著優於「今生療法」的現象亦正好與國外將「前世療法」用於治療焦慮症的研究結果一致，但雲傑卻以認知行為學派的「多重楷模」治療理論來解釋「前世療法」有效的原因，而非如同美國精神科醫師 Weiss 直接將「前世療法」的療效訴諸於是靈魂的前世創傷得到醫治的結果，可見雲傑努力讓「前世療法」成為一種合乎科學實證精神的「認知催眠療法」的用心。

　　總結來說，雲傑的大作不但提供了藥癮心理治療領域的新思維與新技術，更可作為藥癮治療實務工作者必備的專業參考書籍，因此無論讀者本身所欣賞或擅長的心理治療取向為何，相信均能從本書中獲益。

（本推薦序作者為李思賢博士，現任臺灣師範大學健康促進與衛生教育學系特聘教授、
　　諮商心理師，曾任耶魯大學醫學院客座教授、台灣青少年犯罪防治研究學會理事、
　　臺灣師範大學健康中心副主任等）

【推薦序二】
DCH 療法提供極佳之藥癮者臨床治療參考指引

台大醫院精神科臨床研究員
台大醫院新竹分院精神醫學部主治醫師　陳世哲

依據臺灣公告之〈毒品使用者臨床治療參考指引〉對於非法藥物使用者的治療目標在於：

一、針對已達到藥物依賴程度個案：進行解毒（detoxification）、以及後續維持治療，減少復發以求改善個案社會功能、減少傷害。

二、針對藥物濫用階段之個案：改善個案心身狀態與家庭、職業功能，避免個案往藥物依賴病程進一步惡化。

三、個案復原（recovery）之定義與工作方向：復原是指經由一連串的改變後，個案能夠改善其健康與福祉、過自主性的生活、並且能努力發揮其所有潛能，而「評估」藥物濫用個案復原的面向，則包括下列四個層面：

（一）能維持健康的生活型態。

（二）擁有穩定安全的住所。

（三）從事有意義的日常活動。

（四）能夠在社區維繫支持性的社交網絡。

由此可知，在藥癮個案的治療上確實是一條漫漫長路，若單單以精神藥物治療的成效有限，因此需要輔以心理治療、社會資源的介入與協助才會有比較好的效果，如〈毒品使用者臨床治療參考指引〉中所提及之主要應用的心理社會治療模式為：

一、動機式晤談法。

二、復發預防。

三、情境處置管理模式。

四、家庭治療。

五、個別心理動力治療。

六、團體治療。

　　只可惜〈毒品使用者臨床治療參考指引〉對上述六類社會治療模式內容的描述都是比較廣泛性的概念，並未提及其對各類非法藥物使用者在臨床實務執行上之困難與因應之法，幸好由張雲傑心理師所最新撰寫出版的藥癮催眠治療指導手冊能彌補此一缺憾。

　　張雲傑心理師服務於司法戒治機構已將近 20 年，其協助各類非法藥物使用者戒癮的臨床經驗十分豐富，在多年來精心彙整各學派的心理治療核心概念，並不斷反思如何使之與藥癮個案的治療方案連結，以協助藥癮者改變的實務工作過程中，終於完成《藥癮的 DCH 療法與分類催眠治療模式》此一新書著作。書中詳述非法藥物使用者之心理內在歷程的轉折與觀察，並依照其狀態的不同，個別化地予以催眠治療，對於協助各類非法藥物使用者的心理治療師而言，確實是極佳之參考書籍！

（本推薦序作者為精神科主治醫師陳世哲，現任台大醫院新竹分院精神醫學部主治醫師、台大醫院精神科臨床研究員、台灣精神醫學會專科醫師，曾任署立新竹醫院精神科主任、臺北市立療養院社區精神科總醫師等）

【推薦序三】
推動具實證基礎的
臺灣本土化整合型藥癮心理治療

台灣司法臨床心理學會理事長
皓心理治療所院長　鄭志強

著手寫這篇推薦序時，心中開始憶起自己於 1992 年在凱旋醫院實習而參與大寮分院藥癮戒治相關團體心理治療的依稀畫面，當時臺灣因實施〈肅清煙毒條例〉開始投入更多人力在煙毒肅清與防治上。同年美國在其政府部門「健康與人類服務部」（Department of Health and Human Service）內成立了「藥物濫用與心理健康服務」（Substance Abuse and Mental Health Services Administration）編組，可見得當時美國政府對藥物濫用現象的重視，並開始如臺灣一樣投入心力來防治藥物濫用。1997 年臺灣廢除〈肅清煙毒條例〉，改實施〈毒品危害防制條例〉，在非法藥物危害加劇的情況下開始投入並深耕藥癮危害防制工作。而臨床心理師也在〈毒品危害防制條例〉的設置下，進入矯正體系協助藥癮者戒除非法藥物、療癒受傷的心靈。許多在戒治所第一線戮力從公的臨床心理師開創了矯治機構內的藥癮者心理治療工作，也累積了許多各種不同的藥癮治療方式，協助藥癮者擺脫藥癮的生活箝制。

2013 年起，臺灣衛生主管機關開始重視「心理健康」業務，使得藥癮戒治之醫療服務也開始如火如荼地開展，並於 2016 年 11 月 28 日宣示：對於不涉及販運毒品的藥物成癮者，應該視為「病人、被害者」，不能只是以定罪、處罰、排斥的方式對待，而是透過官方幫忙他們遠離非法藥物，回歸社會。在此政策指導之下，臺灣成癮防治部門為強化藥癮醫療與專業處遇服務資源之佈建，並依個案不同需求，發展實證藥癮治療服務方案，提升藥癮個案接受專業服務之涵蓋率，以促其重返社會，乃提出「建置整合性藥癮醫療中心，發展轉診與分流處遇系統」之方針，開始投入「整合性藥癮醫療示範中心」的實驗性計畫，鼓勵發展具有本土實證有效的治療計畫或治療模式。

　　因此，在 2020 年初春能讀到《藥癮的 DCH 療法與分類催眠治療模式》這樣的專業著作，心中感到甚為振奮。因為「藥癮的 DCH 療法與分類催眠治療模式」乃實際於矯治機構內進行藥癮者心理治療工作之臨床心理師張雲傑博士所創建，是依據「心理動力、認知行為與催眠治療理論」所開展之最新「整合型藥癮心理治療法」，其從個別催眠戒癮治療法之建立開始、到團體分類催眠治療模式之確立完成，總計累積近 20 年的臨床藥癮催眠治療研究資料，在將量化與質化的長期研究成果整理成冊後，終於在今年付梓出版與藥癮心理衛生工作者分享交流。所以本書令我心中感到振奮之原因有三：

一、分類催眠治療模式為具有初步實證資料之台灣本土化整合型藥癮心理治療模式，符合第三方支付以團體為主要治療形式，具備標準化治療訓練、標準化治療手冊，以及具有療效證明等之標準規格，並遵循心理衛生之三級預防的主流概念及心理衛生行政管理需求。

二、藥癮的 DCH 療法符合美國政府組織國家藥物濫用研究院（National Institute of Drug Abuse）推薦之一般與司法藥癮者的 13 項處置原則。

三、諮商與心理治療聖經級教科書作者 Corey 認為符合未來潮流的心理治療法所需之特點，乃是以心理動力為理論、以認知行為治療為技術的心理療法，而 DCH 療法正如 Corey 所言，是最符合未來潮流的新興藥癮心理治療法。

　　故在此，誠心推薦本書給有志從事藥癮心理治療的臨床工作者，並對具實證基礎之「DCH 療法與分類催眠治療模式」的優越藥癮戒治效能，給予最高度的肯定與評價。

（本推薦序作者為臨床心理師鄭志強，現任台灣司法臨床心理學會理事長、皓心理治療所院長，曾任臨床心理師公會全聯會理事、高雄長庚醫院、中山醫學大學附設醫院、彰化基督教醫院、司法矯正機構臨床心理師及大專院校講師等）

【推薦序四】
為藥癮治療法開創出新道路的
分類催眠治療模式

社團法人新北市臨床心理師公會理事長
好日子心理治療所所長　陳映程

　　張雲傑心理師是我們新北市最優秀的臨床心理師之一，張博士不但具備豐富的學術涵養，更長年在我們新北市的矯治機構默默耕耘與奉獻，能夠為這本書寫序實在是我個人莫大的榮幸，期待各位也能夠喜歡這本書。

　　藥癮的動力認知催眠療法與分類催眠治療模式，乃是張博士嘔心瀝血，歷經將近人生精華近 20 年所建構而成，其中之人格結構理論乃依據佛洛依德、阿德勒及榮格等心理動力大師所提出的看法，再加上認知行為學派與催眠治療理論所融合出的最新整合型藥癮心理治療法。

　　當然這樣的理論發展絕對不是隨興拼湊而成，在理論的發展階段，張博士通過了六大發展階段一步一步的完成，這些階段分別是藥癮成因理論的整合、藥癮戒治理論的整合、藥癮戒治技術的整合、前導試驗階段、正式實驗階段與療效驗證階段。

　　催眠是一種古老的技術，根據美國心理學會的定義，就是指由健康專業人員或研究人員透過暗示技巧，使受催眠者體驗感覺、認知、思考或行為改變的一種程式。催眠其實運用的層面非常的廣泛，在我們的生活當中，我們常常受到他人或媒體的影響，進而改變我們原先的想法、感覺或行為等，藥癮病人因為長期受到藥物的影響，導致進入一種失序的狀態，運用催眠可以使他們慢慢遠離這樣的狀態，張博士運用這樣的技術來治療藥癮病人，其實是一種非常先進的觀念與務實作法。

　　然而所有的理論都應該經過實證的驗證程序，尤其是這樣的整合式理論其實非常的完整與包羅萬象，試圖解決藥癮患者的生理、心理與環境所面臨的狀況，在經過張博士以嚴謹的科學統計方法進行分析後，其實證研究結果

顯示確實具有相當的療效。

　　而這樣的技術究竟是怎麼辦到的呢？身為一個心理學家，其實最重要的就是運用心理學的技術來造福全世界，由於藥癮具有複雜的病理結構，是種復發率極高的身心疾病，因此張博士採用四大治療技術架構進行之：一是運用催眠來調適身心壓力，達到放鬆的狀態。二是運用催眠技術瞭解病人心理創傷的過程，並進行對藥物的嫌惡暗示。三是結合催眠與認知行為療法，修通這些情緒與異常認知。四是以催眠協助病人消除負面心態，建立正向的自我概念。

　　最後，身為一個臨床心理師，了解「改變」一個人其實是一件非常不簡單的事情，但透過臨床心理學的技術與方法，我們至少能夠做到「協助」一個人走向健康的道路，正如佛洛依德所說：使人們的頭腦保持穩定並感覺有意義的是「工作」與「愛」，感謝阿德勒、榮格、貝克等許多大師的努力奉獻，張博士運用了催眠的技術，將這些理論與實務結合在一起，讓我們在這個充滿享樂與不確定的年代，走出自己的路。

（本推薦序作者為臨床心理師陳映程，現任社團法人新北市臨床心理師公會理事長、好日子心理治療所所長、長照 2.0 預防及延緩失能照護計畫審查會委員，曾任國泰綜合醫院臨床心理師、社區大學講師等）

【作者自序】
超越傳統心理療效之
21 世紀最新型藥癮治療法

台灣催眠研究學會創會理事長/高級催眠治療師
法務藥癮戒治所臨床心理師　張雲傑博士

臨床心理師張雲傑博士創建之「DCH 療法與分類催眠治療模式」，是以其首創之「五我人格結構理論」與「心識（太極）動力發展階段理論」為基礎，將源自心理動力、認知行為、催眠治療學派之「分類催眠治療理論、個案構念治療理論、大腦重塑治療理論、自我概念治療理論、想像模仿治療理論、靈性頓悟治療理論、情緒障礙治療理論、夢境解析治療理論、情感創傷治療理論、強迫行為治療理論」等 10 種心理治療理論，整合成為一套具有完整的藥癮治療理論、藥癮治療結構、藥癮治療策略與技術、及藥癮戒治療效實證數據的「最新型藥癮心理治療法」。而「分類催眠治療模式」之所以能對藥癮者產生顯著的自我概念與情緒改善效果，並有效降低藥癮者復歸社會後的 1 年內非法藥物再犯率，乃因整合型的 DCH 療法確實發揮出超越「一般（非催眠式）心理戒治療法」的優異藥癮戒治效能。

本書內容具有以下 12 大特色與創新紀錄：

一、本書是心理治療史上第一部傳授藥癮催眠治療法的專業教學指導手冊。

二、全書內容是由兩岸三地華人界首位以研究「藥癮催眠治療」而得到警察大學博士學位的 DCH 催眠治療大師張雲傑博士所親自撰寫。

三、作者根據心理動力、認知行為理論所整合建構之「五我」人格結構理論，對於人類的認知決策歷程如何受「本我、自我、超我、向上我、自體我」等五我的具體影響，提供了在藥癮心理學上更具解釋力的 S-O-R 模型。

四、作者首創之「心識（太極）動力發展階段理論」，以東方的「太極」原理巧妙地整合了西方的「潛意識與意識」發展理論，並提供臨床治療師據以評估個案「心識」發展層次與擬定治療方案的最佳參考依據。

五、作者在藥癮催眠治療研究中所收集之樣本數高達 360 人，創世界之最。

六、作者創立之「DCH 分類催眠治療模式」，包括有 IPDA 及 HCD 等兩種治療方案，其中 IPDA 方案之發明更是藥癮治療技術史上的創舉。

七、相較於一般（非催眠式）心理戒治療法而言，實證研究數據顯示作者研發之 IPDA 療法具有改善「施用非法藥物之強視覺心象型成癮者」不適身心症狀的立即治療效果，且 IPDA 療法及 HCD 療法均具有效降低「施用 2 級非法藥物之弱視覺心象型成癮者」復歸社會後的 1 年內非法藥物再犯率的長期治療效果，可成功解決精神醫療界對於「2 級非法藥物成癮者」尚未開發出有效「替代療法」的困境。

八、臺灣的藥癮心理治療研究僅能觸及藥癮者在強制戒癮機構內的「立即心理治療效果」，而無法追蹤研究藥癮者復歸社會後之「預防再犯效果」。但本書內容可讓讀者首次見識到「DCH 分類催眠治療模式」對改善臺灣男性成年藥癮者之「自我概念與情緒」的立即治療效果、及可有效大幅降低「2 級非法藥物成癮者再犯率」的長期預防再犯效果。

九、作者率先將國外催眠療法中新興的「前世療法」及「未來療法」加以改良並應用於臺灣強制藥癮戒治機構的團體治療方案中，使得「前世療法」及「未來療法」成為經臨床研究證明是具有藥癮療效的特殊催眠療法。

十、作者針對不同宗教信仰的藥癮個案給予合乎其信仰價值的催眠治療策略是華人藥癮治療實務界的一大創舉，因華人藥癮個案的「核心信念」主要受儒、道、佛等東方傳統文化價值觀所影響，而 DCH 療法正好可彌補以基督信仰為文化價值觀的西方藥癮治療理論與策略的不足之處。

十一、本書中提及之催眠治療師的「同步同理心」，是作者首創的催眠治療專業術語與專業技術，亦是影響催眠治療過程順利與否的重要關鍵因素之一，是值得催眠治療師特別鑽研之臨床治療技術。

十二、作者首創並應用於解析「原發型及誘發型」創傷經驗夢境的「DCH 催眠解夢技術」已大大超越佛洛依德（Freud, S.）在《夢的解析》一書中所闡述的精神分析解夢技術，並立下了 21 世紀人類在潛意識研究與解夢技術領域裡的新里程碑。

本書作者 張雲傑 序於台灣催眠研究學會

2020 年 6 月 18 日

第一章
DCH 的藥癮理論

　　藥癮的「DCH 療法（Dynamic Cognitve Hypnotherapy, DCH）」與「分類催眠治療模式（Classification-Based Hypnotherapy, CBH）」乃華人臨床心理師張雲傑博士依據「心理動力、認知行為與催眠治療理論」於 21 世紀初所創建之最新整合型藥癮心理治療法，從個別催眠戒癮治療法之建立開始、到團體分類催眠治療模式之確立完成，總計累積長達 18 年的臨床藥癮催眠治療研究資料，才得以將其完整的質性與量化研究成果於 2020 年以本書內容正式公諸於世。因此《藥癮的 DCH 療法與分類催眠治療模式》一書的問世，將影響並大大改寫 21 世紀的人類藥癮心理治療史，就如同當初精神分析學派大師佛洛依德之巨著《夢的解析》一書問世一樣，影響並改變了 20 世紀的人類心理治療史（劉佳伊譯，2003）。

　　DCH 療法之中文名稱為「**動力認知催眠療法**」，其之所以被命名為「DCH」的原因有二：其一是因為 DCH 是「動力認知催眠療法」之英文譯名「Dynamic Cognitve Hypnotherapy」的縮寫與簡稱，而 D、C、H 三個大寫英文字母又正好可分別代表「心理動力、認知行為、催眠治療」等三大心理治療理論與技術；其二則是因為 DCH 療法之創建者臨床心理師張雲傑博士（Dr. Chang Yun-Chieh）的英譯姓氏頭銜，即「Dr. Chang」的縮寫與簡稱，亦正巧是 DCH，所以 DCH 療法亦可簡稱為「**張雲傑催眠療法**」，如同米爾頓・艾瑞克森所創之「潛意識催眠療法」亦可簡稱為「艾瑞克森催眠療法」一樣。

　　DCH 療法在全球「藥癮催眠心理治療」學術史上之特殊歷史地位與貢獻，就是首次有華人臨床心理師（張雲傑博士）以超越目前世上已知之所有催眠治療研究案的最大總樣本人數（N＝360 人），在臺灣某強制藥癮戒治機構內進行實地準實驗研究，並且建立出之一套可快速、有效改善成年男性藥癮者「自我概念、情緒與降低非法藥物再犯率」的分類催眠治療模式（短期療程為每週 1 單元約 1.5～2 小時，總計實施 5 單元約 7.5～10 小時），而且其治療效果顯著優於其他「非催眠類」的藥癮心理治療方案（即「一般心理戒治處遇模式」的各類處遇課程或方案，詳見附錄 2）。

　　因此，為協助心理治療領域之專業讀者能充分認識、學習此一將影響並改寫 21 世紀人類藥癮心理治療史之「DCH 療法與分類催眠治療模式」的最新藥癮心理治療理論、分類催眠治療技術、與重大實證研究發現，本書將以 DCH 的「藥癮理論、藥癮治療結構、藥癮治療理論與策略、藥癮治療技術、分類催眠治療模式、藥癮治療評估模式、藥癮治療實證效果」等七大章節，分別針對關鍵與重要之藥癮催眠治療主題，加以詳細論述與說明。

　　以下就先從因全球非法藥物濫用問題而有「研發新的有效藥癮戒治模式之必要性」的社會需求背景下，說明臨床心理師張雲傑博士之所以會努力付出 18 年的寶貴時間與心血，在 21 世紀初的臺灣強制藥癮戒治機構內，創立並研發 DCH 療法的緣起。

第一節　DCH 之建立與發展

　　藥物濫用危害議題，隨著人類文明跨入 21 世紀，不僅未被解決，反而益加成為全球性嚴重的公共衛生、醫療、教育、經濟、治安與社會問題，牽涉層面既廣泛且複雜。其中就「非法藥物（毒品）」濫用問題而言，歐洲地區的英國視施用非法藥物為犯法行為，藥癮犯罪者必須接受強制性藥（毒）物檢驗，監獄對藥癮犯罪者提供多種治療計畫。瑞典於 1968 年代後，除了加重違反藥物管制法令之處罰，建立藥癮門診及住院治療中心外，並修法強制藥癮犯罪者接受精神治療。荷蘭針對施用非法藥物行為採取社會、醫療優先於司法之策略，以保護和治療為優先（張伯宏，2007；張雲傑，2012c）。至於亞洲地區的臺灣則是從 1998 年 5 月起實施〈毒品危害防制條例〉，以藥癮的「疾病」觀點，對非法藥物成癮者實施「有條件的除刑、不除罪」的矯治相關措施，以期能降低非法藥物再犯率及藥癮相關犯罪行為（張雲傑，2012c）。

　　由此可見，為改善非法藥物濫用危害情形，如何有效降低非法藥物犯罪已成為當今世界各國政府之施政重點，以臺灣為例，其自 2006 年開始的一系列「反毒（非法藥物）」或「戒毒（非法藥物）」方案中，除了「清潔針具交換、美沙冬替代療法」等減害計畫是由官方衛生部門及大型醫療院所配合相關司法單位執行外（謝菊英、蔡春美、管少彬譯，2007），針對非法藥物成癮者之「強制戒治」部份，則是由官方法務部門設置可強制監禁非法藥物

成癮者的「戒治所」，做為實施「藥癮心理戒治」的專業機構（張伯宏，2007；張雲傑，2012a）。

　　正因為世界各國開始重視「藥癮心理治療」之重要性，是以從「藥癮犯罪防治」觀點而言，為求能突破過去各種監獄機構對「非法藥物成癮者」單純施以「監禁措施」之無效懲罰模式，在現今講究專業藥癮心理治療成效之 21 世紀新時代裡，如何從源自於歐陸、興盛於美國之現行各種有效心理治療技術中，擷取精華並轉化整合出一套能與東西方文化相融、且更適合各地不同風俗民情、更具療效或經濟效益之藥癮心理治療法於全球各地之藥癮治療機構中使用，自是藥癮心理治療實務界與學術領域所值得研究探討之重大課題（張雲傑，2012a）。

一、藥癮心理治療發展新趨勢及重要性

　　關於藥癮心理治療發展之新趨勢，以美國為例，自 1990 年代以後，治療師在從事藥癮心理治療過程中，已開始儘量避免合併醫學藥物治療，除非在不得已的情況下[1]，因為合併使用醫學藥物治療會使心理治療的成效變得不顯著、或淪為附屬地位，也會給予個案雙重的標準和印象。在團體治療模式發展上，美國近年來亦強調男、女個案應依「性別」分組治療，而當團體治療依性別分組的同時，亦有治療計畫開始讓不同藥癮類型的個案，如讓海洛因成癮者和安非他命成癮者參加同一治療團體（林健陽、柯雨瑞，2003）。在治療時程上則強調使用「短期心理治療」（6～12 次單元、或 6 個月以內）（成蒂、林方皓譯，1996）。

　　在治療目標上則開始著重其他相關健康行為之養成，而非只重視戒癮此一單純問題，因此在藥癮心理治療過程中，限制「吸菸、飲酒」已被視為心理治療之重要部分。在心理治療理論及技術綜合運用之新發展方面上，則有行為治療理論與精神分析概念之整合，及行為放鬆技術與催眠、靜坐、禪修、冥想技術之整合（修慧蘭等譯，2010）。在藥癮心理治療理論與其他戒癮醫療技術之新合作關係上，則有 1970 年代心理治療與藥物治療之併用，1980 年代與針灸治療之有限度合作，1990 年代與復健醫學的電氣療法（Transcutanoius Electrical Nerve Stimulation, TENS）合作等（林健陽、柯雨

---

[1]藥癮治療之 BRENDA 取向（高淑宜、劉明倫譯，2003）及美沙冬替代療法為例外。

瑞，2003），至於 2000 年以後之發展，則是邁向與賀爾蒙療法、中草藥治療合作（陳淑惠，2007）。總而言之，美國之藥癮心理治療新趨勢具有以下四大特徵（林健陽、柯雨瑞，2003；張雲傑，2012c）：

（一）從單一理論演變為以綜合學說為治療基礎。

（二）治療師背景從半專業演變為高度專業。

（三）從單純心理治療演變為搭配生理治療的綜合應用。

（四）從主觀評估演變為客觀評估，並注重信效度探討。

　　至於在亞洲地區的藥癮心理治療發展新趨勢，以臺灣地區為例，自 1998 年實施〈毒品危害防制條例〉後，主要是對施用非法藥物者依司法程序處以「強制戒治」的保安處分，即將藥癮犯罪者送入官方「戒治所」接受強制性的藥癮心理戒治處遇，並將其身分定位為「病人兼犯人」之「病犯」。但就實質的「藥癮心理治療」觀點而言，臺灣地區的戒治所在藥癮心理矯治處遇之措施上，除了以「監禁方式」將藥癮犯罪者收容於法定戒治機構此一強制措施與美國大不相同外，其餘之藥癮心理矯治措施或多或少是參考美國藥癮心理治療之觀念或趨勢發展之變化所設計而成。

　　惟自進入 21 世紀以來，世界各國官方犯罪統計數字中有關非法藥物犯罪行為之比率與排名仍居高不下（聯合國毒品和犯罪問題辦公室，2019），顯示與非法藥物濫用有關之施用及犯罪行為仍是全球各地社會之主要亂源。因此，除了加強查緝非法藥物、建立各種防治人們濫用非法藥物之社會措施外，各種藥癮心理治療方案本身之矯治效果能否提升，亦成為世界各國藥癮防治策略成功與否之另一重大關鍵。故在此全球性的藥物濫用問題背景之下，如何積極研發更為有效之跨文化、跨種族的藥癮心理治療法來改善藥物成癮者的戒癮效果，以有效減少全球化的藥癮犯罪人口，便具有了臨床心理治療與犯罪防治應用上之實務價值與重要意義（張雲傑，2012a）。

二、建立 DCH 之動機與目的

　　基此上述世界各國均有研發跨文化的藥癮心理治療法之必要性的社會背景而言，華人臨床心理師張雲傑博士自 2002 年起，針對改善現行藥癮治療效果與研發跨文化藥癮心理治療法之目的，開始於臺灣地區進行長期性的新型藥癮心理治療學術研究並陸續發表研究成果，如張雲傑於 2005 年 3 月

為驗證整合西方催眠治療技術與心理動力理論所設計之「催眠戒癮療法」是否能對臺灣新竹地區某強制藥癮戒治機構內之男性藥癮者產生心理矯治效果，特別以個案研究法（N＝1），探討在 10 週內實施 6 次治療（每次 2.5 小時），總計 15 小時之個別催眠戒癮療程對某 29 歲男性藥癮者之心理治療效果，為期 6 年的研究結果顯示該名經催眠戒癮療法修通心理創傷之男性藥癮個案，確實已產生戒癮反應，且自 2005 年 8 月復歸社會後，迄 2011 年 8 月之後續追蹤為止，已屆滿 6 年未再犯非法藥物相關罪刑（張雲傑，2012b）。

2008 年 2 月，張雲傑為提升上述「催眠戒癮療法」之治療效率[2]，改良其於 2005 年初所設計之個別催眠戒癮技術（張雲傑，2012b），並採量化研究方式，進一步開發出結合心理動力、行為制約及信念系統理論，以團體治療方式進行之「超覺催眠重建療法（Transcendental Hypno-restructuring Therapy, THR）」來探索臺灣新北地區某強制藥癮戒治機構內之男性藥癮者用藥原因，並據以矯治個案之異常自我概念及病態性格（實驗組 N＝12，對照組 N＝12）（張伯宏、張雲傑、黃家慶，2008）；接著張雲傑又以其於 2008 年初所設計之 THR 團體催眠療法為藍本，再加以改良成為結合催眠、心理動力、認知行為等三大療法之「整合型心理戒癮療法（Integrated Psychotherapy for Drug Abuser, IPDA）」，此 IPDA 療法除了強調具有「結構化」的團體治療程序與架構外，並經張雲傑以量化研究方式驗證其治療模式具有化解男性藥癮者之潛在用藥心理因子、減輕個案戒斷反應及重建理性認知等效能（實驗組 N＝12，對照組 N＝12）（張雲傑、林宜隆，2010）。

但在上述張雲傑於臺灣北部兩區域之強制藥癮戒治機構所內相繼發展的一系列藥癮心理治療方案中，所採取之治療技術的「有效著力點」乃主要取決於男性藥癮者是否能在閉上眼睛的催眠狀態下，在心裡回溯出與個人用藥原因有關之「視覺心象（image）」，以便藉之進行各種心理治療程序（張伯宏等，2008；張雲傑，2012a，2012b；張雲傑、林宜隆，2010）。但也因該技術著力點之條件限制，使得能對上述一系列藥癮治療方案產生「有效反應」的對象，是以能在治療過程中產生「視覺心象」的藥癮個案為主，至於對無法產生「視覺心象」者之療效則未如預期的好，此由張雲傑在解釋 IPDA 療法為何會對不同視覺心象內容產生不同治療效果之分析比較中，可看出原

[2] 由 1 次治療 1 人提升至可治療 6 人。

因及理由（張雲傑、林宜隆，2010），如表 1-1-1 所示。

表 1-1-1 IPDA 療法對不同心象內容之治療效果（修改自張雲傑、林宜隆，2010）

視覺心象內容	IPDA 治療效果	原　因　暨　理　由
前世故事	最佳	治療師可運用個案自由聯想出之前世故事，進行「操作制約」（行為治療）、認知重建技術，並能引導個案操作自己心象內之「死亡、重生」過程，故整體治療效果最佳。
今生往事	次佳	治療師可運用個案自由聯想出之人生往事，進行「操作制約」（行為治療）、認知重建技術，但因未讓個案操作「死亡、重生」過程，故整體治療效果次佳。
其他片段畫面	尚可	治療師尚可運用個案自由聯想出之片段畫面，進行認知重建技術，使個案自我覺察出用藥原因之「象徵意義」（如「漩渦」是痛苦深淵之象徵），但缺乏可進行「操作制約」（行為治療）之完整心象向容，故僅能產生部分治療效果。
無	較差	由於個案完全無法自由聯想出內心用藥原因，致治療師無法引導個案於心象內進行「操作制約」（行為治療）、認知重建技術，故不易產生治療效果。

　　因此，張雲傑為彌補上述無法產生視覺心象的男性藥癮者在接受 IPDA 療法治療時，較不易產生預期療效之限制（即雖有部分治療效果，但卻未如預期的好）（張雲傑、林宜隆，2010），乃於 2008 年又特別針對不易產生「視覺心象」之男性藥癮者的催眠感受性，整合催眠治療與心理動力理論，再設計研發出一套可應用於治療藥癮者成癮心理之「套裝催眠 CD 療法（Hypnosis CD Program, HCD）」，其量化研究結果顯示相較控制組而言，HCD 療法可減輕實驗組藥癮者之「絕望感」[3]，並具有避免其「自我概念」惡化之效能（實驗組 N＝42，對照組 N＝38）（張雲傑，2012a）。

　　鑑於上述 IPDA 及 HCD 的實證研究結果可知，為能讓不同視覺心象能力的藥癮個案都能各自得到較佳的藥癮治療效果，將藥癮個案依其視覺心象能力之強、弱度，加以「分類催眠治療」之作法確有其必要性。

　　所以張雲傑於 2008 年時，乃再根據「**依個案之催眠感受性，選用適當**

---

[3]因 Beck 發現「絕望感」能預測藥癮者之慢性自殺意圖。

催眠技術加以治療較為有效」之催眠治療原理[4]（張雲傑，2012a），著手將上述適合個別治療之催眠戒癮療法（張雲傑，2012b）、適用於團體治療之 THR 療法（張伯宏等，2008）及改良後之 IPDA 療法（張雲傑、林宜隆，2010）、及適用於團體治療之 HCD 療法（張雲傑，2012a）等藥癮心理治療方案，以「各取所長」及「相互增益」之方式，再次進行治療理論與應用技術上之修正與整合。並於藥癮心理治療史上，首創依據藥癮者於催眠感受性測試中所顯現之「視覺心象能力的強、弱度」來加以「分類處遇」與「因材施治」之最新整合型心理治療模式，也就是安排「**強視覺心象型**」個案接受 IPDA 團體治療[5]、安排「**弱視覺心象型**」個案接受 HCD 團體治療[6]的「**分類催眠治療模式**」[7]（張雲傑，2014）。

　　而且為能在臺灣新北地區某強制藥癮戒治機構內，以「準實驗設計法」驗證上述分類催眠治療模式是否可讓各組藥癮個案均能獲得較佳療效，張雲傑乃特別再安排另一組「強視覺心象型」個案接受 HCD 團體治療以作為對照組[8]、另一組「弱視覺心象型」個案接受 IPDA 團體治療以作為對照組[9]、並安排只單純接受一般心理戒治處遇之「強視覺心象型」個案[10]及「弱視覺心象型」個案[11]以作為控制組（如圖 1-1-1 所示），然後將其在該場域內長年實地研究所得之 6 組藥癮個案（每組 N＝60，6 組總計 N＝360）的「分類催眠治療模式」實證研究結果，於 2014 年 11 月以博士學位論文發表之（張雲傑，2014）。

　　至於「分類催眠治療模式」之 IPDA 或 HCD 方案是否可顯著降低曾接受過治療之藥癮個案的「非法藥物再犯率」呢？張雲傑於 2015 年以官方資料（N＝5,555）分析臺灣地區 2008 至 2014 年間之強制藥癮戒治機構個案（復歸社會後）的非法藥物再犯率（陳超凡等，2015；賴擁連等，2016），結果發現參與「分類催眠治療模式」研究的 6 組藥癮個案中，接受 IPDA 治療的「弱視覺心象型」個案的 1 年內非法藥物再犯率（14.28％）確實明顯低於接

---

[4]如視覺心象能力強者對催眠回溯法之反應較佳，體覺感受力強者對生理催眠法之反應較佳、聽覺感受力強者對催眠建議法之反應較佳（張雲傑，2012a；張雲傑、林宜隆，2010）。
[5]簡稱「強心象-IPDA 組」。
[6]簡稱「弱心象-HCD 組」。
[7]此模式即為張雲傑所研發之三種分類催眠治療模式中的 HI-LH 模式，參見第五章第一節。
[8]簡稱「強心象-HCD 組」。
[9]簡稱「弱心象-IPDA 組」。
[10]簡稱「強心象-控制組」。
[11]簡稱「弱心象-控制組」。

受一般心理戒治處遇的「弱視覺心象型」個案（41.46％）（P＜.01），而且 IPDA 及 HCD 對降低「原施用 2 級非法藥物之弱視覺心象型」個案的 1 年內非法藥物再犯率（分別為 00.00％及 04.54％）的治療效果，亦顯著優於接受一般心理戒治處遇的「原施用 2 級非法藥物之弱視覺心象型」個案（36.36％）（P＜.01）（詳見第七章第一節）。

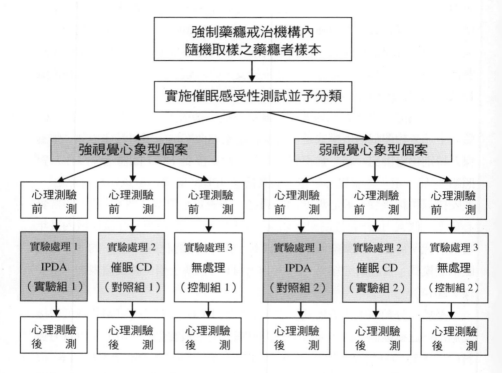

圖 1-1-1　分類催眠治療模式之準實驗設計架構與流程（修改自張雲傑，2014）

　　故截至 2019 年 12 月為止，上述張雲傑（2014）為開發適合治療藥癮者之「分類催眠治療模式」的臨床治療研究計畫已總計執行 18 年，在長達 18 年的漫長研究期間裡，張雲傑已將部分研究成果與所發展之整合型治療技術透過上述數篇學術研究論文及博士學位論文發表於藥癮防治相關期刊及學術研討會上，並於 2019 年正式將其 18 年來根據心理動力、認知行為與催眠治療理論所建立之最新整合型藥癮心理治療法命名為「**動力認知催眠療法**

（Dynamic Cognitve Hypnotherapy, DCH）」。

綜觀上述張雲傑所研發之一系列的 DCH 藥癮心理治療方案，其之所以能被臺灣藥癮心理治療學術界視為一種「突破性」的發展，乃因該系列的藥癮戒治方案在心理治療技術整合的架構中，發明了臺灣藥癮心理治療學術界所未曾應用於治療藥癮者的「分類催眠治療模式」。因截至 2019 年為止，臺灣地區的心理治療學者雖曾發表過以催眠治療憂鬱症（吳忠勇，2005）、以催眠減輕喪親悲慟（張玉美，2002）或將催眠應用於成人心理健康諮詢（趙秀琴，2005）等數篇碩士學位論文。但就中國大陸及臺灣地區與「催眠戒除藥癮」有關之文獻與書籍而言，除楊士隆（2001）於《犯罪心理學》一書中曾引述寫到：「可運用催眠療法或前世療法之技術，以徹底去除成癮者再犯，永遠脫離藥癮之毒海。」之簡短文字敘述外，目前就中國、臺灣、香港等地華人心理治療學界已發表於專業期刊之學術文獻而言，除了張雲傑自 2008 年起所陸續發表之一系列與「藥癮的 DCH 療法與分類催眠治療模式」有關的學術研究及成果外，亞洲華人心理治療學界尚未有其他藥癮心理治療研究者提出任何與藥癮催眠治療有關之質化或量化臨床研究數據，而僅有「非學術性」之坊間書籍內的文字紀錄[12]。

由此可見，張雲傑之一系列探討如何將 DCH 療法與「分類催眠治療模式」整合應用於治療藥癮者的研究構思與加以臨床驗證之作法（無論是將分類催眠技術應用於心理動力、認知行為、或多元整合式的 DCH 治療理論架構裡），皆可謂華人藥癮心理治療學術界之創舉（張伯宏等，2008；張雲傑，2012a，2012b；張雲傑、林宜隆，2010）。

由於藥癮者多有特殊心理與人格特質，故如何有效突破其潛在之心理防衛，瞭解促成其用藥成癮之遠因、近因，並加以有效治療，乃是 DCH 藥癮心理治療工作成功與否之首要關鍵。因人之所以會用藥成癮，從心理動力角度觀之，乃潛意識之慢性自殺意圖、人格問題之異常自我概念、或心理創傷後之負面情緒等內在動力，為達「自我治療」之目的所促成（李素卿譯，1996）；而從認知行為角度觀之，則是個人自我效能不佳、錯誤預期藥物效力、低估

---

[12] 如臺灣精神科醫師陳勝英（1995）於所著書中，提及其個人在社會環境中，曾以「前世催眠法」治療過 18 名藥癮病患（皆自願個案）的經驗與成效，該 18 名患者所投射之「前世」多與受不明冤屈、遭欺騙；或經歷極大痛苦、被欺侮等經歷有關，在 1 至 3 次催眠治療後，患者心境皆較原先平靜，且在 3 至 8 個月後之電話追蹤發現，僅 1 名再犯入獄。

藥物成癮性、高估自己戒癮能力等異常認知決策歷程所使然（Avis, 1996; Marlatt, 1985）。

因此，DCH 針對上述藥癮者之用藥成癮原因，採用以整合型治療理論設計之「分類催眠治療模式」來加以對治之，即根據藥癮者之視覺心象能力的強、弱度，進行「分類（組）」治療。如此一來，則無論藥癮者是被安排進入以催眠治療師為治療人員之「IPDA 團體治療組」、或是被安排進入由催眠治療師以套裝催眠 CD 作為治療設備之「HCD 團體治療組」時[13]，其所接受之最基本的 DCH 藥癮治療結構均是設定為：

（一）先以催眠減壓技術來協助藥癮者調適身心壓力、並引導其練習緩解藥物戒斷症狀之生理放鬆技巧。

（二）次以催眠回溯技術結合心理動力療法來探究促成藥癮者用藥上癮之心理創傷始末，並對其過去所施用之藥物進行嫌惡暗示。

（三）再以催眠解離技術結合認知行為療法修通受藥癮者源於心理創傷之痛苦情緒與異常認知，並矯正其偏差自我概念與病態人格。

（四）最後則以催眠推進法協助藥癮者消除負面心態、建立正向自我概念、進行職業與生涯規劃，藉以促進藥癮者產生正向戒癮行為反應。

如此設計之 DCH 分類催眠治療方案及技術整合方式，不但可瞭解促成藥癮者用藥上癮之深層心理原因、解除其受藥癮制約之身心行為反應，更可直接對藥癮者產生「改變異常自我概念、釋放負面情緒痛苦、降低非法藥物再犯率」的優越治療功效，超越傳統戒癮心理療法或單一心理治療處遇之效果極限。

尤其是當整合型的 DCH「分類催眠治療模式」[14]在「治療標的」之層次上，涵蓋有潛意識動力、內隱行為反應、認知信念系統等三大心理層面；在「治療結構」之次序上，強調要先確認原因、次解除制約、再重建認知，並有系統地整合各項治療技術之程序設計下，故單就 DCH 理論取向及治療邏輯而論，當能比「未整合之單一心理治療法」產生出更多元及更全面性的藥癮戒治效果。

---

[13]如分類催眠治療模式的 HI-LH 模式或 LI-HH 模式，參見第七章第一節。
[14]包括 HI-LH、LI-HH、LI-HC 等三種組合模式。

三、DCH 理論體系之發展階段

　　DCH 之理論與分類治療模式之建立共可區分為 6 大發展階段，總計歷時 18 年完成，茲分述如下。

（一）藥癮成因理論整合階段

　　根據當代藥癮心理治療文獻可知，個人之藥癮成因與其未癒心理創傷、異常自我概念與負向情緒之間存有明顯關聯，其中心理動力理論主張藥癮源自失衡的心理動力與失能的人格結構，認知行為理論則主張藥癮源自 S-O-R 的制約機制，其中 S 包括內、外在刺激；O 包括偏差核心信念、負向自動化思考或先天成癮性格等；R 則包括各種身心行為反應。

1.首次用藥成因理論之整合

　　DCH 為達成建立整合型「藥癮成因理論」之目標，首先在龐大的心理動力理論中，萃取出 Freud、Jung、Adler 之人格理論精隨，整合出可解釋意識與潛意識如何交互影響成癮行為之心理動力機制、及「本我、自我、超我、自卑我、自體我」等五我人格結構如何產生過度補償行為之原理，並將其整合進入認知行為理論 S-O-R 模型之 O 內，形成「第 I 階段：首次用藥成因」架構中之「心理動力之 S-O-R 循環」與「人格結構之 S-O-R 循環」。如此一來，在 S-O-R 的認知行為模型中，代表個人內在心理機制與認知架構（包括認知的潛意識）的 O 內，便包含了可解釋個人潛意識層面的心理動力與人格結構等兩成分。

2.用藥循環與復發理論之整合

　　為能聯結並解釋個人潛意識（包括認知潛意識）與意識兩種心理層面如何交互作用之理論機制，DCH 將心理動力學者 Wurmser（1977）之「強迫用藥惡性循環模式」與認知行為學者 Beck 之「藥物施用循環模式」（Beck, Wright, Newman, & Liese, 1993）加以整合，因為 Beck 早年曾受過嚴格的精神分析訓練，其認為藥癮者具有某些特別「先天性格」之主張，乃源自心理動力理論體系的人格決定論概念（Beck et al., 1993）。由於 Beck 的理論與 Wurmser 的理論有著共同來自 Freud 的理論根源，因此兩者在理論的解釋與應用上具有極佳之相容性與共通性，極適於整合，如 Beck 之「自動化想法」概念即是以認知行為的語言來描述藥癮者潛意識顯現於意識層面的認知現象（屬於

「認知的潛意識」概念）。

（二）藥癮戒治理論整合階段

當確立上述藥癮成因理論後，「未癒心理創傷、異常自我概念、負向情緒」便成為 DCH 針對藥癮成因所設定之治療目標。而為達成治療目標則必須建立適合處理心理創傷、異常自我概念與負向情緒之藥癮治療理論。藥癮治療文獻探討顯示對上述三類藥癮成因而言，整合型藥癮治療理論之解釋力與適用性優於單一藥癮治療理論，**因此 DCH 乃以「分類催眠治療理論」及「大腦重塑治療理論」為基礎，針對個案「視覺心象能力」整合出標準化的催眠感受性測試程序；針對如何構念化心理創傷並設定治療方向整合出「個案構念治療理論」；針對如何治療心理創傷及偏差自我概念整合出「自我概念治療理論、想像模仿治療理論、靈性頓悟治療理論」；針對如何治療心理創傷及負面情緒整合出「情緒障礙治療理論、情感創傷治療理論、夢境解析治療理論、強迫行為治療理論」等。**

（三）藥癮戒治技術整合階段

當確立上述藥癮治療理論後，DCH 再以「認知催眠治療技術」為基礎，以認知催眠建議、放鬆、投射、聯想、悖論、解夢、想像、回溯、死亡重生、推進、解離技術、催眠 CD 等 12 種技術，分別整合出適合視覺心象能力強者之 IPDA 方案與適合視覺心向能力弱者之 HCD 方案，並將兩方案組合成為 DCH 之「分類催眠治療 HI-LH 模式」。

（四）前導試驗階段

當確立 DCH 之「分類催眠治療 HI-LH 模式」後，DCH 先試行 IPDA 與 HCD 兩方案之小樣本前導試驗研究，再依據前導試驗之統計檢定結果，篩選出有效實驗變項因子、以對 IPDA 與 HCD 方案之治療單元與技術架構進行調整與修正，並確立正式實驗階段時之治療方案架構。本階段之前導試驗結果發現，IPDA 較適合改善視覺心象能力強者之自我概念與情緒，而 HCD 則是較適合改善視覺心象能力弱者之自我概念與情緒的輔助治療方案，因此 DCH 據此前導試驗結果，建構出探討「分類催眠治療 HI-LH 模式對改善藥癮者自我概念與情緒之臨床效果為何？」的正式實驗計畫。

（五）正式實驗階段

　　DCH 於臺灣某強制藥癮治療機構內之實驗場域，針對成年男性藥癮者正式進行「分類催眠治療 HI-LH 模式」研究，採等組隨機控制前後測設計之準實驗研究方式進行，直至所累積之總樣本數（N＝360）符合 DCH 研究計畫之設定目標為止。

（六）療效驗證階段

　　DCH 以共變數分析對所收集之心理測驗前後測資料進行統計檢定，確立 DCH 研究假設成立與否，以確立「分類催眠治療 HI-LH 模式」對改善藥癮者「自我概念與情緒」之心理矯治效果的實務貢獻為何，另分析用藥原因心象與藥癮成因理論之對應關係，並根據量化統計檢定結果正式建立分類催眠治療 HI-LH 模式，並發表學術研究成果（張雲傑，2014）。

　　最後 DCH 再根據 6 組藥癮者之「自我概念與情緒」心理矯治效果與復歸社會後第 1 年內之「非法藥物再犯率」的追蹤研究成果（陳超凡等，2015），檢定出分類催眠治療模式之 HI-LH 模式、LI-HC 模式[15]、及 LI-HH 模式[16]對改善藥癮者「自我概念與情緒」及「降低非法藥物再犯率」的實務貢獻為何，據以正式建立藥癮的 DCH 療法與分類催眠治療模式，並將可改變 21 世紀人類藥癮心理治療史的驚人發現與研究成果，以本書內容公諸於世。

第二節　DCH 基本理論架構

　　在 DCH 的治療模式中，「刺激」是由一個事件以及個人對事件的解釋（如個人對某事的見解）或想法本身所組成。「反應」主要是指情緒的、行為的、和生理的三類反應，而這些反應又會對自動化思維產生反應上的回饋。

　　那麼，DCH 的治療模式是怎樣起作用的呢？其最主要之治療作用點，便是治療師須先讓個案進入容易接受暗示與建議的催眠狀態，然後再使用心理動力療法和認知行為療法的各種基本治療技術，來改變個案對事件或情景的解釋，並因而改變個案的認知行為反應。由於治療師以催眠技術執行之整合式療法仍然同時包含有「心理動力」和「認知行為」的治療技術。因此，

---

[15]DCH 以「降低藥癮者之非法藥物再犯率」為主要治療目標而設計出分類催眠治療 LI-HC 模式。
[16]DCH 以「改善藥癮者之自我概念、情緒」及「降低藥癮者之非法藥物再犯率」為雙重主要治療目標而設計出分類催眠治療 LI-HH 模式。

若把心理動力技術看做只是針對「潛意識的情緒或認知」；或是把認知行為技術看做只是針對「意識的情緒或行為」的想法就有點太過簡單。因為從圖 1-2-1 中看出，DCH 治療系統中的任何一個子系統的改變，都會毫無疑問地引起另一個子系統的變化。

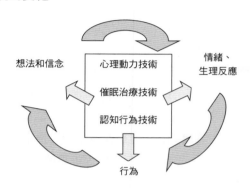

圖 1-2-1 DCH 療法之系統模型（修改自李毅飛、孫凌、趙麗娜等譯，2012）

　　例如 DCH 用於改變個案偏差認知信念之基本認知技術是「認知重建（cognitive restructuring）」（即確認與改變失調或偏差的想法），但認知重建並不是把「改變自動化思維」當做是治療的「真理」，而是對個案的想法進行質問（可在催眠心象中進行），當這些想法不合理或者沒有用處的時候，再對其進行重建（李毅飛等譯，2012）。那麼，在 DCH 的治療單元中，個案從治療師所教的催眠治療技術中學到了什麼呢？其中最重要的一點就是，個案明白了一個簡單的情境可以有很多「可能的解釋」；還學到對於一個簡單的情境，可以有「很多種不同的反應方式」。催眠下的精神分析歷程和認知重建過程顯著地影響了個案對某種「潛在壓力情境」所產生之信念、情緒、生理與行為等反應，而這正是治療師所期望的。

　　而如何把這種相互的關係應用於催眠下的行為治療中呢？在認知行為療法中有很多行為技術，如想像療法、放鬆訓練與結構化問題解決等。與上述的認知重建一樣，這些行為技術也存在一個共同點，即都是基於「學習理論」所設計，而所謂的「學習」即是讓「刺激與反應之間」的老舊的、不適應的神經聯結迴路消退，並讓新的神經迴路產生聯結的過程，此亦正是 DCH 所欲協助個案達成之治療目標。

　　所以根據心理動力及認知行為理論可知，在藥癮者第 1 次接觸藥物之前，由個人過去心理創傷衍生之負面情緒痛苦及異常自我概念所形成之「上癮需求」，在潛意識成癮搜尋動力及過度補償心理之驅使下，成為日後個人在接觸藥物時願意嘗試之「心理動機」，而藥物能產生令人暫時忘卻所有心理痛苦的「欣快愉悅感」，則是促成個人選擇以藥物「自我治療」而上癮之關鍵因子。因此治療師若能以「治本」的方式來協助藥癮者撫平過去心理創傷痛苦、安全釋放負面情緒、修正偏差自我概念，產生改善自我概念與情緒之預期治療反應，達成化解個人心理痛苦之目的，如此一來，藥癮者就能因心理痛苦被「心理治療」所化解，而不再需要以藥物來自我治療（如圖 1-2-2 所示）。

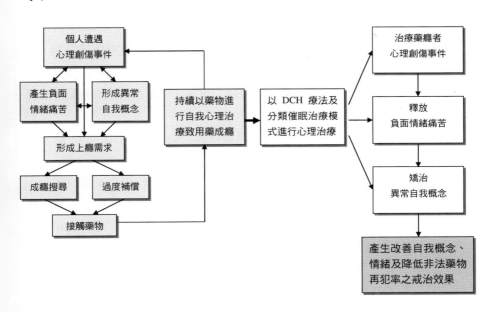

圖 1-2-2 DCH 療法之治療理論基本架構圖（修改自張雲傑，2014）

　　因此張雲傑等人依據上述「治本」的藥癮心理治療概念，建構出以整合心理動力、認知行為及催眠等三大治療理論為基礎之 DCH 治療理論基本架構（張伯宏等，2008；張雲傑，2012a，2012b；張雲傑與林宜隆，2010），並據以研究發展出一套具有整合的「人性觀、人格結構理論、心識動力發展

階段、藥癮成因理論、藥癮治療理論、藥癮治療技術」等六大主要結構之完整治療理論體系，以協助藥癮者達成心理戒治之目標。茲將 DCH 整合理論之完整架構及基本假設分別加以說明並論述於下。

一、多元的人性觀

　　Freud 學派乃「決定論」的人性觀，視人類之生命目的主要乃為「避苦趨樂」。依 Freud 之主張，人類的行為是由潛意識動機及生命前 6 年在心性關鍵期所發展出來的生物本能與驅力等各種「非理性力量」所決定，其中帶有性能量的「性慾力（libido）」是人類動機的來源（但並非只指狹隘的「性」而已）。Freud 所定義之「生存本能」是為貫徹個人與種族繁衍之目的與為追求快樂之動力，屬於「成長、發展與創造」導向；至於「死亡本能」則是指攻擊驅力，因人類通常是以攻擊行為來呈現潛意識中的死亡意圖或自傷、傷人意念。在 Freud 的觀念中，性與攻擊驅力兩者都是個人「為何會如此行動」的強大決定力量，而如何妥善處理攻擊驅力更是人類本身最大的挑戰（修慧蘭等譯，2010）。

　　Jung（1961）假設「人類有充分發揮自我功能與潛力的傾向」，認為人們可以超越過去童年早期經驗的影響並邁向心靈的成長，而非如同 Freud 之決定論所言，只能被過去的童年早期事件所塑造（劉國彬、楊德友譯，1997）。對 Jung 而言，個人具有終身持續朝向均衡、完整發展的成長本質，其人格乃是由各種內在「兩極相對」的動力（如意識與潛意識相對、理性與非理性相對）所共同決定（楊儒賓譯，2001），因此人類在「自我實現」的過程中，是以邁向「未來」為導向，目標則是為了達成「個體化（individuation）」（即「意識」與「潛意識」能和諧統整），所以人們必須將其內在所同時具有的建設性力量與破壞性力量加以整合，並願意接納自己本性中的黑暗面而不受其控制（修慧蘭等譯，2010）。

　　Adler（1964）認為 Freud 的「決定論」太過狹隘，但仍同意 Freud 主張之個人生命型態深受 6 歲前的影響。Adler 將重點置於個人對其過往的知覺，及自己對這些早期事件的詮釋如何持續影響著現在。Adler 認為人類基本上是由社會興趣所驅動，而非只有性驅力，因此個人行為是有其目的性與目標導向的。Schultz 與 Schultz（2005）認為 Adler 與 Freud 不同之處在於，Adler

的理論重心在於探討「自卑感」對心理的作用，並視其為「所有人類的正常心態」，也是人類奮鬥向上的原動力。自卑感並非只是脆弱或病態的象徵，其亦可以是創造力的泉源。自卑感可促使人們努力追求卓越、成功與完美。人們都是受自卑感所驅使，同時也為能超越自卑感，進而奮力朝向更高層次的發展。所以 Adler（1964）主張人們在 6 歲左右，就已將「自以為完美、成功的自我意像」塑造為自己個人生活的目標，而此生活目標又會整合其人格，成為個體動機的泉源。如此一來，所有克服自卑感的努力，就會因此與自己的生命目標一致了。從這層意義來看，是由人們創造了自己的人格（此觀點與 Jung 相似），而非僅由孩童時期的經驗所塑造。從 Adler 觀點來看，人類行為並非僅由遺傳與環境所決定，因為人類還擁有詮譯、影響及創造生活事件的能力。Adler 認為人們與其抱怨天賦條件不夠，還不如努力學習如何運用天賦條件來超越自卑。雖然 Adler 學派拒絕接受 Freud 決定論的立場，但並不趨於極端，所以 Adler 不認為個人可以依照自己意願就真的成為那樣的人。因為生物與環境條件仍會限制個人的抉擇與創造能力（Adler,1964; 吳宗憲，1997；修慧蘭等譯，2010）。

　　Erikson（1963）雖以 Freud 的概念為基礎來發展其理論，但卻更強調社會心理因素對個人發展的重要性與影響力，如其描述了人類完整生命範疇的發展情形，並以個人所需要解決的特定危機作為各階段的分水嶺。Erikson 的理論主張人們在生命中每一發展階段所必須面對與處理的「任務」，就是要設法建立起自己與所處社會間之「均衡關係」。因此個人之心性發展與其「心理社會發展」是同步發生的，而在各發展階段中所會遭遇到之「危機」就如同個人生命的「轉捩點」，因個人若能順利克服危機就能發展的更成熟；反之，若無法順利克服危機則會變得更加退化，所以個人的生命歷程便是其在各發展階段所作之選擇的結果。由於各發展階段都具有時間上的連續性，使得個人的過去對其未來有著重要意義，並在每一發展階段中反映出其成長程度（Erikson, 1963; 修慧蘭等譯，2010）。

二、整合的人格結構理論

　　DCH 所建構之人格結構理論乃依據 Freud、Adler、及 Jung 等心理動力學派大師之重要觀點及認知行為學派之 S-O-R 理論觀點所共同整合而成。在

DCH 的整合理論中，人類之人格結構主要是由「本我、自我、超我、向上我、及自體我」等五種具有重大影響力的「我」所組成，其中關於「本我、自我、超我」之基本概念乃源自 Freud（1961）的精神分析理論；而「向上我」之超越自卑的概念則源於 Adler（1964）的個體心理學理論；至於需透過練習特殊心靈技術方能體驗到的「自體我」，則是源自 Jung（1961）的超個人心理學理論（易之新譯，2005）。以下分別就「五我」之人格結構特性與認知行為之 S-O-R 觀點，來說明現實需求與「五我」人格結構系統對人類行為反應的影響（如圖 1-2-3）：

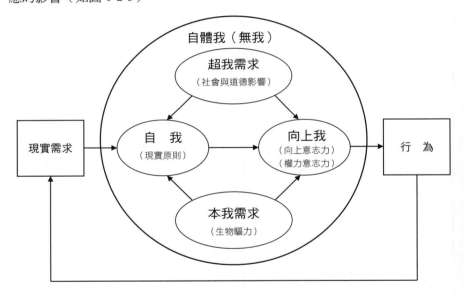

圖 1-2-3　五我之人格結構與現實需求對人類行為的影響（引自張雲傑，2014）

（一）本我

　　本我（id）即「生物我」，是人格的原始系統，人一出生就完全受本我支配（修慧蘭等譯，2009）。本我天生遵循「享樂原則」，是人格的原動力並包含大量本能的驅力（instinctual drives）。精神分析學派將「本能」定義為「一種天生存於體內之動力的心理象徵」（Hall & Lindzey, 1978）。這類心理象徵代表個體的「內在驅力、願望、或渴求」，而被身體興奮狀態所喚起的願望或驅力則被視為「需求」，如「口渴」的感覺代表身體對水的生理需求，從

心理層面而言,此需求則被表達為對「水或飲料」的願望或渴求(李素卿譯,1996)。

(二)自我

自我(ego)即「現實我」,是接觸外在現實世界之人格的執行者(修慧蘭等譯,2009)。由於個人必須擁有食、衣、住、行等最基本之需求,才得以維持生存,而為滿足此種「個人必須與現實環境交涉(或溝通)」之需求,人格結構中之自我便逐漸蘊育而生。自我可以協助個人區辨心靈的「主觀需求」(即本我的功能)與外界所能提供的資源之間的差異。由於在人格結構上,自我終究須回應本我的衝動需求,但其卻是以一種能確保個人可生存下去的方式來完成目標,因此在自我的運作過程中,必須涉及推理思考、計畫、延宕立即性的滿足、以及對外界資源合理處理等歷程。就「正常」的個體而言,自我是遵循「現實原則」進行運作的,也就是說,自我可在某種程度內控制本我的原始衝動,目的在於暫時延宕本我實踐「享樂原則」的時間,好讓心理能量的緊張狀態能夠等到內外各項條件都得以配合的情況下再行紓解,並允許個體以「最小量的困難」來獲取「最大量的滿足」。故就此人格結構上的功能而言,可將自我視為調合本我需求與外界現實的人格成分(Thombs, 1994; 李素卿譯,1996)。

(三)超我

超我(superego)即「道德我」,是人格中的仲裁者,屬於人格的道德成分,也是源自於道德價值及社會禁忌的學習。超我在本質上即是所謂的「良知」,包括個人的道德戒律與對是非善惡的判斷標準,其所追求的是「理想而非現實、完美而非享樂」。超我代表由父母(或師長、社會媒體)所傳遞給個人的傳統價值觀念或社會理想標準,其功能為壓抑本我的盲目衝動(特別是性與攻擊的衝動),並促使自我以道德目標來取代現實目的。由於個人受到獎懲的結果,超我在兒童階段就已開始發展(李素卿譯,1996;修慧蘭等譯,2009)。Hall 與 Lindzey(1978)則認為超我之「企圖將現存世界轉換成為自身映象」的本質,就如同本我的非理性衝動本質與自我的強調現實原則的本質一樣,至於超我與自我之最大不同處乃在於超我不只是想暫時延宕本我的滿足而已,而是企圖能永遠壓制本我想追求滿足的舉動(李素卿譯,

1996）。

（四）向上我

　　向上我即「自卑我」反向產生之「向上意志力（或權力意志力）」所形成的人格成分，DCH 根據 Adler（1964）的觀點，認為導致「向上我」產生的心理原因，來自強烈的「自卑感或自卑情結」，其主要由「身體缺陷、低劣的社會經濟條件、錯誤的教育」等三類因素所引起，並且因這三類因素的作用，而使個人不斷地因自我評價偏低，而產生諸如「怯懦、害羞、優柔寡斷、服從聽話、需要扶助、不安全感、愛幻想、講究平等、自覺藐小、或有受虐傾向」等相當於自卑感的心理動力。而這持續累積的自卑感動力最後終於「反向」促成個人在其人格結構中形成想要超越自卑的「向上我」，並使得「向上我」具有自我防衛的特質、過度補償的意向、魯莽無禮、膽大妄為、反抗背叛、或固執不化等偏執心態，並常帶有想要成為英雄、戰士（甚至強盜）以超越他人的「稱霸」願望、或是想要「施虐」的衝動。所以 Adler 對於當代心理學的重大貢獻之一，就是將人格結構的研究重點從真正的「生理自卑感」轉向「主觀的自卑感」（即「心理的自卑感」）（吳宗憲，1997）。由於 Adler 強調「追求完美、努力精熟、以及克服自卑感」是人類的天性（Ansbacher & Ansbacher, 1979），因此欲了解「向上我」的功能與作用，就必須先掌握「自卑感」與「補償作用」這兩個基本概念（修慧蘭等譯，2009）。

（五）自體我

　　自體我即「無我」，Jung（1961）認為一般人往往將「自體（self）」與「自我（ego）」混為一談，因此造成對自我本性的「幻覺」。不管人類如何定義「自體」，其永遠是超乎於自我之上，而且任何人只要對自我有更高一層的認識，即會由此而更偏向於自體。因為自體的涵蓋範圍最廣，包括「自我、本我、超我、向上我」等其四種「我」的經驗在內，卻又超乎其外，因此「自我」是對於「我」本人的某種經驗，而「自體」則是對於「自我」及其他三我的體驗，然而自體的經驗已不再是以更寬廣或更高層的自我形式呈現，而是以「無我」的形式呈現。只是一般人無法輕易地瞭解或體悟「自體我」，除非是透過練習「禪修、靜坐、內觀、瑜珈、冥想或催眠」等特殊心靈成長技術，才得以逐漸「覺察」自體我的存在（張雲傑，2014；楊儒賓譯，

2001）。

三、整合的心識動力發展階段

　　DCH 療法融合心理動力學派大師 Freud（1961）、Jung（1961）、Adler
（1964）與 Erikson（1963）之人性觀點，及當代認知行為科學對潛意識、意
識、自我概念及情緒之研究發現，建構出一適合 DCH 運用之人類「**心識動
力發展階段**」理論（又稱「**太極動力發展階段[17]**」理論），以作為解釋人類從
受精至死亡前之潛意識與意識心理的三階段發展歷程，並藉以協助治療師依
據個案潛意識與意識之心理發展階段的層次高低，來擬定適當的治療方案及
治療目標。

　　在 DCH 療法所建構之「心識動力發展階段」理論中，關於「**心識**」之
定義，指的就是「潛意識」與「意識」等兩大心理功能，其中個人可以僅憑
自己的認知功能所覺知之「心識」，即是 DCH 理論所定義之「意識」；至於
個人無法僅憑自己的認知功能所覺知，而必須透過特殊心靈操作技術（如精
神分析、釋夢、催眠、內觀、禪修等方式）才得以知覺到之「心識」，則是
DCH 理論所定義之「潛意識」。

　　「心識動力發展階段」理論認為，自精卵結合後，人類原始潛意識內之
「生存本能」的正向創造動力與「死亡本能」的負向毀滅動力等兩大動力，
因受到從精卵結合後至 3、4 歲之前的內外在環境下的各種認知、行為因子
之制約與形塑（包括社會學習歷程），才能在原本天生的潛意識動力基礎上，
於 3、4 歲起逐漸發展出屬於「意識」經驗層次的正向創造動力與負向毀滅
動力。

　　個人在心靈成長過程中，若要能得到心理平衡的健康發展，在 3、4 歲
以前的第一階段（即「**無意識動力期**」）須依靠良好的父母（或親職代理人）
教養技術，使得其潛意識的正向創造動力與負向毀滅動力之強弱度是均等的，
也就是達到正負動力之合力為零的平衡狀態。而在 3、4 歲以後至 14～17 歲
青春期結束的第二階段（即「**同向對抗動力期**」），因大腦的「意識」功能漸

---

[17] 取自「無極生太極，太極生兩儀，兩儀生四象」之概念，即「無極」象徵個人誕生前之「心靈本體」，尚
分別存於精、卵中；「太極」則象徵精與卵結合瞬間之個人「最初原始心靈狀態」；「兩儀」則象徵個從受精
卵細胞分裂開始至 3、4 歲之間，個人心靈所逐漸發展出之「潛意識的正向創造動力」與「潛意識的負向
毀滅動力」；「四象」則象徵自 3、4 歲之後，個人心靈原已發展出之「潛意識的正向創造動力」與「潛意
識的負向毀滅動力」，以及新開始逐漸發展的「意識的正向創造動力」與「意識的負向毀滅動力」。

趨發展完備，使得個人受內外在環境及家庭、學校、社會等「教育系統」所塑造之「意識」層次的正向創造動力與負向毀滅動力亦逐漸成長茁壯，此時個人若欲維持心理健康發展的話，則必須倚賴「潛意識與意識的正向創造動力」及「潛意識與意識的負向毀滅動力」之強弱度是均等的，方能達到正負動力之合力為零的心靈平衡狀態。至於 14～17 歲青春期結束後至死亡之前的第三階段（即「**反向平衡動力期**」），由於個人仍持續受到政治、法律、宗教、職業、婚姻等「成人社會控制系統」之形塑與制約，此階段的個人若欲維持心理健康發展的話，則必須倚賴「潛意識的正向創造動力與意識的負向毀滅動力之合力」及「潛意識的負向毀滅動力與意識的正向創造動力之合力」等兩者之強弱度是均等的，方能達到正負動力之合力為零的心靈平衡狀態。

　　至於人類心理動力之所以能夠產生「偏向正向創造、偏向負向毀滅、或正負平衡」的各種合力方向，乃是人類先天「**潛意識的正向創造動力與負向毀滅動力**」與後天受內外環境制約而生成之「**意識的正向創造動力與負向毀滅動力**」等四種心理動力交互影響的結果，其中所謂的「內、外環境制約」包括各種主動或被動、內隱或外顯的行為制約歷程。而且個人心理動力之「正向創造力」與「負向毀滅力」之合力方向，一旦在關鍵的人格發展時期經由內外在的認知行為制約程序形塑而成後，便會成為個人心理特質上一種十分穩定，但仍會持續進行微調或變動的心理動力傾向，**但特別需澄清的是 DCH 理論認為人性無法形成 100％的「純正向創造力狀態」、亦無法形成 100％的「純負向毀滅力狀態」**，其較為成熟發展之理想心理狀態反而是呈現出一種在「正向創造力之中有負向毀滅力」及「負向毀滅力之中有正向創造力」之「正向創造力與負向毀滅力對立又同時並存」的動力平衡狀態（如圖 1-2-4）。

　　上述「心識動力發展階段」理論中，DCH 分別將其命名為「正向創造動力」與「負向毀滅動力」的兩種心理動力，其在理論概念的解釋上，類似於心理動力理論中之「生存本能驅力」與「死亡本能驅力」，但 DCH 認為兩者之來源並非僅出於「本能」，尚還包括認知行為制約與社會學習的結果，這點則與 Freud 的本能來源概念是略有差異的，因為「心識動力發展階段」理論已融入了當代認知行為理論之制約與學習發展的概念。以下藉由心理動力與認知行為學派之術語及當代腦神經科學研究之成果，針對 DCH 之「心識動力發展階段」的三階段發展歷程及相對應的治療目標，加以闡述之：

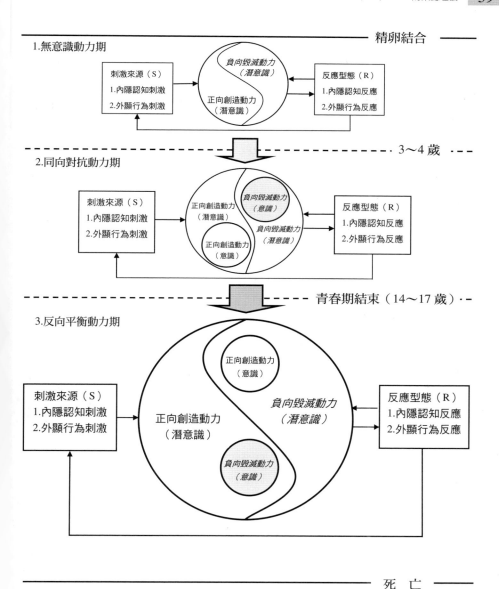

圖 1-2-4「正向創造與負向毀滅」動力發展之 S-O-R 循環示意圖（作者自繪）

（一）無意識動力期（精卵結合至 3、4 歲肛門期結束）

　　所謂的「無意識動力期」指的就是人類的生命自精卵結合起，至 3、4 歲之肛門期結束的階段，此時期的人類心智完全是由「潛意識」負責運作的，根據 Freud（1961）的觀點，人類潛意識的動力可區分為兩種力量，一種是為貫徹個人與種族繁衍之目的而作用的力量，也就是以成長、發展與創造為導向的「生存本能（life instincts）」，也就是 DCH 所定義的「正向創造動力」。而另一種則是為實現潛意識中的死亡意念、自我傷害企圖或傷人意願的攻擊力量，也就是「死亡本能（death instincts）」，也就是 DCH 所定義的「負向毀滅動力」。

　　在此時期的人類心智尚屬於潛意識的早期發展階段中，內隱的認知刺激和外顯的行為刺激等各種刺激來源（S）皆可以分別增強或減弱「正向創造動力」或「負向毀滅動力」之強度的方式，來改變兩種心理動力之「合力」的平衡狀態。假設將「正向創造動力」視為 Y，且 Y > 0；將「負向毀滅動力」視為 X，且 X < 0，則在正常的潛意識發展狀態下，「正向創造動力」與「負向毀滅動力」之合力應為「零」，也就是 Y + X = 0，此時人類的心智可以得到最佳的平衡發展，並顯現出健康的反應型態（R），無論是內隱的認知反應或外顯的行為反應。

　　人類在 3、4 歲前的「無意識動力期」階段，只具有「潛意識」的心理功能而沒有「意識」的心理功能，其最顯著的現象就是一般眾人皆可自我覺察到的「嬰兒期失憶症（infantile amnesia）」現象[18]（LeDoux, 1996; 洪蘭譯，2001）。當代神經科學研究指出人類會有「嬰兒期失憶症」的原因，主要是因為與「內隱記憶、外顯記憶」等兩種不同記憶系統有關之右、左半腦的「發展過程與關鍵期不同」所造成，如嬰兒到 2 歲時左右就發展得很好的「內隱記憶[19]（implicit memory）」），是一種意識下的「潛意識記憶[20]」。而另一種意識本身所知的記憶叫做「外顯記憶（explicit memory）」，是人們使用語言來解釋或說明做了什麼事情時所用之記憶，其幫助人們以時間和地點來組織記憶，屬於一種「意識記憶」（Manns & Eichenbaum, 2006），但這種外顯記憶

---

[18]「嬰兒期失憶症」是指個人無法記得大約 3 歲以前的記憶，此特徵最早由 Freud 所提出（洪蘭譯，2001）。
[19]「內隱記憶」是當人們學會一個程序或一些不太需要語言的「自動化動作」，如人際互動的非語言方式或許多情緒記憶就是屬於程序性記憶的範圍（洪蘭譯，2008）。
[20]如同 Kandel（1999）所言：「2、3 歲的嬰兒主要是以內隱記憶過日子。」

功能在 2 歲大小（約 26 個月）的孩子身上，則才剛剛開始發展而已。而由於外顯記憶與語言發展功能有關，故在孩子會說話後，外顯記憶會顯得更加重要（洪蘭譯，2008）。

　　上述關於「內隱記憶」與「外顯記憶」之發展過程之所以會以「2 歲大小的年齡」作為關鍵的分水嶺，此乃因與形成「內隱記憶」有關之掌管「非語言溝通功能」的右腦，在 2 歲之前已剛剛完成其生長高峰的關鍵期（Schore, 1994），而這些右腦的「非語言溝通功能」包括「解讀臉部表情、辨識臉孔（Schore, 2005a）、視覺訊息交換（使個體可以跟別人連接）、處理語言的聲調、透過聲調表達自身感情」等（Sieratzki & Woll, 1996），例如嬰兒在 10～18 個月的這段期間，其右前腦的右眼眶皮質系統[21]（right orbitofrontal cortex system）正在發展與塑造大腦神經迴路，使嬰兒可與他人維持依附及調節自己的情緒（Doidge, 2007; Schore, 1994; 洪蘭譯，2008 ）。

　　但同樣在 2 歲的時候，與上述生長高峰期已過（發展較成熟）之右腦的「非語言溝通功能」相比，與形成「外顯記憶」有關之掌管「語言溝通功能」的左腦才正開始進行其生長的衝刺期而已[22]（Schore, 2005b）。由此可知，「人類在其生命最初的前 3 年，是屬於右腦主宰大腦的階段」。因此，當個體遭受心理創傷的年齡是在滿 3 歲以前，便無法「說出個人的經驗」，因為此時左腦處理語言的溝通功能與用「意識」的歷程分析問題的功能還尚未發展出來（洪蘭譯，2008）。而這就是人類為何沒有 3、4 歲以前之「意識」上的外顯記憶的原因，也正是 DCH 將此階段命名為「無意識動力期」的原因。

　　那麼在 3 歲以前有身心創傷經驗的成年個體是怎麼在記憶中登錄了這種早期的創傷經驗呢？根據目前研究結果顯示，在 3 歲以前遭受身心創傷的個案雖然只有非常少的外顯創傷記憶，但其潛意識卻記錄下了內隱創傷記憶（Rovee-Collier, 1997, 1999; Gaensbauer, 2002），使得日後當人們遭遇到與當初創傷情境類似的狀況時，原本隱藏於潛意識的內隱創傷記憶就會「突然」被引發出來，其「情緒」的內隱記憶也會因此常在日後生活中重現。（Doidge, 2007; 洪蘭譯，2008）。

---

[21]此系統的核心在右眼眶皮質，亦與處理情緒功能的邊緣系統之間有連接，使得人們可以閱讀別人臉部表情、了解他人情緒，同時也能了解並控制自己的情緒（Doidge, 2007; 洪蘭譯，2008）。
[22]Doidge（2007）指出 2 歲前之嬰兒的右腦比較大，此優勢一直保持到 2 歲生日過完，因為左腦在滿 2 歲後才開始其生長的衝刺期（洪蘭譯，2008）。

　　Doidge（2007）則認為有早期童年創傷經驗的成年個案之所以沒有 3、4 歲以前的「意識」記憶的原因，乃是因為個案在此時期的創傷記憶大部分是「潛意識」的內隱記憶（如內隱的負面情緒經驗）及一部分痛苦的外顯記憶，但由於這些創傷後的外顯記憶對個案來說是「極端痛苦的」，因此才會被個案全部「壓抑」到潛意識最深處，產生日後意識上的「失憶」現象。但當以心理分析療法讓上述個案能想起自己 3、4 歲以前的內隱及外顯創傷記憶之後，為何有某些個案仍無法想起其 3、4 歲「以後」的記憶呢？Doidge 的看法是個案將那些與舊有創傷記憶有關之「3、4 歲以後的記憶」也壓抑到潛意識裡了，因為當個案將某個「重大創傷記憶」壓抑到潛意識裡時，其通常也會將那些與該創傷件事有關的後續記憶一起壓抑，以確保自己不會接觸到最原始的記憶（洪蘭譯，2008）。

　　至於神經心理學研究部分，則是以「壓力荷爾蒙」與海馬迴的功能來解釋童年創傷與嬰兒失憶症的關聯性，如 Plotsky 與 Meaney（1993）的研究顯示，童年時期的心理創傷會使孩童體內分泌一種稱為「醣皮質素（glucocorticoid）」的壓力荷爾蒙，其會殺死海馬迴的神經細胞，使之無法形成新的神經連結，因而無法產生學習與外顯的長期記憶，並造成海馬迴縮小。Meaney、Aitken、Bhatnagar 與 Sapolsky（1991）則發現嬰兒期的心理創傷會使大腦調節醣皮質素的神經元特別敏感，並影響大腦的可塑性。Heim、Newport、Bonsall、Miller 與 Nemeroff（2001）則發現童年有受虐經驗的成人亦存在對醣皮質素的過度敏感現象（雖然其離當年受虐時間已經很久）。Kandel（1999）則發現個人若僅受到短暫的壓力，則其海馬迴縮小的現象也僅會是暫時的，但若壓力情境持續得夠久，則會對海馬迴造成永久性的傷害。Jacobs、Praag 與 Gage（2000）則發現當憂鬱症患者的病情好轉時，其記憶會隨之回復、海馬迴也會隨之變大回來，而當海馬迴再度恢復正常功能時，就又能開始形成外顯記憶。Jacobs 與 Nadel（1985）則提出了形成「潛意識」創傷記憶的系統[23]可能比海馬迴還早成熟的假設，並認為「嬰兒期失憶症」現象是因掌管外顯記憶機制的海馬迴晚於 3、4 歲之後才成熟所致，以致無法在「意識」裡留下日後可回憶出來的外顯創傷記憶。但由於嬰兒在 3、4 歲之前的其他大腦區域已成熟並開始運作，故能夠進行潛意識的學習，並在

---

[23] 據目前大腦神經學研究發現，該系統就是杏仁核與其連接網路（洪蘭譯，2008）。

遭遇心理創傷事件後仍能留下其「情緒」反應的內隱記憶（洪蘭譯，2008）。

因此 DCH 療法針對人類於「無意識動力期」所遭受之潛意識心理創傷事件的記憶無法透過個體自己的「意識」回憶出來的窘況（因嬰兒期失憶症的生理自然現象所造成）或因心理創傷事件太過恐怖或痛苦而壓抑於潛意識內，致意識無法回想起來等兩種可能的失憶原因，特別建議 DCH 治療師可採用催眠回溯及解離療法之綜合運用技術，以協助個案回憶起 3、4 歲以前之心理創傷記憶，如此方能運用認知行為技術，處理個案於口腔期、肛門期心性上所懸而未決的固著心理及退化症狀（如藥物濫用），並幫助個案克服自己於嬰幼兒時期受挫的社會心理發展課題，包括「信任 vs.不信任」及「自主 vs.羞愧、懷疑」等兩大主題。

（二）同向對抗動力期（3、4 歲之性器期至青春期結束，約 14～17 歲）

所謂的「同向對抗動力期」指的就是人類自 3、4 歲性器期開始至 14～17 歲青春期結束的階段，此時期的人類心智從 3、4 歲以前的完全由「潛意識」主導的運作過程，因著年齡增長及「意識」功能的崛起，而逐漸發展成為潛意識與意識「共同協力運作」的狀態。其中因大腦的「意識」功能漸趨發展完備，使得原本在潛意識裡的正向創造動力的某些念頭和想法，會因能被大腦新發展出來的意識功能所覺知並記憶，而形成所謂「意識的正向創造動力」；同理，原本在潛意識裡的負向毀滅動力的某些念頭和想法，亦因能被意識功能所覺知並記憶，而形成所謂「意識的負向毀滅動力」，此即為意識的正、負向動力之最初來源。與此同時，個人因持續接受內外在環境及「教育系統」（如家庭、學校、社會等）之制約與塑造，逐漸將教育系統所宣揚之「道德是非、家庭倫理及社會文化價值」等信念內化於「意識」或「潛意識」的正向創造動力或負向毀滅動力之內，並使之逐漸成長茁壯，而產生出屬於個人自我的價值判斷、主觀見解、及自我行動意志力等（可儲存於意識或潛意識的正、負向動力裡）。

此時，在青春期結束之前的個人（較晚者約 17 歲左右），若欲維持心理健康發展的話，則必須仰賴「潛意識與意識的正向創造動力」及「潛意識與意識的負向毀滅動力」之正、負動力合力為零，方能維持心靈平衡狀態。因為此時期的人類心智尚屬於「意識」正在逐漸脫離「潛意識」所主導的心智環境中，而且還尚未成熟或獨立，因此有許多「意識」的正、負向動力內所

隱含之核心概念，幾乎都是從潛意識的正、負向動力內所隱含之核心概念所「擷取」而來（因受「意識功能」本身的限制，意識只能擷取到可被「認知」功能經驗到的部分，而無法覺察所有的潛意識內容），所以就意識的正、負向動力之「能量屬性」而言，仍與潛意識的正、負向動力是近乎一致的，這也就是為什麼青春期結束前之個體通常常會有「只要我喜歡，有什麼不可以！」此一觀念的心理原因，因為意識仍「習慣」使用著與潛意識近乎一致的正、負向動力屬性（或運用類似的核心信念），尚無法大幅減弱潛意識的影響力。此也就是 DCH 將本階段命名為「同向對抗動力期」之原因，所謂的「同向」指的就是意識的「正向創造動力」來源主要仍以「潛意識的正向創造動力」為基礎，並被「潛意識的正向創造動力」所包含，且兩者之動力是同方向的；同理，意識的「負向毀滅動力」來源亦主要是以「潛意識的負向毀滅動力」為基礎，並被「潛意識的負向毀滅動力」所包含，且兩者之動力是同方向的。而所謂的「對抗」則是指「潛意識與意識的正向創造動力」之合力方向與「潛意識與意識的負向毀滅動力」之合力方向是「相反的」，且彼此間之力量強度須能相互抗衡，如此才能維持心理動力平衡的健康狀態。

　　在「同向對抗動力期」階段，父母及社會教育系統所提供之內隱認知刺激和外顯行為刺激等各種刺激源（S），仍可以分別增強或減弱意識及潛意識的「正向創造動力」或「負向毀滅動力」的強度，來改變四種心理動力之「合力」的平衡狀態。假設將潛意識的「正向創造動力」視為 Y1，且 Y1>0、將意識的「正向創造動力」視為 Y2，且 Y2>0，則潛意識與意識的「正向創造動力」之合力為 Y1＋Y2>0；而將潛意識的「負向毀滅動力」視為 X1，且 X1<0，將意識的「負向毀滅動力」視為 X2，且 X2<0，則潛意識與意識的「負向毀滅動力」之合力為 X1＋X2<0，則在正常的心識（包括潛意識與意識）發展狀態下，「正向創造動力」與「負向毀滅動力」之合力應為「零」，也就是（Y1＋Y2）＋（X1＋X2）＝0，此時人類的心智可以得到最佳的平衡發展，並在所接受之「教育環境」規範下，顯現出健康的內隱認知或外顯行為反應型態（R）。

　　對於進入「同向對抗動力期」發展階段的個體而言，是受社會、文化、教育影響最深的時期，如 Fitts（1965）認為兒童在此階段的社會化過程中，

必須要能認同自己的性別與家庭角色，學習自我肯定與自我接納，並要能成功發展出初級的自我概念。因自我概念發展良好者之人格較健全、心情較開朗、較認識自我、較能接納自我與他人、減少非必要自我防衛、心理適應情形也較佳，但反之則否（Fitts & Warren, 1996）。由於個人學業成就之高、低會影響其自我概念、學習興趣、自我肯定及自重感之高、低，故當個人遭遇阻礙或自我概念受損時，就會產生對心理健康具極大殺傷力的焦慮感，尤其是對學業成就較高及較低的兩類學生（Fitts,1965; 馬傳鎮，2008）。

　　Hall（1916）認為兒童與青年時期之身心發展，即「自存期（出生～4歲）、漁獵冒險期（4～8歲）、野性表現期（8～12歲），狂飆期（青少年期）」等四階段，乃是人類文化發展史之縮影與重現。其中青少年期之個人因生理遽變發展、性與攻擊能量驟增、情緒較不穩定，再加上渴望脫離成人管控而獨立，遂較不受控制而容易產生犯罪行為（馬傳鎮，2008）。此由人類犯罪率（或偏差行為）在 10 歲以後逐漸增多，至青少年中期（14～17歲）達到最高峰，然後急遽下降而趨平緩的社會現象中看出端倪（許春金，2013）。

　　Piaget（1965）認為兒童在 4、5 歲以前，行為表現純屬自然反應而無團體規約，無法做出價值判斷或選擇，屬於「無律」階段。5 至 8、9 歲之間，兒童採「道德現實」主義，以行為後果判斷善惡是非，判斷標準為「絕對的標準」，能服從權威並接受規範，很少懷疑權威，無法考慮行為背後的動機或意志，傾向於服從（懲罰）導向，屬於「他律」階段。8、9 歲之後，兒童進入「自律」階段，不再盲目接受權威或紀律，持「相對道德」主義，道德判斷較以前更有彈性，能以相對關係做「互惠性」推理，在是非善惡判斷方面，除能衡量行為後果外，亦能考慮行為背後的動機與意圖，也能為了現實需求而重新評估「規範」的合理性，大致上具有獨立判斷是非的道德能力，故又稱為「道德獨立時期」（Piaget 認為能完全獨立判斷的能力應在 11、12歲以後才能達成）（馬傳鎮，2008）。

　　Kohlberg 與 Turill（1972）則修正了 Piaget 的理論，認為在幼兒園及小學低、中年級之兒童是仍屬於遵守規範、無自己主見的「道德成規前期」階段（可細分為「避罰服從導向」[24]及「相對功利導向[25]」）；而在小學中年級以

---

[24]即個人尚缺乏是非善惡的觀念，只以行為後果的獎懲為導向，為避免處罰而服從規範（馬傳鎮，2008）。
[25]即道德行為是個人為追求快樂與滿足自己所需之工具，以實際利益為出發點，強調公正、互惠、平等分享的精神，將「以牙還牙」視為絕對性的公平，尚無法了解「以德報怨」的抽象觀念（馬傳鎮，2008）。

上（至青少年、成年期）的個人則是屬於知法守法、對團體忠誠、能維護秩序的「道德成規期」階段（可細分為「人際和諧導向[26]」及「權威服從與維持社會秩序導向[27]」）。若兒童與青少年之道德認知能力未正常發展的話，即容易陷入犯罪（Fodor, 1972; Saltzstein, Diamond, & Belenky, 1972; 馬傳鎮，2008）。

　　Freud（1961）認為此階段的青少年（尤其是男性）若自我功能有重大缺陷的話，則容易發生犯罪行為（吳宗憲，1997）。至於青少年犯罪為何會在青春期後逐漸進入高峰呢？根據心理動力理論之觀點，乃因最早出現於 3、4 歲左右的「戀親情結」會再度重現於青春期，並對個人心性產生影響的結果（馬傳鎮，2008）。Freud 認為在 3 至 6 歲之「性器期」孩子的潛意識裡，對異性父母的「亂倫慾望」開始成為其內在衝突的核心[28]，使得孩童必須將「亂倫慾望」壓抑下來，而父母親如何回應有「性慾求」之孩童的語言、非語言方式及態度，則會影響孩童日後所發展出的「性態度與性感受」。在經過 3 至 6 歲的性苦惱衝擊後，孩子進入 6 至 12 歲的「潛伏期」，其對「上學、玩伴、運動等新活動」的興趣取代了原本對「性」的興趣，開始發展對外的社會人際關係。而當孩子進入青春期後（約在 12 至 18 歲之間發生），則正式進入了「兩性期」階段，其在性器期所壓抑的「性」課題再度活躍起來，但由於社會文化對「性」有各種禁忌與限制，因此青少年必須將其性能量投注於社會所認可的活動上（如學業、藝術、運動等方面），方能為未來生涯做好準備（修慧蘭等譯，2010）。此時青少年若無法將性能量「昇華」為正向活動，則易產生心理衝突或偏差行為，而導致犯罪（吳宗憲，1997）。

　　青春期是人類發展過程中的一個最重大課題，因為當青春期開始後，個人身心會顯著由兒童朝向成年人的性器官及性心理特徵的方向發展，性衝動更為強烈，開始對異性產生興趣與性慾，進入了「兩性期」的性心理發展階段。此階段的青少年不再停留於自我滿足，開始學習如何與異性交往、談戀愛（許春金，2013），而「談戀愛」的過程則提供了人類另一次大大重塑自己大腦地圖的機會。因為「羅曼蒂克的戀愛」可以激發出強大的情感與情緒

---

[26]即個人會順從傳統規範，附和眾人意見，為求讚賞而從眾，並開始注意行為的動機因素（馬傳鎮，2008）。

[27]即個人會嚴守法規、服從權威，維持社會秩序，在判斷是非時已有法律的觀念（馬傳鎮，2008）。

[28]男童在性器期渴求母親的愛，有「伊底帕斯情結（Oedipus complex）」（即戀母情結）；女孩則渴求父親的愛與讚賞，有「伊雷莎情結（Electra complex）」（即戀父情結）（修慧蘭等譯，2010）。

能量，甚至可使人們克服「客觀的美麗」而產生「情人眼裡出西施」的心理效應（即能欣賞「缺陷美」）。這是因為「談戀愛」的過程可使個人產生極度快樂的情緒狀態，使得大腦能自我重塑對戀人的美感，並為成年以後的愛情與兩性婚姻生活預作準備（Doidge, 2007；洪蘭譯，2008）。

Erikson（1963）認為 3 至 6 歲的學齡前兒童之基本任務是獲得「勝任感與主動積極感」。此階段之孩童若被允許能自由從事所喜愛的有意義活動，便能發展出看待自己與對待他人的正向積極態度，但若無法依自己喜好來做決定的話，則會產生罪惡感，進而拒絕扮演主動積極角色而任由他人擺佈。6 至 12 歲的學齡兒童之基本任務是獲得「勤奮感」，能設定目標並完成之。此階段之孩童需發展出性別角色認同感，拓展對世界的知識，學習社會所需基本技能以完成學業，倘無法順利達成，則會產生不適任感。12 至 18 歲的青少年時期是由兒童期轉換至成人期之關鍵階段，其基本任務是獲得「自我設定形象、生活目標、生命意義」等。此階段之個人需打破依賴父母的心結、測試個人能力之長處與限制，並設法認定新的自我形象，若無法形成新的自我認同，則會有角色混淆的問題（修慧蘭等譯，2010）。

Erikson 認為個人在青少年期以前的階段，若未發展出適當的性別認同，則在青春期階段將會發生嚴重的自我認同問題，導致缺乏扮演適當「社會角色」的能力，其結果將促成「退化性」的精神疾患或非法行為的發生（如因濫用藥物、離家流浪、或酗酒而衍生之非法行為）；或是受「同儕團體」影響而參加幫派（或尋求幫派保護），認同（或容忍）幫派規範，進而發生犯罪行為[29]（吳宗憲，1997）。

Adler（1964）認為孩童約在 6 歲左右，就會因受「理想自我導向（guiding self-ideal）」的動力所影響，而開始奮力追求自己所想像的完美目標（如有人認為獲得名利，才能活得快樂；或有人認為獲得身分地位，才會受人敬重等）。由於人們從 6 歲起就具有此種「主觀的終極理想目標」，所以才會在成長過程中，願意持守自己所選定的真理或準則，並做出符合個人理念的詮釋。但當上述動力因受個人本身條件限制或遭外界阻礙而無法獲得滿足時，一旦冒險採取不符合社會規範的「過度補償」行為時，便成為犯罪行為（吳宗憲，

---

[29]如 Reckless、Dinitz 與 Kay（1959）研究發現少年犯具有較低的自我評價與低自尊，並經常扭曲自我形象，以及對自己的行為予以合理化解釋。

1997）。

　　因此，DCH 認為在「同向對抗動力期」階段，對於因重大心理創傷、身體明顯缺陷、受父母、學校與社會錯誤教育、社會經濟地位低下、身處劣勢族群、或戀情不順利的個人來說，上述不利的各種內外環境因子會阻礙甚至扼殺心識發展的正常成長歷程，使得個人之心識發展層次停滯於「同向對抗動力期」階段，而無法再向上發展進入更高層次的「反向平衡動力期」階段。如此一來，個人便會因受阻或停滯於不同年齡層，而發生不同狀況的心理失衡現象，如未完成 3 至 6 歲發展階段任務的青少年可能會有被動、罪惡感的人格特質及性心理偏差的狀況，使其不易信任他人，無法培養正常異性關係或發展親密關係（如談戀愛），更甚者，則可能產生性犯罪或性暴力傾向。道德發展停滯於缺乏是非善惡，只為避免處罰而服從規範的低階層次。

　　而未完成 6 至 12 歲發展階段任務的青少年則可能因不夠勤奮而無法達成目標、缺少「性」以外的活動興趣、缺乏適當性別角色認同、人際社會關係能力不足，進而產生強烈自卑感與過度補償的偏差向上意志或權力慾望。道德發展停滯於追求快樂、滿足自己，要求相對的功利，凡事強調公正互惠或平等分享原則，並採「以牙還牙」應報觀念的「公平」層次。

　　而未完成 12 至 18 歲發展階段任務的青少年則會「性慾」過度活躍，以不成熟的性愛觀念與異性交往，容易觸犯社會道德及法律對「性」之限制與禁忌，無法將性能量投注於社會認可的活動上，缺乏生涯規劃能力，耐力不足又依賴心強，無法建立自我認同而產生角色混淆，導致沒有生活目標與生命意義。道德發展停滯於注意行為動機、順從傳統規範，附和同儕意見（但不一定是正確意見），為獲讚賞而表現從眾反應，講究人際關係和諧之「人際」層次；或停滯於嚴守法律規範、服從權威，願維護社會秩序，以法律為是非判斷標準之「社會秩序」層次。此階段無法順利完成學業、甚至中輟的青春期個體，因嚴重自卑而容易產生退化性偏差行為（如濫用藥物）、或易受不良同儕影響而產生非行、甚至為獲得偏差的優越感而加入幫派，導致犯罪行為發生（馬傳鎮，2008）。

　　所以 DCH 療法為了協助個案有效處理在「同向對抗動力期」階段造成上述各種發展問題的身心創傷事件（包括個人過去所遭受之主觀「意識」仍可回憶起來的身心創傷事件、或是因「憂鬱、沮喪、高壓力、童年創傷」而

流失部分「意識」記憶的身心創傷事件[30]、或是因過度恐怖而壓抑於「潛意識」導致主觀「意識」無法回想起來的身心創傷事件等），特別建議 DCH 治療師可採用「今生回溯催眠法、催眠悖論技術、及催眠解離療法」之綜合運用，協助個案在催眠治療中產生「視覺式」的心象記憶，如此方能運用認知行為療法及催眠想像技術，處理個案於性器期、潛伏期、兩性期所固著之心理狀態及退化症狀（如藥物濫用），並幫助個案克服自己在青少年時期或更早階段即受挫的社會心理發展課題，包括「創造進取 vs.罪惡感」、「勤勉 vs.自卑」及「自我認同混淆 vs.角色混淆」等三大主題。

（三）反向平衡動力期（青春期結束至死亡）

　　所謂的「反向平衡動力期」指的就是人類自 14～17 歲青春期結束後至死亡前的階段，此時期的人類心智從青春期結束前之「潛意識與意識的正向創造動力」及「潛意識與意識的負向毀滅動力」之對立相抗衡的狀態，因著年齡增長及「道德意識」層次的提升，而逐漸發展成為原本與潛意識站在同一動力方向的意識，轉而變成「反向」對抗潛意識動力方向的「相互制衡運作」狀態。

　　此乃因「超我」的道德意識層次提升、「向上我」實現自我理想目標的意志力增強、與因個人特殊信仰而想追求「自體我」的無我境界等三種功能漸趨發展完備，使得「意識的正向創造動力」終於成熟到足夠在以「潛意識的正向創造動力」為後盾下，產生想要對抗「潛意識的負向毀滅動力」的企圖，並將其本身的能量控制領域（以改變神經元連結迴路的方式）「轉移」進入「潛意識的負向毀滅動力」的能量場內，產生抑制「潛意識的負向毀滅動力」的作用（有如車輛的「煞車」系統）；同理，原本在「意識的負向毀滅動力」亦終於成熟到足夠在以「潛意識的負向毀滅動力」為後盾的情況下，產生想要對抗「潛意識的正向創造動力」的企圖，並將其本身的能量控制領域「轉移」進入「潛意識的正向創造動力」的能量場內。

　　與此同時，進入本階段滿 18 歲以上的成年個人因持續接受內外在環境及「政治系統」（如公民權利義務與成人法律規範）、「職業系統」（如工會組

---

[30]研究發現遭受青春期前之童年創傷的憂鬱症患者，其海馬迴比未受童年創傷的憂鬱症患者小了 18%，證明心理創傷經驗會使海馬迴縮小的生理現象，這可以解釋為何有些個案對自己青春期以前的心理創傷事件記憶不多的原因，因「憂鬱、沮喪、高壓力和童年心理創傷」都會使醯皮質素大量分泌，殺死海馬迴細胞，使得記憶流失，所以當個案憂鬱得越久，其海馬迴就越小（Doidge, 2007; 洪蘭譯，2008 ）。

織或職業團體規範等）及「信仰系統」（如慈善組織或宗教團體規範）等諸多成人世界特有規範之制約與塑造所產生出之新信念，亦開始與過去由家庭、學校及社會教育系統所內化的舊信念之間，產生強烈的心理衝擊，進而爆發出個人心識上新的成長動力、或是新的退化動力，意即個人若成功通過成人世界的殘酷考驗，則會邁向更高層次的心靈（如靈性的發展）或更高道德層次上的心智成長；但若被殘酷的成人世界所擊倒，則會產生退化的自我防衛機制，導致心理偏差或精神疾患，甚至發生犯罪行為（吳宗憲，1997）。

　　因此，當青春期結束後的個人（較晚者約 17 歲左右）正式開始邁入「反向平衡動力期」此一心識發展的最高階段時，若欲維持心理健康發展的話，則必須仰賴「意識的正向創造動力與潛意識的負向毀滅動力之合力為零」、「意識的負向毀滅動力與潛意識正向創造動力之合力為零」，且兩相對抗完之動力組合的總合力亦為零，方能維持心靈平衡狀態。**因為此時期的人類心智的「意識」已經成熟到具有想要藉由「某部分潛意識」之力量來控制「另一部分潛意識」反應的企圖（類似中國古代「以夷制夷」的政治管理制度），**因為在過去意識尚未完全成熟或獨立之前，有許多「意識」的正、負向動力內所隱含之核心概念，幾乎都是從潛意識的正、負向動力內所隱含之核心概念所「擷取」而來，但過去這種潛意識與意識「共同協力運作」的狀態，在青春期結束後，新邁入的成人世界裡，已經不利於個人使用。

　　道理很簡單，如果一個成年人還像青少年一樣，「只要我喜歡，有什麼不可以」的話，想做什麼就做什麼，不想做什麼就不做什麼，那麼應該很快就會因得罪上司或老闆而丟掉工作。所以當人性因社會歷練而足夠「社會化」的結果，就是產生「意識」想要掌控或壓制「潛意識」的心理狀態，如當某辦公室男職員被一冒失的女同事撞到胸口時，雖當下「潛意識的負向毀滅動力」想立刻用罵髒話的方式進行語言攻擊，但作為其內部阻抗機制之「意識的正向創造動力」一覺察到這股潛意識的負面衝動，馬上會在意識中產生「對方也不是故意的，就算了吧！」的正向想法來壓制潛意識的攻擊衝動，使髒話無法脫口而出；而在身體碰撞的同一瞬間，「潛意識的正向創造動力」因碰觸到女同事豐滿的胸部而產生性興奮的本能反應，但作為其內部阻抗機制之「意識的負向毀滅動力」一覺察到這股潛意識的正向性衝動，馬上會在意識中產生「人家長得漂亮、家境又好，才看不上你這個土包子！」的負向想

法來壓制潛意識的性本能衝動，使得性興奮感迅速下降。上述兩組拮抗心理動力組合後所輸出之總合力作用，就是男方會很紳士地對女方說句：「喔！我沒事，你還好吧！」

此也就是 DCH 將本階段命名為「反向平衡動力期」之原因，所謂的「反向」指的就是成熟後的「意識的正向創造動力」雖仍以「潛意識的正向創造動力」為後盾，但卻已經將其「控制力」移轉至「潛意識的負向毀滅動力」的能量場內，且兩者之動力方向是「反向」的；同理，意識的「負向毀滅動力」雖亦以「潛意識的負向毀滅動力」為後盾，但亦將其「控制力」移轉至「潛意識的正向創造動力」的能量場內，且兩者之動力方向亦是「反向」的。而所謂的「平衡」則是指「意識的正向創造動力」與「潛意識負向毀滅動力」之間，要能先達到相互拮抗的「平衡」狀態；而「意識的負向毀滅動力」與「潛意識的正向創造動力」之間，亦要能先達到相互拮抗的「平衡」狀態，如此一來，兩組拮抗動力因自身正、負能量組合已達平衡狀態的緣故，所以兩組拮抗動力之間，自然沒有「作用力」與「反作用力」的問題，而能自動地維持心理動力平衡的健康狀態。

在「反向平衡動力期」階段，政治、職業及信仰等成人社會系統所提供之內隱認知刺激和外顯行為刺激等各種刺激源（S），仍可以分別增強或減弱意識及潛意識的「正向創造動力」或「負向毀滅動力」的強度，來改變四種心理動力之「合力」的平衡狀態。假設將潛意識的「正向創造動力」視為 Y1，且 Y1＞0、將意識的「負向毀滅動力」視為 X2，且 X2＜0，則潛意識的「正向創造動力」與意識的「負向毀滅動力」之合力為 Y1＋X2＝0；而將潛意識的「負向毀滅動力」視為 X1，且 X1＜0，將意識的「正向創造動力」視為 Y2，且 Y2＞0，則潛意識的「負向毀滅動力」與意識的「正向創造動力」之合力為 X1＋Y2＝0，則在正常的心識（包括潛意識與意識）發展狀態下，上述兩組「正向創造動力 vs.負向毀滅動力」結構之加總合力亦應為「零」，也就是（Y1＋X2）＋（X1＋Y2）＝0，此時人類的心智可以得到最佳的平衡發展，並在所接受之「政治、職業及信仰等環境」規範下，顯現出健康的內隱認知或外顯行為反應型態（R）。

對於進入「反向平衡動力期」發展階段的個體而言，Kohlberg 與 Turill（1972）認為道德發展能力較強的個人至少也要年滿 16 歲以上，才有可能

進入「道德成規後期」的發展層次，而道德發展能力較弱的個體則通常要等到青年期或成年期的人格成熟之後，當其思想、行為能發展到超越「現實道德」的規範，達到完全獨立自律的境界，才有可能進入「道德成規後期」（或稱「自律期」，可細分為「社會規約與法律導向」[31]及「普遍性倫理原則導向」[32]）。達到此道德發展層次之人擁有尊重「他人意見、價值觀與社會法制」的責任心與義務感，但不囿於法律，其道德判斷標準則來自於有正義感的良知、以及尊重個人尊嚴與平等人權的價值觀（馬傳鎮，2008）。

　　Freud 認為當人類邁入 18 歲後的「兩性期」後，便正式進入了成人階段，其核心特徵是個人要能自在擁有「愛」與「工作」，包含要能消除父母親對自己各方面的影響，並擁有健康的愛人能力（包新周、伍義生譯，2008）。但成年人是如何選擇自己所愛的對象呢？根據 Freud 之觀點，孩童在生命早期關鍵階段所習得之「性、愛」相關發展經驗會被設定於大腦中，並對日後人生產生重大影響。因此，人類在「談戀愛或擇偶」方面的偏好，主要是來自個人於童年時期所習得之「性品味」[33]。所以 Doidge（2007）認為當以「性的關鍵期」來探討成年人的愛情現象時，便能理解「為何被冷漠的母親扶養長大的男人常去找冷漠的女人做伴，甚至連他自己也因而變得冷漠無情」的心理原因。此乃因這喜好「冷漠」異性之品味的成年人，在其童年「性關鍵期」階段從來沒有經驗過來自異性（即母親的）「同理心」，使得其大腦內之「同理心」地圖沒有正常發展。這就是許多成年人的性問題、情感障礙、或偏差行為（如濫用藥物）可以從其童年早期即懸而未解的心理問題及大腦可塑性來解釋（洪蘭，2008）。

　　Freud 認為使成年人頭腦保持穩定與感覺自己活得有意義的是「愛」與「工作」，因「工作」可使人有「責任感與目的感」，並能與個人夢想之間產生一具體可見的「焦點」（如認真工作就能存錢買房子）。所以「工作」不僅能使人們作息有序，還可提供讓人們發揮所長與得到成就感的機會。而「愛」則是將個人維繫在社會機體內的要素，因為當人沒有了「愛」，就會空虛、

---

[31]即個人擁有責任心與義務感，尊重法制（但不囿於法條），尊重他人意見與價值，相信法律只是人訂之規則故不合時宜的法律應加以修改，但在未修法前，人們還是有自動遵守社會規約的義務（馬傳鎮，2008）。
[32]道德判斷之特色在以「正義、尊嚴、平等人權」等價值觀做為自行選擇的道德原則，其正義感乃是來自「良知」，認為人應是平等互惠的，所以應善惡分明、維護正義、消滅邪惡、保持人性尊嚴（馬傳鎮，2008）。
[33]心理動力學派認為「人的性慾有關鍵期，而關鍵期又會塑造成年以後的性行為」之看法與一般生物學的看法並不相同，因生物學法認為性吸引力之影響來源是生物性的選擇而非源自童年的經驗（洪蘭譯，2008）。

迷惘、無法關心他人、只活在以自我為中心的世界裡（包新周、伍義生譯，2008）。

　　Erikson 認為人們於 18 至 35 歲之成年初期階段的發展任務，主要是學習如何與他人建立親密關係，若無法順利完成，便會使個人產生疏離與孤立的心理問題。35 至 60 歲之中年期（成年中期）階段，個人之主要任務則是能培養出超越個人並願意奉獻自己來培養下一代的「責任心」，亦是調適個人真實成就與所追求夢想之差異性的關鍵時刻，此時個人若覺得自己已無生產力的話，便容易產生心理停滯的症狀。最後當人生進入 60 歲以上（至死亡前）的老年期階段（成年晚期），個人若在回顧其一生時，能了無遺憾、心滿意足，便能產生自我統整感；但若無法順利調適，則會出現幻滅、絕望、怨恨、罪惡、與否定自己一生的感受（修慧蘭等譯，2010）。

　　Jung（1961）指出個人在中年時期能否順利完成「靈性」發展任務對其往後人生有著重大影響力，尤其在宗教信仰與生命價值的追求上。因 Jung 認為邁入中年階段的人們若要能維持健康的心理發展，就必需要能放下自己在前半生所遵循的各種價值觀與行為，並「面質」自己的潛意識。其中較一般的做法，就是多留意潛意識透過夢境所傳遞或透露的訊息，或是以自由書寫、繪畫之類的創造性藝術活動來探索自己的潛意識；至於有宗教信仰的人們則可藉由靈性的修行活動，例如以基督教的默想、佛道教的禪修（或內觀）等方法來提升自己的心靈層次。由於個人在中年階段所面臨的靈性發展任務，已較不受理性思考層次限制，反而是受到更多靈性的潛意識力量影響，故須將其「顯現」至個人「意識」層面來加以處理[34]（楊儒賓譯，2001；劉國彬、楊德友譯，1997；藍吉富，1986）。

　　除了上述的主要發展任務之外，DCH 創立者張雲傑依據其本身多年來從事臨床心理治療工作的經驗，認為在「反向平衡動力期」發展階段，還有另外兩個重要的發展任務是中年階段後的個人所必須完成的，其一就是「發揮天賦能力」，畢竟在中年階段後，總有人因現實壓力或生活困境而對自己人生感到失望，但人們不該因此怨天尤人，反而更該如實接納自己，並在天生能力所及範圍內，發揮所長。其二則是「對社會有所貢獻」，因為人們若

---

[34]Jung 認為「潛意識」是奠基在所有的形上學、神話、哲學、心理學前提上之生命形式的「胚胎」，故任何「潛意識的浮現」都是對某種「意識情景」之回應，而此種回應則可能源自內在心識或天賦特質的全體觀念（楊儒賓譯，2001）。

願意在中年後的生命歷程中，花些時間從事社區慈善公益活動、或為世界和平與社會公義而努力、或是成為年輕人的啟蒙者或幫助者，就能讓自己深刻感受到今生的存在價值與生命意義（包新周、伍義生譯，2008）。

　　因此 DCH 療法為了協助個案有效處理在「反向平衡動力期」階段造成上述各種發展問題的身心創傷事件，包括個人過去所所遭受之主觀「意識」可回憶起來的心理創傷事件，如婚姻破裂、感情創傷等；或因憂鬱、沮喪、重大壓力而流失部分「意識」記憶的身心創傷事件，如人際問題或工作壓力來源；或因過度恐怖而壓抑於「潛意識」導致主觀「意識」無法回想起來的身心創傷事件，如重大災難、交通意外事故等。特別建議 DCH 治療師可採用「今生回溯療法、前世回溯療法、催眠悖論技術、催眠解離療法」之綜合運用，協助個案在催眠治療中產生「視覺式」的心象記憶，如此方能運用認知行為療法及催眠想像技術，處理個案於邁入兩性期後所固著之心理狀態及退化症狀（如藥物濫用），並幫助個案克服成年以後未順利完成的社會心理發展課題，包括「親密 vs.孤立」、「生產 vs.停滯」及「統整 vs.破滅」等三大主題。至於未順利完成之「靈性（或生命意義）」發展課題，則建議運用「死亡重生療法、前世回溯療法、預見未來療法」處理之。而與未來職業選擇、或長期生涯規劃有關之人生發展課題，則建議運用催眠推進技術處理之。

第三節　DCH 藥癮成因理論

　　從意識與潛意識的觀點來看，人為什麼會使用非法藥物？根據國內外研究顯示藥癮者自陳報告的第一次用藥原因，主要是基於「好奇」（Newcomb & Bentler,1988; 江振亨、陳乃榕，2004；法務部犯罪問題研究中心，1995；胡萃玲，1996）。但人人皆有「好奇心」，卻為什麼不會人人都使用「非法藥物」？可見「好奇心」並無法真正解釋一個人在首次接觸非法藥物時，選擇「施用非法藥物」或是選擇「拒絕非法藥物」的潛意識原因，而只能視為是自己「意識」到的原因而已（即雖自以為「是」，但卻不一定為「真」）。

　　因此，DCH 創立者張雲傑（2014）根據認知的潛意識理論（Kihlstrom, 1984, 1987）、情緒的潛意識理論（Arnold, 1960; Lazarus, 1966, 1984, 1991; Zajonc, 1980, 1984; Bargh, 1990, 1992）、情緒/認知二元理論(LeDoux, 1996)、精神分析成癮理論（Wurmser, 1977）、及認知成癮理論（Beck et al., 1993）

等，將整合的 DCH 藥癮成因理論建構如下：

一、第 I 階段：首次用藥成因

　　DCH 理論認為在社交場合中，當用藥的同儕遞給從未接觸過非法藥物的某 A 和某 B 各一劑非法藥物時，真正激發某 A 所謂的好奇心進而施用非法藥物、或是激發出某 B 的嫌惡感而拒絕非法藥物的真正關鍵原因，乃在於某 A 和某 B 的意識和潛意識裡所累積之心理創傷負面能量強度的大小，亦即當心理創傷所累積之「意識與潛意識的負向毀滅動力」之合力大於「意識與潛意識的正向創造動力」之合力時，使得「意識的正向創造動力（Y2 > 0）」無法抑制「潛意識的負向毀滅動力（X1 < 0）」的衝動，而使得兩者之合力為負向能量（Y2 + X1 < 0）；亦使得「意識的負向毀滅動力（X2 < 0）」強到可壓制「潛意識的正向創造動力（Y1 > 0）」的衝動，而使得兩者之合力為負向能量（X2 + Y1 < 0），當上述兩組能量經拮抗之後的總合力亦為負向能量時（即（Y2 + X1）+（X2 + Y1）< 0），遂形成朝「負向毀滅動力」方向前進的狀態，激發某 A 產生施用非法藥物的行為（如圖 1-3-1 所示）。

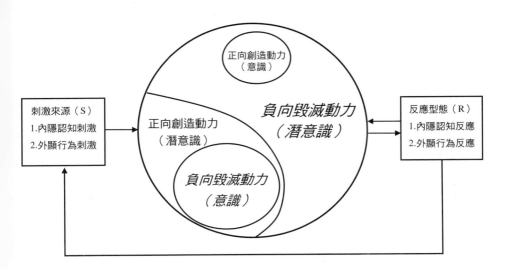

圖 1-3-1　藥癮者心理動力失衡之 S-O-R 循環示意圖（引自張雲傑，2014）

　　反之，某 B 之所以能拒絕非法藥物，乃因其心理創傷所累積之「意識與潛意識的負向毀滅動力」之合力小於「意識與潛意識的正向創造動力」之合力時，使得「意識的正向創造動力（Y2＞0）」足以抑制「潛意識的負向毀滅動力（X1＜0）」的衝動，使得兩者之合力為正向能量（Y2＋X1＞0）；而「意識的負向毀滅動力（X2＜0）」亦無法壓制「潛意識的正向創造動力（Y1＞0）」的衝動，而使得兩者之合力為正向能量（X2＋Y1＞0），當上述兩組能量經拮抗之後的總合力亦為正向能量時（即（Y2＋X1）＋（X2＋Y1）＞0），遂形成朝「正向創造動力」方向前進的狀態，激發某 B 產生拒絕非法藥物的行為。

　　從「五我」的人格觀點來看，為何心理創傷累積之負面能量能形成個人第一次接觸非法藥物時，會選擇使用非法藥物的動機？根據 Elisa 等人（1995）研究發現男性藥癮者中有 77%的比例曾遭受過兒童期心理創傷，顯示藥癮與心理創傷有密不可分之關係。Dayton（2000）發現心理創傷處理不當，會導致成癮疾病，因有心理創傷之人會發展出失能的防衛策略，以阻擋負面情緒的痛苦，包括以非法藥物自我治療或從事高危險行為等，所以非法藥物成癮的最大風險因素是未被治療的童年心理問題。

　　接續上述社交場合之情境，DCH 以分析從未接觸過非法藥物的某 A 和某 B 的「內在動機」為例，來說明為何某 A 會施用非法藥物、而某 B 會拒絕非法藥物的原因及理由。DCH 理論認為某 A 從小到大，因受到各種造成個人重大心理創傷事件的內外在環境刺激（包括內隱認知刺激、外顯行為刺激）之影響，諸如父母離異、重要照顧者死亡、家庭暴力、近親性侵、感情創傷、婚姻破裂等，而逐漸累積大小程度各不相同的多種心理創傷，這些心理創傷不但使個人長期處於焦慮、憂鬱、恐懼、絕望、甚至想要自我傷害的負面情緒痛苦之中，同時亦使得個人因無法承受所累積之巨大心理壓力，而發展出偏差的人格結構及自我防衛機轉來保護自己脆弱（或幼小）的心靈，以免崩潰。

　　由於某 A 在 6 歲前的心性關鍵期，遭遇父母離異、重要照顧者死亡、家庭暴力等心理創傷，使其無法順利於口腔期、肛門期、性器期等三階段發展出正常的自我結構，而使得自我功能薄弱，無法忍受挫折，想要尋求立即性的滿足，以減輕不安感（Smart, 1970）。而未能發展出適當內控「本我」驅

力的結果，迫使其想藉由「外力」來逃避產生心理創傷的情境[35]，病態的自我防衛機轉亦想藉由外來的「強烈刺激」讓自己免受憂鬱、焦慮、羞愧、無聊、罪惡感等各種負面情緒之苦。自我結構的脆弱使其生性多疑、不信任別人而想過孤獨的生活，而強勢、高要求的單親教育則使其產生好勝的競爭個性，一味地自我膨脹與過度自信。過強的超我則令其產生嚴重罪惡感及「受懲罰」的強迫性需求，想藉「外在處罰」的方式來懲罰自己，以減輕內在衝突與焦慮（馬傳鎮，2008）。由於其無法像成年人般地適切調適各種社會心理壓力及情緒問題，亦無法加強自己應付挫折、或與人協商處理困境的能力，再加上某 A 曾在潛伏期遭到近親性侵、兩性期時又遭受感情創傷、婚姻破裂等更強大的心理創傷，使其無法順利發展出妥善處理情慾、兩性關係及工作問題的能力，而會想藉用「各種能得到」的方法，來逃避過去人生中所有難堪的心理創傷，以作為自我「治療」心理創傷及負面情緒痛苦的一種手段，遂終於醞釀出於未來會選擇「使用非法藥物」的負向心理動力與「自我治療」的強烈動機（Wurmser, 1977）。

　　一旦個人想「自我治療」的強烈動機形成後，源於童年 6 歲後，持續想超越自卑的「向上我」，便開始根據由異常的「自我」傳送而來的各種由偏差核心信念所形成之現實需求（包括化解焦慮、自我治療、自我防衛、避苦趨樂、超越自卑等），並參考過強的「超我」及享樂的「本我」所各自堅持之意見，彙整完成並定出最終的「過度補償策略」：「即任何能讓我忘卻心理創傷與痛苦情緒，而能讓我再次感受到快樂的方法，我就一定會實現它，來滿足我自己，而不管它是好是壞。」於是在隱而不現之「自體我」的旁觀下，五我結構的自我治療機制與動力組件便完成了「上癮搜尋（addictive search）」的準備，靜待符合「現實需求」條件的外在刺激一出現，便會自動化地以心理動力執行「過度補償策略」，並運作出最後偏差的內隱認知及外顯行為結果，即當社交場合中，使用非法藥物的同儕遞給從未接觸過非法藥物的某 A 一劑非法藥物，並說：「試試看，這玩意兒可以為你帶來無比的快樂，讓你忘掉一切煩惱！」時，某 A 便會自動化執行其預設的「過度補償策略」而施用非法藥物（如圖 1-3-2）。反之，某 B 則因為沒有嚴重心理創傷，缺乏自我治療動機，無法形成「過度補償策略」，所以能在正面創造動力支

---

[35]但該情境對自我功能正常者而言，卻不會形成心理創傷（馬傳鎮，2008）。

持下，勇敢拒絕非法藥物。

　　當前述從未接觸過非法藥物的某 A 在偶然的社交場合中，因自動化執行「過度補償策略」，而選擇施用同儕所遞給的非法藥物後，若這「第一次施用非法藥物經驗」所得到的是正向的欣快感受，而且讓某 A 體驗到前所未有的興奮高潮與快樂情緒，於是這正向的情緒感受便會在大腦多巴胺的生化反應催化下，迅速地重塑大腦的「快樂地圖」，而讓非法藥物在某 A 的意識及潛意識裡形成深刻的正向快樂記憶。而在同一時間裡，某 A 潛意識裡正在暗中自動運作的之「上癮搜尋」功能，亦同步偵測到這非法藥物所帶來之正向欣快感受和快樂記憶，正好符合「滿足自己現實需求」的條件，於是便選擇以該非法藥物作為「讓自己上癮」之標的對象，並將其為自己帶來的「所有相關正向身心反應」登錄於潛意識的情緒記憶裡，以便在未來時間裡，潛意識的認知及情緒系統可以快速地從外界環境中，根據各種物理或情境線索，快速地辦識出這個已內設的「標的對象」，並自動化地對「標的對象」執行「過度補償策略」（如圖 1-3-3 所示）。

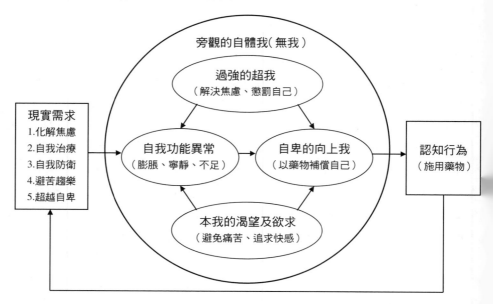

圖 1-3-2　藥癮者之五我人格結構及 S-O-R 循環示意圖（修改自張雲傑，2014）

　　上述在個人在使用非法藥物之前，因各種心理創傷所形成之特殊人格特質（如以某 A 的人格特質為例），也就是 Beck 所謂的「藥癮者的先天性格（predispositional characteristics）」，包括對負向情緒過度敏感、對心情變化的容忍度較低、要求「立即滿足」、缺乏控制行為的動機、抑制行為和適應問題的技巧不足，衝動反應自動化，喜歡尋求刺激，無法忍受無聊感，低挫折容忍度，不展望未來，僅注意當下的渴望、欲求、情緒及滿足自我的行動上，但卻忽略行為後果等（Beck et al., 1993）。

二、第 II 階段：用藥循環與復發

　　承上範例，當某 A 在有過第一次施用非法藥物經驗，且潛意識選擇以該非法藥物為上癮之標的後，此時非法藥物能為其帶來正向身心感受及產生自我治療效果的情緒記憶，便以長期記憶的方式儲存於大腦裡，並與潛意識的自我防衛機轉和情緒反應系統產生穩定的神經連結迴路，以便需要「自我治療」時，隨時可以提取。

　　有天當某 A 在大街上偶然撞見過去讓其心碎的前妻身影的那一刻，便成為其「成癮的關鍵點」，因為這「前妻身影」的視覺物理刺激會立刻成為活化藥癮之刺激的「外在提示」線索，一旦潛意識的「認知處理系統」和「情緒評估系統」分別各自對此「外在提示」作出確認的辨識後，兩套各自運作、卻又可互相影響的「認知循環」機制與「潛意識循環」機制便會同步地迅速啟動。

　　首先「情緒評估系統」會立即激發「情緒反應控制系統」產生與「婚姻破裂創傷」情緒記憶類似的身心感受，並迅速處理「認知處理系統」所傳送來「確認是前妻」的「內在提示」訊息，經此雙重「確認」後，「情緒評估系統」會更強烈地激發「情緒反應控制系統」喚起所有與「前妻及婚姻破裂」相關的所有心理創傷記憶與劇烈痛苦情緒反應（甚至連帶喚起過去父母離異、重要照顧者死亡、家庭暴力、近親性侵、感情創傷等一切創傷反應），因而進一步啟動其「情感退化」的反應（如憤怒、焦慮、憂鬱、激動、哭泣等），並同時活化了其「先天人格」對痛苦情緒過度敏感、無法忍受心情變化、要求「立即滿足」的衝動傾向，於是潛意識為了逃避這被激發而再度重現的心理創傷情緒記憶，便接連啟動一連串以「自我治療」為終極目標的「過度補

償策略」，於是潛意識的偏差「五我人格結構」開始積極運作，異常的「自我」一邊將偏差的核心信念及中介信念傳送進入「認知處理系統」，使各種偏差信念因受到「內、外在提示」的激發，而活化「用藥信念」；一邊則允許「本我」將一切因古典、操作制約及社會學習歷程所形成之本能衝動反應完全釋放出來。

　　當認知的「用藥信念」活化，再加上潛意識「本我」實現衝動反應的結果，就共同創造出「自動化思維」功能的運作，並使「意識」層次感受到強烈的「渴望和欲求」。而本我衝動反應活化的結果，就像打開「潘朵拉的盒子」一樣，使某 A 過去壓抑於潛意識的「負向情緒痛苦、不適生理反應、自卑情結衝突、低度挫折容忍、慢性自殺意圖」等瞬間爆發出來，造成原已被「自動化思考」所激發出來之「渴望與欲求」的強度，因這潛意識的衝動而大幅度地提升。於是這股強大的渴望和欲求便開始要求「認知控制系統」須在意識上做出「要、不要施用非法藥物的決策」；而在同一時間裡，上述負面痛苦情緒等五種潛意識衝動亦迫使自卑的「向上我」尋求情感防衛手段，採取否認和分裂機制，並以「外化」做為防衛手段。於是「想藉用（外在的）非法藥物效力消弭一切痛苦」的潛意識動力持續推升上述渴望和欲求的強度，終於使得「認知控制系統」下定決心，產生「促進信念」，做出「就使用非法藥物吧！」的意識決策。於是在「外化」防衛手段的允許下，潛意識活化並使用攻擊（或被動攻擊）機制，並作用於促進信念所聚焦之工具型策略上，產生為獲取非法藥物的一系列合法或犯罪行動，而當個體終於取得非法藥物並準備施用前的一瞬間，人格中的「超我」徹底分裂，滿足了本我達成「追求愉悅」之目標，使得非法藥物施用之動作執行成功。

　　而當某 A 復受各種活化藥癮刺激的內外在提示，不斷反覆上述用藥循環模式數次後，終於產生藥物戒斷症狀或耐受性之時，戒斷的（失能）痛苦與因耐受性無法得到相同快感的痛苦，又會形成更惡毒的活化藥癮刺激，使得某 A 終於陷入持續施用非法藥物與冒險提升劑量的惡性循環與復發模式裡而無法自拔（如圖 1-3-3 所示）。

精卵結合

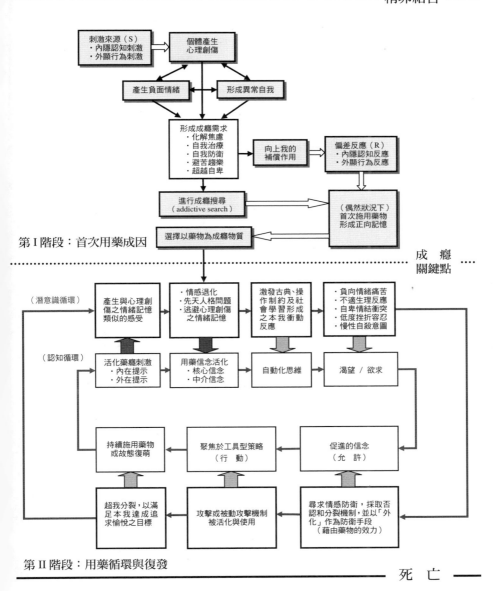

第 I 階段：首次用藥成因

成 癮
關鍵點

第 II 階段：用藥循環與復發

死 亡

圖 1-3-3　藥癮者之首次用藥與循環復發模式（修改自張雲傑，2014）

第二章
DCH 的藥癮治療結構

　　為方便治療師記憶，DHC 之藥癮治療結構可簡稱為「四步一目的」，所謂的「四步」就是在 DHC 治療結構上有四個主要治療步驟：第一個步驟就是治療師必須將個案誘導進入催眠狀態、第二個步驟就是治療師必須將個案顯現的藥癮成因加以「構念化」、第三個步驟則是治療師必須對個案實施適當的心象治療技術、最後的第四個步驟則是治療師必須能激發出個案在「靈性」上的頓悟。至於「一目的」則是指治療之目的在於重塑個案的大腦神經迴路，以使個案在身心靈上能順利產生治療師所預期的治療效果。

第一節　誘導進入催眠狀態

　　何謂「催眠」？顧名思義好像是某人用某種方法使另一人進入睡眠狀態，事實上這是一般大眾的普遍認知，但同時也是最大的謬誤！因為「催眠」實際上是「一種由某人運用特殊技巧引導自己或他人進入一種注意力高度集中的放鬆或警醒狀態，進而改變個人原先的意念或行為。」打個簡單的譬喻，就好比僧人的打坐禪定、修士的誠心禱告，或一般人的養生靜坐等，都是屬於「運用特殊技巧將自己引導入注意力集中的放鬆狀態，進而將身心導向健康狀態的一種方式」，也就是催眠學理上所謂的「自我催眠」。而推銷員的說話技巧促使顧客動心購買原本不需要的特定商品、或是每逢選舉期間，候選政黨透過感性的媒體廣告誘使選民投下特定人選的一票等，則又是另一種社會常見的「由某人運用特殊技巧將他人引導入注意力集中的警醒狀態，進而改變其原先的行為與選擇的一種方式」，也就是催眠學理上所指稱的「他人催眠」。

　　因此歸納上述「自我催眠」與「他人催眠」的共同原則與概念，可以確定的是「催眠本身是項改變人類信念和行為的特殊技術，不論是運用聲、光、肢體、還是語言。」而所謂「催眠狀態」的定義則是指「個人進入一種注意力高度集中的放鬆或警醒狀態」，所以進入過催眠狀態的人常會覺得自己在

處於催眠狀態時，有時反而覺得比平常清醒的時候還更「清醒」，這就是確已進入催眠狀態的「最佳寫照」（張雲傑，2007）。

一、催眠的定義與現象

當代精神醫學界的催眠理論與治療技術源自 18 世紀維也納的「精神醫學之父」梅斯莫爾（F. Mesmer），後繼知名的精神科醫師有開啟精神分析學派的「心理學之父」佛洛依德（S. Freud）、「催眠醫學之父」米爾頓·艾瑞克森（Milton H. Erickson）、採用「前世催眠療法」之布萊恩·魏斯（Brian L.Weiss）、羅傑·伍爾格（Roger J. Woolger）、以及創立「分類催眠治療模式」的臨床心理師張雲傑等（Woolger, 1996; 張雲傑，2014；黃漢耀譯，2001）。

（一）催眠的心理學定義

根據美國心理學會（American Psychological Association, APA）之定義：**「催眠是指由健康專業人員或研究人員透過暗示技巧，使受催眠者體驗感覺、認知、思考或行為改變的一種程式。」**（楊筱華、李開敏、陳美琴、許玉來、董淑玲譯，2005）催眠情境通常由引發催眠的程式所建立，催眠程式可以引導個人進入「注意力集中的放鬆或警醒狀態」，只對暗示內容起反應，同時身心感受度提高，雖可覺察外界狀態，卻傾向不產生反應（Kirsch, 1994; Spiegel, 1988; 張雲傑，2010，2012a，2012b），如圖 2-1-1 所示。

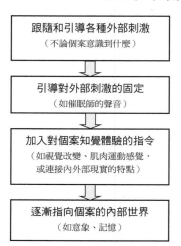

跟隨和引導各種外部刺激
（不論個案意識到什麼）

引導對外部刺激的固定
（如催眠師的聲音）

加入對個案知覺體驗的指令
（如視覺改變、肌肉運動感覺，
或連接內外部現實的特點）

逐漸指向個案的內部世界
（如意象、記憶）

圖 2-1-1 催眠程式之主要順序（修改自王峻等譯，2007）

（二）催眠的身心現象

　　催眠現象是指「透過催眠引導，使被催眠者之行為、認知和經驗產生改變的現象。」研究顯示大多數被催眠的個案具有下列相同轉變：

1. 心理上有種「非要如何不可」的感覺、或增強的「受暗示性」。
2. 反射性覺察功能降低，只專注於被催眠師所暗示之經驗。
3. 可感受非尋常之經驗，如身體形象、時間感改變及感覺從自身或環境中抽離之解離經驗（Cardena & Spiegel, 1991；楊筱華、李開敏、陳美琴、許玉來、董淑玲譯，2005）。

　　至於為何人們在進入注意力集中的放鬆催眠狀態下，就容易接受暗示與指令的影響而產生信念和行為的改變呢？這就要藉由 Freud 所倡導的精神分析理論來說明，依照精神分析學派的觀點，人類的心靈包括「意識」與「潛意識」兩部分，還有介於兩者之間的「前意識」，其中居於心靈表層的「意識」層面約佔人類心靈功能的 10～20%，負責處理個人自己所能瞭解的邏輯、推理及日常活動中所知覺的訊息。而佔心靈最大成分約 80～90% 的「潛意識」則是自動地主宰著包括人們自己所無法知悉的深層心理，如反射性的自發想法、做夢、靈感、不自覺的情緒和莫名的恐懼等主要心態。關於「前意識」的功能則是做為一個介於表層「意識」與深層「潛意識」之間的「守門員」或「監察員」，專責審查「潛意識」欲釋放至「意識」內的思想內容，若依其功能做個比喻，就像人們於夜晚進入夢鄉時，「夢」之所以能進入到個人的意識中讓自己看見做夢的內容，其原理若依據精神分析學派大師 Freud 的說法，就是「潛意識的想法」必先轉化為「夢」，再通過「前意識」的把關檢查與篩選後，才能順利地進入「意識」層面裡被睡眠中的人所「看見」而產生如同身歷其境的「夢境」。

　　總合上述三個心靈層次概念，精神分析學派慣用一座漂浮在海中的「巨大冰山」來做比喻，其中人類的整體心靈就像是一整個冰山，顯露在海平面上約佔整個冰山的 10～20% 的部分就好像是表層「意識」在海面上被人們所「看見」，而沉沒在海平面下「無法被看見、但卻更巨大」，約佔整個冰山 80～90% 的部分，則是象徵人們通常無法自覺卻又佔據最重要主宰控制地位的「潛意識」，而做為冰山上、下界線的「海平面」本身則是代表「前意識」的門檻功能，區隔出海面上的大氣世界與海面下的深海世界（如圖 2-1-2）。

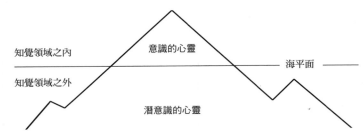

圖 2-1-2　意識與潛意識的「冰山」示意圖（修改自李素卿譯, 1996）

　　因此人在「放鬆」的催眠狀態下之所以能較容易接受暗示（或指令）而改變自己的信念或行為的原因就在於：當人們在注意力高度集中且放鬆的狀態下，「前意識」的門檻管制作用便容易同步放鬆與降低篩選條件，此時原本被壓抑在「潛意識」的深層內心想法就更加容易能以類似「夢」般的型式，通過前意識的防衛檢查而直接進入「意識」中被人們看見、察覺而瞭解。此刻浮現於意識表層的深層潛意識想法在缺乏前意識的防衛壓抑下，便能充分地顯現並自然地暴露於催眠狀態中。由於處在催眠狀態下的潛意識「可塑性」較平常為高，自然就會比平時更容易接受自我或他人的催眠暗示（或指令）而被改變或重新塑造，而經改變、重塑後的「潛意識」想法由於仍掌控了心靈 80～90%的主宰力量，於是便可以輕易地控制只佔 10～20%的「意識」心態隨之改變，使得 100%的整體心靈完全改變，進而產生了原本在「非催眠狀態」下所無法輕易改變的意念與行為，而這也就是「催眠治療威力」之所在！可見各種心理療法之所以在結合 DCH 催眠治療技術後，能更快速容易地消除人們的非理性想法及身心不良症狀的「秘訣」就在於此。

二、催眠指令的效用

　　催眠學上所謂「催眠指令（Hypnotic Suggestion）」的定義包括以下三個主要概念（張雲傑，2007）：

（一）「催眠指令」是引導人們進入催眠狀態的過程中，所使用的一系列特殊技巧，包括語言及非語言行為。

（二）「催眠指令」是用來調控被催眠者的催眠深度及啟動其特殊身心反應的一種「溝通方式」。

（三）「催眠指令」是促成人們心靈改變的一系列「間接暗示、直接指示、
　　　或言詞建議」，包括以語言或非語言的傳達方式（如特殊的聲、光或肢
　　　體動作）。

　　因此簡單總結來說，「催眠指令」是用來引導人們進入催眠狀態，同時
也可用來調控被催眠者的催眠深度，並促成其產生身心反應改變的一系列特
殊言行或指令，包括語言類及非語言類的溝通技巧。那麼究竟催眠指令可以
產生哪些效用呢？根據催眠學家研究發現當人們處於催眠狀態時，催眠指令
至少可以使人類的五種心智功能發生改變，包括「直覺、反射動作、習慣、
意識、潛意識」等五個心靈活動層次。因為當人處於「放鬆」的催眠狀態時，
透過催眠指令的引導至少可以產生以下五大身心的「催眠特性」（徐鼎銘，
1997；張雲傑，2007；劉焜輝，1999）：

（一）絕對集中焦點的注意力

　　如被催眠者在接受「將注意力集中在催眠者的聲音上」的催眠指令後，
被催眠者的注意力就會完全集中焦點於專注聆聽催眠者的「聲音」。

（二）在注意力集中的範圍內，相對應的感官知覺會特別敏銳

　　如被催眠者在接受「將注意力集中在自己的鼻孔上」的催眠指令後，一
旦將注意力集中於鼻孔上時，其鼻孔的感覺便會特別敏銳，不但可以感覺到
呼吸之間空氣流過鼻孔造成鼻腔的微細感受與變化外，甚至還可以更敏銳到
區辨出鼻孔是屬於「冷、熱、麻、癢」中的何種精細感覺。

（三）完全深沉放鬆的心靈、身體及器官

　　無論是自我催眠或他人催眠，只要被催眠者能依據催眠放鬆指令的引導，
最終都能使心靈及全身肌肉、內臟器官、內分泌及神經系統等進入完全深沉
的放鬆狀態。

（四）可控制身心反射活動與潛意識神經活動

　　在催眠狀態下，透過催眠指令的「麻醉」引導，被催眠者的「神經疼痛
反射」會消失，甚至可以在催眠狀態下接受拔牙和外科手術，且在手術過程
中完全不會感到疼痛。

（五）解除催眠後，潛意識仍可執行催眠指令所要求的身心反應（即「後催眠反應」）

比方失眠患者在催眠狀態下接受心理治療師所給予的醫療催眠指令，如「從今以後，你晚上的失眠症狀會完全消失！」，即使患者在脫離催眠狀態離開心理診所後，從當天晚上開始，其潛意識仍會繼續自動執行心理治療師所給予的催眠治療指令，而使失眠的症狀從當天晚上以後就完全消失而痊癒。

三、閉眼催眠法的效用

在 DCH 使用之認知催眠治療技術裡，為了讓個案能放鬆身心並將注意力集中於治療師的指導語上，臨床上可分別使用、或是交叉運用兩種專注力集中技巧，其一是「開眼催眠法」、另一則是「閉眼催眠法」。其中「開眼催眠法」較適用於**身體較虛弱、血壓較低**的個案，因該類個案在閉上眼睛後會較容易覺得昏沉，而不易集中注意力，所以當治療師發現個案具有此類體質特徵時，通常會以指導個案騎固定式健身腳踏車或原地做有氧健身運動的方式，來引導個案進入開眼的催眠狀態（楊筱華等譯，2005）。

而針對一般身心狀況的個案，DCH 療法則通常會採用「閉眼催眠法」來訓練個案學會集中自己注意力的專注技巧，以增加整體的治療效果。因「閉眼催眠法」較適合一般體質的個案，所需治療空間較小（因不需做肢體活動），而且「閉眼催眠」比起「開眼催眠」更具有以下四項優點：

（一）可加強聽覺記憶強度與吸收力

心理學家發現「閉眼催眠」可以提升專注力的其中一個生理心理學原理，乃是因人類在閉眼狀態下，可以迫使大腦將更多的「運算子[36]」派給聽覺作業使用，如此一來，個案便能更容易地處理、吸收治療師所給予之「聽覺式」的催眠建議與指導語。此乃因大腦具有「感官重新分派（sensory reassignment）」的可塑性行為，尤其當某種感官訊息被阻斷之時，這種情形就會發生[37]（Grafman & Litvan, 1999; Pascual-Leone & Hamilton, 2001）。

---

[36]「運算子」是大腦中處理「抽象」訊息（如形狀、動作、空間關係等）的一種程序（processor），而非處理單一感官（如視覺、聽覺、觸覺等）所傳送來的訊息（Grafman & Litvan, 1999）。
[37]Pascual-Leone 與 Hamilton（2001）用「眼罩」把正常人變成「盲人」，以跨顱電磁刺激法研究其大腦感官地圖是否改變？結果發現只要 2 天，視覺皮質就會開始轉而處理聽覺和觸覺的訊息。

　　由此可見，當要刻意改變人類大腦感官地圖時，「讓雙眼無法見光」是十分重要的關鍵，此驚人發現與提出「限制-引發療法」的 Taub 醫師所發現的一樣：即要特別訓練人類發展出一個新的大腦神經迴路時，就必須阻斷（或限制）某些原本最常使用之迴路的訊息，如此才能創造出最佳的「感官重新分派」效果（Taub, Landesman Ramey, DeLuca, & Echols, 2004; Uswatte & Taub, 1999）。這是因為在閉眼狀態下，一旦大腦認定沒必要浪費資源去等待久未提供刺激的視覺感官，就會開始自動去協助或支援處理其他不同感官所傳送來的訊息（Pascual-Leone & Hamilton, 2001），或是徵召原來負責其他功能的運算子來幫忙提升大腦資訊處理的能力（Edelman, 1987; 洪蘭譯，2008）。

　　因此 DCH 療法之所以會要求個案「閉上眼睛」接受認知催眠治療的原因，就是要阻斷外界光源，好讓個案的大腦可以將其視覺皮質的大部分運算子調整來處理治療師所給予之「催眠指導語」等聲音訊號，並加強其對「正向催眠建議與積極暗示」的聽覺記憶效果。以臺灣地區而言，在強制藥癮治療機構內之藥癮者的學歷通常不高，大多在高中職（含）以下，且有文盲存在，所以使用能加強對聽覺記憶的吸收力之閉眼催眠治療技術是必要的。因為當個案閉上眼睛接受催眠治療之後，其視覺皮質大部分的運算子就可被運用來處理聲音資訊。尤其對不識字的人而言，「聽覺記憶」對個人來說是非常重要的能力，而且因為「不識字」的緣故，文盲的大腦也會迫使把更多的運算子派給個案於處理聽覺訊息時使用（Doidge, 2007）。

（二）可活化大腦神經可塑性增強記憶力

　　傳統的藥癮治療法對人類大腦到底需要靠什麼東西來學習一個新技術（或新觀念）的「真相」並不是非常了解，甚至有時連精神醫學界也會天真的以為只要能研發出某些特殊的神經傳導藥物，就可把因濫用非法藥物而失去的記憶召喚回來、或讓受損的認知功能恢復正常。但事實上，傳統的藥癮治療法並未考慮到要讓人類大腦記憶住一個「能產生心理治療效果的記憶」究竟需要的是什麼東西，尤其當個案的年紀越大或是藥癮的後遺症愈嚴重時（Doidge, 2007; Kilgard & Merzenich, 1998）。

　　現代神經心理學發現造成人類大腦記憶衰退的主要原因之一，就是隨著年紀的增長，大腦無法持續在舊有神經系統中登錄新的資訊，同時也因大腦本身老化或濫用非法藥物的關係而使得自身的資訊處理速度也越來越慢，所

以造成個體在接收外界新資訊時的正確性、記憶強度與清晰度等都會隨年齡增長而衰退，所以一旦大腦無法把某個新資訊很清楚地登錄在神經系統裡，事後就不可能有正確的回憶、甚至還會發生失憶的狀況（Doidge, 2007）。如 Kilgard 與 Merzenich（1998）發現人類大腦記憶衰退的主要原因是注意力系統與基底神經核（掌管神經可塑性功能）均在逐漸萎縮與退化的緣故，使得大腦本身容易產生神經傳導上的雜訊，造成新的記憶訊號無法明顯強於舊有的大腦背景雜訊，而無法正確登錄新的記憶。

Mahncke 等人（2006）發現上述大腦神經系統產生雜訊的主要原因是大腦未曾接受過適當的腦力開發訓練，才會使得基底神經核無法幫助大腦集中注意力並形成清晰的記憶。因此要增進大腦記憶力的最佳方法就是要設法讓個體去學習「完全新的」、而且必須要「全神貫注」才學得會的新事物，如此一來，就能讓大腦啟動「神經可塑性系統」，使基底神經核分泌出可凝固新記憶的乙醯膽鹼與多巴胺，將所有與新事物有關的記憶清晰登錄下來。不過，有一須特別注意的關鍵條件就是：在個體忍受學習新事物的訓練過程中，一定要有足夠吸引人的獎勵（或是令人厭惡的懲罰）來促使個體願意集中大腦注意力，方能生效[38]（洪蘭譯，2008）。

所以 DCH 療法才會根據上述「以學習全新事物來提升記憶能力」的腦力開發方法，透過教導個案學習「全新的閉眼催眠技術」（也就是個案在接受催眠治療時，所同步習得的自我催眠技巧）來提升個案「集中注意力」的意願和能力，藉以符合「啟動大腦神經可塑性」的要件，讓個案能產生強化記憶力與形成神經迴路改變的功效。其實際做法就是以「閉眼催眠」的方式，讓個案將注意力能完全集中在治療師的聲音上，因為一旦個案可以在放鬆狀態下，將注意力集中於聆聽催眠指令時，其身心靈便十分容易進入深度的催眠狀態，進而產出「注意力更易集中、更專注於當下」的良性循環效果。如此一來，大腦就能啟動神經可塑性系統，順利將治療師所給予的「正向催眠建議與暗示指令」登錄成為個案大腦中的新記憶，並產生預期的治療效果。

（三）可提升個案專注力避免一心多用

Kilgard 與 Merzenich（1998）的研究發現，當個體專注心力做某件事情

---

[38]Merzenich 認為在人類年輕大腦中之神經重塑現象，亦可發生在成年或老年大腦上，其必要條件就是要有足夠強度的獎賞或懲罰來促使成年或老年個體願意集中注意力來忍受訓練過程（轉引自洪蘭譯, 2008）。

時，其大腦神經迴路就會產生長久性的改變；但當個體只是自動化地做某件事情而未專注心力時，其大腦神經迴路就僅能產生暫時性的改變。因此Kilgard 與 Merzenich 認為人們「一心一用」所得到的學習效果是永久性的，但「一心多用」所得到的學習效果則僅是暫時性的（Doidge, 2007）。

　　所以 DCH 療法為了避免個案（尤其是非自願個案）很「自動化或制式化的」坐在治療師面前「**假裝好像在接受心理治療**」，但卻沒有真正專心接受心理治療的「虛假反應」，例如個案雖回答治療師的問話，但卻言不及義、鬼扯閒談、或回答治療機構內常見的標準答案等（如因好奇心而用藥）；同時也為了避免個案做出東張西望、抖腳搖椅子等一切抗拒或不耐煩的舉動，才會設計以「閉眼催眠」的方式來阻斷個案「一心多用或散漫分心」的機會，好讓個案能更全神貫注地練習治療師所指導的催眠放鬆技巧、更專注地聆聽治療師所給予的清楚催眠建議、並更認真的聽從治療師的指示在心中進行與治療有關的一切心象活動，如此個案的大腦地圖才能在全神貫注的治療過程當下，更容易產生永久性的正向改變效果。

（四）可提升個案催眠感受性與大腦反應效能

　　Merzenich 發現在訓練猴子專心練習觸覺作業時，不但相對應的大腦地圖區域會擴張，而且大腦觸覺地圖內的個別神經元也會變得更有效率，使得猴子可以產生更細膩、更精確的觸覺區辨能力，此顯示大腦的觸覺神經元經過訓練後，其處理觸覺訊息的速度會變得更快而且更有效率（Jenkins, Merzenich, Ochs, Allard, & Guic-Robles, 1990），而且在猴子的大腦聽覺地圖上亦發現當聽覺神經元經過訓練後，其處理聽覺資訊的速度也會產生更快、更有效率的現象（Merzenich, Splengler, Byl, Wang, & Jenkins, 1996; Merzenich, Tallal, Peterson, Miller, & Jenkins, 1999）。所以 Merzenich 認為上述這些科學實驗結果顯示出一個事實就是：「思考的速度是有彈性的」，而且個體的思考速度對其自身能否順利地生存下來而言是非常重要的（Doidge, 2007; 洪蘭譯, 2008）。

　　因此 DCH 療法才會在要求個案閉眼接受催眠治療的基本架構下，特別再加上可提升個案「催眠感受性」的各種催眠建議技巧，使個案在接受認知催眠治療過程中，可同步開發出其大腦地圖對視覺、聽覺、及體覺（含觸覺）等多重心象感官的敏銳度，以提高其大腦內「催眠地圖」的神經元運作效率

及處理速度，好讓個案在催眠狀態下的思考速度與身心反應的速度能同步增加效能，因而可在心象治療過程中更容易聽懂治療師較快速的指導語、並可更快速地在心象中做出治療師所指定的反應動作，如此一來，個案便能在 1.5 至 2 個小時的治療單元內，更順暢的進、出催眠狀態，並完成 DCH 療法所需要的特定治療步驟與程序。

此外，Merzenich 在訓練猴子聽覺區辨力的實驗中發現，受過訓練的聽覺神經元可以隨著聲音訊息愈來愈短促的刺激頻率而發射得更快，處理訊息的時間越短，而且在兩次發射之間所需的「休息」時間更短。同時 Merzenich 也發現一驚人事實：就是當訓練動物去運作某一技能時，不但跟該技能有關的個別神經元發射速度會變得更快，而且連帶的也會使整群的神經元集團所發出的訊號連接得更緊密、更強、更清晰（因越強大的訊號可使大腦產生越大的反應）。所以當人類要有正確清晰的記憶時，就必須要能「聽得很清楚」或是「看得很清楚」，才能將最初的「記憶」訊號正確的儲存於大腦內（Merzenich et al., 1996; Merzenich et al., 1999; 洪蘭譯，2008）。

因此 DCH 療法所運用的各種認知催眠治療技術之目的，便是要協助個案能在極度專心、注意力集中的「閉眼」催眠狀態下，能更清楚地聽見治療師所提供之專業引導與治療建議、能更清晰地看見內在視覺心象的一切內容與所有改變、能更專心地化解過去重大創傷事件所產生之心理癥結與障礙，並能更放鬆地釋放所有過去累積的心理痛苦與負面情緒，以使「新的心理治療記憶」之原始訊號能更清楚、更正確地於個案大腦的「戒藥地圖」中產生新的神經迴路，並與舊有的神經迴路產生競爭，以達成建立新戒癮行為的治療效果。

第二節　藥癮成因的構念化

在完成 DCH 治療結構的第一步驟「閉眼催眠」的基本程序後，接下來在個案逐漸進入更深沉的催眠狀態的過程中，治療師必須開始針對個案所投射出之心象內容，靈活地進行藥癮成因的構念化的程序。

根據認知行為理論的主張，「個案構念化」在認知行為治療中扮演一個十分重要的角色（Needleman, 2003），此觀點受到 DCH 治療理論的肯定與採納，因此 DCH 學派對個案構念化的定義與認知行為學派的定義在基本觀念

上是一致的，意即「個案構念化」是指治療師針對個案及其問題所發展出的
一個明確而精簡的「**理解**」，而且此理解可以有效地引導治療的進行
（Needleman, 1999; Persons, 1989; Sacco & Beck, 1995；謝碧玲等譯，2010）。
但差別的是，DCH 療法是採用催眠技術協助個案將自己的問題在催眠心象中
建構出來，使治療師可以明確理解個案問題的精簡故事架構，而認知行為學
派則是以傳統晤談的方式來收集和理解資料。

　　因此在發展治療最初期的個案認知構念時，傳統認知治療模式的第一步，
是治療師在認知治療開始前，必須對個案進行詳細的接案評估。但 DCH 療
法則將其「改良」為直接在認知催眠治療過程中，以個案口述的「心象畫面
或心象故事」（如人生往事或前世故事）進行個案的構念化評估，以縮短治
療單元的次數。當後續治療師在催眠治療中進行的衡鑑動作、以及個案對治
療技術介入的反應，使新的心象資料浮現後（如個案在催眠狀態下，因治療
師的引導而看見「前世」或「未來」等心象），治療師則須旋即隨著新的心
象內容修改並精鍊對個案的治療構念，以下為 DCH 治療師在進行個案構念
化時應特別注意之重點事項：

一、避免將前世心象真實化

　　由於認知行為學派認為治療師最好將「個案的構念化」視為是由各種可
驗證或相關假說所組成的工作模式（Beck et al., 1990; Carey, Flasher, Maisto,
& Terkat, 1984），因此 Meier（1999）主張為避免「確認謬誤（confirmatory bias）」
的發生，治療師必須適當地尋找是否有某些與原本治療觀點相左的證據，並
且誠實地考慮是否有其他可以解釋個案行為的替代性假說或理論（謝碧玲等
譯，2010），如當個案在催眠心象中見到藥癮成因的「前世畫面」的時候，
前世治療學派的治療師通常會告訴個案這是其前世記憶所浮現的心象，**但
DCH 治療師僅會將「前世畫面」視為是個案內在「心理創傷事件」所投射出
的視覺心象而已，並且會以「夢的治療理論」解析之，好讓個案了解前世畫
面只是人在催眠狀態下所產生的「一種象徵潛意識想法的夢境」，而絕對不
會誤導個案將其所見到的「前世畫面」視為人類或自己真的有前世經歷的證
據。**

二、建構個案的核心信念

　　Beck 等人（1990）認為「個人的認知內容及歷程會如何影響其對特定情境所產生的情緒與行為反應」之關鍵，在於個人內心具有何種「核心信念」。因此如何正確地構念化出個案的核心信念便成為決定治療效果優劣的一個重要因子（同理，在解釋個人如何產生適應或不適應反應的長期行為模式時，也須以核心信念為之）（Needleman, 2003）。因此為了讓治療產生效果，治療師必須對個案的核心信念系統及主要思考歷程有個完整的瞭解（謝碧玲等譯，2010）。

　　根據 Beck 的主張，認知內容的組織是有類別及階層的，主要包括「自動化想法」與「核心信念」。其中「自動化想法」是離核心認知最遠、最不持久的認知類別，屬於一種思想或心象，會影響個人在特定情境中如何感覺與行動（Beck et al., 1990; 修慧蘭等譯，2009；謝碧玲等譯，2010），舉例來說：當藥癮者看著家人，心中浮現出「他們正試著要我戒除藥癮（或使用藥物）」的念頭，就是一種自動化思考。因此在構念化個案的認知型態時，治療師能否辨識出會誘發個案藥癮的自動化想法的「典型情境」為何，便是非常一個重要的治療關鍵。

　　至於所謂的「核心信念」則是指個案心中最深或最核心的認知類別，比方來說：當藥癮者與人聊天時老是抱怨「自己是家裡最不被疼愛的孩子」的這種想法就屬於一種核心信念。因為核心信念是藥癮者在一生中最常抱持、而且是幾乎在各種廣泛、常見的情境下都是十分容易被激發出來的信念，而這些信念對其個人本身如何感覺別人、如何評估情境、甚至如何看待自己或世界等都具有非常深遠的影響（Needleman, 2003）。因此為避免在治療中遭遇來自個案核心信念的阻礙，DCH 要求治療師在進行個案構念化的過程中，必須同步完成下列四項動作（謝碧玲等譯，2010）：

（一）必須協助個案辨識阻礙的來源，如治療師須運用催眠回溯療法協助個案辨識出其童年遭受家庭暴力的陰影所產生之自我防衛機轉為何。

（二）必須促使個案明白讓自己痛苦的最明顯核心信念為何，如治療師運用催眠解離技術讓個案向其心象中的「智慧之光」詢問自己為何會看見如此的心象畫面時，「智慧之光」所給的答案就是個案潛意識裡的核心信念。

（三）必須協助個案明白核心信念如何導致個人的不適應行為，如治療師在催眠回溯的過程中讓個案以穿越時空的方式看見自己在童年時，如何因為偏差的核心信念而產生非法藥物成癮、或自我傷害行為的「前因後果」。

（四）必須促使個案明白當其願意放下錯誤的核心信念時，所可能產生的直接影響與可預期的治療效果（張雲傑，2014），如治療師在死亡重生催眠技術中告訴個案：「只要願意放下怨恨父母的心，所有的焦慮症狀與藥癮就會自動消失。」

　　為能幫助治療師在催眠治療過程中，能同步辨識和正確構念出個案的核心信念，DCH 療法根據 Leahy（1999）及 Needleman（2003）之推薦，建議治療師將治療焦點與重心置於下列已被心理治療學界確認之各種核心信念的主題（張雲傑，2014；謝碧玲等譯，2010）：

（一）認知三角之核心信念

　　即 Beck 所謂的「認知三角」，包括「對自己、對世界、對未來」等三種核心信念主題，因此 DCH 療法之治療焦點在於以「前世回溯療法」處理藥癮者對自己的偏差核心信念(如「是我自己不夠好，才會落得用藥的下場。」)；以「今生回溯療法」處理藥癮者對世界的非理性核心信念（如「危險埋伏在四周，隨時會沒命，還是及時行樂的用藥吧。」）；以「催眠推進法」處理藥癮者對未來之負向自我預言式的核心信念（如「我將會一事無成，所以還是用藥用到死好了。」）。

（二）特定疾病之核心信念

　　DCH 療法之治療焦點在於以「催眠解離療法」處理藥癮者對特定疾病治療手段的錯誤核心信念（如「我是因為腰椎受傷無法工作，才用海洛因止痛的。」）。

（三）文化共有之核心信念

　　DCH 療法之治療焦點在於以「前世回溯、解離療法」處理藥癮者對特定文化或信仰上的謬誤核心信念（如「中國人就是愛面子，讓人知道我是因性能力不好才用藥是件丟臉的事。」或「佛家說人有輪迴，我覺得是母親上輩子欠我的，所以當然要拿她的錢來用藥。」）。

（四）發展階段之核心信念

DCH 療法之治療焦點在於以「催眠回溯、解離療法」處理藥癮者在心理社會發展階段上，未順利發展出來的階段性核心信念（如停滯在「勤勉與自卑（industry vs. inferiority）」階段中的成年藥癮者會認為「自己像是個沒能力的孩子」）（Ericson, 1950）。

（五）自我設限之核心信念

DCH 療法之治療焦點在於以「催眠回溯、推進療法」處理藥癮者之「用藥目的」是為避免自己失望、或負向自我評價的核心信念（如「都是因為你沒錢給我去吸安非他命，又不是我沒能力找到工作。」）。

除了上述五大類核心信念之外，Leahy（1999）及 Needleman（2003）認為還有下列四項核心信念可能會直接影響個案對治療是否產生正向反應，而且一旦無法技巧性地加以妥善處理的話，則很可能會阻礙治療的進行，甚至影響治療效果（Needleman, 2003; 謝碧玲等譯，2010）：

（一）**不信任信念**：如個案覺得「除了藥物之外，每個人都會傷害我。」

（二）**無望信念**：如個案抱怨「就算戒藥也沒有用，因為沒有人會相信我。」

（三）**低自我效能信念**：如個案無奈地認為「既然我無法做任何事來使我的生活更好，那又何必戒藥。」

（四）**心理反抗**[39]（psychological reactance）**信念**：如個案用「沒有人有資格要求我戒藥！」以及「你們對藥癮者的好意，都是虛情假意。」的話來質疑治療師或家人。

三、辨識中介信念與改變階段

Needleman（2003）指出認知信念系統裡的「中介信念（intermediate belief）」是指一種既不像核心信念那麼的核心與持久，也不像自動化思考那樣具有情境特定性的信念，常見的例子如下（謝碧玲等譯，2010）：

（一）**有條件的假定**：如個案堅持「那些沒用過非法藥物的人，根本就不了解非法藥物的好處。」

---

[39]「心理反抗」的概念是由 Brehm（1966）首先提出，意指發生在當個人察覺到其「自由」正在失去或受到威脅，而且構成想要恢復其「自由」的動機。

（二）**生活價值觀**：如個案認定「要用藥就要用海洛因，才會被人看得起。」

（三）**內在規則**：如個案暗自覺得「我絕對不能在別人面前顯出戒斷症狀，否則會被別人覺得很遜。」

（四）**有問題的反應**：如個案發現「最近開始會執著在反覆綁鞋帶這件事上，應該是安非他命用太多的關係，我應該少用一點。」

　　為能更有效辨識中介信念對藥癮個案的影響力並加以構念化，DCH 療法建議治療師可參考 Prochaska 與 DiClemente（1992）提出的「跨理論改變模式（Transtheoretical Model, TTM）」，如 TTM 指出當個體在「改變」時會經歷「前沉思期、沉思期、準備期、行動期、維持期」等 5 階段，其各階段之順序是可預測的（Velicer, Hughes, Fava, Prochaska, & DiClemente, 1995），而且實證研究也已證明在治療不同類型的心理偏差及藥癮問題時，若治療師能根據個案所處的改變階段施予適當的配套治療方案，就可產生更佳的治療效果（Needleman, 2003; Prochaska et al., 1994）。因此 DCH 療法採納 TTM 的主張，亦要求治療師必須根據藥癮個案心象能力之類型及在催眠中所投射之心象內容與情節，預先判斷出個案的意識或潛意識狀態正處於何種改變階段，並依據個案所處之階段進行配套的認知催眠治療技術，如：

（一）針對正處於「前沉思期、沉思期」之個案，治療師可先施予套裝催眠CD 療法。

（二）針對已進入「準備期、行動期」之個案，治療師則可先施予「催眠回溯療法」（包括前世、今生回溯）。

（三）針對心態上已處於「維持期」之個案，治療師則可施以「催眠推進療法」進行復歸社會後的生涯規劃。

四、辨識補償策略與先天性格特質

　　DCH 提醒治療師在進行個案構念化時所要注意的另一認知元素為「補償策略（compensatory strategies）」。補償策略是指個體用來因應痛苦或面對挑戰時的內在或外在反應，通常有下列十項類型（Needleman, 2003; 謝碧玲等譯，2010）：

（一）**自我防衛**（ego defense）：如藥癮者自述在離婚後才開始以藥物麻醉自己的苦悶心情（Vaillant, 2000）。

（二）**經驗迴避**（experiential avoidance）：如藥癮者陳述讀國中時因在課堂上遭英文老師羞辱，才開始翹課和逃學（Hayes, Strosahl, & Wilson, 1999）。

（三）**社交退縮**：如藥癮者自述小學時因身體瘦弱常遭同學欺負，才會不喜歡交朋友。

（四）**維持門面**（maintaining a facade）：如黃光國（2011）認為中國人特別注重「面子」問題。

（五）**自我犧牲**：如藥癮者為了講義氣，就算會被判刑也不能向警方供出藥頭是誰。

（六）**取悅他人**：如藥癮者為了提供金錢給酒店女友揮霍，不惜鋌而走險去販賣非法藥品。

（七）**被動**（inactivity）：如藥癮者認為「不是我不想工作，而是沒人幫我介紹工作。」

（八）**剝削與操控他人**：如藥癮者對母親說「如果你不給我錢買藥，我就去死給你看，以後就沒人照顧妳了！」

（九）**成癮行為**：如藥癮者發現可以從網路上找到許多喜歡參加性愛派對的網友後，就開始沉迷於網路交友。

（十）**工作狂**：如藥癮者整日埋首於工作中而忽略了家人也需要有人陪伴的需求。

　　Vaillant（2000）認為要正確地區辨適當或不適當的補償策略的主要關鍵，乃取決於補償策略本身是否具有「成熟度、情境合宜性、使用上的彈性」等三項要素。Beck 等人（1990）則指出有人格疾患的個案常會有某些策略發展不足而某些策略則過度發展的異常情況，如患有「類精神分裂型人格違常[40]（schizoid personality disorder）」的個案常會過度地發展離群索居的獨立自主能力，但在人際親密與互惠的能力上則顯得發展不足（謝碧玲等譯，2010）；而在先天性格上具有「低挫折容忍度」特質的個案則很容易發展出藥物濫用行為（Beck, et al., 1993）。因此 DCH 療法建議治療師可透過催眠回溯、催眠解離技術、及催眠解夢等方法，協助個案在催眠的心象中，發現自己所運用的補償策略為何，並破解其策略上的迷思，然後協助個案在想像的心象中，

---

[40]又稱「類精神分裂人格異常、類分裂性人格疾患」或「孤僻型人格障礙症」。

操作下列四項認知治療技術（張雲傑，2014）：

（一）**矯治內在思考的偏差認知**：如治療師指導個案在催眠心象中讓「成熟智慧」的自己教育「年少用藥」的自己關於用藥的壞處和戒藥的好處。

（二）**操作正確的問題解決技巧**：如治療師指導個案在催眠心象中讓前世的自己慎選結婚的對象，進而改變前世以自殺結束生命的悲慘命運。

（三）**進行互動式的人際溝通訓練**：如治療師指導個案在催眠心象中讓自己先與妻子互訴真心、關懷對方的感受，然後再給彼此一個愛的擁抱。

（四）**練習健康的催眠紓解技術**：如治療師指導基督徒個案在催眠心象中，想像自己打開心靈之門，邀請主耶穌基督賜下讓自己重生的全新生命、或想像自己敞開身心靈接受來自上帝的大愛，讓自己充滿健康的生命能量。

五、注意維持因素與僵化策略

　　Needleman（2003）指出當治療者疏忽處理個案問題行為的「維持因素（maintaining factors）」時，通常會導致治療的失敗，因為錯誤的生活適應策略往往會使個體持續或反覆出現原有的身心痛苦和失能狀態。因此為了確保治療的效果的長久性，DCH 療法建議治療師應特別注意「維持因素」在個案異常認知模式中所扮演的重要角色為何，並予以構念化。

　　根據 Young 的主張，有人格違常疾患的個案通常會採取下列僵化策略，並因這些僵化策略而持續保有其個人的問題行為（Needleman, 2003; Young, 1990; McGinn & Young, 1996）：

（一）**默認基模**：某些人格違常的個案會默認自己的問題基模而做出不理性的選擇或決定，如有依賴性格的個案選擇了喜歡控制和支配自己的伴侶，以避免被眾人發覺自己是個沒有生活能力的人。

（二）**逃避基模**：有些人格違常的個案則會逃避任何與自己的問題基模有關的事情，如經由解離自己的身心、避免會觸發情緒或回憶的刺激物、甚至濫用合法或非法藥物來麻痺自己。

（三）**補償基模**：某些人格違常的個案則會過度補償自己有問題的基模，如某藥癮者害怕別人知道自己從小就有的自卑心態，才會刻意在人前擺出一副「不可一世」的樣子。

　　上述這些不同形式的僵化策略可以解釋：為什麼有著類似核心信念的個案卻可能有著完全迴異或甚至相反的外顯行為表現（Needleman, 2003）。因此 DCH 療法建議治療師在對個案藥癮問題的維持因素或僵化策略進行構念化時，可從以下幾點著手（張雲傑，2014；謝碧玲等譯，2010）：

（一）**生理狀態**：高度的生理激發會干擾個案有效解決問題的方法，如衝動型的藥癮者在情緒失控時，會動手傷人，而非理性地與人好好溝通。

（二）**焦慮反應**：個案對「改變」的本身感到焦慮，如大麻成癮者認為不吸一點大麻的話，會渾身感到焦慮不安。

（三）**無望感覺**：對人生的絕望感，如藥癮者認為自己的人生已經沒救了，只有用藥能讓其覺得還有一點活著的樂趣。

（四）**間歇增強**：個案被間歇式增強所制約出的強勢行為，如駕駛長途貨運卡車的藥癮者，每當輪到夜班時，就會吸食安非他命提神。

（五）**立即增強**：立即增強的效應會使延宕的懲罰失效，如因施用非法藥物而已被判刑的藥癮者，在尚未入獄服刑之前，仍會為了追求立即性的藥物快感而持續用藥，並因而犯下更多非法藥物案件。

（六）**社會增強**：社會環境會增強錯誤的因應行為，如經濟不景氣時，藥癮者會因失業在家無所事事，而只好用藥解悶。

（七）**基模效應**：包括個案對於與基模一致的情境評估與提取，如憂鬱性格的藥癮個案在心情低落時，就會想用安非他命讓自己忘憂一下；或是壓抑憤怒的藥癮者一被人激怒，就會想注射海洛因麻醉內在的怒氣。

（八）**錯誤因應**：個案缺乏覺察較佳因應策略的能力，如藥癮者心情不好時，應該接受精神科治療，而非找藥頭購買非法藥物來自我治療。

（九）**逃避現實**：逃避現實的行為使得「災難式的信念」會被個案當成是真的，而更難以否定，也使個案無法對「觸發情境」產生習慣化的適應行為，如被前妻背叛的藥癮者，認為婚姻關係不值得信任，所以只願與異性同居而不願再婚。

（十）**自我設限**：自我設限的信念會強化個人偏差自我概念的強度，如藥癮者認為自己什麼都學不會，所以只好整天遊手好閒，然後更覺得自己一無是處。

（十一）**自我應驗**：如藥癮者通常會有一種「一日用藥，終身用藥」的自我
　　　　應驗式預言，並且因而無法自拔。

（十二）**惡性循環**：如藥癮者長期吸食海洛因後，心情會變得越來越惡劣而
　　　　不再有往日的欣快感，故為了減輕心情惡劣的海洛因副作用，只好繼
　　　　續吸海洛因而形成惡性循環。

六、須選擇有效介入的方式

　　DCH 在催眠治療時同步進行個案構念化的主要目的之一，就是要幫助
治療師能在催眠治療過程中能更快速並且判斷出最有效的認知治療介入技
術。因研究證據已明確指出當治療師能配合特定個案的特質來選擇治療介入
的方式，即可有效地增加治療的效果（Beutler, Clarkin, & Bongar, 2000），茲
舉例說明如下（Needleman, 2003; 張雲傑，2014）：

（一）如治療師在進行催眠治療時，事先以個案本身「心象能力或催眠感受
　　　性的強弱」來選擇催眠治療技術介入的方式，就可以有效增加催眠治
　　　療的效果（張雲傑，2014）。

（二）就治療單一問題的藥癮個案而言（如只有憂鬱者、只有焦慮者、或只
　　　有自傷意念者），在遵守 DCH 治療程序的架構下，治療師對個案進行
　　　精準的認知構念是十分重要的治療動作，因為個案本身的異常信念與
　　　錯誤因應策略就是治療介入時所須確實處理之「標的」（Needleman,
　　　2003）。

（三）對於多重問題藥癮個案的治療而言（如同時患有精神分裂、躁鬱症和
　　　強迫症的患者），DCH 治療師首先必須確認在治療時所採用的認知催
　　　眠技術或理論是否適用於該個案，然後再根據對該個案的構念化，選
　　　擇治療標的之順序（如先處理強迫症、次處理躁鬱症、最後處理精神
　　　分裂症）及介入之催眠治療技術次序（如先安排催眠減壓療法、次則
　　　安排今生回溯催眠療法、最後則安排前世回溯催眠療法）（張雲傑，
　　　2014）。

　　當然在治療師做出適當治療介入的決策之前，為使治療能夠全程順利進
行，DCH 建議治療師必須先理性與客觀的評估以下幾項因素（張雲傑，2007，
2014；謝碧玲等譯，2010）：

（一）可能標的之相對重要性，如對個案的安全風險、或是否造成個案身心
　　　功能的損傷等。

（二）與個案本身因素有關問題之重要性。

（三）各種可能標的或身心症狀之相對可塑性。

（四）個案的特殊偏好，如喜歡躺著接受催眠、或要求安排特定性別的治療
　　　師進行治療。

七、同步同理個案的身心體驗

　　在治療過程中，為了避免與個案產生溝通上的阻礙，治療師必須持續地
努力去瞭解個案每一刻當下的體驗。因為當治療師能瞭解個案的每一刻體驗
時，就能更正確地進行個案構念化的動作，同時也能更有效地於調整構念的
精準度（Needleman, 2003）。因此當治療師能夠靈敏地理解個案每一刻當下
的認知與情緒時，就達到 DCH 所要求治療師必須做到的「**同步同理心**」（有
別於傳統療法的事後同理心），因為一旦治療師能在治療過程中成功地展現
出「同步同理心」（張雲傑，2014），如讓個案明顯覺察到治療師認同自己在
前世心象中所經驗到的一切感受，如此就能促使個案感受到自己被治療師深
入的瞭解（Greenberg, Rice, & Elliott, 1993），而願意更進一步地放下自我防
衛機制，如此就能使治療程序進行得更加順利。除此之外，成功地運用「同
步同理心」還可以使治療師得到以下幾個額外的好處（謝碧玲等譯，2010）：

（一）可正確傳遞與治療有關的認知

　　治療師能成功運用「同步同理心」的第一個額外好處是：能使治療師同
步瞭解個案對「治療與治療師」的認知及情緒為何，讓個案對與治療相關的
技術與過程有正確的理解，如此方能使個案願意從頭到尾參與完整的治療方
案（Needleman, 2003），並願意在治療過程裡讓自己扮演一個重要的「學習
者」角色，即個案願意負責扮演「學習自我催眠者」的角色；而治療師則扮
演引導個案學習如何「自我催眠治療」之「心靈教練」的角色（張雲傑，2014）。

　　此外，在個案之「治療相關反應」剛形成時，治療師即應立刻判斷出個
案之反應是否符合預期，如此可避免個案在瞬間因產生「失望或誤解」而變
成影響後續治療的阻礙（Needleman, 2003），如參加團體催眠治療方案的某
個案從未產生過心象畫面，但其他的團體成員卻都曾看過心象畫面，此時該

名個案會誤以為一定要「看見心象畫面」才會有治療效果。但事實上，治療效果之發生與否，是取決於治療師如何在催眠治療下使用認知行為及心理動力治療技術，而這點正是治療師必須讓「未看見心象」的個案理解的重要認知與觀念（張雲傑，2014）。

（二）立即的微構念化

　　另一個與治療師能成功運用「同步同理心」有關的好處是：能產生立即的「微構念化效應（microconceptualization）」，即治療師在「當下那一刻」因「瞭解」個案而得到的新訊息，可以提供治療師對個案如何經驗其世界及如何做出反應的整體性瞭解（Needleman, 2003），舉例說明如下（謝碧玲等譯，2010）：

1.**個案對治療師的反應**：可以顯現個案面對或想起藥物時之「自動化思考」以及「藥癮的情境誘發因子（張雲傑，2014）、人際關係的核心信念、或錯誤的補償策略」等（Needleman, 2003）。

2.**個案對心象內容的反應**：在催眠治療中的個案，其心象中的人際反應可提供治療師直接觀察個案潛意識如何處理人際行為的機會（張雲傑，2014），這對如何使個案構念化更加完善的目的來說是非常珍貴的。

3.**治療師本身對個案的反應**：注意治療師本身對個案的反應（如治療師聽見個案的心象故事後，本身所產生的情緒反應），可以提供有關個案「被他人所誘發出的反應」的珍貴訊息（Layden, Newman, Freeman, & Morse, 1993; 謝碧玲等譯，2010）。

4.**個案反應與個案構念化一致**：如果觀察到的個案反應與治療師的個案構念化一致的話，這個反應上的新資訊便提供了治療師確認其他對個案有關的構念是否精準的預測證據（張雲傑，2014）。

5.**個案反應與個案構念化不一致**：如果治療師對個案反應的觀察資料與初始的個案構念有衝突或不一致時，治療師必須考慮改變或修改對個案的構念，以對所觀察到的個案反應有更好或更精準的解釋（謝碧玲等譯，2010）。

（三）藉以調整個案身心激發程度

　　為了完成治療目標，個案在接受催眠治療時，其心象中所顯現的生理或心理痛苦是否能被治療師消除或緩解，對催眠治療結果的有效與否而言是極

為重要的關鍵，因此 DCH 治療師必須在治療過程中全程監控個案在催眠狀態下的所有身心狀態，原因如下（謝碧玲等譯，2010）：

1.**適度痛苦的效果**：Frank 與 Frank（1991）發現，當個案有「適度的痛苦」時，其從治療中獲益最多，因為「適度的痛苦激發狀態通常連結著最理想的學習效果」。但若是一個持續高度的痛苦激發狀態則通常會產生不良的治療結果，因其會透過「古典制約」促使個案對於自己感到嫌惡的經驗更加的敏感；或促使個案將「治療師及治療過程」與嫌惡感覺連結，並因此中斷治療；或即使個案仍繼續接受治療，但個案卻可能對治療師失去原有的信任度，因為個案會認為「治療師對我沒有足夠的關心」（Needleman, 2003; 謝碧玲等譯，2010）。因此，當個案的痛苦程度在治療過程中變高時，DCH 治療師必須透過催眠減壓、回溯及解離等技術，協助個案釋放痛苦的情緒，等個案痛苦的情緒完全釋放出來後，只要再施以催眠放鬆技術，個案就會自然地得到內心的平靜與喜悅。

2.**持續低程度痛苦的效果**：研究發現在治療過程中，讓個案持續有著低程度的痛苦也會產生不良的治療結果，其原因有二（Beutler, Harwood, & Caldwell, 2001; Needleman, 2003）：

（1）治療過程未聚焦在個案明顯有問題的認知、信念、情緒、行為或關鍵議題上，所以個案的低程度痛苦無法減緩（因為治療師只有「治標」而沒有「治本」）（張雲傑，2014）。

（2）個案本身仍在使用補償策略，以避免碰觸與自身有關的重要議題（謝碧玲等譯，2010），例如某些個案會故意讓自己變得很理智化、有些個案則會解離自己的身心或人格、有些個案則會顧左右而言他、並刻意討論不重要的議題等。由於治療師缺乏治療技術的著力點，使得個案的低程度痛苦無法減緩（張雲傑，2014）。

　　因此為了治療能順利進展，當個案經驗到持續的低程度痛苦時，治療師必須靈活運用下列治療技巧來處理之（Needleman, 2003; 張雲傑，2014）：

1.**重新修正個案構念**：針對治療過程未聚焦在個案的問題重點或關鍵議題上，DCH 建議治療師以催眠聯想、回溯或解夢技術來協助個案先找出潛意識內最須優先處理的關鍵核心信念，並修正原有的個案構念。

2.**利用催眠解離技術**：當個案有解離自己的身心、人格、或甚至夢遊的症狀

時，DCH 建議治療師可用催眠解離技術來對治個案（不自覺）的負向解離症狀。

3. **善用催眠引導技巧**：當個案有過分理智化、顧左右而言他、或刻意討論不重要議題的反應等，DCH 建議治療師可靈活運用催眠式的對話技巧來引導個案說出有意義的治療線索。

4. **活化有意義的基模**：屬於 DCH 療法裡的一種高級催眠治療技巧，關鍵在於以「先增加個案的痛苦程度，然後在減緩其痛苦程度」的治療技術來產生預期的治療效果。如在催眠治療過程中，治療師可刻意引導個案回溯發生痛苦的關鍵事件或原因、甚至面對自己在心象世界中的死亡痛苦，然後再以「死亡重生催眠技術」減輕個案之痛苦，如此就能產生預期的頓悟治療效果。此種「先更痛苦、後才回甘」的「熱認知療法（hot cognitions）」與傳統習慣「讓痛苦狀態休眠」的冷認知療法相較起來，「熱認知療法」總是能讓個案對「死亡重生催眠技術」有更正向的治療反應。所以 DCH 建議治療師可以先用催眠想像技術中的「情境想像、角色扮演、或實際暴露（in vivo exposure）」等技術來幫助個案活化有問題的核心基模（Beutler et al., 2001; 謝碧玲等譯，2010），然後再以「死亡重生催眠技術」加以適當地處理（張雲傑，2014）。

八、增加對治療過程本身的覺察

為了增加「同步同理心」的效能，治療師必須在治療的全程中持續地探索個案在催眠狀態下的「認知、想法、感覺、對痛苦的主觀評估、對治療介入的反應、及語言與非語言行為之間的變換」等各種與治療有關的訊息和反應。因為上述來自個案身心的各種反應中極可能就包含有決定治療效果良窳的「**最關鍵的反應訊號**」，而需要治療師引導個案繼續深入探索之（Needleman, 2003; 謝碧玲等譯，2010）。

如當 DCH 治療師協助個案在催眠心象中辨識被潛意識扭曲的自動想法時，個案顯露出一瞬即逝的嫌惡表情，治療師須詢問：「**剛剛發生了什麼？你想到或感覺到什麼？**」

個案承認：「我看見了自己國中時用藥的畫面，並且對自己非常的生氣。」

此時治療師就必須使用這有效的個案「自我揭露」當做治療的絕佳機會

與著力點，順勢指出個案認知扭曲的非理性架構，並點出個案錯誤的「後設認知」在其心理痛苦中所扮演的「心象角色」為何，然後協助個案辨識出心象畫面中另一個被扭曲的自己，即被個案潛意識「標籤」為藥癮者的自己（張雲傑，2014；謝碧玲等譯，2010）。

　　同時治療師也應該詢問個案進入催眠狀態後所接受的各種治療技術與治療過程當下的感受，並且請個案不時地以口語「摘要」在催眠心象中所看見的心象畫面或正在處理的議題給治療師知曉。而且在每次催眠治療單元即將結束之前，治療師應該引導個案透過自己與「智慧之光」的對話（即 DCH 的「頓悟治療技術」），將該次治療中所得到的領悟，當場以口語的方式回饋給治療師（張雲傑，2014）。至於治療師除了觀察個案的外顯反應和詢問個案的內隱感受外，亦必須根據個案的回饋內容來檢視其已進入何種「改變」階段，以便將個案在治療過程中或在真實世界裡所經驗到的改變歷程，加以更精準的構念化（Needleman, 2003; Prochaska et al., 1994）。

第三節　實施心象治療技術

　　DCH 治療結構中的第三個關鍵結構與重要步驟，就是協助個案在催眠狀態下實施自我治療的心象治療技術。目前已有許多實證研究證明，在人類心象內操作「想像力」的治療技術，可以使大腦的神經迴路產生實質性的生理改變。

一、想像力可改變大腦結構

　　Pascual-Leone 等人（1995）測量初學彈琴者大腦的手指地圖來研究「想像練習彈琴」的方法如何改變大腦結構，結果發現「想像練習彈琴」也是學會實際彈琴的一種有效方式[41]。Yue 與 Cole（1992）的「想像做手指運動」的研究則發現「實際運動者」的手指肌肉強度增加了 30%，但是「想像運動者」的肌肉強度竟然也增加了 22%，意即當人類認真地想像「自己在使用肌

---

[41] 一天 2 小時、一星期連續 5 天在實驗室裡想像自己在彈琴和聽到琴聲的「想像練習組」與實際在實驗室裡練習彈電子琴的「實際彈奏組」的受試者都學會了彈琴，且經「跨顱電磁刺激法」測得大腦地圖產生了實質改變，更令人驚訝的是「想像練習組」也在大腦運動系統上造成了生理上的改變，跟「實際彈奏組」一樣（Doidge, 2007; Pascual-Leone et al., 1995）。

肉」時，確實可以增加自己肌肉的強度[42]。

　　Doidge（2007）根據上述研究結果，指出「人類可以透過想像力來改變大腦」的最主要科學理由就是：從神經科學觀點來看，讓人類大腦去「想像一個動作」與「實際去做那個動作」之間，其實並沒有很大的差別（洪蘭譯，2008）。因大腦掃描研究結果顯示讓個體去「實際執行某動作」與「想像做了某動作」所活化之大腦區域有許多重疊之處，而這就是「視覺化的想像力」能增進個體表現的最主要原因（Kandel, Schwartz, & Jessell, 2000; Stephan et al., 1995）。因為「想像去做」與「實際操作」對大腦本身運用的許多功能而言其實是綜合在一起、分不開的（Doidge, 2007）。雖然一般人們會將「想像去做」與「實際操作」這兩種行為認為是大腦內兩種完全不同的心理歷程。但事實上，當代研究已證實當人類可以越快想像出來某件事，也就能越快將其所想的事做出來，此乃因大腦在「想像一個動作」時會動用到與「做這個動作」相同的運動與感覺迴路（Decety, 1996）。所以每次當大腦的「非物質性的心靈」在運用想像力時，都會留下「物質性的生化痕跡」，即個體的每一個想法都會在極微觀的生化層次上改變了大腦神經元「突觸」的生理狀態（Doidge, 2007）。因此，雖然目前的科學還無法完全了解究竟人類的想像力是「如何」改變大腦本身的結構（Schwartz & Begley, 2002），但是神經科學已經確定的是「**人類的想像力可以改變大腦本身的結構**」（洪蘭譯，2008）。

　　例如 Moseley（2004）用於治療「幻肢痛[43]」的方法，就是請患者在心中「想像」自己在動「那隻會痛的手臂」（事實上那隻手臂已不存在），藉以活化大腦運動神經迴路並重建新的手臂運動地圖。而 Ramachandra 與 Blakeslee（1998）則是「以視覺（錯覺）治療痛覺（錯覺）」的方法來治療患有幻肢痛的大腦，其治療原理就是透過製造一個「假的視覺影像」訊號到大腦，讓患者的大腦以為自己正在動那隻「已不經存在的手[44]」，如此一來，大腦就會重塑原先錯誤的手臂感覺與運動神經迴路，使得疼痛感覺消失（洪蘭譯，2008）。

---

[42]時間為期 4 週，每週從週一練習到週五，「實際運動組」每天做 15 次伸縮手指頭運動，每次間隔休息 20 秒；「想像運動組」則想像自己做了 15 次伸縮手指頭肌肉運動，並想像有激勵的聲音對自己吼著：「用力點，再用力！再用力點！」每次間隔也休息 20 秒（Doidge, 2007; Yue & Cole, 1992）。

[43]「幻肢痛」是個案大腦記住其手臂在接受截肢治療手術前，被醫師用繃帶固定於支架上的癱瘓麻痺感覺，就心理上而言就是一個已經「不存在的手臂」卻讓個案一直有癱瘓麻痺的疼痛感。

[44]Ramachandra 的方法就是使用一個裝有鏡子的盒子，當患者把好的那隻手伸進盒子時，盒子裡的鏡子影像會使患者以為自己被截肢的那隻手又重新復活了，結果經多次治療後，患者的幻肢痛覺就消失了。

　　因此，DCH 療法根據上述「想像力能改變大腦結構」的理論與可治療幻肢痛的「視覺化」想像技巧，設計出讓治療師在催眠回溯治療過程中，以「想像力結合視覺心象（影像）」的方法，藉由指導個案「想像」自己如何在視覺心象中以「現在智慧的自己」去治療「過去受創傷的自己」的歷程，讓大腦中的「現在智慧的自己」能**清楚明確地看見**「過去受創傷的自己」已經被完全治癒的「畫面」，如此一來，「原有的創傷情緒」就會有如「幻肢痛」一樣自動地消失。

二、靈活運用想像模仿療法

　　過去傳統的認知行為療法所使用的模仿學習法常需要靠「楷模角色」示範正確的行為來讓個案模仿以產生學習效果。但就一般傳統的面對面坐下來晤談的治療情境來說，治療師實不容易為每位個案安排一位活生生的楷模角色「示範員」，而且若每次治療時均要有示範員協助的話，恐怕也不符合經濟成本。因此，較為簡便的認知治療方式便轉變成由治療師指導個案透過以「想像」的方式來模仿某一位楷模角色的行為，以達成行為改變之治療目的。此種讓個案透過想像來仿效示範者的認知行為治療技術，被稱為「想像模仿法」或「內隱模仿法（covert modeling）」（陳榮華，1986）。由於當代有許多科學研究已證實「想像力」的作用不但可以改變大腦本身的結構，同時也能產生心理治療的效果，因此近年來有許多新開發的想像治療技術已被心理治療師廣泛應用於各種催眠、內觀、正念或認知行為療法裡（張雲傑，2014）。

（一）想像模仿法與催眠療法的結合

　　由於在某些心理治療情境裡，不易隨時找得到適當的楷模「示範員」，因此源自觀察學習（observational learning）的「想像模仿法」遂成為近代特別受認知行為治療學派重視的一種「內隱制約技術」。如早在 1971 年時，Cautela 就倡導讓個案用心去「想像」一個楷模人物的行為結果，同樣也能達到改變個案自身行為之治療目標。只不過，治療師使用想像模仿法的治療效果高、低，通常取決於個案本身之「想像力的強弱、想像內容的生動與否、與想像心象的清晰程度」等因素（Cautela, 1971）。從認知治療理論觀點而言，想像模仿法在臨床治療上確有其獨特之優點，因其效果與使用真實的楷模示範員的效果相當，如 Cautela 的研究發現想像模仿法確實可降低怕蛇的大學

生對蛇的恐懼感,亦可讓原本沒主見的個案產生有主見的行為(Cautela, 1967、1971; Cautela & Kastenbaum, 1967; 陳榮華,1986)。

　　一般而言,所謂的想像模仿法是指由治療師指導個案以想像其他的人物(即楷模人物)在從事與個案所要養成的標的行為有關的活動情境,並藉此改變個人的行為。舉例來說,當治療目標是改善某藥癮個案在社交場合中的人際退縮症狀時,治療師就必須幫助個案有效地發揮想像力來想像一位與個案學經歷相仿的「楷模人物」正在從事各種社交活動的情境。在療程剛開始時,或許個案只能想像出楷模人物正在以簡單的話語問候別人,但隨著治療的持續進展,治療師就必須指導並鼓勵個案想像楷模人物在從事更加複雜的社交活動,如楷模人物開始與許多不太熟的人物聊天、或楷模人物開始敢在派對會場裡與許多自己不認識的來賓或客人寒暄、或是楷模人物開始敢在婚禮派對裡對觀禮的賓客發表祝福新人的演說等。至於這些想像的情境該如何適當安排並有效運作,則必須有賴於治療師與個案的事先溝通與討論,並考量是否能幫助個案發展出適當的人際社交行為(陳榮華,1986)。

　　但在 DCH 的認知催眠療法中,則是建議治療師可將想像模仿法與下列催眠治療法結合並靈活運用之:

1.與前世回溯療法結合

　　治療師可將想像模仿法的楷模人物,以催眠解離技術及年齡回溯技術將楷模人物「置換」為個案所想像之「前世的自己」,並透過讓個案的「前世楷模人物(即前世的自己)」從事改變「前世情境或命運」的相關活動,以藉此(同步)改變今生個人的偏差行為及有問題的核心信念,而這些「前世楷模人物」所從事的「正向改變行為」通常也正是個案所需養成的新標的行為(張雲傑,2014)。

2.與未來推進療法結合

　　治療師也可將想像模仿法的楷模人物,以催眠解離技術及年齡推進技術將楷模人物「置換」為個案所想像之「未來的自己」,並透過讓個案的「未來楷模人物(即未來的自己)」從事「未來生涯規劃」或改變「未來命運」的相關活動,以藉此(同步)改變當下個人負向的自我預言及預期信念,通常這些「未來楷模」所從事的「正向改變行為或新的生涯規劃」也正是個案

所需培養出來的新標的行為（張雲傑，2014）。

3.與催眠 CD 療法結合

　　Kazdin（1984）曾根據想像模仿治療理論發展出一套可改善個案社交技巧的「套裝錄音帶治療課程」，其內容是由治療師錄製一套為期 2 至 5 週使用的想像模仿訓練課程，錄音帶中由治療師設計給個案想像的楷模人物特徵（如性別、年齡）會盡量與個案相仿或一致，而供作個案自己進行想像練習使用的各種預設情境則由治療師本人口述錄製於錄音帶的各治療單元中。聆聽錄音帶的個案必須儘量想像治療師所提供的特定想像資料，若個案所想像的情景已相當清晰與細緻，則在每次練習時必須保持這清晰與細緻的想像情境至少 30 秒鐘，然後再持續反複相同的想像情境，或是練習下個有改變內容的新想像情境[45]（陳榮華，1986）。而治療師在設計每一種不同的想像情境時都會把握下列的核心治療要素（Kazdin, 1984; 陳榮華，1986）：

（1）能協助個案形成適當的自我肯定情緒，或是能表達出肯定主張的情緒。

（2）能讓「楷模人物」正確表達出肯定反應，將該說的話或情感表達出來。

（3）為了能夠提高治療效果，治療師亦可增加其他適當的錄音內容。

　　而在 DCH 療法中，為了幫助藥癮個案建立適當的自我肯定反應情緒與戒癮的認知行為意志，亦設計有由治療師所錄製可供 5 週使用的套裝催眠 CD（簡稱 HCD 方案）。HCD 方案中包括有想像模仿法及回溯治療法等多種整合式的催眠治療技術。舉例而言，當個案在聆聽 HCD 方案中的「催眠回溯 CD」時，所想像出的楷模人物（無論是今生的、或前世的），其年齡、性別、個性、行為等一切特徵，基本上都是個案的意識或潛意識心理所「投射」出來的，因此楷模人物在本質上是與個案相似或一致的。而供作個案於催眠回溯過程中想像的各種「治療情境」則是事先由治療師精心設計並口述錄製於催眠回溯 CD 中。而個案在聆聽催眠回溯 CD 的過程中，要儘量想像治療師所提供的各種預設的想像情境，並依照治療師的指導語，保持特殊的心象情景或情緒一段適當的時間。然後再依照治療師的後續指示，練習以各種不同的認知行為治療技術來處理相同的心象情景、或以相同的認知行為治療技術來處理不同的情境、或是將原有的想像情境改變成新的情境等。而 DCH

---

[45]所謂的「想像情境」就是治療師用來說明並引導個案進行想像模仿學習（或內隱模仿學習）的範例。

要求治療師在設計每一種想像情境時，除了要包括上述 Kazdin（1984）所提的三要素外，更要包含以下兩項 DCH 療法所最看重的核心要素：

（1）能讓個案在透過觀察「楷模人物」的過程中，把過去壓抑於潛意識內的情緒發洩出來。

（2）能讓個案以「旁觀者」角度來探索出今生或前世的人生課題，並賦以新的自我肯定情緒反應與正向的自我期待。

（二）運用催眠想像模仿法的注意事項

當代研究成果顯示，影響「外顯模仿（overt modeling）效果」的條件同樣也能影響想像模仿法的治療效果。如從治療實務可知，當治療師對注意力薄弱、或想像力欠佳的幼童或有智能障礙者實施想像模仿療法時，當然很難產生治療效果（陳榮華，1986；張雲傑，2014）。因此 DCH 根據 Kazdin 的研究結果，建議治療師在運用結合催眠技術的想像模仿法時，須特別注意以下五項要點（Kazdin, 1984; 陳榮華，1986）：

1.楷模人物與個案的相似性

根據對真實人物或影片人物的模仿學習實驗結果顯示，當楷模人物與身為觀察者的個案本身條件愈相似，則個案的行為改變效果也愈大（Kazdin, 1984）。因此 DCH 的整合療法才會以催眠解離技術，將藥癮個案解離成「現在的自己」與「過去的自己（或前世的自己）」等兩個自己，然後再把「過去的自己（或前世的自己）」當做楷模人物，把「現在的自己」當做觀察者，如此楷模人物與觀察者（個案）本身之條件便會相仿或一致，因其本質上都是由同一個心智所解離出來的兩個「分身」（張雲傑，2014）。

2.楷模人物的身份

要讓觀察模仿產生功效的另一項重要因素是楷模人物的身份是誰。在傳統的想像模仿法中，楷模人物可以由當事者本人來扮演，也可以由其他人（如示範員）來扮演。但根據研究恐懼反應的實驗結果顯示，不論是由個案本身來扮演想像中的楷模人物，或是由示範員來扮演楷模人物，在減輕個案的懼怕反應上均呈現出一致的治療效果（Kazdin, 1984）。因此 DCH 療法建議治療師在選擇楷模人物時，可依照實際的治療需求和治療目標來設定，如某些個案很容易在想像過程中因模仿他人的行為而改變自己的行為，此時治療師

就可採用「過去或前世的楷模」，讓個案以「旁觀者」的角度來改變自己（張雲傑，2014）；而有些個案則適合以本人的主觀角度去扮演想像中的楷模，藉想像中的模仿歷程來改變其行為（陳榮華，1986）。

3.多重楷模人物

　　當代研究結果顯示，讓個案多觀察幾位楷模人物的治療效果明顯優於只觀察一位楷模人物的治療效果（陳榮華，1986）。如 Kazdin（1978, 1984）的研究顯示讓個案在不同治療階段中，想像各種不同楷模人物所產生的治療效果也顯著優於只想像一位楷模人物的治療效果，故 Kazdin 指出若治療師能靈活地讓個案在不同治療階段裡想像不同楷模人物的話，便能大大提升想像模仿的治療效果。因此 DCH 療法建議治療師在治療藥癮個案時，可將想像模仿法與催眠解離技術結合運用，並參考下列方式實施之（張雲傑，2014）：

（1）在第 1 次治療時，治療師可用催眠解離技術將藥癮個案解離成「智慧的自己」與「用藥的自己」等兩個自己，然後再把「智慧的自己」當做楷模人物，把「用藥的自己」當做觀察者。

（2）在第 2 至 5 次治療時，治療師可用催眠解離技術將藥癮個案解離成「現在的自己」與「前世的自己」等兩個自己，然後再把「前世的自己」當做楷模人物，把「現在的自己」當做觀察者。而為要達成「多位楷模人物」的治療效果，治療師必須在每次的催眠治療過程中，運用前世回溯法讓個案自動化地將自己想像（投射）成具有不同前世身分或甚至不同性別的「新楷模人物」，如此方能產生在不同治療階段裡具有不同楷模人物的更佳治療效果。

4.楷模人物的後果

　　研究結果顯示，在想像模仿法的治療情境中，若想像中的楷模人物因表現出適當行為而立即獲得「正向增強（獎賞）」的話，則更有助於個案學會這些適當的行為（陳榮華，1986）。因此 DCH 療法建議治療師在使用想像模仿法與催眠解離技術時，可在進行前世回溯治療的過程中，將藥癮個案解離成「現在的自己」與「前世的自己」等兩個自己，然後再把「前世的自己」當做楷模，把「現在的自己」當做觀察者，然後再根據治療目標靈活運用下列兩項技巧（張雲傑，2014）：

（1）治療師可指導個案讓「前世的楷模人物」在關鍵的前世人生轉折點上，因表現出適當的行為反應而「改變前世的命運」，並獲得好的「正向獎勵後果」，如「前世的楷模人物」的壽命變長或得以善終。

（2）治療師也可讓個案的心象畫面暫停在「前世的楷模人物」快要斷氣死亡前的情境中，然後鼓勵個案讓「前世的楷模人物」表現出死亡前的適當行為反應，如「願意在死前放下心中的怨恨」，如此就能讓個案得到「今生的好處」（如身心疾患因而康復）或得到「靈魂重生之後的心靈喜悅與平靜感」等正向增強後果，以助於個案發展新的適當行為。

5.情境的精心設計

　　在傳統的想像模仿法的治療過程中，通常是先由治療師描述要讓個案想樣模仿的情境內容和細節，然後讓個案有一段時間可以跟著治療師所指導的內容進行想像的動作，以便在心中建立出生動的心象畫面（Kazdin, 1984; 陳榮華，1986）。但對已進入中度以上催眠狀態的個案而言，其心象畫面內容通常會隨著治療師所描述的想像情境而快速產生（即使心象畫面有延遲產生的狀況，通常也不會相隔太久）。然而，還是有些個案會向治療師報告其視覺心象的內容與治療師所描述的情境是有所差異的，因此一旦有這種差異現象出現時，自然會影響治療師原本所預期的治療效果（張雲傑，2014）。所以治療師必須立即根據個案心象內容與治療師指導語之間的差異做出下列適當處理（Kazdin, 1984; 陳榮華，1986；張雲傑，2014）：

（1）個案想像出精巧情境時

　　Kazdin 指出能自行精心巧化想像情景的個案，會表現出更佳的治療效果，但這些治療效果的實際差異須視個案本身的「認知技能、智力」等相關變項而定（Kazdin, 1978, 1984; Kazdin & Wilcoxon, 1976）。因此 DCH 建議治療師在處理能自行精心巧化心象內容的個案時，應鼓勵個案可以更加精緻化或靈活化其所想像的心象內容情境，而非要求個案僅能僵化地接受由治療師所提示的想像情景（陳榮華，1986）。

（2）個案想像出無關情境時

　　DCH 建議治療師必須特別注意的是，當個案所想像的情境內容與治療目標之間無明顯關連時，是無法產生治療效果的（Kazdin, 1984）。所以一旦

個案的想像內容有偏離治療主題的狀況發生時，治療師就必須立即指導個案從偏離治療目標的想像內容中，再重新回到符合治療目標的想像情境裡（張雲傑，2014）。

　　總而言之，目前已有相當充足的研究證據顯示：想像模仿法確實可以減輕成人的恐懼反應並增進自我肯定行為（陳榮華，1986），且張雲傑等人的臨床研究結果亦已證明結合想像模仿法與催眠回溯法的整合技術，確實可以減輕藥癮者的神經質傾向與絕望感，並具有改善偏差自我概念及戒除藥癮的功效（張伯宏等，2008；張雲傑，2012a，2012b，2014；張雲傑、林宜隆，2010）。

三、參與模仿的治療效果

　　在傳統的認知行為療法裡，Bandura 認為讓個案一邊觀摩楷模示範員的行為，同時再以治療師進行現場指導，並讓個案實際逐步參與練習活動的「參與模仿法（participant modeling）」會創造出比只運用「想像模仿法」更佳的治療效果（Bandura, Blanchard, & Ritter, 1969）。因為此法不但能幫助個案克服內心的恐懼感，更能對個案起著積極的鼓舞作用。其優點在於當對恐懼症患者實施「系統減敏感法」時，在現場指導的治療師可以隨時幫助個案判斷下一個行動步驟的進展幅度大小，同時治療師也可運用各種認知行為治療策略或技術來幫助個案進行模仿式的練習（陳榮華，1986）。臨床上則通常會靈活使用下列四項治療策略（Bandura et al., 1969; 陳榮華，1986）：

（一）將動作簡單化：如由治療師想出一種較易熟練的練習步驟，好讓個案更容易模仿出楷模示範員的動作或言行。

（二）運用陪同策略：如由治療師帶著個案一起接近其所恐懼的事物。

（三）使用保護設備：即先由治療師控制住個案所畏懼之事物（如用玻璃罩將令個案害怕的蛇罩住），再讓個案接近它等方式。

（四）漸進擬真策略：用於協助個案的所有暫時性策略，最後都必須被逐一一拋棄，以使個案能在自然的真實社會情境中有最佳的身心表現。

　　由於當代研究已證實「參與模仿法」比起「單獨模仿法、系統減敏感法、想像模仿法」等三者都更具有效果[46]（Bandura , 1969, 1977; Bandura & Walters,

---

[46]Bandura 等人研究參與模仿法對「懼蛇症」患者的療效後發現：「參與模仿組」的治療效果最佳，有 90%

1963; Bandura, Ross, & Ross, 1963）。因此為了產生上述參與模仿法的較優治療效果，DCH 治療師在進行團體催眠治療時，會根據現場所有個案之催眠感受性，選出催眠感受性最強的成員做為催眠治療中的「楷模示範者」，即治療師在引導催眠放鬆、催眠回溯、催眠解離等技術時，會先讓「楷模示範者」大聲地說出其已完成治療師所指定的心象想像內容或相關反應，而讓「楷模示範者」起著帶頭的催眠反應示範作用。於是團體中的其他成員便可在催眠狀態下，藉由一面以聽覺來「觀摩」楷模示範者所產生之催眠現象，一面實際同步在內心演練同一催眠想像技巧而產生有模仿效果的催眠反應。而當其他所有成員均可開始產生與楷模示範者類似的催眠反應時，治療師便可依序逐步改正現場每位成員所模仿出來的催眠反應與心象動作，並給予個別的特殊指導，然後再反覆以上的「參與模仿」催眠程序，好讓所有個案均能透過「參與模仿法」的效果產生戒癮治療所需的適當催眠深度。

第四節 激發靈性式的頓悟

　　DCH 治療結構中的第四個關鍵結構與重要步驟，就是治療師必須在催眠狀態下，強烈地激發出個案的靈性式頓悟。

一、頓悟的心理動力學意義

　　DCH 採納心理動力學派大師 Jung 的主張，將「頓悟」定義為是「悟」的瞬間發生過程，且在「悟」的瞬間發生之當下，會讓個案在主觀上產生一種瞬間「豁然開朗」的心理感受。若以 Jung 理論的概念來說明何謂「頓悟」，則「頓悟」是指原被「自我」形式所環繞的「意識」突然跳躍進入無我狀態的「自體我」中的一瞬間過程（楊儒賓譯，2001；藍吉富，1986），如同當 DCH 治療師給予個案「看看你前世是如何死亡與重生的？」之催眠指令時，個案的「意識」就會因看見潛意識心象畫面所呈現之「死亡與重生過程」並瞬間產生頓悟的催眠反應一樣。

　　由於 Jung 不以玄學角度探討「頓悟」現象，只將「頓悟」視為一種可被心理學家研究的「意識轉變」現象與客體（Suzuki, 1991）。所以 DCH 根

的個案敢去做最恐怖的抓蛇動作；「放鬆觀賞玩蛇影片組」次之，只有 33%的個案獲得改善；「系統減敏感法組」則只有 25%的個案獲得改善；而控制組則未產生任何治療效果（Bandura et al., 1969；陳榮華，1986）

據 Jung 的「頓悟」觀點所給予治療師的建議是：為了讓個案能產生對治療有益的「頓悟」反應與治療效果，治療師在針對個案問題進行構念化時，重點不在於判斷個案所說的頓悟經驗是否為「科學可驗證之事實」，反而是要將重點聚焦於判斷個案所述說的頓悟經驗是否為其內在的「心靈事實」。

二、頓悟的宗教心理學意義

Jung 認為當個人宣稱自己得到宗教信仰上的「頓悟」時，其宗教「頓悟」經驗本身所顯現之心理特徵就是一種值得「宗教心理學」研究的重要課題（Suzuki, 1991；李世傑譯，1970）。因此源於 Jung 理論，主張治療技術整合的「超個人心理學派」便將其研究「宗教頓悟經驗」所得之成果（包括如何得到「頓悟」的靈性理論及修行方法等）大量應用於當代發展的正念行為療法及認知催眠治療法的技術架構內（易之新譯，2005）。而這就是 DCH 療法特別採用「前世催眠療法」來促使有「輪迴宗教信仰觀念」的個案產生治療目標所需之「頓悟效果」的原因之一，因為人類會幻想（或投射）出「前世記憶」的心理機轉（或病理機制）、及為何會產生靈性頓悟的原因，其「答案」基本上就蘊藏於個案所信仰的宗教思想裡及所身處的文化信仰氛圍裡（藍吉富，1986），而這即是上述 Jung 的「超個人心理學」所探討的主要範疇（易之新譯，2005；張雲傑，2014）。

例如，Jung 指出印度瑜珈或中國禪宗之「修行目的」是為了讓人獲得靈性上的「頓悟」，以體驗到自己內在「如神的（或具有神性）」的人格（楊儒賓譯，2001；劉國彬、楊德友譯，1997）。而在 DCH 療法中，為了協助個案達成獲得靈性「頓悟」的治療目標，則是運用催眠解離技術讓個案在心象中直接見到「心靈智慧之光」（藍吉富，1986），而這個能給予個案特殊啟示的「心靈智慧之光」其實就是個案內心如「神」的人格所投射出來的象徵物，也就是由 Jung 所謂的「自體我」所化現而成（張雲傑，2014；藍吉富，1986）。

又例如，Jung 認為當個人透過宗教修行方法將原本對外觀察的能力轉而成為對內觀察自己的心理狀態之後，若是能夠達到最終目標的「頓悟」境界的話，就能理解與感受到造物主（如基督信仰的上帝）的造化之工與所隱含的奧祕信息，使得原本外在刺激所能影響的個人主觀感受，再也不是讓彼此相對生起或相對限制的「自我執著」意識，而是產生一種對所有外在刺激完

全開放之「空」的意識。此時外在刺激對個人的影響不再被視為是自己的活動，而被視是「無我」的活動，如此一來，原本的意識心靈瞬間變成為無我所觀察的「客體」，就好像原本自我主體的位置被另一新誕生的無我主體佔據一樣。在此心靈狀態下的「無我」乃是一種「新生的意識狀態」，而且是從原先的意識狀態中，自動分離出來的（Suzuki, 1991；李世傑譯，1970；楊儒賓譯，2001）。此種宗教性的「頓悟」現象，若以 DCH 的催眠治療理論剖析之，則可將其界定為是人類在深度自我催眠狀態下所自動分裂成為「兩個自己」的解離反應現象，其中一個是「成為客體的自己」（如用藥時之混亂的自己），而另一個則是「成為主體的自己」（如戒藥後之智慧的自己）（張雲傑，2014）。

三、頓悟與正向的潛意識

Jung 認為人類的潛意識裡雖隱藏有 Freud 所說的那些自我防衛或見不得人的想法（修慧蘭等譯，2009），但卻非一無是處，因為在潛意識所主宰的功能裡最被 Jung 所樂於稱道的一個正向功能就是：「潛意識」會將任何有助於讓「意識」本身變得更完整的心靈資訊提供給「意識」使用，而且一旦潛意識所提供之資訊「可合理的」被意識加以接納的話，則個人意識到自己與自身完整人格「相融為一」的精神狀態就較容易隨之產生，而使得個人的「意識自我」與「潛意識自我」之間的衝突能瞬間消除（Suzuki, 1991；楊儒賓譯，2001）。

這是因為 Jung 認為「潛意識」是所有形上學、神話故事或各種哲學概念的「原型胚胎」（Suzuki, 1991），因此任何浮現於意識的潛意識，都是為了回應某種相對應的意識情境，而且潛意識所回應的內容範圍包括了個人完整的本性及源於祖先遺傳的集體觀念（修慧蘭等譯，2009）。但是為何個人的意識總是會將潛意識所回應之完整訊息「看成」是分裂的、殘破的、片面的、或是零碎的樣子呢？Jung 認為這是因為人類的意識具有「分門別類」的特性所造成，使得任何來自潛意識的完整訊息都被自我意識的「分別心」所割裂了（Suzuki, 1991；楊儒賓譯，2001；劉國彬、楊德友譯，1997）。

故 DCH 就是為了讓潛意識所提供的「頓悟訊息」可完整的被意識接收，才會精心設計出以「死亡重生技術」結合「催眠解離技術」的特殊技巧來解

離意識的分別心，讓潛意識所提供的「頓悟訊息」可以在意識被解離（分裂）為「死亡的自己」與「重生的自己」之後，以「智慧之光給予答案」的巧妙包裝方式，直接（完整的）讓個案的自我意識接收，如此一來，個案就會在當下瞬間產生「頓悟」的心理感受，使得「意識自我」與「潛意識自我」之間的衝突瞬間消失，產生治療師所預期的治療效果。

四、激發頓悟的治療技術

　　在過去的年代，人類必須透過宗教上所謂的心靈修行技巧，例如禱告、靜坐、或內觀等，方能窺探自己的潛意識內容，並得到潛意識的正向回應，使個人在意識上得到帶有「頓悟和啟示」感受的潛意識訊息（此即古代修行人所謂的「頓悟」）。但現今人類的意識要瞭解自己潛意識所提供的訊息內容，而使「意識自我」與「潛意識自我」間之衝突得以消除的方法，自 Freud 運用催眠治療技術開啟人類的潛意識心理治療時代之後，已不再需要有宗教信仰上的修持，而只須要透過諸如精神分析、夢的解析、催眠分析、正念內觀等認知行為技術之訓練與協助，便能藉由深層「自我揭露」過程而讓個案得到心理治療所需的「頓悟」（張雲傑，2007）。雖然當代已發展出許多可讓個案「頓悟」的心理治療技術，但依其技術型式區分仍不外乎以下兩大類型：

（一）隱藏目的之控制技術

　　此類的頓悟治療技術是指治療師對個案所進行的一種「隱藏目的式」的控制手段（McGuire, 2004; 張廣宇等譯，2009），只是實施控制手段的「目的」是良善的，而這良善的目的就是為了讓個案在一系列的治療活動中，能產生治療師所預先設定並期待會發生的頓悟經驗，好讓個案的身心能獲得應有的治療效果，例如 DCH 的「死亡重生技術」便屬於隱藏目的之控制技術（張雲傑，2014）。

（二）轉化心境之辯證技術

　　此類的頓悟治療技術是指治療師以「辯證式」的思考邏輯對個案進行治療性的晤談，雙方的「知識系統」僅被視為治療工具之一，治療目標乃在於透過對話來「轉化」個案的心境。但此處之「轉化」並非雙方所事先預訂好的，乃是某種尚未被決定的變化，而唯一的心理治療目標就是治療師必須協

助個案化解其意識中的「自我執著」，以產生頓悟的經驗（李世傑譯，1970；楊儒賓譯，2001），例如「焦點式晤談技術」便屬於轉化心境之辯證技術。

由於在讓個案產生頓悟經驗的「力量強度」上，Jung 認為傳統讓個案在「意識」上隨意漫談的治療學派是較為「無力的」，頂多只能讓個案不討厭心理治療而已，但卻無法產生有效的頓悟效果（楊儒賓譯，2001）。因此為了改善上述傳統治療學派的弱點，晚近所發展的各種心理治療法（特別是催眠治療法和認知行為療法）在協助個案獲得頓悟經驗的過程中，都會刻意使用具有特定目的與作用的治療技術（張雲傑，2014）。

至於 DCH 療法則是採用整合式方法，將上述的「控制技術」與「辯證技術」加以結合運用。因此在 DCH 的治療過程中，為了讓個案產生有效的頓悟經驗，治療師必須靈活地藉由各種直接或間接的認知催眠技術（如催眠回溯或死亡重生技術）以及辯證式的晤談技巧，加速催化個案形成某種適合接受正向建議或產生情緒改變的心理狀態（如讓「意識」解離成幾個不同年齡或身分狀態的自己），好幫助個案形成一種願意改變或真實面對自己潛意識的心理態度，使其在得到「具決定性」的頓悟經驗之前，可讓自我防衛機制與意識上的阻礙力量能減輕至最低的程度。

五、自體我的頓悟效果

Jung（1948）在探討人類潛意識時，發現潛意識「自體我」的多樣性可透過不同民族間各式各樣的神話主題來顯現，但是這些不同神話的思想來源卻都可歸向於同一「集體潛意識」的本質，而此「集體潛意識」本質之象徵物，被 Jung 以西藏密宗的觀念稱之為「曼荼羅」，也就是梵語「圓的意識」的概念（楊儒賓譯，2001；劉國彬、楊德友譯，1997）。

雖然 Jung（1948）的集體潛意識理論認為西方基督教與東方佛教中關於「解脫的原型」大致上是相同的（Suzuki, 1991），但事實上卻是完全不同的！因此 DCH 提醒治療師在對基督徒或佛教徒實施頓悟治療技術時，千萬別使用 Jung 的「傳統原型」概念來進行頓悟治療，反而應該要根據 DCH 所特別針對不同宗教信仰的個案所設定「解脫觀原型」來治療，才能達到 DCH 療法所設定的頓悟治療效果：

（一）東方佛教的解脫觀

1.地球人的起源

　　地球上的人類始祖是來自「光音天」的「天人」（可翻譯為神仙族類或外星人類）因為食用了地球上的食物而造成自身體質的轉變，導致無法（飛）回到原本的「光音天」，於是只能定居在地球上而成為現代地球人的始祖，所以地球上的人類都是「光音天人」因食用地球食物而體質突變所產生的後代子孫（黃俊威，2002）。

2.輪迴的宇宙觀

　　地球人類的始祖（如「光音天人」）、外星人類的始祖與無限的宇宙萬物都是因緣合和所生，也就是當構成生命的基本要素（因）與外界物質環境的助力（緣）剛好能相互配合時，生命因此誕生。眾生也就是所有的生命體（包括人類）皆有著起初由因緣合和所產生的「生命本質」即所謂的「佛性（即各自的靈性）」，而整個宇宙遵行著「成（生成）、住（存在）、壞（毀滅）、空（等待下次重新生成前的狀態）」的循環輪迴週期，在生命體上則外顯為「生、老、病、死」的生命輪迴週期，宇宙中所有眾生均會在六道輪迴中不停的輪迴轉世直到永遠（黃俊威，2002）。所謂的六道就是「三善道的天道、阿修羅道、人道」與「三惡道的畜生道、餓鬼道、地獄道」，用現在的白話語言可簡單說明如下（林朝成、郭朝順，2012；黃俊威，2002）：

（1）天道：如中國、印度或希臘神話故事裡的正派神仙族類。

（2）阿修羅道：是在天界裡與上述天道的正派神仙持續爭戰中的一群類似反派的靈界族群。

（3）人道：包括地球上的人類及宇宙中的外星人類。

（4）畜生道：全宇宙中（扣除人類及外星人類之後）的一切動物。

（5）餓鬼道：如靈界中的鬼類族群，由於大多飢餓窮困，卻又貪婪、多慾而無法滿足，故被泛稱為餓鬼。

（6）地獄道：即在冥界中被懲罰的作惡靈魂族群，通常是在人道（少數是在其它的道）時做盡壞事的眾生，死後轉世至冥界中接受各種酷刑，等到懲罰期結束後，才能再轉生至餓鬼道或畜生道。

　　至於上述「天道、阿修羅道、人道、畜生道、餓鬼道、地獄道」等六道

輪迴的因果轉世規則可大致歸納如下（林朝成、郭朝順，2012）：

（1）能轉世天道是因為在人道時有守五戒[47]、十善[48]。

（2）能轉世阿修羅道是因為在人道時雖有守五戒、十善，但卻未將憤怒、瞋恨之心消除。

（3）而能轉世人道是因為在人道或在三惡道時能守五戒。

（4）在人道時因不守五戒又「貪、瞋、癡」三毒之心太重者，如貪愛心強的人死後會落入餓鬼道、瞋恚心強的人死後會落入地獄道、愚癡心強的人死後會落入畜生道。

（5）已落入三惡道的眾生，必須先設法修至人道，因為人道是修行之路的關卡與轉折點，所以一定要先能轉世進入人道，才有辦法從人道持續修行至三善道，或是再持續修行往能跳出六道輪迴的更高級的羅漢道、菩薩道和最終進入涅槃的佛道之路前進。

（6）已轉世進入三善道的眾生，在修行之路上，若無法持續向上或保持原有成果，反而因自我的傲慢而違反戒律或是再度生起「無明」之心，則會再度的向下沉淪而落入三惡道。

（7）佛教的修行觀認為只要眾生願意修行，最終都有機會成為進入涅槃的佛靈（即永遠處於「空」的境界、不再落入六道輪迴的靈魂狀態），而唯一的例外狀況是因做盡極端壞事而落入「無間地獄」的靈魂將永遠在地獄裡受苦。

（8）根據佛教的宇宙觀，除非靈性能永遠保持在「空」的涅槃狀態中，否則一旦又起了一念「無明」的妄想心，靈性就又會再度開啟所有由「業力」所引動的「成、住、壞、空」與「生、老、病、死」的新六道輪迴世界，而再度輪迴不停。

3.苦難的原因

源自個人累生累世輪迴的因果業力所造成的「果報」，若累積惡業則受苦果，若累積善業則受善果，所以若要永遠不落入六道輪迴，就只能靠個體以自力救濟的「六度萬行[49]」修行方式化解累世的因果業報，才能進入不再

---

[47]五戒為 「不殺生、不偷盜、不邪淫、不妄語、不飲酒」。

[48]十善為「不殺生、不偷盜、不邪淫、不妄語、不兩舌、不惡口、不綺語、離貪欲、離瞋恚、離邪見」。

[49]六度萬行是指行「菩薩道」所須修行的一切法門，其中六度是指「布施、持戒、忍辱、精進、禪定、般若」等六種可以幫助眾生從生死苦惱之「此岸（即今世人生）」修行到達涅槃極樂之「彼岸（未來成佛）」的法

輪迴的涅槃境界（林朝成、郭朝順，2012；黃俊威，2002）。

4.輪迴的解脫觀

　　大乘佛教徒的修行目標是自己本身要透過修行成為那永不落入六道輪迴的佛靈，所以全宇宙裡最終會產生出無數永不落入六道輪迴的佛靈，但彼此並不會合而為一，反而是會創造出一個有無數的佛靈和無數佛國世界的多佛宇宙，是屬於一種永遠循環在「成、住、壞、空」因果現象裡的多靈體獨立狀態（也就是宗教學上所謂的「多神論」靈界）。即使是往生到西方極樂世界的佛教徒靈魂，仍是獨立生活在由阿彌陀佛的念力所創造出由「蓮花化生」的永生世界裡，但卻仍是獨立的「帶業（障）往生靈」，就算修成佛靈，也不會與任何其他佛靈合而為一，所以仍然是保持著多靈體的獨立狀態（即仍是屬於宗教學上的「多神論」靈界）（林朝成、郭朝順，2012）。

（二）西方基督教的解脫觀

1.地球人的起源

　　人類的始祖是由永生的父神耶和華[50]所創造。

2.線性的宇宙觀

　　人類的始祖與宇宙萬物都是永生的父神耶和華所創造，然後人類的始祖（亞當和夏娃）因被蛇（撒旦的化身）誘惑吃了禁果（「善惡之樹」的果實）而沾染了「罪」，於是亞當和夏娃被父神逐出伊甸園，之後人類的始祖開始在地球上繁衍後代，由於人類的後代作惡多端到極點，所以父神以大洪水將所有惡人毀滅，只留下義人挪亞一家八人重新繁衍新的後代（即挪亞方舟的典故），讓人類的第二次文明重新開始，成為現代地球人的祖先。後來父神為了救贖人類的靈魂可以從地球回到天國與父神同在，成為永生神的兒女，乃差派上帝之子耶穌降世為人，透過耶穌在十字架上犧牲自己生命來替人類贖「罪」的方式，戰勝了死亡和撒旦族群的邪惡權勢，把所有願意相信唯一真神的人類靈魂救贖回到天父神國，並賜與永恆的生命（李永明、鄭淳怡譯，2014）。

門，故為成佛之必修功課，又因「六度」所衍生之各種具體修行法門非常的多，故又以「萬行」稱之。
[50]天主教譯為「雅威」、回教譯為「阿拉」或「亞威」，目前基督教學術界普遍認為基督教的譯音「耶和華」是「雅威」的誤譯。

3.永生的解脫觀

　　根據基督教《新約聖經》中的教義，所有信仰耶穌基督的人類靈魂於死後會重生並永遠活在惟一的耶和華天國裡。若從微觀的角度看，每個基督徒的靈魂是獨立永活在天國裡，而且有聖父所差遣的「聖靈」內住在每個基督徒的心裡。但從巨觀的角度來看，則是所有基督徒的靈魂會以「分工合作」的方式來合一成為如同「耶穌基督的靈性身體」的精神象徵體，其中聖子耶穌基督是象徵可主宰靈性身體的「頭部」、聖父耶和華則象徵是「耶穌基督的頭部」，而聖父耶和華、聖子耶穌基督、聖靈則是「三位一體」的唯一真神。此種「合一的靈性結構」使得耶和華所創造的天國成為是一個講求「合一」的靈性天堂、只有獨一的真神（即「天父」耶和華）、而且所有的基督徒靈魂都能重生成為「神的兒女」（而非成為另一個神）的永生神國世界（也就是宗教學上所謂的「一神論」靈界）（李永明、鄭淳怡譯，2014）。

4.苦難的原因

　　亞當、夏娃沾染了罪，使得後代世人都遺傳了祖先的罪性，而人類本身的罪性就是造成自身苦難的最初（與根本）原因，因此單靠著人類本身的力量是無法救贖帶著罪性的自己。唯有當個人願意倚靠並發自內心相信「耶穌基督」是人類的救贖者，才能靠著神赦罪的恩典而重生得救於永生天國（李永明、鄭淳怡譯，2014）。

　　因此 DCH 療法為能讓無神論的藥癮者與有宗教信仰的藥癮者都可獲得心理頓悟的治療效果，乃根據上述 Jung 的頓悟觀點及集體潛意識理論，設計出適合東、西方文明皆能接受之「金色智慧光芒」的曼荼羅象徵物，也就是 DCH 所謂的「智慧之光」，好讓無論是基督徒、佛教徒、或是無神論的藥癮者都能將自己人格結構中之「自體我（無我）」投射於其上，並讓這潛意識的「自體我（即「智慧之光」）」能有機會可以對偏差的「自我」進行正向心理教育，好讓個案能真實地感受到「意識」上的頓悟經驗。

　　但特別必須注意的是，治療師在進行認知催眠之前，須先確認個案有、無特別宗教信仰或是屬於無神論者，然後再依據下列不同治療準則進行治療，以達成 DCH 療法所設定的頓悟治療效果：

（一）**一神論的基督徒**：根據基督教教義，人類沒有前世，只有今生的生命
　　　際遇與「來世重生於天堂得永生」或是「來世淪落到一個永遠沒有真
　　　神同在的地方」的結果，因此治療師只能對基督徒實施「今生回溯法、
　　　未來推進法與夢境解析法」，而不適用「前世回溯法」。

（二）**多神論的佛教徒**：由於佛教教義主張有六道輪迴，因此治療師可對佛
　　　教徒實施「前世回溯法、今生回溯法、未來推進法與夢境解析法」，但
　　　切記治療師要提醒個案絕對不可將「前世心象」當作是人類或是自己
　　　有前世的確切證據，以免產生反效果！因為就心理治療實務而言，Jung
　　　認為治療師已有足夠的理由可以相信：個人心理上「幻想的痛苦」往
　　　往比實際上「真實的痛苦」還要來得嚴重與厲害，所以心理治療師除
　　　了要治療佛教徒個案的「真實痛苦」外，也必須治療其潛意識所「幻
　　　想的痛苦」，比如個案在催眠中所顯現的「前世」創傷與痛苦。因為「幻
　　　想的前世痛苦」會在潛意識裡對個人心理產生強烈的自責作用，也會
　　　因而引發個人的道德困擾或心理衝突（楊儒賓譯，2001；劉國彬、楊
　　　德友譯，1997），所以 DCH 治療師一定要設法處理之。

（三）**無神論者**：由於無神論者通常只相信科學或心理學，因此治療師只能
　　　對無神論者實施「今生回溯法、未來推進法與夢境解析法」，而不適用
　　　「前世回溯法」。

第五節　重塑大腦神經迴路

　　就藥癮治療而言，哪種心理治療法的效果較佳，目前學界尚無定論，但
可以確定的是當代心理治療界最普遍使用的仍是「消除治療法（extinction
theraphy）」，因其可以單獨使用或與別的治療法一起使用（LeDoux, 1996; 洪
蘭譯，2001），如 DCH 即是將「消除治療法」結合催眠回溯療法使用。那麼
DCH 療法是如何運用「消除治療法」來達成重塑個案大腦神經迴路的「目的」
呢？茲加以說明如下。

一、消除治療法之神經心理機制

　　當代研究顯示藥癮者使用藥物的原因之一是為了化解「負面情緒」（如
焦慮），由於心理動力理論與認知行為理論均認為「負面情緒」是創傷經驗

的後遺症，因此如何化解「負面情緒」便成為藥癮治療的重點目標之一，如心理動力學派的方法是協助個案明瞭其內心衝突的根源，而認知行為學派的方法則是藉「消除治療法」去除個案的負面情緒症狀（LeDoux, 1996）。

　　所謂的「消除治療法」是由認知行為學派的 Wolpe（1988）所研發，又稱為「系統減敏感法（systematic desensitization）」或「想像制約法（covert conditioning）」（陳榮華，1986），在臨床上具有以漸進式「情緒心象」消除負面情緒（如恐懼、焦慮）的特殊功效。由於神經科學研究發現「消除」與「制約」作用具有相同之生化突觸機制[51]，而且情緒的「消除」效果與「前額葉內側」及「杏仁核」之間的交互作用有關（Davis, 1992a, 1992b），因此 LeDoux（1996）認為「消除治療法」極有可能是採「前額葉/杏仁核迴路」的內隱學習機制來控制杏仁核的作用（洪蘭譯，2001）。

　　由於 Erdelyi（1985, 1992）認為心理動力學派的「宣洩治療法[52]（cathartic）」可產生出如同「消除治療法」的情緒治療效果（LeDoux, 1996）。因此為了有效提升情緒治療效果並縮短心理治療所需時間，DCH 療法乃將上述的「宣洩治療法」與「消除治療法」結合成為「認知催眠消除治療法」，以更有效率的情緒治療技巧來重塑藥癮者大腦的情緒記憶迴路。

二、大腦可塑性之神經心理機制

　　Kandel（1998）的研究指出，當人們的大腦在從事學習活動時，其心智活動同時也可以影響大腦神經元中的哪一個基因要被「轉錄[53]」。因此人類大腦的心智活動可以塑造與其相對應的基因，而該基因又可塑造人類大腦所對應的細微結構[54]。所以 Kandel 指出：「**心理治療乃是透過『學習』機制來改變人們的心智，並且是在基因轉錄的層次上促成改變，因為一旦改變了基因的轉錄作用就可以改變神經突觸的連結形態，而心理治療之所以會有效，就是因為其可以深入大腦和神經元的層次，用啟動基因的方式來改變大腦的細微結構。**」而精神科醫師 Vaughan（1997）亦主張「談話治療」之所以有效，

---

[51]即均與杏仁核的 NMDA 受體（N-methyl-D-aspartate receptor）的可塑性有關，意即當杏仁核的 NMDA 受體受阻時，杏仁核就無法接收來自前額葉的訊息（例如「要求杏仁核抑制某個令人不愉快的情緒記憶」）。

[52]「宣洩治療法」是一種以催眠技術讓個案產生心象式回憶，再引指導個案以想像方式創造出治療所須之心象內容與情緒釋放效果的治療技術。

[53]當基因啟動時，會製造出新的蛋白質來改變細胞的結構和功能，此即「轉錄功能（transcription function）」，其可被人類的思想或行為所影響（洪蘭譯，2008）。

[54]傳統的假設則是基因（單向的）塑造人類的行為與其大腦結構（洪蘭譯，2008）。

乃因治療師是在「**對神經元説話**」，意即一個有效的心理治療師就如同是人類心智的「顯微外科醫生」一樣，能幫助個案在神經網路的層次上做出必要性的改變，以產生所預期的神經迴路重塑效果（洪蘭譯，2008）。所以 LeDoux（1996）才會大力主張「心理治療」是一種「重新設定」大腦的方式，並指出心理治療常用的「精神分析法」是另一種形式的「神經可塑性療法[55]」。

　　事實上，早在 Hebb（1949）之前 60 年，Freud 就曾經提出過類似當代大腦神經重塑的理論（Pribram & Gill, 1976），只不過後來是加州大學神經科學家 Schatz 將上述兩學者的理論歸納成一句神經學上的名言，即「一起發射的神經元會連結在一起。」才逐漸廣為神經心理學術界所知（轉引自洪蘭譯，2008）。因此為了在治療過程中，能更有效地使個案產生大腦神經重塑的心理治療效果，DCH 療乃採用下列神經可塑性理論的八大主要觀點來對個案進行神經心理治療（Doidge, 2007; 洪蘭譯，2008）：

（一）同步連結律

　　傳統理論認為神經元的結構可以因「經驗」而改變（Hebb, 1949），而 Merzenich 的大腦重塑理論則更進一步地指出：「大腦地圖上的神經元會因其在同一時間內一起活化而連結得更緊密」，意即當兩個神經元持續同時發射（或是一個發射，引起另一個神經元也發射）時，這兩個神經元都會有化學上的改變，而使得這兩個神經元就會緊密的連結在一起，此現象即是神經心理學家所謂的「同步連結律」（Merzenich, Allard, & Jenkins, 1991; Merzenich, Jenkins, & Middlebrooks, 1984; 洪蘭譯，2008）。

　　根據同步連結律可知，一起發射的神經元會連結在一起，而且神經網路的改變會以內隱的方式對「記憶網路」的連結產生改變（Freud, 1954; Pribram & Gill, 1976）。由於人類的所有「心智聯結」都是各種「記憶網路的連結迴路」所形成的外顯表現（Reiser, 1984），因此過去曾經一起發射的神經元會連結在一起，且原始的連結迴路通常還會存留（或殘留）在大腦中（洪蘭譯，2008）。所以 DCH 治療師可以透過「自由聯想」或「催眠回溯」等特殊技術，讓原始的神經元連結迴路所「內隱的記憶（迴路）」再次出現於個案自由聯想的內容中（Doidge, 2007）、或投射於催眠回溯時的心象中，然後再施以各

---

[55]LeDoux（1996）認為精神分析法可能是以顳葉記憶系統的外顯知識來控制杏仁核 NMDA 受體的可塑性。

種特殊的催眠治療技術（如悖論治療技術）加以重塑之（張雲傑，2014）。

（二）性與愛的可塑性具關鍵期

根據精神分析理論觀點，人類的「性興趣」及「愛人的能力」在性心理的可塑性發展過程中是具有「關鍵期」的（Freud, 1964），而且一旦個人在「性關鍵期」時遭遇重大身心創傷，則該重大身心創傷事件便會對個人日常生活行為與愛人的能力產生重大及深遠的影響（Schore, 1994, 2003）。當然，個人若日後想改變該創傷事件對自己身心症狀的負面影響力是有可能的，只是在性關鍵期結束後才想辦法改變，將會更加費時與耗力（Doidge, 2007; 洪蘭譯，2008）。因此 DCH 治療師為了讓個案能更快速、有效地處理自身與「性（或性別）心理發展關鍵期」有關的負向身心症狀時，便會積極運用「催眠回溯技術」與「催眠投射技術」來設法重塑個案的性關鍵期創傷記憶，並運用「催眠推進技術」來重塑與該創傷記憶有關之「負向自我預言」的記憶內容，以協助個案能重新找回「愛人的能力」與「愛自己的能力」。

（三）記憶具可塑性

根據記憶可塑性理論可知，要「**改寫記憶**」必須是在個人「有意識」的狀態下（特別是當個人完全集中其意識的「注意力」之當下）才能真正有效的改寫原有的記憶（Doidge, 2007; Levin, 2003）。因此，當為了治療個案負向身心症狀而需要處理其身心創傷記憶時，DCH 治療師就必須將個人早年深埋於潛意識中（或早已被其意識所遺忘）的身心創傷事件記憶，以「催眠聯想或回溯技術」再次將其喚回個案的意識中，如此才能讓個案在「注意力集中的狀態下」將原有的創傷事件記憶加以有效地「重塑」，並將原本與創傷事件記憶連結的「負向情緒記憶」改寫為具有正向認知的「正面情緒記憶」，如次一來，個案的負面身心症狀通常就會自動消失，否則就較難加以改變。

（四）大腦神經網路及記憶可被改變

根據大腦神經重塑理論，早期身心創傷事件的「情境移轉」或「類化作用」是可以被治療師改變的，而其最重要的治療關鍵技巧就在於：治療師必須要能明確對個案指出當「情境移轉作用」或「類化作用」被某個刺激源活化之後，到底「真正」在個案身上發生了什麼樣的相對症狀或身心變化，而當下個案又能「專心、注意」地聆聽治療師對個案症狀來源的「制約歷程說

明」與「心理分析」時，就能產生改變個案大腦「內在神經網路及其聯結記憶」的治療效果（Doidge, 2007; 洪蘭譯，2008）。因此 DCH 療法才會要求治療師必須對個案施以催眠放鬆技術，好讓個案可以順利進入「專注力集中的放鬆狀態」，以便能更順利運用「催眠解離技術」或「死亡重生技術」來消除個案身心創傷事件的「情境移轉作用」或「類化作用」的制約效果，使心理治療技術可以產生更佳的記憶重塑效果。

（五）大腦地圖是依「發生機率」組成

　　21 世紀初期，Merzenich（2001）不但以科學實驗證明了人類本身的「經驗」可以改變自己大腦的可塑性，而且還發現了大多數的大腦地圖是以「一起發生的機率高低」為原則，在空間上組織在一起的。因此根據 Merzenich 的大腦地圖理論，DCH 療法認為藥癮者大腦內的「藥癮地圖」是依照其與「心理創傷記憶、負面情緒記憶、偏差核心信念、高潮興奮感、或戒斷痛苦感」等各種心理經驗一起發生的「機率高低」，來排列這些與藥癮有關的神經元迴路在「藥癮地圖」上的空間組織與相對位置。由於 Merzenich 等人（1984, 1991）認為大腦地圖是可以改變的，而且只要治療師能使個案大腦內尚還健康的神經元一起發射，並促其產生新的正向神經連結迴路，便可據以建構「新的大腦地圖」，產生所預期的心理治療效果（洪蘭譯，2008）。

　　因此 DCH 療法乃依據 Merzenich 的大腦地圖重塑理論，要求治療師在協助個案戒除藥癮時，必須先評估出個案大腦藥癮地圖的特性，然後再分別處理會與其藥癮地圖同步發射的神經元迴路（包括上述與藥物本身及與藥癮有關的各種神經元迴路），而其實際進行時之標準治療程序就是：治療師須先將舊有與藥癮有關的神經連結迴路消除，接著再重新建立起與「新的正向戒癮經驗」有關聯的神經元迴路，如此才能有效協助個案大腦建構出新的「戒癮地圖」。

（六）有動機的學習可改變大腦反應

　　當代神經心理學的實驗結果顯示，當動物有「學習」的動機時，大腦就會彈性的反應該「學習」的需求（Doidge, 2007; Jenkins et al., 1990; 洪蘭譯，2008）。這也就是為何 DCH 的藥癮成因理論會認為個體之所以會使用藥物，是因為先有了「前置的動機」（無論是自己能意識到的動機、還是自己所無

法意識到的潛意識的動機),然後才能「學會如何用藥」的原因;而同理,這也可以解釋為何個體之所以會戒除藥癮,也是必須要先有想要戒藥的動機,才有辦法「學會如何使用戒藥技巧」的原因。因此 DCH 療法才會要求治療師在對非自願個案進行正式的認知催眠戒癮治療技術之前,一定要先設法使個案產生「至少願意改變現狀」的初級動機,而且還必須在後續的正式治療階段中,持續增強個案願意「達成治療目標」與「完成全部療程」之動機,如此才能更有效地讓個案大腦產生正向治療反應。

(七)精熟度能提升神經元效率

當代神經生理實驗顯示當大腦地圖變得更大時,個別的神經元也會經由兩階段的變化而變得更有效率,意即當個體對某一個活動或作業越來越精熟時,其大腦神經元的效率也會越來越高,這也就是為什麼個體在練習新作業時或增加某項新技能到所學習的活動上時,不會很快用光所有大腦運算空間的原因(Jenkins et al., 1990; Merzenich et al., 1996; Merzenich et al., 1999; 洪蘭譯,2008)。因此,當個體因為時常濫用藥物而導致其獲取藥物的效率或施用藥物技術的精熟度提升時,其大腦內相對應的藥癮地圖的神經元效率也會越來越高。所以為了能更快速、更有效率地在個案大腦內建立與原有藥癮地圖「相抗衡的新戒癮地圖」,DCH 療法的巧妙應對之道就是運用「閉眼催眠放鬆技術」來加強個案「集中注意力」的能力,以訓練個案能更快速地提升心理戒癮技巧的精熟度,好讓大腦內的「新戒癮地圖」的神經元效率也能更快速地提高,以「對抗或超越」個案大腦內原有藥癮地圖的神經元效率。

(八)不同步不連結律

Mogilner 等人(1993)的科學實驗發現另一項人類大腦的可塑性原則,即「原本在同一時間送達的神經元訊號,若能在時間上加以分開送達,就可以創造出不同的大腦地圖」。在神經科學上,這項新發現被稱為「不在一起發射的神經元不連在一起」或是「不同步發射的神經元無法相連結」(洪蘭譯,2008)。「不同步不連結律」此項神經生理的科學發現,可用於解釋為何DCH 的「催眠回溯療法」能改變大腦藥癮地圖組織的「消除」機制。因為在催眠回溯治療的過程中,治療師是以「催眠誘導」的方式,刻意在「時間」上將藥癮個案的用藥記憶與心理創傷記憶加以「切割」,並分開進行下列治

療（張雲傑，2014）：

1.首先重塑用藥記憶：

　　DCH 療法用於「重塑用藥記憶」的第一個重要關鍵步驟，就是先以催眠回溯技術將藥癮者的「首次用藥記憶」回溯出來，並指導個案如何運用「使回憶轉換為視覺心象」的特殊技巧，將其個人首次施用藥物的「情境」以生動的心象畫面重現出來，然後治療師再以各種認知行為治療技巧消除與藥物本身相關之情境刺激的「內、外在提示線索[56]」。

2.次則重塑心理創傷記憶：

　　至於「心理創傷記憶」部分，DCH 療法則是運用催眠回溯技術，誘導藥癮者產生「視覺心象式的回憶內容」（有如讓個案看自己內在的「夢境畫面」或「心靈電影畫面」一般），並依據「治療目標」來重現個案（在首次用藥之前）從小到大所遭受的各種心理創傷事件，然後治療師再針對各種不同類型的心理創傷事件（如性侵、家暴、父母離異、或喪親等），分別施以相對應的認知行為治療技術，以消除藥癮個案的「認知循環」及「潛意識循環」所產生之「自我治療」機制[57]。

3.最後則重塑情緒記憶：

　　透過上述兩階段的「分別治療程序」，治療師便能在「時間」上，先分開激發原舊有神經元迴路，然後再分別加以「認知行為治療」，最後再施以能分別連結「新的、正向的」情緒記憶迴路的認知催眠制約技術（如「死亡重生技術、催眠悖論技術或催眠推進技術」等），如此就可以逐漸消除個案大腦「藥癮地圖」與「心理創傷地圖」之間的神經元連結型態，並建立出新的「大腦戒癮地圖」。

---

[56]請參閱第一章「首次用藥成因」理論。
[57]請參閱第一章「用藥循環與復發」理論。

第三章
DCH 的藥癮治療理論與策略

「大腦重塑理論」可被視為是 DCH 療法在進行各種藥癮治療理論整合之時所最常採用的「接著劑」理論，不但能將「心理動力理論、認知行為理論、催眠治療理論」等三大藥癮治療理論加以結合成為在「治療效果與現象解釋」上更全面、更完善的「整合型藥癮治療理論」，並可據以設計成為更適用於處理與對治藥癮者之「異常自我、情緒障礙、惱人夢境、情感創傷、強迫行為」等 5 大身心症狀的治療理論與策略。

因此，DCH 療法之藥癮治療理論與策略，除了可使 DCH 療法發揮出超越各單一治療理論與策略的藥癮治療效果外，更能因而產生出「整合型的治療理論與策略」所獨有之更全面、更有效、更快速的身心治療效果，而使得強制藥癮戒治機構內的成年男性藥癮者能在僅接受 5 次單元（約總計 7.5～10 小時）的 DCH 療法後，就可產生改善「自我概念、負面情緒、及降低非法藥物再犯率」的優越藥癮戒治效果，而且顯著優於一般心理戒治處遇。

第一節 異常自我的治療理論與策略

由於 DCH 療法對藥癮者異常自我概念的主要治療理論與策略，是以 Bums（1991）、Fitts 與 Warren（1996）、Woolfolk（2005）的助人技巧為基礎所發展出來的。因此 DCH 認為治療師必須在治療過程中與藥癮個案發展出具有「支持性」的治療關係，才能有效激發個案產生積極的自我態度，建立正向的自我概念，進而提高個人之自尊心。

一、異常自我概念的治療理論與原則

DCH 根據 Bums（1991）、Fitts 與 Warren（1996）、Woolfolk（2005）等學者用於協助個案發展正向自我概念的治療理論，綜合歸納出下列九項適合處理藥癮者異常自我概念的基本治療原則（馬傳鎮，2008）：
（一）治療師要能顯現對個案的愛心與真誠開放的接納態度。

（二）治療師應看重個案自身的價值，接納個案的意圖與成就，必要時可適度提供能切合個案本身潛能的成功機會。

（三）治療師應明確建立對個案的「心理衡鑑標準」與「治療目標」，並協助個案創造身心都能感到安全與放心的治療氣氛。

（四）治療師應先確定治療時程、治療內容與分組治療等措施，是否為個案所必需，而非僅是為了方便處理個案問題或逃避某些個案而已。而且在正式進行治療前，必須先明確告知個案相關配套措施，以使個案能預先做好心理準備，願與治療師共同合作完成整個治療方案。

（五）治療師應多強調個案身心狀態的正向積極層面，而不強調其個人缺點與失敗經驗（如藥物或酒精再犯經驗），並且應多給予個案精神鼓勵，嚴禁批評與嘲諷，並避免將治療師自己的偏見加諸於個案身上。

（六）治療師可對個案特定的負向行為（如藥癮、酒癮）加以客觀評估，但不能否定其整個人，即使個案有某些特定行為讓治療師心生排斥，治療師仍然要接納該個案。

（七）治療師應鼓勵個案做出「有價值的嘗試」（如拒絕藥友或搬離用藥環境），並給予信心，而且應預防個案因「害怕失敗」的心理作祟，而恐懼進行正向的新嘗試。

（八）治療師應針對個案本身特性來建立可讓其適當進行自我評量與自我酬賞的「規範或約定」，也可於適當時機鼓勵個案與「過去的自己」競賽，但應防止個案進行任何會破壞治療效果的競爭或比賽。

（九）治療師應切記，個案的「正向積極自我概念」乃來自於其能在生活環境中成功順利地進行一切生活所需的運作，並且在該環境中能被自己心目中的「重要他人」所尊重。

二、異常自我概念的治療重點與策略

　　DCH 療法根據 Fitts 與 Warren（1996）之治療理論與主張，建議治療師在治療藥癮者的異常自我概念時，必須遵循下列各類自我概念的處理原則與治療策略，並掌握認知催眠治療技術介入之重點與時機。

（一）培養適當自尊

　　Fitts 與 Warren（1996）的自我概念治療理論指出：當治療師在治療個案

的異常自我概念時，一定要切記「自我概念」並不等同於「自尊」，但兩者卻是密切相關的。因為「自我概念」是指個人在認知「我是誰？」時所引發的自我定義；而「自尊」則是指個人在認知「我對自己的感覺如何？」時所產生之自我評估。根據當代研究資料顯示，在較大的兒童、青少年與成年人族群中，在那些對個人自己本身而言比較重要的領域中，個人之自我概念與自尊之間是呈現高度相關性的（林幸台、張小鳳、陳美光，2004）。因此 DCH 治療師在處理自尊異常（無論是過高或過低）之個案的重點與策略，在於須設法將個案之自尊心調整至能適應其所身處之現實環境，如此才能在個案的「適當自尊心」之上，重塑出較為健康與正向的自我概念。

（二）建立正向自我形象

Fitts 與 Warren（1996）指出在處理與自我概念有關的問題時，讓個案的「自我定義」與社會大眾所認為的實際情形相符、或是協助個案透過改變個人行為來重建「自我形象」，亦是治療師在進行治療處遇時的重點項目之一（林幸台等，2004）。因此 DCH 療法根據上述 Fitts 與 Warren 之觀點，建議治療師在處理藥癮個案之負向自我形象時，必須先以「催眠回溯法」將個案潛意識內之所有負向自我形象的「象徵人物」（如個案孩提時代的「受虐兒」或夢境中的「乞丐」）全數找出，並以消除治療法將各種「象徵人物」所內隱的負向情緒加以消除，然後再以「催眠解離療法」或「死亡重生療法」將個案自己與各種「象徵人物」之間的身心制約機制，加以徹底地「分割」與化解（請參見第二章第五節「不同步不連結律」），最後再以「頓悟治療法或（預見）未來推進法」來加以建立正向自我形象，如此才能得到預期的治療效果（切記當治療師在處理個案負面自我形象時，絕對要避免單獨使用「（預見）未來推進法」，以免產生非預期的效果）（張雲傑，2014）。

（三）協助自我接納

藥癮治療計畫的「治療目標」之一，通常是為協助藥癮個案達成更適當或更健康的「自我評估」，包括使個案願意「自我接納」並願意「接受（自己的）成功」。因此 DCH 療法為了達成「使個案能健康的自我接納，而非病態的自我接納」之目標，乃參考 Fitts 與 Warren（1996）的觀點[58]與治療策略，

---

[58] 即「只要能幫助個案注意到自己生活中的愉快事件，或是讓個案能見識到自己優點的任何活動，都可以增

設計出下列可靈活運用於協助個案產生「健康的自我接納」的治療策略與技術（林幸台等，2004；張雲傑，2014）：

1.運用價值感心象

在藥癮臨床治療上，DCH 治療師可靈活運用「價值感心象（Imagery of worthiness）」來協助藥癮個案提升其自我接納程度，其實施步驟是先讓個案做一些可以紓解身心壓力的簡單活動，然後才正式實施催眠誘導技巧，讓個案在催眠狀態下進行價值感心象練習。治療一開始時，治療師可以鼓勵個案「想像」自己的身心處在一個非常理想與放鬆的狀態下，可以自由自在地接受生活中之「重要他人」的正向回饋（如妻子、父母或師長），而且治療師必須要求個案「要盡可能完整地」想像出所有內容的心象細節（如可以引導個案想像出其重要家庭成員在給予自己正向積極回饋時的表情、語調、穿著打扮或肢體動作等）（張雲傑，2014）。此外，DCH 治療師還可鼓勵個案進行以下的價值感心象練習（林幸台等，2004；張雲傑，2014）：

（1）**理想形象**：治療師可運用「未來推進技術」讓個案想像關於自己未來的理想形象，如讓個案預見或想像出自己成功戒藥 10 年後的「好父親」形象。

（2）**他人肯定**：治療師可運用「催眠解離技術」或「未來推進技術」讓個案想像自己被重要他人認真對待，如讓個案之心靈透過催眠解離技術漂浮到「空中」，然後「往下看見」戒藥後的自己正受到家人們熱情款待的心象畫面；或是運用「未來推進技術」讓個案預見當自己成功戒藥後，在職場上會被上司重用的未來心象畫面。

（3）**正面支持**：治療師可運用「催眠解離技術」讓個案想像並「感覺」到自己被他人支持或是他人對自己有正面的看法，如讓個案之心靈透過催眠解離技術進入自己妻子的「身體裡」，然後感受到其妻子內心其實「仍是深愛著個案、並支持著個案的」。

（4）**原諒自己**：更重要的一點是，治療師也可運用「催眠回溯技術、催眠解離技術或死亡重生技術」來讓個案用視覺心象來回憶自己過去犯錯的情境，並想像自己可以「原諒」過去犯錯的自己，並進一步地從過

去所犯的錯誤當中，學習到「寶貴的經驗」或獲得「新的領悟」。

2.練習正向誠摯回饋

治療師可讓個案在認知催眠治療過程中進行「給予」與「接受」的正向誠摯回饋練習，並訓練個案能發自內心說出肯定自己的話語，或是利用「找出自己優點」的技巧，來提高個案對自己優點的敏感度並承認自己的長處（林幸台等，2004），或是治療師也可以讓個案在催眠狀態下大聲說出自己的正向表現或引以為榮之事，並讓其在催眠狀態中感受到心理、生理或實際上的鼓勵或正向回饋；亦可讓個案催眠狀態下練習「面對自己」，如在視覺心象中想像不同部分（或不同年紀）的自己就坐在對面，讓不同部分（或不同年紀）的「兩個自己」（如「年少用藥的自己」和「日後戒藥的自己」）可針對彼此喜歡或不喜歡、擁有或缺乏的部分進行對話（張雲傑，2014）。

3.探討正面身體意象

針對因長期扭曲的身體形象或身體殘障，而導致生理自我概念受損的藥癮個案而言，藉由「自我接納」來讓個案產生「正向改變」是十分重要的治療策略（林幸台等，2004）。因此 DCH 治療師在處理此類個案時，首先必須協助個案在催眠狀態下，探討自己在不同生命階段（包括過去、現在和未來）的身體狀況，然後再深入探索每個身體意象所代表的「心理內涵」（包括意識或潛意識的內涵），而在運用此技巧時所要特別注意的是，DCH 治療師必須在催眠狀態下激發出個案本身對「正向生理自我概念」的覺察，並協助個案探索出「**負向生理特徵的正面意義**」，同時還必須以「頓悟療法」協助其能坦然接受這些生理特徵的「負面後果」及「無法改變之處」，因為使用此策略與技術之最終目的就是希望能在治療過程中，讓有生理自我概念障礙的個案因而對其身體形象產生「自我接納」的感受。此外，治療師亦可根據個案的實際身心狀況，鼓勵其從事諸如瑜伽、舞蹈、健走、慢跑、或有氧運動等對其身心發展有幫助的健康紓壓活動（林幸台等，2004；張雲傑，2014）。

（四）改善家庭自我概念

參考 Fitts 與 Warren（1996）所指出之可有效改善個案「家庭自我概念」的策略，DCH 治療師在引導個案進入催眠狀態後，可靈活運用於家庭自我概念的治療策略與技巧如下（林幸台等，2004；張雲傑，2014）：

1.描述家人正向屬性：

　　在運用此技巧時，治療師必須先運用「催眠解離技術」讓個案的心靈飄浮於空中，接著再以向下俯瞰的角度來瀏覽「下方世界」裡的自己與所有的家人所發生的一切事情，然後再請個案以「客觀的旁觀者」角度來描述其「家庭成員在哪些方面是如何的獨特或與眾不同」、或讓個案分享是否「有某位家庭成員始終對自己很好」的受關懷經驗、或是鼓勵個案飄到下方世界當面「對某位特定家人說出肯定對方的感受」等，以上這些特殊的視覺心象運用技巧都具有激發個案產生改善家庭自我概念的正面治療效果。

2.重溫共同美好回憶：

　　DCH 治療師可運用「催眠回溯技巧」讓個案在視覺心象中先瀏覽一遍自己曾經與家庭成員所共同度過的美好回憶，然後再引導個案練習在視覺心象中親口告訴家人在當時所經驗到的「家人對自己的支持」、或是「家人對自己充滿了愛的關懷」、或是「自己被家人認真對待的感受」等，這類形式的「親情表達（或親情告白）」對於改善個案的家庭自我概念是頗有助益的。

（五）自我監督

　　Fitts 與 Warren（1996）在針對如何改善個案異常自我概念的治療策略與重點上，亦指出治療師必須設法改變個案在「自我監督」歷程中所慣於產生的「負向評價」。而所謂的「自我監督」則是指個人在「察覺自己一天生活中，不斷在自己大腦內運作的各種想法和意念」的認知歷程，其會影響個人對自己與環境的評價，而且「自我監督」也包括了「察覺個人某些內在想法和意念比較容易發生的特定情境類型」。因此 Fitts 與 Warren 的理論主張自我概念異常的個人通常會傾向於以一種「過度類化或個人化」的極端方式來描述自己具破壞性的想法和意念，如藥癮者會認為「母親的反應好恐怖（屬極端的想法），反正她討厭我（屬個人化的想法），因為我總是這麼沒用（屬過度類化的想法）！」而且常會包含著自責的、不相關的、或完美主義的「比較」在裡面，如「上禮拜我看到老哥做得很棒啊，但為什麼我就一直做不好呢？」或對別人的本身或行為反應做出在現實上所永遠無法驗證的假設，如「老爸認為我真的瘋了才會用藥」；或從個人自己受挫的狹隘觀點來看待別人對自己行為的動機，如「別人總是想要害我犯錯」；或是其個人的自我預

期通常都是負面的，如「這場婚姻將是個災難」，或是貶低自己的負面想法，如「我真是個沒用的廢物」等（林幸台等，2004）。

因此 DCH 療法為了改善藥癮者在「自我監督」方面的異常反應，通常會要求治療師在處理藥癮個案時，必須先引導個案進入催眠狀態，然後再以「想像模仿」技術（參閱第二章第三節）協助個案在某些特定情境之下，適當建立起一些較為健康的自我概念（張雲傑，2014），並逐步建立起比自己過去慣有的單一想法更為廣泛的意念，如「妻子今天看起來似乎不太開心，難道是我說話的口氣太差，讓她覺得不被尊重？還是她昨晚與鄰居吵架的關係？下次我在說話前，一定要好好先觀察一下她的狀況才行」；或是指導個案明白「在進行過符合實際狀況的比較之後，才會產生有用訊息」的觀念，如「大哥上禮拜把事情處理的很周全，是因為他有相關的工作經驗，我在想是否可以請他來指導我如何做呢？」；或讓個案練習如何對別人的反應進行「暫時性的假設」，如「我還在推敲對方是怎樣看待我的？」；或幫助個案將別人的動機視為比自己個人所認為的觀點更為寬廣，如「我在想對方到底知不知道這樣說，會讓我覺得很丟臉？」；或讓個案瞭解建立「正向自我期望」的重要性，如「只要我能正向思考，我就能在擁有幸福的婚姻」，或是增強個案肯定自己的正向積極想法，如「我可以成功戒藥」等（林幸台等，2004）。

（六）設定成功楷模

Fitts 與 Warren（1996）認為「練習」為建立自我概念的治療方案中不可或缺的要素，因個人須先具有能察覺到以「自我知覺」為基礎的實際能力後，方能形成自我概念。因此對有自我概念障礙的個案而言，DCH 治療師可透過指導個案在催眠狀態下，運用視覺（或體覺）心象想像一個「成功楷模」的方式來協助其從基礎開始練習到達成目標所需之各種階段性策略與技巧，包括（林幸台等，2004）：

1.指導個案學習以正向因應行為替代自己過去慣用的逃避行為。

2.以正向想法與正面意象取代原已習慣的負向想法與負面意象。

3.其他特殊技巧的訓練（請參閱第二章第三節）：

（1）指導個案練習「思考停止技術、自我肯定訓練、使用自我保護心象」等技巧的綜合運用方法是避免個案產生破壞性的「自我評價」的極佳治療策略。

（2）「放鬆訓練、自我肯定訓練」則可使個案學會表達自己意見與因應後果的技巧。

（3）「社交訓練」則可使個案學會如何「與他人眼神接觸、能適當互動、可與人聊天、願適當自我揭露、維持合宜的人際界限」等，並能提供個案很好的實用技巧來達成改善人際關係與正常社交互動的目標。

（七）結果評估

　　Fitts 與 Warren（1996）指出，針對如何治療「自我概念極高且有問題」的個案而言，「結果評估」的能力訓練是特別重要的一環。因此 DCH 治療師必須協助有這類異常情況的藥癮個案學習如何從有問題的生活領域中，將自己「抽離」出來，並轉變成以「旁觀者」的角度來看待原本的情境，好讓其可以客觀地評估「造成自己失敗」和「促成事情改變」的因素為何，而不是一昧地堅持己見而無法使自己產生「有效的改變」。此外，治療師亦須指導個案練習辨識「什麼生活情境對自己而言是無法妥善處理的」、以及「自己應該如何承擔改變的責任」等。

　　一般而言，通常個人在進行「結果評估」時會需要他人給予回饋或意見，但問題是有時候他人回答的方式也可能會對當事人具有破壞性或甚至造成傷害。因此 DCH 治療師要協助個案學習如何較為客觀、理性地辨認「回饋」本身與形成該回饋的「環境因素」，如對方之所以會如此回答，是否因正在煩惱或生氣、或是因生病了或昨晚沒睡好、還是因感覺不受他人尊重等。而且治療師還必須讓個案瞭解一件事：即當確定「負面回饋」真的是對方的原意時，其倒也並不一定就具有破壞性，反倒是個案先應該評估是否是「自己反應太少」（如極高自我概念的個案）或是「自己過度反應」（如低自我概念的個案）所造成。尤其當個案希望能達成目標，但卻遭遇到真實的挫敗時，此時治療師就必須先協助個案找出其是偏向於「反應不足」的類型、還是偏向於「反應過度」的類型，然後再針對該特定事件來指導其進行不同結果的心象演練（如運用想像模仿技術）或實作練習（林幸台等，2004）。

（八）接受成功

　　在學習如何「接受成功」的治療策略部分，Fitts 與 Warren（1996）指出治療師需指導個案練習「如何接受」他人的正面回饋與因自己成功所獲得的

他人讚美。因此 DCH 療法建議治療師在對催眠狀態下的個案實施「接受成功」此一治療程序時，可以下列步驟為之（林幸台等，2004）：

1.首先要透過訓練讓個案知道「自己所能做的」就是「讓別人給予這樣的回饋」，而不是主動反駁對方或替自己打折扣。

2.次則隨著治療時程的進展，再讓個案練習給予讚美自己的「對方」一些簡單的回答，如「謝謝」或「感謝您」，然後再讓個案練習逐步增加表達自己也「同意」的句子。

3.最後則可進一步讓個案練習「能主動要求對方給予自己更多正向回饋或評價」的情境（可先讓個案在心象情境下練習，當心象演練成功後，則可進展到真實環境中的實境練習）。

（九）設定未來目標

　　Fitts 與 Warren（1996）認為個人若只根據「自己完美的理想」或只單單為了「符合別人的期望」來設定自己應該達成的「未來目標」的話，其結果往往是弊多於利的。因此 Fitts 與 Warren（1996）及張雲傑（2014）均指出就「如何設定個人未來目標」的治療策略而言，由專業治療師協助個案找出當完成後會有「滿足喜悅感」的目標是非常重要的。因為惟有能讓個人在充滿熱情與愉快心情的狀態下，願意「去努力、去追求的未來目標」，才能真正激勵個人產生正向積極的自我概念，進而提升達成目標後的「幸福快樂感」。而為達成此治療目標，Fitts 與 Warren 認為在臨床治療實務上運用「心象技術」來協助個案是非常有幫助的（林幸台等，2004）。因此 DCH 療法乃根據 Fitts 與 Warren 的治療策略，設計出一套適合用於協助個案設定適當未來目標的「預見未來療法」來讓治療師靈活運用（林幸台等，2004；張雲傑，2014）：

1.預覽目標實現後之生涯：

　　在實施「預見未來療法」時，DCH 治療師須先將個案引導進入催眠狀態，然後再指導個案先對自己個人生活中的各種重要層面進行完整而且詳細的想像，然後再鼓勵個案想像「未來五年後（或十年後、或二十年後）」，自己希望（或可能）成為什麼模樣、過著什麼樣的生活方式、喜歡自己被別人如何看待、家庭狀況有哪些新的變化、或是想像當自己年老退休後會怎樣看待自己過去的人生、或是去「未來世界」看看什麼是自己真正需要的是什麼、

以及如何實現人生夢想或生涯目標的可行方法等；或者治療師亦可請個案選擇三個自己認為較理想的志願（或願望），然後對這些志願（或願望）如何在未來被實現，加以詳細描述、想像並規劃；而且治療師也可以在想像的未來心象中，指導個案如何分配時間或協助個案規劃自己該如何運用時間（林幸台等，2004）。

此外，若個案是「多神輪迴信仰者」（如佛教徒或道教徒），治療師在運用過上述「預見未來」技巧後，亦可再讓個案去探訪「來世」，並讓個案根據所預見之「來世」狀況，仔細規劃其今生該「如何改變」才能擁有「更好的來世」或是「自己真正想要的來世」；倘若個案是「一神信仰者」（如基督徒或回教徒），則治療師亦可讓個案去探訪「來世的天國」，並請個案向「上帝」尋求「今生該如何活出美好人生」的啟示，如此一來，個案就能透過「神（即「自體我」）」所啟示之答案，領悟其人生目標或生涯規劃方向。

2.設定關鍵點之階段目標：

一旦個案建立了對其個人未來有意義的想像或心象情境後，DCH 治療師就必須和個案一起工作，將個案的這些想像的內容與特定的、正向的、或可達成的目標之間連結起來，並協助個案將如何達成最終目標的「行動過程」分成幾個較小的階段性成分，再設定如何以實際行動逐步達成各個階段性目標，以完成最後的主要目標。此階段 DCH 治療師之重點在於協助個案確認可把哪些重要他人（即中國人所謂的「貴人」）納入一起工作，或該避開哪些重要他人（即中國人所謂的「小人」），以免自己受到傷害而影響各階段目標或甚至最終目標的完成（張雲傑，2012a，2012b，2014）。治療方法是運用視覺心象治療技巧，讓個案可以把行為改變的相關優點與缺點加以「形象化」並「具像化」，使得內在與外在阻礙都能盡量減到最低；同時找出計畫中之「支持系統」來源（如有哪些貴人或機構可以幫助自己），並將朝向目標的每一步都依據其得失加以評估，而且只可執行「得/失比例」可被自己接受的步驟，最後則列出自己須執行的特定行動和所希望得到的最終結果。一旦設立了實際可達成的目標後，治療師可讓個案在催眠狀態下以心象演練的方式（或是指導個案如何運用在其真實情境中），讓其對支持自己的重要他人公開宣布其所要努力達成之目標的內容，因為此舉通常可為個案帶來很有用的重要助力與支持力量（林幸台等，2004；張雲傑，2014）。

　　另根據 Fitts 與 Warren（1996）的研究，在個人生涯發展的過渡時期，如轉學、換工作、新人際關係的開始（如結婚）、或進入生活的新階段（如監所內的藥癮者剛復歸社會時）是最有可能發生自我概念改變的時間點。此時若個人可在這些生涯過渡階段，成功完成階段性的新任務、拓展出正向的新人際關係（如與貴人來往）、斷絕舊有的負向人際關係（如避免與小人來往）、或是發展出新的謀生技能、並形成新的人生理想與未來目標的話，則個人就可以形成新的正向自我概念（林幸台等，2004）。因此 DCH 治療師在協助藥癮個案設定未來目標時，治療目標之設定應始於預期正在發生、或將要發生之可能的改變，並評估每一可能改變的關鍵轉折點、相對重要性、及相關重要改變的具體執行過程與階段性策略，然後再以「預見未來療法」協助個案規劃之（林幸台等，2004；張雲傑，2014）。

　　由於「預見未來療法」可以讓「視覺心象能力較強」的個案在治療過程中看見自己「未來人生」的心象畫面，因此十分適用於改善個案自我概念，**但唯一絕對要注意的是其「使用的時機」**，因為「預見未來」此技術的「**最佳使用時機**」是在與個案藥癮有關之各種心理問題都已治療完畢之後，此時治療師方可運用「預見未來」技術來協助個案設定「戒藥後」的未來目標或進行生涯規劃，好讓其能對自己的未來懷有正向期待，進而產生治療所需的正向自我概念與「自驗預言效應」。

第二節　情緒障礙的治療理論與策略

　　DCH 為消除個體以藥物進行「自我治療」之動機與為逃避負面情緒痛苦之目的，特別針對藥癮者因過去心理創傷所導致之情緒障礙及相關心理疾患，包括焦慮、畏懼、憂鬱、及創傷後壓力症等，以整合的大腦神經重塑理論及心理治療原理，做為處理個案「情緒障礙」的治療策略與應用基礎。

一、焦慮疾患的治療理論與策略

　　LeDoux（1966）指出當代研究顯示「焦慮」與「恐懼」是兩種有著緊密關聯的情緒狀態，其相同之處是兩者都是「對有害、或可能有害的情境」所產生之身心反應，而兩者差別之處則在於有、無來自外界實際引起這些身心反應的刺激源，其中焦慮的刺激源是來自內在的主觀感受，恐懼的刺激源

則是來自外界的客觀存在。另有學者主張焦慮是一種個體自己所無法化解的恐懼，意即恐懼是出現在個體認為自己是處於受威脅的環境下，所以恐懼與個體想要逃脫險境或迴避威脅的行為有關，而一旦這些逃脫或迴避行為受到阻撓時，恐懼就會轉變成為個體內在的主觀焦慮感受（洪蘭譯，2001）。

就焦慮所引發的心理疾患而言，Ohman（1992）與 LeDoux（1966）等兩學者均認為「恐慌症（panic disorder）、畏懼症（phobia）與創傷後壓力症（post-traumatic stress disorder, PTSD）」等心理疾患所激發的都是個體內在的同一焦慮反應。只不過 LeDoux 是從生理角度指出焦慮是「大腦恐懼系統」運作的反映現象，而 Ohman 則未將「廣泛型焦慮疾患（generalized anxiety disorder）」包括在焦慮疾患裡面[59]。

再就焦慮的心理治療策略來看，Freud 等精神分析學派把治療焦慮的重點目標放在如何解決個人內心潛意識的衝突；而強調認知行為主義的 Wolpe 學派則將焦慮的重點目標放在如何消除行為制約所產生之神經症狀反應。雖然這兩派理論在解釋「如何治療焦慮疾患」時有著許多不同之處，但在精神分析學派與認知行為學派的制約理論之間仍然存有著一共同觀點，即「**焦慮是來自個體對心理創傷的學習經驗，因為對心理創傷的學習過程中包含著恐懼制約，所以人類的焦慮疾患與恐懼制約很可能是源於同樣的大腦學習機制**」（洪蘭譯，2001）。因此 DCH 針對下列焦慮症狀採用之治療理論與策略如下：

（一）焦慮記憶的治療理論與策略

Claparede（1951）針對人類腦傷患者的研究發現，「內隱情緒記憶系統」可以在無「外顯情緒學習經驗」的意識記憶下，自行獨立運作。但是在正常的大腦機制裡則通常是內隱記憶與外顯記憶一起運作，且各系統會形成自己獨特的記憶。例如某藥癮者在街上巧遇曾傷害過自己感情的前妻，那麼該藥癮者會形成一個**外顯意識記憶**（即記得自己曾被這女人傷害過），以及一個**內隱潛意識記憶**（即內心恐懼再被這種女人傷害的「感覺」）。其中，外顯意識記憶是屬於「對某個情緒有記憶（memory of an emotion）」，即藥癮者記得前妻讓他「傷心」過；而由恐懼制約所形成之內隱潛意識記憶則屬於「情緒

---

[59]Ohman（1992）主張「廣泛型焦慮疾患」不僅有焦慮特徵，還與個體本身的人格特質有關，此區分常被指為人格特質與焦慮心態的差別。LeDoux（1966）則主張廣泛型焦慮疾患很可能仍與其他類型的焦慮疾患有著相同或至少部分相同的大腦系統（洪蘭譯，2001）。

的記憶」（emotional memory），會使藥癮者一看見前妻就會不由自主的「焦慮」起來，於是便想用藥來壓抑這驟然來襲的焦慮感（洪蘭譯，2001；張雲傑，2014）。

　　Schacter 與 Singer（1962）的研究成果則顯示，潛意識會自動處理所接收到的「刺激」，並產生內隱的「潛意識情緒記憶」，即使該「刺激」沒有被個體的「意識」注意到（或是所產生之影響被個體的「意識」所忽略了），而完全沒有留下外顯的「意識記憶」。例如，對某 40 多歲的戒藥者而言，上一次的用藥事件是在 20 多歲時發生的，外顯記憶已忘記了許多用藥過程的細節，如忘記了上次是「因車禍受傷才用藥止痛」的記憶，因此在經過了 20 多年之後，上次的車禍受傷事件已經被外顯的「意識記憶」所忽略（或甚至遺忘），但是若內隱的「潛意識情緒記憶」還沒有遺忘，則當該名戒藥者再次因車禍受傷，而使得車禍受傷的訊息傳達到腦內杏仁核時，同樣還是會激發起與上次 20 多年前「因車禍受傷才用藥止痛」有關的一切潛意識情緒反應，使得該戒藥者會發現自己在戒藥 20 多年後，竟然還會「毫無緣由地」突然想要用藥，並且焦慮起來。這種無法解釋原因之「情緒激動」是大部分的人們都曾有過的經驗（LeDoux，1966；張雲傑，2014）。

　　LeDoux（1996）指出目前已有兩個科學研究證據顯示人類內隱的「潛意識情緒記憶」確實比外顯的「意識記憶」維持的更長久：第一個證據是外顯的意識記憶確實忘得較快、而且較不正確；第二個證據則是「制約的恐懼反應」不會因時間消逝而減弱，反而會因時間的久遠而更加強烈（例如曾被蟑螂嚇到的小女孩，長大成年後會更害怕蟑螂），此現象稱為「恐懼的潛伏（incubation of fear）」。因此 LeDoux 認為在擬定焦慮疾患的治療策略時，必須先探討上述大腦的「多重記憶系統」機制，尤其是與心理創傷之學習情境有關的海馬迴系統所建立的「外顯意識記憶」，以及由杏仁核系統的恐懼制約機制所建立的「內隱潛意識記憶」。因為此兩種記憶系統是「平行運作」的，而且會儲存「同一經驗」的不同種類訊息。因此，當一個與個體當初發生心理創傷經驗時相同的刺激又再度出現時，此兩種記憶系統就會各自提取其所儲存的訊息，其中在海馬迴系統內的訊息提取作用會使個體本身「意識」到相關回憶（即外顯意識記憶）；而在杏仁核系統內的訊息提取作用則會導致個體對危險做出「預備反應」並自動產生天生的情緒反應（比如焦慮感，

此即內隱的情緒記憶），因為情緒反應是原本就設定在杏仁核上的（洪蘭譯，2001；張雲傑，2014）。

　　所以 DCH 療法為了治療藥癮者的焦慮疾患所採用的策略就是根據上述 LeDoux 的理論主張，運用催眠回溯技術讓個案先在視覺心象內「重現」當初發生心理創傷經驗時的情境，再以讓個案仔細回憶心理創傷事件發生「細節」的方式，讓海馬迴系統提取與心理創傷之學習情境有關的「外顯意識記憶」，然後再以協助個案釋放心理創傷經驗所累積之負面情緒的技巧，讓杏仁核系統提取由恐懼制約機制所建立的「內隱潛意識記憶」。由於上述與個案心理創傷記憶有關的「外顯意識記憶」和「內隱潛意識記憶」是平行運作的（而且還各自儲存不同訊息），因此 DCH 治療師必須先運用「催眠解離技術或死亡重生技術」將「外顯意識記憶」和「內隱潛意識記憶」加以「切割」開來，然後再分別施以認知行為治療，如此才能消除心理創傷記憶與焦慮症狀之神經迴路連結，並產生重塑心理創傷大腦地圖與釋放負面情緒的效果。

（二）逃避行為的治療理論與策略

　　當代腦神經心理研究發現，在個體焦慮反應常見中的「逃避行為」是大腦學習來的，簡單來說就是一個學習來的「激發物」造成個體神經電流短路而引起「天生的反應（或反射行為）」時，正好與個體本身某一個「學習來的逃避行為」配對上了（LeDoux, 1996）。例如某個體在剛開始施用海洛因時，當感受到「戒斷症狀快要來的不適身心感覺」時會不知如何是好，但當用藥日久之後，其開始發現在自己用藥後若出現「想要流眼淚」的感覺時，只要能立刻減量施用、或是停止施用數日，就可以避免產生強烈的痛苦戒斷症狀。因此，當上述產生「想要流眼淚的感覺」之後的某些「操作行為」，被藥癮者發現可以避免戒斷症狀痛苦而又逐漸學會了能順利操控該行為的方法後，該行為就會變成不再需要「意識」決策的習慣，形成一種警告「戒斷」危險的自動化逃避反應，就像被制約的恐懼反應一樣是自動發生的，只是這些藥癮者因恐懼戒斷症狀而產生的「逃避行為」是學習來的，而非天生的。

　　目前已知藥癮者逃避行為的學習制約包含「恐懼制約、工具學習」等各種機制，也就是任何可以降低個體內在「焦慮」、避免「失能或產生戒斷症狀」等恐懼感發生的行為，都可以變成逃避反應，如安非他命的戒斷症狀為「嗜睡」，已感受到此戒斷症狀快要發作的藥癮者因害怕無法繼續熬夜加班

工作，於是趕緊再吸食適量的安非他命來提神（張雲傑，2014）。由於逃避行為的最初制約過程是始於「恐懼制約」，因此 DCH 療法為了協助藥癮個案化解其逃避行為，特別建議治療師必須要先透過「催眠悖論技術或催眠解離技術」來消除藥癮者的內心恐懼及所引發的焦慮感，如此才較容易著手進行下一階段的戒癮治療。

（三）恐懼反應的治療理論與策略

當人類意識到一個痛苦的刺激快來臨時，會對 CS 的出現感到焦慮和恐懼，也就是說 CS 引發恐懼感，而恐懼感又激發出反應，因此大多數的神經心理學家都假設「恐懼是連接 CS 到 CR 的橋樑」（Bouton, 1994; Pavlov, 1927）。事實上，人類學習來的「恐懼反應」對其本身有好處、也有壞處，好處是讓大腦保留並記得那些與過去遭遇危險有關的「所有刺激」為何，以免自己日後再度深陷險境；但壞處則是這些強而有力的恐懼記憶（如過去遭受性侵、家暴或意外災害事件的心理創傷記憶）常常會侵入個人日常生活並干擾正常的心智活動（Bouton, 1994; LeDoux, 1996; 洪蘭譯，2001）。

由於恐懼的制約反應並不需要個體「意識」上的自覺才能產生，乃是「潛意識」自動發生的。因此，LeDoux（1996）認為即使在表面上看起來像是「反恐懼」的人類行為中，仍然會找到恐懼心理隱藏於其中的事實與現象，如國際戰爭所以能避免乃因弱國恐懼強國的絕對優勢武力、上層階級會訂定社會福利政策乃因恐懼社會低層階級引發混亂、民眾會遵守社會秩序乃因恐懼刑事司法的嚴厲制裁、學童願遵守校規乃因恐懼遭老師處罰等，這些例證雖然也都隱含其它與政治、社會、文化或環境相關的因素，但卻也足以說明恐懼是如何深植在個人生活和社會結構中（洪蘭譯，2001）。同樣的道理，在表面上看似是化學作用所導致的藥物濫用行為，從心理動力學派理論觀之，其實也都是源於藥癮者內心的深層恐懼，如海洛因藥癮者因恐懼痛苦戒斷症狀才會注射海洛因、而收入不足的藥癮者因恐懼沒體力賺錢養家才會吸食安非他命（張雲傑，2014）。

LeDoux（1996）的理論認為上述的「恐懼制約」機制使得演化可以塑造人類對新環境的反應，使得個體可以預測與危險情境有關的「新刺激」，而能在不須「試誤學習」的情況下，一次就學會。此種經由個體學習得來的「激發刺激」所預測的「危險」可以純粹是想像出來的、也可以是真實存在

的，而且可以引發出很大的情境制約與心理制約來作為 CS。由於恐懼的制約過程非常快速而且效力持久，因此對人類來說，恐懼制約是很難忘記的，只是單純的歲月流逝並無法讓個人內心的恐懼消失（洪蘭譯，2001）。因此 DCH 療法乃針對「恐懼反應」的制約機制與特性，將如何有效消除藥癮者恐懼反應的治療策略設計如下：

1.危險情境記憶的消除

　　傳統的認知行為療法（如 Wolpe 的系統減敏感法或想像制約法）認為只要治療師可讓原本由 CS 所引起的個案恐懼反應中的「CS 一重複再出現，而沒有伴隨 US」的話，則個體對 CS 的恐懼反應就可以被「消除（extinetion）」。

　　但是 Pavlov（1927）發現有時「消除作用」並無法使 CS 與 US 之間的制約關係完全消失，因此 Pavlov 將「一個被制約的行為可以在完全消失之後又再次出現的現象」稱之為「自然的恢復」（Spontaneous recovery）（洪蘭譯，2001）。Bouton（1994）則發現某些已被消除掉的行為也可以利用某些特殊方法將之誘導出來，如 Bouton 在老鼠學會「聲音（CS）/電擊（US）」的配對後，把牠移至另一全新鼠籠，在新鼠籠裡只有出現聲音（CS）而無伴隨電擊（US），所以當老鼠在「新情境」裡學會「聲音（CS）/無電擊」的新制約反應之後，聲音（CS）不再引發老鼠害怕遭受電擊（US）的恐懼反應（即恐懼反應已被消除）。但當 Bouton 再次把該老鼠放回原來曾有電擊（US）出現過的舊鼠籠裡時，這時聲音（CS）就可再度激發出老鼠產生害怕遭受電擊的恐懼反應，即使老鼠並未遭到任何電擊。此實驗顯示一個已被消除的恐懼反應可以在個體再次經歷「原有的危險情境」時而再次被 CS 激發出來，這同時也表示上述老鼠實驗中的「消除作用」並未徹底完全消除掉老鼠腦內對恐懼事物的所有記憶聯結，只是降低了聲音（CS）引發老鼠恐懼反應的可能性而已，因為老鼠腦內對曾經真實發生電擊的「危險情境（舊鼠籠）的記憶」並未被實驗者所消除（洪蘭譯，2001）。

　　上述在 Bouton（1994）的老鼠實驗中的「恐懼復發現象」亦會發生在藥癮者身上，例如：對於躲家裡房間吸毒，因「電視節目的聲音」和「痛苦戒斷反應」配對出現而學會恐懼「戒斷症狀」的藥癮者，就如同上述在舊籠子內，因聲音和電擊的配對而學會恐懼制的老鼠一樣；而當藥癮者被強制收容於「戒治機構」戒癮時，電視節目的聲音並不會引起藥癮者對戒斷症狀的恐

懼,就如同上述實驗裡老鼠在另外一個新籠子時,聲音並不會引起老鼠的恐懼反應一樣,因為戒治機構的情境就如同新的籠子一樣。但一旦藥癮者離開戒治機構又回到自己家裡房間時,電視節目的聲音又會引發原本所制約的反應,讓藥癮者再次產生對戒斷症狀的恐懼情緒,進而為消弭內心恐懼感而再次施用毒品,就如同老鼠又被放回原來的舊籠子裡,聲音又會引起制約的恐懼反應一樣。

因此 DCH 為了消除由「危險情境記憶」所引發的恐懼反應,建議治療師可將「催眠回溯、催眠解離、催眠放鬆、催眠悖論、及死亡重生」等五項技術加以靈活組合運用,如先以催眠回溯技術讓個案在視覺心象內重現第一次發生戒斷症狀時的「情境(或環境)細節」,再要求個案詳述「戒斷症狀的細節」,此時個案通常會有恍如戒斷症狀重現的身心感覺,接著治療師再以催眠解離技術讓個案的心靈與身體一分為二,然後再分別針對身體與心靈兩部分進行催眠放鬆療法,當個案身心皆「完全放鬆」後,再以催眠悖論技術指導個案如何在視覺心象中,順利地讓「未來成功戒藥的自己」與「害怕戒斷症狀的自己」進行治療式的雙向對話,最後則以死亡重生技術協助個案將與「害怕戒斷症狀」有關的一切恐懼感和危險環境完全「切割」開來,如此就能重塑個案的「危險情境記憶」,產生有效消除恐懼反應的效果。

2.刺激類化作用的消除

由「刺激類化作用」所引爆的恐懼症或恐慌症常發生在曾遭受炮彈震撼(shell shock)或上過戰場的退伍軍人身上,尤其當一個日常生活環境中的「無害刺激」與過去作戰環境裡的「有害刺激」有點類似或相像時(如打雷聲或汽車引擎的汽爆聲與戰場上砲彈的爆炸聲有些許類似之處),就會引爆退伍軍人強烈的恐懼感覺和巨大的壓力感受,使其身心無法承受(Charney, Deutch, Krystal, Southwick, & Davies, 1993; LeDoux, 1996)。類似的現象,亦可見於有過心理創傷的藥癮者身上,如當一個「無害刺激」(如喪家出殯的隊伍)與藥癮者年幼喪母時的「心理創傷刺激」相似時,就會引爆藥癮者的強烈壓力感覺,產生比年幼喪母時更強烈的恐懼感,所以其只好用藥來讓自己的情緒能好轉一點。

「刺激類化作用」可以解釋為何某些恐懼症患者在經過傳統心理治療之後,可對原先的「刺激(CS)」不再產生恐懼反應,但卻在多年後被一個「類

似的刺激」再次引發恐懼反應的現象。而這種「類化的恐懼症」突然復發的原因在於傳統心理治療並不能清除掉個案所有的恐懼記憶（包括對「原先的刺激」和「類化的刺激」的各種恐懼記憶），它最多只能防止「原先的刺激」再去引發個案原本的恐懼反應而已。因此 DCH 療法為了解決上述傳統心理治療的弱點，要求治療師在進行治療時，必須根據藥癮個案本身的「宗教信仰類型」來實施下列不同的認知催眠治療技術，如此才能真正有效消除隱藏於個案潛意識內的所有「刺激類化作用」，達成與之相對應的所有「恐懼反應」完全消失的治療目標：

（1）**無神論者**：DCH 治療師可先使用「催眠聯想技術」讓無神論個案自由聯想出造成其恐懼症狀的「第一直覺原因」，次則再以「催眠投射技術」讓個案將「第一直覺原因」投射成為一個有視覺心象畫面的「生動夢境」，接著再以「夢境解析技術」協助個案把夢中所有象徵物的意義解開，找出被潛意識「類化」的刺激（CS）到底有哪些（此治療步驟可使個案產生治療所需的「頓悟反應」），最後則以「催眠解離技術」將個案的恐懼症狀與所有被類化的「刺激（CS）」切割開來，然後再加以「分別」消除，如此與「第一直覺原因的類化刺激（CS）」連結的恐懼反應就會自動消失。一般來說，只要治療師反覆如此治療程序直至「第二直覺原因、第三直覺原因…到所有的直覺原因的類化刺激（CS）」所連結的恐懼反應都被消除後，就可產生原有恐懼症狀不再復發的治療效果。

（2）**一神信仰者**：以基督徒為例（此方法亦適用於天主教徒、猶太教徒、回教徒），DCH 治療師可先使用「催眠聯想技術」讓個案透過「向上帝禱告」的方式（此即催眠治療法中的「禱告療法」）來聯想出造成其恐懼症狀的「第一原因」，次則再以「催眠投射技術」讓個案將「第一原因」投射成為一個**由上帝所啟示的夢境**，次則再以「夢境解析技術」協助個案以「禱告」的方式請求上帝將夢中所「啟示」的意義解開，讓個案可以找出被潛意識「類化」的刺激（CS）到底有哪些（此時個案通常就會產生治療所需的「頓悟反應」），接著則以「催眠解離技術」協助個案以「禱告」的方式請求上帝施展醫治大能將其恐懼症狀完全消除，並賜與「平安喜樂」的健康心理，最後治療師則必須將

上帝所啟示給個案知曉的所有被類化的「刺激（CS）」加以切割開來，然後再「分別」消除之，如此與上帝所啟示之「第一原因的類化刺激（CS）」連結的恐懼反應就會自動消失。根據臨床治療經驗，只要治療師反覆上述「禱告治療」程序直至上帝所啟示的「第二原因、第三原因…到所有的原因的類化刺激（CS）」所連結的恐懼反應都被消除，而且治療師也協助個案透過「禱告」的方式得到上帝告知其「所有的恐懼原因都已治療完畢」的答案後，就能使個案產生原有恐懼症狀不再復發的「禱告」治療效果。

（3）**多神輪迴信仰者**：以佛教徒為例，DCH 治療師可使用結合「催眠回溯技術、催眠解離技術及死亡重生技術」等多項治療技術的「前世今生療法」來協助佛教徒消除恐懼症狀，方法是治療師可先運用催眠回溯技術中的「前世回溯技術」，讓個案在視覺心象畫面中先回溯出造成自己今生恐懼反應的「前世（記憶）」，次則協助個案找出該前世裡的「重大創傷心理事件」為何，接著治療師再以「催眠解離技術」指導個案漂浮在前世的空中，以「向下俯瞰」的方式快速瀏覽其「前世裡從出生到死亡的整個人生」，緊接著再以「死亡重生技術」消除個案在前世裡的「恐懼反應的誘發物」，如前世人生的一切遺憾、未完成之事務、及各種心理創傷等，然後再將前世的身體與心靈加以「切割」開來，再分別實施「消除療法」，最後治療師則指導個案讓自己在「前世死亡而且重生的心靈（或靈魂）」漂浮到空中向「智慧之光」尋求解決恐懼症狀的「智慧之道（或方法）」，好讓個案產生治療所需的「頓悟」反應，如此反覆實施數次，直至治療師將與個案恐懼症狀有關的「所有前世（記憶）」的大腦神經迴路全部都予以「重塑」完畢後，就能有效消除個案的恐懼反應並避免復發。

二、憂鬱疾患的治療理論與策略

醫學研究發現抗憂鬱藥物可增加「幹細胞」變成新海馬迴細胞的數量[60]（Jacobs, van Praag, & Gage, 2000），而新生的海馬迴細胞神經元突觸要成熟

---

[60]研究發現連續服用 3 週「百憂解」藥物的老鼠，其大腦海馬迴細胞的數量足足增加了 70%（Jacobs, van Praag, & Gage, 2000）。

到能與別的神經元「連接」起來的時間「剛好」與憂鬱症患者至少需按時服用抗憂鬱藥物 3 週才會見效的時間一樣。因此 Doidge（2007）認為「抗憂鬱藥物」可治療憂鬱症的原因應是其能刺激患者海馬迴神經元的生長，並推論「心理治療」應同樣也是透過刺激海馬迴生長的方式而對憂鬱症產生療效（洪蘭譯，2008）。事實上，當代研究已證明神經化學物質和個人經驗（experience）之間存在著所謂的「雙向關係」，即「由環境（如心理治療）引發之對神經化學物質的影響」與「神經化學物質（如抗憂鬱藥物）對個人經驗的影響」是一樣的（Azar, 1997; Dubovsky, 1997; Siever & Frucht, 1997）。因此已有神經心理學家認為「**心理治療可能是直接或間接影響大腦神經傳導物質濃度（或是基因表現）的一種可重塑大腦結構的方法[61]（Doidge, 2007; Kandel, 1998），而且在某種程度上可能類似於藥物的效果（金悅春譯，2011）。**」而此理論觀點正是 DCH 療法運用大腦神經重塑理論來設計憂鬱疾患治療策略之基礎。

（一）共病症狀的治療理論與策略

當代研究顯示憂鬱疾患具有高度共病性的狀況，意即其通常被發現於與其他狀況共存（無論是醫療的、或心理的）而不是獨自存在，如憂鬱疾患常與某些焦慮疾患（如恐慌症、恐懼症或強迫症等）呈現共病狀況，也常與藥物濫用、酗酒、飲食障礙、人格疾患與很多其它的醫療狀況呈現共病狀態（Yapko, 2006；金悅春譯，2011）。

Pettit 與 Joiner（2006）指出截至目前為止，已有大量研究證據顯示個人與社會因素對憂鬱疾患的發作和病程發展起了重大作用，以「單極性重鬱症」為例，其與遺傳因素有關，但環境因素（包括社會或心理的因素）也顯示出對個體是否發病有很大的影響[62]（Kaelber, Moul, & Farmer, 1995）。因此就當代最新精神醫學觀點而言，在治療憂鬱疾患時，若忽略「個人或社會因素」而只強調「個體的生物因素」將會是個極嚴重的錯誤[63]（金悅春譯，2011）。

因此 DCH 療法為了協助藥癮者處理上述與憂鬱疾患有關的共病狀況

---

[61] 此正如同 Kandel（1998）所言，即「當心理治療有效時，是透過學習機制在基因表現的層次上造成改變，因為基因表現可以強化神經突觸的連接型態，使大腦本身產生結構性的改變。」（洪蘭譯，2008）

[62] 與此相反，醫學界已證明雙極性情感疾患的基因組成是導致個體發病的主要因素（Dubovsky, 1997）。

[63] 如 Yapko（2006）強調憂鬱疾患其實是種「社會問題」而非醫療問題，因為沒有發現純粹的生物治療可以治療憂鬱疾患，就好比僅是提供單方面的生物治療是無法治療社會疾病一樣（如無法透過讓人類服用藥物來解決貧民窟或虐待兒童等社會現象）（金悅春譯，2011）。

（無論是來自個人、生物、社會或環境因素），除了會與精神科醫師、社會工作師、社福機構或宗教團體相互合作進行整合治療外，在治療策略上，亦會要求 DCH 治療師必須針對憂鬱個案的共病症狀進行「二階段式」的治療程序，如此才能有效達成治療目標：

1.先消除共病症狀的初始原因

　　根據「蝴蝶效應」理論，DCH 認為憂鬱疾患的共病症狀無論是多是少，其通常起源於一個「從未被化解的心理創傷」（即使該心理創傷十分微小），因此以「蝴蝶效應」理論來譬喻的話，就是當一隻在赤道熱帶叢林的小蝴蝶拍動翅膀後，由這隻小蝴蝶所引動之微型氣流的一連串後續「連鎖反應」的最終結果，就是在地球上的某一處產生災難性的風暴，其中「拍翅膀的小蝴蝶」就是個案內心「從未被化解的心理創傷」，而「災難性的風暴」則是「憂鬱疾患與共病症狀」。

　　因此 DCH 治療師在處理藥癮者的憂鬱疾患與共病狀況時的最關鍵「治本」策略就是：第一步要以最快速有效的方式來「消滅小蝴蝶」，因為一旦小蝴蝶（即「最初的心理創傷」）被消滅，地球上（也就是個案身心上）就不會再有新風暴（新的共病症狀）產生，而一旦沒有新風暴產生，則接下來的第二步就是治療師只要把舊有風暴所帶來的災害（原有的共病症狀）加以消除即可。其實際做法就是 DCH 治療師可先以「催眠回溯技術」協助個案找出造成憂鬱疾患與共病症狀的「最初心理創傷」，若其最初的心理創傷是以「前世心象」的方式投射出來，治療師就可以直接實施「前世療法」；若是以「今生心象」的方式投射出來，則治療師可直接實施「催眠悖論技術」與「催眠想像技術」來治療之。唯一要注意的是若個案的「小蝴蝶」（「最初心理創傷」）不只一隻而是最初就同時有好幾隻一起拍動翅膀的話，那麼治療師就必須重複上述治療步驟直至當初「一同拍翅的小蝴蝶」（即所有的「最初心理創傷」）全數被消滅為止。

2.次分別消除不同的共病症狀

　　從 DCH 治療邏輯的「科學因果論」觀點來看，當 DCH 治療師將個案心中每隻「小蝴蝶」（即「最初心理創傷」）都完全消滅後，也就是消除了讓個案產生憂鬱疾患與共病症狀的「因」之後，接下來的關鍵治療步驟就是要消

除殘留的「果」（即是讓患者不舒服的各種共病身心症狀）。其實際執行方法
之重點在於治療師必須運用「催眠解離技術」將不同類型的共病症狀「切割」
開來，然後再針對各自的「群組症狀」分別進行「消除療法」，如可先治療
個案之「失眠（群組）症狀」（包括難入眠、容易驚醒、白天沒精神等）、再
治療「飲食障礙（群組）症狀」（包括缺乏食慾、過度飲食、胃潰瘍、消化
不良、便秘或腹瀉等）、直至所有類型的「群組症狀」被消除為止，如此就
能產生預期的治療效果。

（二）負面回憶的治療理論與策略

　　以認知療法觀點進行的憂鬱疾患研究顯示，憂鬱與「負面回憶傾向」相
關，而且成年憂鬱症患者會「選擇性地」回憶起更多負面訊息（Lyubomirsky,
Caldwell, Nolen-Hoeksema, 1998; Williams, Teasdale, Segal, & Soulsby, 2000），
而 Bishop、Dalgleish 與 Yule（2004）的研究則發現，此種「負面回憶傾向」
是由含有「消極自我參照」的認知模式所促成，極有可能是成年憂鬱症患者
在其生命早期曾經歷過負面經驗所產生的學習結果，因為此種「負面回憶傾
向」也發生在患有憂鬱症的兒童身上（即憂鬱程度較高的兒童會比憂鬱程度
較低的兒童回憶起「更多負面故事」而非正面故事）（金悅春譯，2011）。與
上述兩項研究結果類似的現象亦見於 DCH 以「催眠回溯療法」治療成年藥
癮者時之發現，即高憂鬱程度的藥癮者確實比憂鬱程度較低者回憶起更多的
負面故事（包括前世及今生的負面故事），顯然國內外實證研究結果均指向
是這種「負面回憶傾向」加劇了個人的憂鬱症狀（張雲傑，2014；張雲傑、
林宜隆，2010）。

　　因此 DCH 療法才會將「消除憂鬱患者的負面訊息回憶」作為治療介入
的另一重點目標，並要求 DCH 治療師在治療藥癮個案的憂鬱疾患時，務必
要針個案本身的「（宗教）信仰」來選擇下列最適當的治療策略與方法：

1. 無神論者：針對無神論者可反覆實施結合催眠悖論技術的「今生回溯療法」
　 （僅回溯至個案胎兒時期）或「夢境治療法」，直至個案所有從「胎兒（在
　 母親子宮裡）到接受治療當下」的今生負面回憶所連結的舊有神經迴路完
　 全被重塑成與「新的正向積極意義」產生連結為止，才能於治療最終階段
　 使用「預見未來療法」。

2. **一神信仰者**：針對一神信仰者則必須反覆實施結合今生回溯技術（僅回溯至個案胎兒時期）的「催眠禱告療法」或「夢境治療法」，直至個案所有負面回憶所連結的舊有神經迴路完全被重塑成與「上帝所賜與的正向積極意義」產生新連結為止，方能於治療結束階段使用「預見未來（或預見「上帝天堂」）療法」。

3. **多神輪迴信仰者**：針對多神輪迴信仰者則必須反覆實施「前世回溯療法、今生回溯療法、死亡重生療法、預見未來（來世）療法」，直至個案所有的負面回憶（包括前世或今生的負面故事）中原本所連結的神經迴路完全被重塑成與「今生或來世的正向積極意義」產生新連結為止。

（三）負面預期的治療理論與策略

　　認知行為理論將「負面預期、對事件負面解釋、消極自我評價」等三面向看成是憂鬱疾患的發展基礎（Beck, Rush, Shaw, & Emery, 1979），Seligman（1995）則認為人類的憂鬱疾患是透過「學習歷程」產生的，所以如何改變患者的「負面預期」便成為憂鬱疾患治療中的關鍵主題之一（Yapko, 2006）。當代心理學研究則顯示個人對自己人生經歷的「負面預期」不僅與情緒困擾有關，亦與「較差的生理健康、較差的社會適應能力及生產力下降」有關（Beck et al., 1979），尤其在極端的狀況下，當負面預期以一種無所不在之「絕望感」的型式出現時，更與「自殺傾向」有著高度關聯性（Beck, Brown, Berchick, Stewart, & Steer, 1990）。除此之外，更重要的發現是 Seligman（1989, 1990）證實了負面預期與「治療成功率」之間也有顯著關聯，意即負面預期愈少、治療成功率愈高（金悅春譯，2011）。

　　上述這些實證研究所發現的結果，就是為何 DCH 療法會將「負面預期」視為憂鬱疾患治療重點主題之一的最主要原因（張雲傑，2010，2012a，2012b）。所以 DCH 療法在處理藥癮者的「負面預期」時之實際做法，就是在消除個案內心所有的心理創傷（即消滅「蝴蝶效應」中所有的小蝴蝶）之後，會再運用以「年齡推進技術」為基礎的「預見未來療法」來協助個案建立「正向的積極預期」，以消除其原有的「負面預期」。因為當代實證研究已經證明：在不同具體情況下所建立之「正向積極預期」是有效治療憂鬱疾患的一種必要成分（Yapko,1988, 1992, 1993, 2001）。

　　事實上，藥癮治療的最新臨床研究亦已經證明，當 DCH 治療師能將「年

齡推進技術」靈活運用於能具體協助個案建立「正面和有激勵作用的未來觀」的「預見未來療法」時，就能對個案產生實質的治療效果（Torem, 1988, 1992; Yapko, 1988, 1992, 2003; 金悅春譯，2011），如 DCH 的「催眠 CD 療法」的治療策略之一，即是在「富裕催眠 CD」內應用了「預見未來療法」，並實際獲得了有效改善藥癮者「負向自我概念」及減輕「絕望感」的治療效果（張雲傑，2012a，2014）。

三、創傷後壓力疾患的治療理論與策略

　　當代研究發現藥癮與「創傷後壓力症」之間有高度相關性，所謂的「創傷後壓力症」是一種包括焦慮及四群異質性症狀[64]（heterogeneous）的心理疾患，與一般人類的正常悲傷反應或心理創傷後之正常調適過程不同，創傷後壓力症常伴隨著其他精神失調疾患，包括憂鬱疾患（major depressive disorder）、廣泛性焦慮疾患、及各種成癮問題（如藥物成癮）等。《DSM-5 精神疾病診斷與統計（Diagnostic and Statistical Manual of Mental Disorders（DSM-5）5e）》指出，大部分的人們對於心理創傷事件所引發的感受與情緒會在幾個月後逐漸淡去，若持續過長的時間，就可能導致個體的精神失調，其中大部分經歷過心理創傷事件的人並不會產生創傷後壓力症，但某些較脆弱的個體（如藥癮者）則可能在經驗心理創傷後，出現部分或全部的創傷後壓力症的症狀（徐翊健等譯，2018）。

　　創傷後壓力症的發病時間可能會延遲數年、甚至數十年，因個體的「心理創傷記憶」有時會被儲存於潛意識的「內隱記憶」內，當個體接收到某一特定訊息、或做出某一特定的身體動作後，便可能觸發潛藏的心理創傷而引發創傷後壓力症，而且延遲發病的創傷後壓力症也有可能在另一心理創傷的壓力事件下發作，例如自己家人或親朋好友死亡、或被診斷患有重大疾病時。臨床研究指出，曾罹患創傷後壓力症之幼童，在成年後比起從沒有過創傷後壓力症的人有更高的犯罪及藥物濫用傾向（洪蘭譯，2001；徐翊健等譯，2018），因此如何運用有效的理論與策略來治療藥癮者的創傷後壓力症便成為 DCH 療法所關注的另一重點主題。

---

[64]創傷後壓力症的診斷需要其症狀各來自以下四群症狀：侵入（或再經驗）的症狀、畏避的症狀、認知和情緒上負面的改變、及警醒的症狀（台灣精神醫學會譯，2014）。

（一）侵入症狀的治療理論與策略

　　DSM-5 把「創傷後壓力症」定義為「超越一般正常生活經驗之外的創傷」（徐翊健等譯，2018），近代研究「創傷後壓力症」有名的 Charney 等人（1993）與 Pitman（1989）則指出創傷後壓力症與「恐懼制約」有關。LeDoux（1996）則認為若將創傷後壓力症的「心理創傷」界定為是「源自一個非常特殊的事件與一個非常強勁的非制約刺激（US）」時，那麼就能引用神經科學界對於杏仁核與恐懼制約機制的研究成果來解釋創傷後壓力症，如創傷後壓力症中的「侵入（或再經驗）」症狀之所以會發生（台灣精神醫學會譯，2014），是因引發創傷後壓力症的「刺激」雖是透過「潛意識」來激發杏仁核，但其同時也將訊息傳送到顳葉記憶系統，使個體可以回憶出「最初的心理創傷事件」（或「最近的某些事情」），而使得該心理創傷事件又重現於心中，於是「焦慮和擔憂」的情緒反應便出現了。而這些能激發身心與情緒反應的「有意識」記憶（或認知）會從新皮質流到海馬迴而又更加激發杏仁核的作用，使得大腦皮質「意識到」自己正處於情緒激動狀態，於是更強化了個體本身對焦慮的思想與記憶，開始進入情緒與認知皆興奮過度的惡性循環，引爆出強烈的創傷後壓力症狀。至於與最初的心理創傷事件有關之「感官訊息」則可能是從大腦皮質下直接投射到杏仁核（如恐懼症一樣），如此就能解釋為何創傷後壓力症的發作是如此快速、無法控制、且容易類化（如類化至聲音、燈光、氣味或情境等）的原因[65]（洪蘭譯，2001）。例如：對童年曾遭父親家暴的藥癮者而言，其大腦皮質下的訊息傳遞路徑的類化作用使得在傳遞「一個普通關門聲」的聽覺訊息時的神經生化反應，很可能就與過去在傳遞「父親在家暴行為後的甩門聲」的聽覺訊息時的神經生化反應十分相近（或類似），使得藥癮者「一聽到類似的聲音」就會莫名的心生強烈恐懼，而想趕快藉由藥物來麻痺這被誘發出來的痛苦創傷情緒。

　　當然，某些藥癮者也有可能是因先天基因遺傳或後天經驗的緣故，使其「從視丘到杏仁核」之路徑的訊息傳遞速度更快於「從視丘到大腦皮質」的路徑，使得這些較低層次的訊息處理迴路能早一步領先較高層次的訊息處理迴路，率先去學習和儲存由外部所傳來的訊息，使得個體於日後接觸到與「心

---

[65] 目前研究已知，大腦皮質下的訊息傳遞通道的特性是「快速、但不精確」，當其一啟動杏仁核（在大腦還來不及發現是怎麼回事之前），便會開始啟動情緒反應。因這類型神經通路並無法仔細區辨不同刺激之間的些微差異，所以很容易產生「類化」作用（洪蘭譯，2001）。

理創傷時期」有一點點相似的「刺激」如聲音、燈光、氣味或情境等，就能立刻啟動杏仁核，釋放出恐懼反應。而由於在同一時間內「侵入」個體「意識」內的「最初創傷事件記憶」是在焦慮反應發作時形成的，所以一旦個體辨識出與這「發作」所連結在一起的身體感受時，這一連串反應的本身便會成為一個加速焦慮發作的「強烈引爆劑」（LeDoux, 1996; 洪蘭譯，2001）。

因此根據上述 LeDoux（1996）的理論可知，人類想要運用「以意識（或意志力）控制大腦皮質下的神經傳導迴路」的方法來對付創傷後壓力症狀是很不容易的，而這或許正是傳統「重視理性說教」的藥癮戒治方法或藥物防治教育課程所以無效的原因之一（張雲傑，2014）。所以 DCH 療法為了能治療藥癮者的創傷後壓力症狀，乃採用「以其潛意識治療其潛意識」的對症下藥策略來對治「侵入（或再經驗）」的症狀，茲舉例說明如下：

如某藥癮個案的創傷後壓力症狀是只要聽見有人講出與「槍」這個字同音的聲音，就會產生強烈過度換氣的極度恐懼反應，而且在同一瞬間其過去「遭仇人槍擊」的痛苦回憶畫面（即「鎂光燈記憶[66]」）就會瞬間「侵入」其意識，然後造成身體產生快要窒息休克的強烈反應，若未及時用藥物來緩解個案的恐懼感，就必須馬上將其送醫急救，否則就會休克。個案的病史顯示精神科藥物治療雖可抑制其過度換氣和休克的身體症狀，但無法消除其對「槍」這個字的發音或同音字的強烈恐懼，而傳統的口談式心理治療亦無法有效進行之，因為個案只要回憶或口述一點與遭槍擊創傷事件有關的事情就會引爆過度換氣的症狀。

故為了避免個案用「意識」講出「槍」這個關鍵字眼，DCH 治療師乃先運用「催眠放鬆法」讓個案的「意識」先睡著（或暫停作用），接著以「催眠解離法」讓個案的「潛意識」將其身體與心靈一分為二，然後讓個案的潛意識心靈漂浮在空中，接著治療師再運用「催眠回溯療法」協助個案的潛意識心靈以俯瞰（視覺）心象畫面的方式，設法找出其下方的身體在經歷槍擊事件後，到底當時的內心強烈「恐懼感」（即「非制約刺激（US）」）是如何與「事件發生當下或之前、之後的刺激物與相關線索（如聲音、燈光、氣味或情境…等）」連結或類化在一起的。一旦潛意識心靈找出「所有相關刺激

---

[66]「鎂光燈記憶」是指烙印在個人心裡無法忘記的一種特殊記憶，就像是被相機的閃光燈「啪嗒」一聲瞬間照下來一樣，使得記憶就像是照片般永遠定格在當下，不會褪色，每當個人回想起來時，都會覺得像剛剛才發生一般，甚可能連當時的燈光、氣味等感受，都好像鮮明地重現一樣（洪蘭譯，2001）。

物（或類化的刺激物）」後，治療師就必須將能激發個案產生「侵入（或再經驗）式的記憶」與會引爆個案創傷後壓力症狀的「一切刺激」（如聲音、燈光、氣味或情境）的制約機制，以催眠解離技術加以「切開」並分別消除，並讓個案在安全的「催眠解離環境下」（如讓個案身處在「智慧之光」的溫暖光芒中）釋放其壓抑在內心多年的所有恐懼感，只要能順利完成以上治療策略與程序，就能有效消除個案創傷後壓力症的「侵入（或再經驗）」症狀。

（二）失憶症狀的治療理論與策略

在臨床上治療創傷後壓力症患者所會遇到的實際問題是：當過去造成心理創傷的嚴重壓力確實讓個案產生某些「失憶」的症狀時[67]，這些已被個案「意識」所遺忘的創傷事件記憶是否有可能被找回來？

根據目前的記憶研究顯示，若在有巨大壓力之創傷事件當下，個案的海馬迴因壓力完全停止工作，則海馬迴就無法形成任何記憶，所以無論用什麼心理治療技術也找不回這創傷事件的「意識記憶」。但若在遭逢壓力之創傷事件當下，個案的海馬迴只有某部分停止工作（而非完全停止工作），那麼就有可能儲存下來一些脆弱或不完整的片段事件記憶[68]，在此情況下，治療師就可以透過某些特殊心理治療技術將其回溯出來（如催眠回溯技術）。但不幸的是，由於巨大壓力並未干擾到個體的杏仁核儲存「情緒記憶」的工作，甚至還可能強化了杏仁核儲存「情緒記憶」的功能。因此，一個創傷後壓力症患者極有可能對過去的身心創傷事件沒有「意識的（外顯）事件記憶」，但是卻有強烈的「潛意識（內隱）的情緒記憶」（如強烈的恐懼感、壓迫感、無力感或憤怒感等）。而且在巨大壓力事件發生當下的其他增強或制約作用，常會使得這強烈痛苦的「情緒記憶」深深地烙印於潛意識裡而不容易被清除，於是成為個體產生「強烈焦慮感」的潛意識來源，並影響個體的一生。由於上述的潛意識「情緒記憶」不會轉化成「外顯的記憶」，因此無法形成「意識」的記憶，也就無法被個體回憶出來（LeDoux, 1996; 洪蘭譯，2001）。

---

[67] 晚近研究發現，受虐孩童、災難倖存者、或越戰退伍軍人等都有顯著的海馬迴萎縮及記憶衰退或記憶力變差的現象發生（但智力商數如 IQ、或其他認知功能則沒有退步），此實證結果顯示巨大的壓力確實會改變人類的海馬迴及記憶功能（洪蘭譯，2001）。

[68] 目前醫學界已知「腎上腺類固醇」是海馬迴細胞變化的原因，而且有實證研究顯示當替人類注射高劑量的類固醇來模仿「高壓力的效應」時，人腦內的海馬迴細胞就會產生死亡的現象，記憶力也會隨之衰退；但替人類施打可以「阻斷類固醇作用」的藥物之後，海馬迴就不會受壓力影響，也不會產生記憶衰退的現象（LeDoux, 1996; 洪蘭譯，2001）。

因此 DCH 療法針對如何協助有失憶症狀的藥癮個案找回失去的創傷事件記憶，並治療其「負面情緒記憶」的主要策略，分別加以說明如下：

1.外顯創傷事件記憶

所謂的「外顯創傷事件記憶」就是個案的「意識」對過去身心創傷事件的「發生過程或前因後果」的記憶。根據上述記憶研究成果可知，只要個案的海馬迴裡仍存有片斷、脆弱的創傷事件記憶的話，就能運用特殊治療技術將其回溯出來。因此 DCH 治療師的第一步驟就是先運用「催眠回溯技術」來協助個案將其仍存於海馬迴裡的片斷創傷事件記憶以「視覺心象」的形式重現出來。第二步驟則是運用「催眠解離技術」讓個案的「意識」成為其心靈的「旁觀者」、讓個案的「潛意識」成為其心靈的「主導者」，然後治療師再以「催眠聯想技術」讓個案的潛意識（即主導者）透過自由聯想的過程，自動重新建構出其過去遭受身心創傷事件的完整過程及前因後果，並讓身為「旁觀者的意識」記憶住潛意識讓其所見（即旁觀）的一切。

在此 DCH 療法要特別提醒治療師必須切記與注意的重點是：由「潛意識」來主導回憶過程與自動重建的這種創傷事件記憶的內容會填補掉許多原本在「意識」的片段回憶中是屬於「空白（即失憶）」的位置，因此這些原本所謂「意識的失憶部分」勢必會被個人過去儲存於潛意識的經驗或被潛意識自動推理（甚至幻想）的情節所填補（此即「前世記憶」和「夢境」的來源），所以被此催眠回溯技術所重建出來的創傷事件記憶的「正確性」就是「填空多寡」以及「填空位置」的函數（洪蘭譯，2001）。

2.內隱負面情緒記憶

所謂的「內隱負面情緒記憶」就是個案的潛意識在「過去身心創傷事件發生的過程中」所記住之一切與負面情緒反應有關的各種記憶，包括恐懼、害怕、驚嚇、無力、憤怒、絕望、憂鬱…等各種痛苦的情緒。傳統的認知行為治療法為了要協助創傷後壓力症患者消除內隱的負面情緒記憶，通常是要先設法讓個案能回想起創傷事件的歷程（或細節），然後再想辦法打斷「創傷事件歷程」與「強烈痛苦情緒」之間的連結作用或行為制約機制，以消除惱人的恐懼症狀。

但上述傳統的認知行為治療策略必非萬能，因為臨床上發現有些創傷後

壓力症患者的狀況是，即使治療師運用認知行為技術亦無法協助個案回想出「創傷事件記憶」，而當遇到此種對創傷事件有「完全失憶」症狀的個案時[69]，傳統的認知行為療法就會因苦於無法找出與創傷事件有關的記憶，而無法進行打斷其與痛苦情緒之「制約機制」的最重要關鍵程序，所以只能放棄此積極的「治本」作法，改採退而求其次的消極「治標」做法（如教導個案學習腹式呼吸或自我放鬆技巧來紓緩其恐懼症狀發作時的強度）。

　　但 DCH 療法則提供了治療師一套可有效對治「完全失憶症狀」的策略與技術，即 DCH 所特創的「**體覺型催眠療法**」，來治療個案的「內隱負面情緒記憶」並同時打斷其與「創傷事件的記憶線索」之間的制約機制，重塑其大腦神經連結迴路。其實際的關鍵做法就是當 DCH 治療師將患有「完全失憶症狀」的個案引導進入催眠狀態後，一旦確認其潛意識無法重塑出任何「創傷事件記憶」後，治療師就必須採用「體覺型催眠療法」來強化與激發個案全身強大的體覺感官功能，並引導個案千萬別壓抑其痛苦負面情緒，反而要把過去隱藏在內心或身體某部位上的痛苦情緒完全釋放出來，而且要引導個案一邊釋放負面情緒、並同時一邊「放大其強度」，直至最強烈的痛苦情緒完全爆發出來為止，而當痛苦情緒完全爆發出來的一瞬間，治療師必須立即以催眠指導語引導個案將爆發出來的情緒瞬間轉化成為「一個直覺、一個心象、一句話、一段文字、或一個過去的回憶」，如此一來，個案原本內隱的「負面情緒記憶」就能藉由「體覺型催眠療法」的轉化作用，瞬間外顯成為對應過去創傷事件的「**創傷對應線索**[70]」。

　　接下來 DCH 治療師就可以根據這「創傷對應線索」的類型，來協助個案打斷其與「負面情緒記憶」之間的制約作用，若個案有不只一種的負面情緒症狀，則治療師必須反覆實施「體覺型催眠療法」直至所有各種不同的「創傷對應線索」與「負面情緒記憶」之間的制約作用全部消除為止。如此一來，即使個案仍無法回想出創傷事件真實歷程為何，但因原本與負面情緒記憶相連結的所有「創傷對應線索」的神經迴路均已被反覆實施的「體覺型催眠療

---

[69]此乃因在重大身心創傷事件發生當下，強大壓力已使個案的海馬迴完全失去作用，故無法留下可被回溯的記憶（洪蘭譯，2001）。

[70]DCH 將「創傷對應線索」定義為：是一種個案所無法回憶出來的創傷事件在腦中所殘留的痕跡或線索（如海馬迴的記憶「空白處」本身就是一種受傷過的記憶痕跡），該線索就像是與過去創傷事件「相對應」的鬼魅或幽靈一樣，躲藏在「潛意識」裡，一旦個案接觸到能激發這潛意識線索的聲、光、氣味、溫度或情境時，這潛意識的「幽靈線索」就能引爆杏仁核內與過去創傷事件發生時「相對應」的負面情緒記憶，產生強烈的恐懼症狀。

法」完全消除，所以這些過去殘留在潛意識裡的「創傷對應線索」就再也無法引發個案的恐懼反應。這就好比電腦主機（即人腦）中的「創傷後壓力症病毒（即「創傷對應線索」）」被「掃毒軟體（即「體覺型催眠療法」）」以消除「病毒對外的所有神經連結通路」的方式將其「完全隔離」起來一樣，再也無法作祟。

（三）壓力症狀的治療理論與策略

　　LeDoux（1996）指出巨大壓力有時是會使人產生憂鬱症狀，所以罹患憂鬱症的患者通常也會有記憶力不佳的問題。不過，有時巨大壓力也會產生「增強記憶力」的相反作用，使得「外顯記憶」形成更強烈、更不容易遺忘的「鎂光燈記憶」。此外，巨大壓力對創傷的外顯意識記憶還存在著另一種負面的影響，即這足以導致失憶症的巨大壓力，也可能透過「壓力荷爾蒙（即「腎上腺類固醇」）」而「放大」了心理創傷的內隱記憶[71]，因當代研究發現原本弱勢的恐懼制約反應會在個體有巨大壓力的情境下，變得更加強勢[72]（洪蘭譯，2001）。例如：一個恐懼「戰爭」的退伍軍人可能很多年都沒有發病（也停止用藥），但是其父親的死亡卻又促使其恐懼症狀復發而再度以藥物減輕自己的症狀；或如一個恐懼「地震」的震災生還者自從移居到沒有地震的地區後，已經很多年沒有發病、也戒除藥癮了，但是卻在中年失業後因「經濟壓力」的放大作用，使其又開始害怕隨時會發生災難性的大地震，只好再次用藥以緩和恐懼症狀。

　　上述案例中，壓力本身與所發展出來的恐懼症狀是無關的，但是壓力對個案而言卻具有降低其「焦慮發作閾值」的效果，使得個體更容易受到創傷後壓力症狀的傷害。換言之，壓力並無法控制個案發作的是哪種身心症狀，因其乃取決於個案內心原本潛藏的恐懼類型為何，而且「愈害怕的會最先顯露出來」（LeDoux, 1996），此就如同在「催眠回溯治療」過程中，個案潛意識內所最先投射出的心理創傷心象通常就是個案內心「最害怕的事情」一樣。

---

[71]「壓力荷爾蒙可放大制約恐懼反應」的科學發現，對於如何解釋創傷後壓力症患者的「焦慮症狀」有著極重大的意義，特別適用於詮釋為什麼創傷後壓力症會發生、或為什麼會在不相干的壓力事件後會變得更加嚴重（LeDoux, 1996; 洪蘭譯，2001）。
[72]意即這些在原本就隱藏在個案潛意識裡的弱勢恐懼反應，可能是因過去的制約作用不夠強、或是曾被消除過、或是正巧處於潛伏期，但無論如何，其原有的恐懼反應將會因「壓力」之故而增強（洪蘭譯，2001）。

因此 DCH 療法為了處理上述之「壓力放大了心理創傷的內隱記憶」的負面效果，乃特別創立了「**消除點閱率**」的策略。所謂「消除點閱率」的治療策略構想乃源於人類使用「網路搜尋引擎」（如 yahoo 或 google）來搜尋所需資訊時的「程式運作邏輯」，即「被點閱率越高」的訊息，當以「關鍵字」搜尋時，其會出現在網頁上的第一順位位置。所以將之用來比喻創傷後壓力症患者在不相干的壓力下也會產生恐懼反應的狀況時就是：當個案從罹患創傷後壓力症的那刻起，其所最容易產生的恐懼症狀就是被那些聲、光、氣味、溫度或情境所點閱率最高的症狀，由於常常被點閱的結果，使得其「焦慮發作的閾值」越來越低而更容易被激發，這就如同最常被點閱的訊息最容易出現在網頁上的頭條一樣，而成為頭條的訊息又更容易再被點閱，如此惡性循環的結果，就會形成連原本不相干的輕微壓力或刺激物（如同隨便輸入一個最不關鍵的關鍵字）都能讓點閱率最高的訊息自動跳至網頁上的頭條一樣。

所以當 DCH 治療師運用「消除點閱率」策略來治療個案時之最關鍵重點，就是要打斷各種不相干的「壓力」本身與「症狀的被點閱率」之間的神經迴路連結，以免恐懼症狀被任何其他不相干的壓力情境所激發。其實際做法就是 DCH 治療師在將個案引導進入催眠狀態後，須先以「催眠解離技術」引導個案將其心靈和身體一分為二，讓身體不會隨著「心靈感受」起反應，接著治療師再引導個案在心象中創造出一個「網路搜尋引擎的首頁」畫面，然後治療師再引導個案根據直覺選出一個在所有恐懼反應中其覺得「**最難受的第一名症狀**」是什麼，請個案在首頁的蒐尋欄位裡輸入「找出某某症狀的原因」等關鍵字，再按下「搜尋鍵」，接著治療師就可運用視覺催眠技術，協助個案將網頁所搜尋出來的「第一順位的答案」直接傳換成像是打開一個「視訊視窗」的視覺心象畫面，然後再請個案先將該畫面「停格」並放置在電腦螢幕的左邊。

接下來，治療師再請個案在視覺心象中另新開一個「網路搜尋引擎的首頁」，然後把會激發恐懼症狀的壓力的「名稱」，以關鍵字「找出某某壓力形成的原因」輸入這新首頁的蒐尋欄位裡，接著治療師就可再運用「視覺催眠技術」，協助個案將新網頁所搜尋出來的「答案」直接傳換成像是打開另一「視訊視窗」的視覺心象畫面，再請個案將該畫面「停格」並放置在電腦螢

幕的右邊。

最後治療師再請個案在視覺心象中,重新啟動並「同時播放」左、右兩個視訊視窗的畫面,然後根據左、右兩個視窗畫面所播放出來的事件或情節,找出兩者「相像或相似之處」。一旦個案找出兩者相似之處,治療師就可以針對其「相像之處」進行打斷神經迴路連結的消除治療。在此要特別注意的是,治療師必須反覆實施上述治療步驟,直至所有不同的「第二名、第三名…到最後一名」的恐懼症狀與會激發恐懼症狀的「(不相干)壓力」之間的各種神經迴路連結完全被消除為止。

而且若會引發個案創傷後壓力症的「不相干」壓力(或情境)不只一種,則治療師必須請個案再將另一會激發恐懼症狀的壓力的「名稱」,以關鍵字「找出某某壓力形成的原因」再次輸入該首頁的蒐尋欄位裡,然後反覆上述整個治療程序直至所有「各種不相干的壓力」與「各種不同類型和痛苦程度的恐懼症狀」之間的各種神經迴路連結完全被消除為止。

第三節　惱人夢境的治療理論與策略

臨床上常見到有心理創傷或情緒困擾的個案會抱怨自己常在半夜被「惡夢」驚醒、或是常反覆做一些會干擾夜間睡眠的「奇怪夢境」,使得白天精神不濟。因此當治療師遇到這些常有惱人夢境的藥癮個案時,就可以運用DCH 療法所提供的夢境治療策略來解析個案做夢的潛意識原因,並依據「夢境的類型」採取適當的身心治療技術,以協助個案早日擺脫夢魘的糾纏。

一、創傷經驗夢境的治療理論與策略

Kaplan-Solms 與 Solms(2000)的大腦造影掃描研究顯示:當人做夢時,大腦中處理「情緒與本能[73]」的部位是活化的,但抑制人類「情緒與本能」之前額葉皮質則較不活化。這也就是說,當大腦中的各種天生本能被激發、但原本能抑制這些天生本能的力量卻減弱時,平常被個人所壓抑下來的各種「潛意識衝突」(包括對創傷事件本身的經驗記憶與痛苦負面情緒記憶)就能轉化為大腦中的「夢境」,而一旦原本被壓抑的創傷經驗記憶與負面情緒

---

[73]如「性、生存、攻擊」等本能。

記憶被轉化成為「創傷經驗夢境」後，個案就會在「創傷經驗夢境」中再次經歷令人害怕的創傷事件與強烈的情緒感受。

所謂的「創傷經驗夢境」就是指個案做出與自己身心創傷主題有關的惡夢內容，如參戰過的退伍軍人的創傷經驗夢境常會是夢見「自己身陷槍林彈雨中，不斷看見同袍戰死的慘狀」；或是家庭暴力受害者的創傷經驗夢境常會是夢見「已經死去多年的父親又突然拿著棍棒出現在自己家中」等。

而為何處理個案的「創傷經驗夢境」的治療策略會被 DCH 療法看重？此乃因「創傷經驗夢境」與大腦可塑性之間有著重要的關聯（Crick & Mitchison, 1983），因為精神分析理論認為「常被惡夢嚇醒」的這種現象，源於個人腦中與「創傷經驗」有關的神經迴路仍處於持續「活化」的狀態，而且尚未經過「再次轉錄」的重塑歷程，所以才會持續產生「創傷經驗夢境」，也就是一般所謂的「做惡夢」，因此只要個人的心理創傷仍持續存在，其惡夢內容的「基本架構或原型」就不會改變（Doidge, 2007）。但若個人因接受心理治療而使得心理創傷有所改善的話，則其惡夢的內容就會開始慢慢變得沒那麼恐怖；而且一旦個人的心理創傷得到有效化解的話，則其做惡夢的症狀就會完全消失，甚至反而會開始出現做好夢的現象。因此當治療師開始聽見個案說出「**剛開始時，我還害怕會再做那惡夢，但後來我發現再也沒做過那惡夢了，而且最近還做了一個好夢呢！**」這樣的話時，就可以確定個案的心理創傷已被治療痊癒了（張雲傑，2014）。

根據 Crick 與 Mitchison（1983）對「夢功能」的研究發現，Doidge（2007）認為上述這種「經心理治療後，惡夢會改變內容與消失的過程」，顯示心理治療確實可讓個案大腦產生「實質性的生理改變」，包括能使腦神經迴路藉由「反學習」作用來解開對舊有創傷記憶或情緒記憶的聯結、或是重塑其原有神經突觸連接方式，使得心理治療效果（即「新的學習效果」）可以產生，並透過「夢境內容的變化」而呈現出來。因此 DCH 療法為了讓個案大腦可對其創傷經驗記憶與情緒記憶「再次啟動」轉錄或反學習作用，就必須運用「快速動眼（Rapid-Eye-Movement, REM）治夢技術」（以下簡稱 REM 治夢技術）來對治之。

所謂的「REM 治夢技術」乃是 DCH 根據當代對睡眠與夢的科學研究成果所研發設計而成，因人類進入睡眠後的狀態可區分為「REM」與「NREM

（Non Rapid-Eye-Movement, 非快速動眼期）」兩個階段，其中大部分的夢是發生在「REM 睡眠」階段（只有少部分是在「NREM 睡眠」階段）。由於「REM 睡眠」是人類大腦發展其自身可塑性的必要條件[74]，如 Frank、Issa 與 Stryker （2001）證實「關鍵期」的 REM 睡眠是神經可塑性改變最多的時期[75]；Marks、Shaffrey、Oksenberg、Speciale 與 Roffwarg（1995）發現 REM 睡眠對大腦皮質神經元的正常發展是必要的[76]；Wagner、Gais 與 Born（2001）則發現 REM 睡眠對「情緒記憶」非常重要；至於 Palombo（1978）及 Stickgold、Hobson、Fosse 與 Fosse（2001）則發現 REM 睡眠可使海馬迴將短期記憶轉換成長期記憶，並導致大腦的結構性改變，因此當良好品質的睡眠時間越足夠時，就越能產生足夠的REM睡眠，如此就可使大腦有更充的裕時間進行自我重塑，如當人們在白天學會一新的心理技能時，若能在當晚有個好品質的睡眠，則第二天其新技能的表現會更好。

因此根據上述大腦可塑性原理，DCH 治療師在協助個案進行「REM 治夢技術」之時，治療師會先引導個案進入催眠下的 REM 睡眠狀態（以增加大腦進行自我重塑的能力），然後再以「催眠喚夢技術」將個案的「創傷經驗夢境」重現於視覺心象中，並教導個案如何以各種適當的認知行為治療技術來處理該夢境所顯現的「創傷事件歷程與負面情緒經驗」（也就是創傷經驗夢境的「根源」）。一般來說，經過 DCH 治療後的當天夜晚，個案就會做出有別於以往的「新夢境內容」，而從個案每次接受治療時所「重現」的各種新夢境內容與新象徵物的變化，就可讓治療師看見個案壓抑已久的身心創傷經驗與負面情緒的釋放效果，同時亦可從中看見大腦強化自身學習和反學習的效果是否已達到原本所設定的治療目標。

二、象徵隱喻夢境的治療理論與策略

所謂的「象徵隱喻夢境」與上述「創傷經驗夢境」的最大不同之處在於，有「創傷經驗夢境」的個案主要是抱怨反覆會做一些與過去真實生活中的創傷事件經驗有關的恐怖夢境。但是有「象徵隱喻夢境」的個案則是抱怨自己

---

[74]由於「做夢」可強化大腦改變本身可塑性的能力，因此當嬰兒耗費大量時間在睡眠與「做夢」上之目的，就是為了使大腦的神經可塑性能產生最快的改變速度（洪蘭譯，2008）。

[75]Frank 等人（2001）的實驗是讓一組小貓不能睡覺，另一組小貓愛睡多少就睡多少，結果發現小貓睡得越多，其大腦地圖的改變也就越大。

[76]Marks 等人（1995）發現被剝奪 REM 睡眠的小貓的視覺皮質神經元比較小。

常反覆做一些「內容荒誕、情節詭異」的夢境，自己也不知道為何會做這些夢，也不記得自己曾經有發生過什麼特殊的身心創傷事件，但就是會一直反覆做出干擾自己夜間睡眠的「怪夢」，使得自己老因睡不好而長期精神不濟、體力不足；或是自從晚上開始做「怪夢」後，就開始會覺得自己老是「心神不寧」或心裡怪怪的，每天都有一種自己無法形容的不舒服感受，但卻說不出個所以然來。

　　根據當代研究發現，上述這種內容荒誕、情節詭異的「怪夢」通常是發生在 REM 睡眠階段（至於另一種「預知未來的夢」則通常發生在 NREM 睡眠階段），Doidge（2007）指出這種內容荒誕、情節詭異的「怪夢」乃是被個案壓抑於潛意識內的某些具有「衝突性」的信念所引發，因此個案的「意識」才會抱怨這些「怪夢」令人感到不舒服，但「意識」卻無法想出做這些怪夢的原因，因為這做夢的原因（內在心理衝突）只有「潛意識」自己知道。如 Kaplan-Solms 與 Solms（2000）在分析腦中風患者的夢時，發現其夢中除了混亂的視覺心象外，還「暗藏」著個人的衝突信念，而且這些藏於夢中的衝突信念是以象徵式（或「抽象化」）的視覺心象來呈現的，如「我很害怕自己失控」的想法可能會抽象化地轉變成為「我看到羅馬皇帝凱薩被殺死」的象徵式夢境；而「我是個大人物，不需要像平凡人那樣遵守社會規範」的想法則可能會抽象化地轉變成為「我是個在外太空漫遊的太空人」的象徵式夢境。

　　上述精神分析學者對個人如何產生內容荒誕、情節詭異的「怪夢」的解釋，乃源自 Freud 一個非常經典的夢的解析理論，即當人們做夢時，其心智是以「與平常清醒時，顛倒過來的順序」來處理夢中影像的。此觀點已被當代大腦掃描研究證實，如 Braun(1999)發現人們在做夢時，大腦內「最早受外界刺激輸入的主要視覺皮質區是未活化的，但綜合各種不同視覺訊息輸入的次級視覺皮質區則是活化的。」意即夢中的「視覺心象」不是「以外界的視覺訊息進入視網膜為起點，再傳送到腦內形成抽象概念為終點」；而是「先以腦內的抽象概念為起點，然後這些抽象概念才被大腦轉變成為能在視覺心象中被具體看見的象徵物，如同看見真實外界事物似的。」這也就是說「人類在做夢時所經驗到的心象確實是來自於大腦內部的一種幻覺」正如同 Freud 所推論的一樣。所以治療師在針對這些內容荒誕、情節詭異的「怪夢」

進行解析時，必須要「先從零散、不合理、不相干的幻覺夢境開始，倒著回溯出產生這些夢境的原始抽象思想」才是正確的解夢之道（洪蘭譯，2008）。

Jung（1961）對於上述「怪夢」來源的解釋則與 Freud 的理論有著「潛意識類型與範圍」的差異，如 Jung 主張在夢的內容中，除了含有「個人的潛意識」的訊息外，其實還隱藏有來自心靈最深處之「集體潛意識[77]（collective unconscious）」的訊息（Schultz & Schultz, 2005）。而且 Jung 將「集體潛意識」的內容細分為「面具人格[78]（persona）、阿尼瑪[79]（anima）、阿尼瑪斯[80]（animus）及陰影[81]（shadow）」等幾個最重要的「原型（archetypes）」，因此任何在個人夢中所出現的「原型」都可被 Jung 視為代表「我（們）是誰」或「我（們）究竟是什麼」的象徵（修慧蘭譯，2010；楊儒賓譯，2001）。

Schultz 與 Schultz（2005）則指出 Jung（1961）在「夢是了解潛意識之路」的觀點上雖與 Freud 一致，但其卻不贊同 Freud 解釋「做夢功能」的理論。因 Jung 認為人之所以做夢，主要是為了達成兩個特殊目的：其一就是為了「展現未來」，即夢可以協助個人對於即將發生的事件先行體驗、或預做因應（如 Jung 曾有夢見未來將發生之事情的親身經驗）。其二則是為了進行「補償作用」，亦即人們可透過夢的補償功能來調節其在不同人格面向中所過度發展的部分，以使人格內的不同對立面向皆能獲得較均衡適切的發展（如讓「阿尼瑪斯」與「阿尼瑪」所分別象徵的男、女兩性人格特質皆能得到平衡的發展，而非失衡的發展）。

由於 Jung 主張「夢是潛意識想傳達特殊訊息的產物，且是做夢者的潛意識與其內在困擾或矛盾衝突所相激盪出來的「創造性結果」，而非如同 Freud 所認為的「夢是潛意識壓抑與扭曲訊息的產物」（楊儒賓譯，2001）。因此 Jung 認為夢的目標是在設法「解題與整合」，而非只是如 Freud 所強調之「趨樂避苦」（Harris, 1996）。所以 Jung 所使用的解夢方法通常是要個案說出一系列的夢境，然後將「夢的每一部分」都視為是個案透過夢所「投射

---

[77]Jung 認為「集體潛意識」是「創造力的泉源」，同時也是蘊藏著「豐富的祖先經驗」的資料庫。因此個人心理特質與其過去生命史之間的連結，並非只有童年的陳年往事而已，其實還包括著個人經由祖先所遺傳而來的種族歷史與各種泛文化的象徵原型（Schultz & Schultz, 2005; 楊儒賓譯，2001）。

[78]「面具人格」就如同「面具」一樣，是個人用來保護自己隱私的「公眾形象」（修慧蘭譯，2010）。

[79]「阿尼瑪」是男人內心所存在之陰柔女性原型，即男人性格中的女性特質或陰柔面（修慧蘭譯，2010）。

[80]「阿尼瑪斯」是女人內心所存在之陽剛男性原型，即女人性格中的男性特質或陽剛面（修慧蘭譯，2010）。

[81]「陰影」擁有人類最深層、最根源的力量，是原型中極為強大、同時也最具危險性的部分，所代表的是人性的「黑暗面」，包括了社會所不能容許的、或是被個人以「投射於外」的方式來加以割捨的念頭、想法、感覺或行動等（修慧蘭譯，2010）。

出來的某種心理特質」，然後再根據其原型的種類與樣態加以適當解析，如此夢境之真正意義方能被正確解讀出來（修慧蘭譯，2010）

　　在參考了上述 Freud 與 Jung 解夢理論中的優勢部分之後，DCH 療法將內容荒誕、情節詭異的「怪夢」，即「象徵隱喻夢境」視為是由被個體所潛抑的內在衝突信念所引發（此為 Freud 的理論），但做這些夢的目的是為了傳達潛意識需要個體尋求「治療性的解答」（此為 Jung 的理論），於是夢境的怪異奇幻內容便成為潛意識為了躲避「意識」（或「前意識」）的檢查機制所發出的「求救密碼」。因此 DCH 治療師在針對這類「象徵隱喻夢境」進行夢境解析時，會特別使用根據「波艾索效應[82]（Poetzl effect，PE）」所設計的「PE解夢技術」來幫助個案破解其潛意識所發出之「求救密碼」的真實意義。這是因為登錄個人潛意識內的「衝突信念」與「不舒服」的情緒記憶的神經元是在過去內心衝突發生之時就連結在一起了，但在內心衝突發生以後，個體通常就不會再對這些神經迴路連結有「意識」。但對 DCH 治療師而言，這些內容荒誕、情節詭異的「夢境」反倒變成一個可以用來搜尋出個案潛意識衝突信念的「線索」，可以利用其來協助個案探索出自己所做的怪夢與過去被壓抑的內心衝突之間的關聯。

　　「PE 解夢技術」之實際做法是治療師會先引導個案進入催眠下的 REM睡眠狀態（為增加大腦自我重塑能力），然後再以「催眠喚夢技術」將個案的「象徵隱喻夢境」（即「求救密碼」）重現於視覺心象中，並教導個案如何以「認知解夢技術」來解開這以象徵（或隱喻）方式所投射出來的潛意識「衝突核心信念」，然後再以各種適當的認知行為治療技術來處理之（請參閱第四章第六節），如此困擾個案身心的「夜晚做怪夢症狀」就會自動消失。

　　這是由於「PE 解夢技術」具有將「外顯記憶」中的夢境密碼解開，讓那些記憶顯現出來，還有將內隱的「程序性記憶」轉換成外顯記憶的功能。使得個案在催眠狀態下敘述夢中經驗的過程中，能夠把其夢境中的象徵物或象徵事件跟一個「真正觸發夢境的原因」連結在一起，使得個案能藉此真正了解到自己「夢中的怪異荒誕情節」是由什麼樣的潛意識「衝突信念」所投

---

[82] 維也納精神科醫師 Otto Poetzl 於 1917 年發現的「波艾索效應」是指登錄「視覺記憶」的神經元即使在個人主觀「意識」無法看見的狀況下，一樣可以透過「潛意識」自動將視覺記憶登錄在神經元迴路裡，使得個體的主觀「意識」雖不知自己曾有過這些視覺記憶，但卻可透過「做夢」的方式回憶起這些被「潛意識」自動記錄下來的視覺畫面（轉引自洪蘭譯，2001）。

射出來、或是如何與「衝突信念」連結在一起（Doidge, 2007）。而當找到個案潛意識的「投射原理」或觸發夢境的「連結點」後，只要治療師運用催眠解離技術將象徵物與衝突信念兩者之連結處予以「切割」開來，並分別加以對症治療，然後再如此反覆整個治療程序，直至潛意識投射於夢境中的各種內在衝突信念都得到有效的處理後，個案也就不會再做怪夢、同時也就不會再出現被莫名不舒服的感受（張雲傑，2014）。

　　因此就「象徵隱喻夢境」的治療策略重點而言，DCH 治療師必須指出「象徵隱喻夢境」所顯現之內在衝突信念的來源（如個案想升遷卻又害怕成功），幫助個案找出內在衝突信念的名稱（如「自我設限」的信念），及觸發該內在衝突信念的原因（如看見同事升職），以及內在衝突信念如何影響個體的心理和身體狀態（如晚上常做不明原因的詭異怪夢、白天上班時見到職務高者就會感到焦躁不安）。如此一來，個案就會因為清楚瞭解觸發自己內在衝突信念的是什麼，而能順利調節自己的認知信念與情緒反應，也就不會再有做怪夢的症狀與莫名的不舒服感受（洪蘭譯，2008；張雲傑，2014）。

第四節　情感創傷的治療理論與策略

　　根據精神分析理論，DCH 認為協助慣用興奮劑的藥癮者戒除藥物的心理治療過程，就有如協助藥癮者與自己談戀愛的藥物「分手」一樣，因為藥物有如藥癮者的「愛人」，一旦藥癮者開始停藥，其後續的戒斷症狀就會如同「失戀」的症狀一樣，會令藥癮者產生各種複雜的「情感創傷」後遺症狀。因此當 DCH 治療師在協助興奮劑藥癮者藉戒除藥癮時，除了必須處理藥癮者與他人之間的情感創傷外，還必須將處理各種情感創傷（如「失戀、失婚、或愛人死亡」等）的治療策略應用於消除藥癮者與藥物之間的「愛戀關係」，如此才能真正有效消除其大腦內的「愛情地圖」與「藥物地圖」之間的神經連結迴路，使藥癮治療真正發生效用。

一、藥癮與情感創傷的治療原理

　　精神分析學派大師 Freud 認為人類「愛人的能力」是具有關鍵期的，意即個人若無法順利通過此關鍵期，將無法順利發展出「健康的愛人能力」。而 Doidge（1990, 2007）則認為人類的「愛」不單純只是一種心理狀態，而

是一種具有特殊「生化機制」的大腦自我重塑行為，因此當人們陶醉在所謂的「羅曼蒂克之愛」的階段時，同時也就在反映其大腦本身的各種改變現象，包括在獲得愛情時的極樂狀態，及在與戀人分離、或失戀時的極端痛苦。只是很不幸的是「興奮型藥物」正好是可以強化這「愛」的作用的化學物質，使得人們在施用興奮型藥物時，就會自然的「愛」上這藥物，如同「與藥物談戀愛」一樣。

　　Freud 是第一個描述興奮型藥物「古柯鹼」心理作用的心理學家[83]，其在 1886 年寫給未婚妻 Martha 的信中，即詳細描述了自己在吸食古柯鹼後寫信時的心理狀態，如古柯鹼如何讓其變成毫不保留地愛說話，並把秘密都說出來。Freud 在該信中之用字遣詞的語氣也變得與平常不同，並且敢毫無顧忌地認同其猶太祖先及耶路撒冷聖殿。Freud 發現古柯鹼的效果不但能神奇地消除自己的身心疲勞，還會產生如同與自己未婚妻 Martha 在一起時的「浪漫」感覺。而在另一封信中，Freud 則描述古柯鹼如何減少自己的害羞感和沮喪心理，使自己達到如同「極樂」的境界，包括精力充沛、自尊心大增、自信充滿、熱情洋溢等，這些 Freud 的親筆書信讓人們見識到古柯鹼在其身心上所產生之如同陶醉在「浪漫愛情」裡的精神毒性效果（Liebowitz, 1983; 洪蘭譯，2008）。

　　Doidge（1990）認為上述 Freud 所描述之使用古柯鹼後如同「陶醉在浪漫愛情」中的情緒狀態，正是能提昇人類大腦內「多巴胺」濃度的藥物（如古柯鹼）所會造成的直接心理效應。而且 Freud 施用古柯鹼後的心理反應，就如同當代大腦神經科學研究的發現一樣，即當以「功能性核磁共振儀器（function magnetic resonance imaging, fMRI）」掃描正在看「愛人的相片」的受試者時，其大腦中有最多「多巴胺受體」的部位活化了，顯示大腦的生化狀態如同吸食古柯鹼的人一樣（Bartels & Zeki, 2000）。同理，Doidge（2007）指出「愛情的痛苦」也具有其特殊的生物化學機制，比如：當人們與戀人分離太久時，絕大部分的人會感受到強烈的思念感。而在渴望戀人回來時，個人則會感到焦慮、無力、或心情沮喪，但假如此時突然接到戀人的回應訊息，則又會馬上恢復精力，好像打了一劑強力興奮型藥物似的。但若是分手或失戀了，則個人就會強烈地感到心情沮喪、活不下去。而這些在心理上感受到

---

[83]Freud 也是第一個發現古柯鹼醫療效用的人（Liebowitz, 1983）。

「高潮、低落、渴望、退縮」的上癮症狀正是大腦可塑性改變的主觀症狀，因為人們的大腦已對戀人的出現和分離作了調適性的改變，而藥癮者與藥物之間的「關係」正亦是如此（洪蘭譯，2008）。

　　只可惜，無論戀人之間的感情多麼的好，日久習慣之後也會讓人產生心理上的「耐受性」，就如同藥癮者會對藥物產生耐受性一樣。此乃因大腦中的多巴胺原本就喜歡新奇的事物，所以當個體長期使用某種劑量的藥物而產生耐受性並失去了過去曾有過的藥物「高潮」後，大腦的可塑性已經非常適應該藥物劑量所產生的一切作用，因此也就很難再像以前一樣讓藥癮者產生「興奮」感受。於是藥癮者為了保持自己的「用藥後高潮」，只好把「新奇感」注入原有的用藥習慣內（如此才能刺激大腦分泌更多的多巴胺）（Doidge，2007），包括「提高單次藥物使用的劑量、混用不同效力的藥物、或參加狂歡（或性愛）派對（party）來施用藥物」等，目的就是要用「新奇感（或新鮮感）」來打開大腦的快樂中心，期望藉由「新的用藥手段」來再為自己帶來如同昔日的快感和興奮程度（Doidge, 1990）。一旦新方法奏效了，藥癮者的大腦快樂中心又再度被藥物啟動，使得「全面性的快感」又開始了，藥物的「新形像」便會又與「超乎預期的快感」聯結在一起，然後再連結到大腦的「藥物地圖」裡，造成更嚴重的惡性循環（洪蘭譯，2008）。

　　因此，DCH 要求治療師在對藥癮者進行戒癮治療時所需把握的原理與原則，就是必須要把「藥物」本身當成是藥癮者的「最親密愛人」來加以對治，而治療的目標就是要「設法」讓藥癮者願意主動與自己最心愛的「藥物戀人」永遠的分手，並且絕對不會想再復合。

二、情感創傷的反學習治療理論與策略

　　為了治療藥癮者的情感創傷，無論是針對「人類的愛人」或是針對「藥物的愛人」，DCH 療法皆採用「反學習（unlearning）」治療理論與策略來處理之。所謂的「反學習」作用是學者在研究大腦神經迴路的「競爭性」時的新發現，而大腦神經迴路之所以要彼此互相競爭，乃是由於人類的大腦儲存空間有限，這是因為當人們在「學習」一新事物時，腦內一起發射的神經元會連結在一起，其所產生的神經化學變化叫做「長期增益效應（long-term potentiation, LTP）」，目的在加強神經元彼此之間的連接。因此，一旦讓大腦

成功發展出新的神經迴路時,其迴路就會變得很有「效率」,並開始自成一體地佔據大腦有限的儲存空間,就如同個人所「習慣的活動(或行為)」會佔據其日常生活的大部分時間一樣,很難被消除。而當大腦神經元在進行「反學習」作用時,則會產生另一種叫做「長期抑制效應(long-term depression, LTD)」的神經化學變化(與進行「學習」作用時不同的神經化學物質)來消除一些原本已有的神經元連結(Rosenzweig, Barnes, & Mc-Naughton, 2002)。

Doidge(2007)指出大腦會產生「反學習」歷程及「減弱神經之間的連接」也是大腦可塑性的一種,其與「學習」歷程一樣重要。因為大腦若只強化某些新增的神經迴路而不消除某些舊有神經迴路的話,則大腦內的神經迴路儲存空間就會因過度「飽和」而無法繼續發揮正運作功能。因此大腦在決定是否保留或消除某些神經迴路時所採用之篩選邏輯,就是「保留競爭性較強的神經迴路、消除競爭性較弱的神經迴路」(洪蘭譯,2008)。如當代實驗證據顯示「忘記或消除已有的記憶」對大腦而言是一個必要的自我重塑行為,因為唯有如此,大腦才有足夠空間來儲存新記憶的神經迴路(Rosenzweig et al., 2002)。

所以 DCH 療法之所以會運用「反學習」治療理論與策略來處理藥癮者的情感創傷,主要目的就是為了要建立新的戒藥記憶迴路,並設法讓這新的戒藥記憶迴路的競爭性「強」於舊有的藥癮記憶迴路,好讓大腦自動消除舊有的藥癮記憶迴路,並讓新的戒藥記憶迴路占據藥癮者大腦內原有藥癮記憶迴路的空間。以下根據情感創傷的主要種類型,將 DCH 療法應用於協助藥癮者戒除藥癮與處理情感創傷的「反學習」治療理論與策略分述如下:

(一)「哀悼愛」的道別理論與策略

從精神分析觀點而言,人們對一切事物的成癮機制(包括對戀人或對藥物)均是相同的,因此當個體第一次施用藥物得到快感後,就會如同「初戀」般地喜歡上藥物給自己的快感,然後開始啟動一個新的大腦(藥物)地圖的發展階段,並同步進行大量的「反學習」作用,即大腦會自動把「與獲得藥物快感」無關的神經迴路消除。尤其當個人開始對藥物上癮時,其大腦就必須劇烈地改變現有的情況,即凡事不再只想著自己,而開始只想著藥物,其過去與別人的依附關係也必須改變(即從原本依附親朋好友人的狀態轉而成為強烈地依賴藥物與藥物販賣者),這樣才能將一個新的藥物融入自己的現

實生活中。個人的一切生活作息需要不停地配合藥物的效力，並調整兩者間之節奏與步調（如當藥癮者發現自己施用一次高純度的安非他命後通常可以連續三天不睡覺，所以就會連續三天下班後都去夜店狂歡，以消耗夜晚的時間），其大腦的情緒中心、性慾中心及自我中心都需要大量的重組，好讓百萬以上的神經迴路得以重新找到最適合其運作之處，這也就是為什麼對很多藥癮者來說，使用藥物會如同「談戀愛」一樣，讓自己好像「失去自我認同」與「魂不守舍」的主要原因（Doidge, 2007）。

　　而當藥癮者無法持續取得藥物時，這有如「初戀情人」的藥物就會馬上令其產生戒斷的「心碎」症狀，即使這世界上仍有其他各種令人感到有趣的事物，但就是「沒有一個比得上」他自己所喜好與鍾情的藥物，因為藥癮者認為藥物才是自己的「真愛與最愛」，而對藥物的「渴望」則時時刻刻纏繞在其大腦內，使得藥癮者無法「反學習」（即「消除」掉）藥物對自己的吸引力（洪蘭譯，2008）。這種「無法割捨藥物」的強烈心理對處於戒斷階段的藥癮者所產生的作用，就像一個長期施用安非他命的藥癮者突然被捕入獄，其拒絕服用能緩解戒斷症狀的藥物如「多巴胺促動劑(dopamine agonist)」一樣，因為其無法想像自己會再喜歡另一種藥物，而改找一個替代性的藥物[84]來取代自己最喜愛的安非他命的念頭。這種有如要求藥癮者「移情別戀」的「替代療法」使得藥癮者覺得自己被冒犯了、甚至會感到不舒服（如海洛因成癮者通常也較不願接受美沙冬替代療法一樣）。此外，就算藥癮者願意使用其他新的藥物（即願意「移情別戀」），其也還是必須跳脫以前原有的藥物習慣，此過程在大腦的神經層次上，仍是需要進行有效的「反學習」作用，才能使藥癮者能與「舊的藥物戀人」分手，再重新愛上另一個「新的藥物戀人」。

　　Doidge（2007）認為上述這種藥癮者無法直接戒除藥癮、或是使用替代療法的關鍵原因，主要在於其對原來所使有的藥物「尚未釋放出足夠的悲傷情緒」，因為生活中缺乏「所愛的藥物戀人」，對藥癮者來說是非常痛苦與無法忍受的事情（因藥癮者多屬「低挫折容忍度」性格）（Beck et al., 1993）。

　　而從大腦神經可塑性的觀點來看，一個用藥中的藥癮者或是戒斷中的藥癮者若是想要開始新的「無藥生活」而又不被舊有「藥物戀人」糾纏的話，

---

[84]為緩解興奮劑藥物的戒斷症狀，在臨床上可視個案狀態給予多巴胺促動劑（dopamine agonist）或抗憂鬱劑等藥物。

則其必須要先重設自己大腦中曾與「藥物戀人」有關之各種神經迴路的連接方式才有可能成功（Doidge, 2007）。至於治療師該如何做才能有效幫助藥癮者與其「藥物戀人」能毫無遺憾的分手呢？根據 Freud 在臨床上治療情感創傷的經驗發現：個人對情感的心理「哀悼」是零碎的（或破碎的），雖然現實的情況會告訴情感受創的人，其愛人已不可能再回來了，但是情感受創的人通常要在進行過「再次與舊愛重溫過去之間的美好」的此一特殊「道別儀式」之後，才願意讓愛人在自己的心中消失（Freud, 1957；洪蘭譯，2008）。因此 Doidge（2007）認為在治療情感受創的個案時所必須運用的有效治療策略就是：設法讓個案能在心中再「重溫一次舊愛」（無論是透過催眠療法或是利用其他特殊治療技術），好讓個案能夠「心甘情願」地放下自己對感情的「不捨」，讓對方的魅影能真正「從心中離開（或消失）」。

　　而當 DCH 療法將上述 Freud 及 Doidge 所採用之情感創傷治療技術用於處理藥癮者「與藥物永別（即「戒藥」）」的心理哀悼時，從大腦的神經層次觀之，DCH 治療師必須以「催眠回溯技術」協助藥癮個案者把形成某類藥癮記憶的神經迴路「分別地叫出來」，接著再讓個案「再次重新經驗」各個記憶，然後才再各自向這些藥癮記憶迴路「道別」。尤其當治療師在協助藥癮個案對藥物（戀人）進行「哀悼」之時，必須讓個案「學習並領悟」的最重要一點就是：「**即使沒有所愛的藥物（戀人）在身邊，自己也要能繼續健康快樂地生活下去。**」這就是 DCH 療法在使用催眠回溯技術時，讓藥癮者對「藥癮的象徵物」加以哀悼並要放心（或開心）說「再見」的治療意義，其也正是使用「反學習」策略所要達成的治療目標。但 DCH 治療師必須切記是，在正式協助藥癮者進行心理哀悼歷程之前，務必要先確認個案的宗教信仰為何，然後再根據個案宗教信仰的「教義」進行適切的「反學習」治療策略，如此才較容易讓感情創傷治療與藥癮治療皆能夠奏效（張伯宏等，2008；張雲傑，2012b，2014；張雲傑、林宜隆，2010）：

1.**無神論者**：當藥癮個案為無神論者時，治療師必須以結合催眠解離技術的「今生療法」，先消除掉藥癮者心中對於「只要藥物（愛人）還存在，我就可以繼續依賴著藥物（愛人）」的執著心理，然後才能正式協助藥癮者進行對愛人或藥物戀人的心理哀悼歷程。

2.**一神信仰者**：當藥癮個案為「一神信仰」者如基督徒時，治療師的治療程序就要區分為三個階段，第一階段是必須以「禱告」結合催眠解離技術的「今生療法」，指導個案透過「心象式的禱告」來懇請耶穌基督告訴自己「今生為何會有情感創傷與藥物成癮問題」的原因，接著第二階段再以「禱告療法」協助個案得到上帝針對如何解決情感創傷與藥物成癮問題所給的「啟示與智慧的答案」，然後第三階段才能正式協助藥癮者在「上帝的大愛」中進行對愛人或藥物戀人的心理哀悼歷程。

3.**多神輪迴信仰者**：當藥癮個案為「多神輪迴信仰」者如佛教徒時，治療師就必須以結合催眠解離技術（包括「死亡重生療法」）的「前世療法」，先消除掉藥癮者心中對於「今生會有情感創傷與藥物成癮問題乃前世因果的報應」的這個錯誤因果觀念，然後才能正式協助藥癮者進行對愛人或藥物戀人的心理哀悼歷程。

（二）「正向愛」的依附理論與策略

　　Freeman（1999）是第一個將「正向愛」與大量的「反學習」作用連接在一起的學者，其指出大量的腦神經重組現象通常會發生在人們談戀愛之時、或是因生兒育女而成為父母親之時，其目的與功能就是為了要能讓人們（無論是親子或是戀人）之間，在經歷一段劇烈的大腦自我重塑時期後，可以形成「正向愛」的依附關係（如戀人、配偶、或親子關係）、並塑造出雙方皆能認同的意圖與觀念，如此才能創造出願意「共同合作」的生命繁衍功能。由於 Freeman 認為大腦是一個讓人類可以「社會化」的器官，因此必須要有一套能大量自我重塑的神經生化機制，如此才能適時校正個人過度個別化、過度自我中心、或過度自私自利的傾向，以使個人可以適度地融入社會群體之內，並因而得以生存繁衍（洪蘭譯，2008）。

　　故根據上述 Freeman（1999）的觀點，DCH 主張若能在催眠治療過程中，設法讓藥癮者的喜愛對象從原本的藥物（戀人），轉而變成發自內心真正想去建立「愛自己、愛情人、或愛家人」等正向愛的情感（依附）關係的話，或是讓原本因用藥已經失去責任感的父母親，能更真正發自內心願意再次「扛起照顧孩子、關心子女」的正向親情（依附）責任時，理應能讓藥癮個案產生如同 Freeman 所主張之大腦的大量自我重組作用，而且這些重組的大腦神經元數量會遠比人們在「學習或反學習」時還更多得多。因為當人們對

所愛之人做出「承諾」時（如藥癮者發自真心對戀人或對子女做出「一定會戒藥」的承諾），其大腦中名為「催產素（oxytocin）」的一種神經調節物質[85]就會被釋放出來，讓現有的神經連結融化[86]，而能接受更大量的改變，所以催產素有時又被稱為「愛情激素」或「承諾的神經調節物質」，因為其能強化人們彼此之間的依附關係聯結[87]，如當人們在做愛或性高潮時，大腦會分泌催產素；而當父母親在照顧孩子時，母親的大腦會分泌催產素，而父親的大腦則會分泌類似催產素作用的「血管壓縮素（vasopressin）」（洪蘭譯，2008）。

只可惜，催產素雖然可融化原本舊有之「依附作用」的神經連結，並使新的「依附作用」的神經連結可以形成，但在這特別的大腦神經迴路重塑的反應裡，催產素並無法使人們知道該如何談戀愛，也無法使父母親知道該如何照顧孩子，其已知的最大神經生化功能僅只是讓人們「有機會學習新的行為模式」而已（Freeman, 1995）。因此該如何讓藥癮者在內心真正喜愛自己或他人，以及如何協助藥癮者改善對待自己或與他人的關係，便成為 DCH療法在運用「正向愛的治療力量」進行前世回溯療法、今生回溯療法、或甚至未來推進療法時之治療重點。

所以 DCH 療法為矯治藥癮者為了其所愛的藥物（戀人）而可以「只顧自己、不顧他人」的偏差傾向時，特別會以強調發揮**「正向愛的力量」**的治療策略來進行藥癮者的大腦重塑工程，初級目標是讓藥癮者可以化解心中對他人或社會的憤怒及仇恨，以免其為了藥物（戀人）而傷害他人或自己；中級目標則是修復藥癮者的身心靈創傷並釋放所壓抑的負面情緒，以免其為了「自我治療」而濫用藥物；最終目標則是建立藥癮者發揮「愛人愛己」的大愛[88]力量，以助其成功戒藥、領悟生命課題，建立以「愛」為基礎的新人生觀，並努力實現自己內心真正的夢想。

---

[85]神經調節物質（neuromodulator）跟神經傳導物質不同。神經傳導物質是在突觸處釋放出來使下一神經元興奮或抑制。而神經調節物質則是強化或減弱突觸連接的整體效果，並使該效果能長久維持（洪蘭譯，2008）。

[86]由於「催產素」具有融化原有神經迴路連結、消除個體習得行為之效果，故又被稱為「失憶荷爾蒙（amnestic hormone）」（Insel, 1992）。

[87]催產素可使得人們變得安靜、心情平順、語氣委婉、容易將情感依附到他人身上，並會使人們降低戒心、提升對他人的信任感、對配偶忠誠、且全力照顧孩子（洪蘭譯，2008）。

[88]為達成戒癮治療目標，建議運用源於基督信仰「愛人如己」的大愛精神，以發揮更佳的治療效果。

（三）「負向愛」的消除理論與策略

　　DCH 療法中所指稱的「負向愛」即是所謂的「會傷人的愛」，其是造成個人產生藥癮問題與情感障礙的原因之一，例如當個人從小就有「自我意識強烈、權力慾太重、喜歡操控、或貶低別人以抬高自己」的父母親時，其就容易因父母親「會傷人的愛」而於青春期或成年初期時叛逆用藥，導致日後當其有戀人時，就會因藥癮而容易在親密關係上有「情感錯誤依附」問題、或是在性行為方面有困擾或障礙；而當其為人父母時，更會因藥癮日久而無法疼愛、照顧自己的子女，只能「重現」自己父母「會傷人的愛」給予其子女（張雲傑，2014）。

　　由於 Freeman（1999）及 Doidge（2007）指出當治療師協助個案針對這類「會傷害人的愛」進行「反學習」治療時，不但可以協助個案改變其對「自我形象」的偏差看法，而且也較容易使其大腦產生自我重塑的效果。因此 DCH 療法在協助藥癮者消除由「負向愛」所導致的藥癮行為時之首要重點，便是要先協助個案「反學習」過去其父母所給的「會傷人的愛」；次則修復個案童年時因受親情傷害所產生之所有身心創傷，並協助其寬恕父母與自己所犯的錯誤；再來則是協助個案修復其過去人生中因各種情感關係（如友情或愛情）所產生之所有身心創傷，並設法使個案願意原諒其朋友或愛人對自己的傷害、或是饒恕自己對朋友或愛人所犯的錯誤；最後則是協助藥癮者能真正發自內心來愛自己，進而可以真正愛自己的戀人、愛自己的子女。

　　所以 DCH 治療師在成功消除「負向愛」對藥癮者的各種負面身心影響之後，還必須使藥癮者學會如何在為人伴侶時可以給予愛人應有的情感承諾與正常的親密關係、以及學會如何在為人父母時可以給予子女應得的無私之愛與親情關懷。如此一來，才能有效重塑藥癮者的大腦地圖並使其達成戒癮治療的「學習」目標，即願意為愛自己、愛伴侶、愛子女而「決心戒藥」。

（四）「性與愛」的重塑理論與策略

　　根據 Sternberg（1986）的「愛情三角理論」可知，「完美之愛」是由「親密、激情、承諾」等三個主要成分所組成，其中「親密」是指在相處關係中覺得有溫暖、親近、與彼此分享的感覺；「激情」則指在相處關係中有強烈的正、負向情緒感覺並包括對「性」的渴望；而「承諾」則是指個人願意下定決心來維持彼此關係而不計任何困難與代價。因此 Sternberg 認為「喜歡之

愛」只有親密成分、「迷戀之愛」只有激情成分、「空洞之愛」只有承諾成分、「友伴之愛」只有親密與承諾成分、「虛幻之愛」只有激情與承諾成分、「浪漫之愛」則只有親密與激情成分（陸洛、高旭繁譯，2012）。所以當使用 DCH 療法來協助藥癮者處理其情感創傷與藥癮戀人的問題時，只要藥癮者與其愛人（或藥物戀人）之間的「情感層次」曾經歷過「迷戀之愛、虛幻之愛、浪漫之愛、完美之愛」等四類愛情中的任一個層次，治療師就必須要協助藥癮者決解其隱藏於「激情」之下與「性渴望」有關的性愛問題，因為唯有如此，才能真正消除大腦「藥物地圖」與「性愛地圖」之間的神經迴路連結，達成有效的藥癮治療效果。

因此，當 DCH 治療師在處理藥癮個案所隱藏於「對愛人或藥物戀人的激情」之下的「性愛」問題時，尤其為了「助性」或為了某些特殊「性愛目的」（如使自己的性行為更持久或讓雙方更容易性興奮、性高潮等目的）而藥物成癮的個案時，必須非常小心地來處理個案的性愛問題，因為「性愛主題」通常會是藥癮個案內心所最「難以啟齒」的問題。

所以在此要特別提醒 DCH 治療師注意的是：在處理藥癮個案的性愛問題之前，必須要先精確地了解「大腦重塑陷阱」的概念與意義，才能正確有效地實施對藥癮者的性愛治療技術。所謂的「大腦重塑陷阱」指的就是在大腦中原本「應當分開的兩個地圖，卻融合在一起了」的狀況。此特殊的大腦重塑現象是從 Merzenich 的猴子手指實驗中發現的，即當猴子手上相鄰的兩根手指的皮膚被實驗者以人工方式縫合在一起，使得猴子原可分開活動的兩根手指變成必須一起活動時，結果就造成了猴子大腦中控制這兩根手指的神經元必須一起激發，於是就產生出這兩根手指在猴子大腦中所相對應的地圖就「融合在一起了」的現象（Merzenich et al., 1996）。

Merzenich 指出與上述猴子手指地圖實驗結果類似的「自動融合」現象亦會出現在人類的大腦地圖上而成為產生麻煩的「陷阱」，如 Merzenich 發現人們在日常活動中的某些特定行為也會造成其大腦中原本應該分開的地圖卻彼此自動融合在一起的情況（洪蘭譯，2008），而這正是藥癮者在其日常生活中所最常經驗到的「身心感受」。以大麻為例，在歐美的狂歡派對裡，「大麻」經常被藥癮者用來當作提升「性愛時親密感」的助性藥物，如此一來，使得每當藥癮者想與異性發生性行為時（即使人不在派對中），就會想要用

大麻來助性；反之，每當藥癮者看到大麻圖片或只是單單聽見「大麻」這個字眼時（如看見或聽見各式媒體的反毒宣傳時），也就會聯想到「性」，而想立即去找異性做愛，然後再用大麻助性，如此相互增強與反覆循環的結果，使得大腦的「性愛地圖」與「藥物地圖」產生融合的現象，造成藥癮者日後已不再需看到或想到大麻，而只要「看見異性或想到性」就會想要吸食大麻的結果。

　　因此根據上述 Merzenich 對「大腦重塑陷阱」的研究結果（Merzenich et al., 1996），DCH 療法主張在對藥癮者進行性愛問題的治療時，必須小心地將個案之大腦藥物地圖與性愛地圖分別「切割」開來各自進行處理，並避免在使用治療技術重塑大腦地圖的過程中製造出不當的「陷阱」，例如當 DCH 治療師在針對「派對藥物[89]（Party drug）」成癮者進行戒癮治療時，除了需斷絕藥癮者接觸派對藥物（如大麻、搖頭丸）的機會外，同時也要切斷大腦中關於「性焦慮的恐懼制約、性刺激的激情、及性對象的象徵形象」等三者與藥物地圖之間的神經連結迴路，並避免產生新的「大腦重塑陷阱」，如此才能有效產生預期的戒癮治療效果。

（五）「夢想與愛」的規劃理論與策略

　　Freud 曾說過：使人們的頭腦保持穩定並感覺有意義的是「工作」與「愛」。從社會心理學角度觀之，這句話頗接近真理，因為 Freud 認為「工作」可以給人們一種責任感和目的感，使人們的工作和夢想有一個具體的焦點，而且當人們有工作時，不僅可使人們的生活井然有序，還可為人們提供了自豪感與成就感的來源，以及可使人們有所作為的一片天地。至於「愛」，Freud 則認為「愛」是一個能把人們加以編織在社會機體中的要素，因為若沒有了「愛」，人們的內心就會迷惘、空虛，如同失去了根的落葉一樣，飄蕩在自己個人的天地中，並斷絕了對他人的關注（包新周、伍義生譯，2008）。

　　不過，除了「工作」與「愛」之外，DCH 認為人們還應該實現其與生俱來的天賦能力，不管其天賦能力是什麼，這就如同發表「平行宇宙」理論的知名美國物理學家加來道雄所言，不論命運給了每個人多麼不同的才能和力量，個人都應該努力去把自己的能力發揮到極致，而不要平白無故地讓其

---

[89] 又稱為「娛樂性藥物（Recreational drug）」。

萎縮、凋零。雖然在現實生活當中，總會有一些人因為沒有辦法實現其孩提時代所展現的才華、或是因為無法成為自己心目中理想的人物而讓自己背上沉重的心理包袱。但是人們不應該抱怨自己的命運，而應該如實地接受自己天生所擁有的一切，並在能力所及的範圍內努力實現自己的夢想（引自包新周、伍義生譯，2008），進而超越「自卑」，這才是個人能真正為自己帶來幸福的發展之道。

　　因此，當治療師已成功完成上述四項與處理藥癮者情感創傷與藥物戀人有關的各種「愛的治療策略」後，還有一項是在治療結束前必須確實執行的策略就是：治療師必須協助藥癮者如何將自己人生的「夢想」與發自內心願意付出之「正向愛的力量」加以結合，並將之規劃為成為一個可以終身追求的「自我實現目標」，如此才能使藥癮者在治療結束之後，能真正邁向一個成功戒除藥癮的全新幸福人生。

第五節　強迫行為的治療理論與策略

　　所謂「藥癮者的強迫行為」即是當藥癮者想去抵抗自己某種偏執的念頭時，其心理的緊張程度就會高漲，但若是讓自己去進行某些儀式性的行為，如施用藥物，其緊張的壓力就會得到暫時性的緩解，但在不久之後，使其產生強迫行為的念頭又會再度出現，而迫使個人再去進行儀式性的用藥行為來減輕自己強迫性念頭的壓力，如此惡性循環下去，便永無安寧之日。

　　上述促成個人濫用藥物的「強迫意念與行為」在以前是很難治療的，使用精神科藥物和行為治療只能改善其中一部分症狀。但自從 Schwartz 利用比較強迫症患者與正常人的大腦正子斷層掃描圖（PET）的研究方法發展出一種以「大腦可塑性」為基礎的有效治療法後，不但可以幫助個案減輕一般性的強迫行為症狀，甚至對於物質成癮（如藥物成癮）、強迫的性行為、或是與個人自我形象、身材、自尊等方面的問題亦具有明顯改善效果（Schwartz & Beyette, 1996; 洪蘭譯，2008）。除此之外，Schwartz 更以強迫症患者接受心理療程之前、後的大腦 PET 掃描結果，證明了強迫症患者的大腦在經過心理治療之後有與正常人一樣的反應趨勢，意即「心理治療確實可以改變人類大腦」（Doidge, 2007）。因此，DCH 療法乃參考 Schwartz 的治療理論與有效技術，設計規劃出下列五大治療理論與策略來協助藥癮者消除促成其濫用藥物

的強迫意念與行為。

一、人工換檔的治療理論與策略

　　Doidge（2007）的理論指出當人們犯錯時，有三件事情會接連發生：第一是人們在心理上會有犯錯的感覺（即那種揮之不去的「有事情不對勁」的感覺）；第二是人們在身心上會顯現出焦慮的狀態，而焦慮的狀態則會促使人們去改正所犯的錯誤；第三則是當人們改正了所犯的錯誤之後，其大腦會「自動換檔」，好使人們可以繼續去想、或去做下一件事，於是之前的犯錯感覺和焦慮狀態就會自動消失（洪蘭譯，2008）。但是因藥物效力而產生強迫行為的藥癮者大腦則不會自動換檔，導致其無法去做下一件事情，例如安非他命成癮者即使自己已經綁好了鞋帶、刷過了牙、或剪過了指甲，但其還是會不停地想要重複去做這些行為，這也就是安非他命藥癮者因使用安非他命所產生的「心理執著」症狀，因其大腦的自動換檔功能沒有作用，使得犯錯的感覺和焦慮會因為「一直想」而被強化，尤其當「濫用藥物」本身也是一種不斷犯錯的過程時。

　　根據當代大腦掃描研究顯示，大腦中的「眼眶額葉皮質（orbital frontal cortex）、扣帶迴（cingulate gyrus）、尾狀核（caudate nucleus）」等三個部位與人類的強迫行為有關，例如：當個體的強迫行為越嚴重時，則位於其大腦額葉下面、眼球後方的「眼眶額葉皮質」的活化程度就會越高，而且一旦眼眶額葉皮質發射出「犯錯的感覺」訊息後，該訊息就會被迅速傳送到位於大腦皮質深處的「扣帶迴」，而當扣帶迴被所傳入的訊息活化後就會使個體產生「焦慮」的身心反應，如胃部抽搐或心臟狂跳等，然後產生「會有不好的事情將要發生」的感覺。若個體想要避免焦慮的身心反應，就必須要能立即修正錯誤，才能將「抑制生理反應」的訊息傳送到胃部或心臟，使自己不會產生與胃部抽搐或心臟狂跳等生理反應聯結在一起的「不好的、或令人害怕的事情」的感覺。而負責在個體修正錯誤之後能自動換檔的「尾狀核」則是位於在大腦深處，其能夠使個體的想法從原先所注意的事情轉換到另一件事情上，但有強迫行為的個體則因其尾狀核的換檔功能「卡」住了而無法轉換其原先的想法（Doidge, 2007; Ratey & Johnson, 1997; 洪蘭譯，2008）。

　　針對強迫行為患者的大腦 PET 掃描研究顯示其「眼眶額葉皮質、扣帶

迴、尾狀核」等三個區域都超級活化，而且眼眶額葉皮質與扣帶迴被刺激活化起來後就會一直保持活化，如同被強迫鎖定在「開」的位置上，而這也就是 Schwartz 會將「強迫症」的神經生理原因解釋為是因「大腦被鎖住」（brain lock）的結果（Schwartz & Beyette, 1996）。而且由於被活化的尾狀核的自動換檔功能「當機」了，所以由眼眶額葉皮質和扣帶迴所持續發射的生化訊息，就會持續增加個體犯錯的感覺和焦慮的身心症狀。根據目前的研究結果已知，引發「大腦被鎖住」症狀的原因有許多種，包括家族遺傳、基因缺陷、或是尾狀核受感染而腫脹（洪蘭譯，2008），而個體本身的「學習行為」與「藥物濫用」（如濫用安非他命類藥物）等因素亦在強迫行為的發展上扮演了十分重要的角色。

　　那麼治療師該如何協助藥癮者重新啟動尾狀核的自動換檔功能呢？根據 Schwartz 的治療理論，治療師只要能協助個案改變眼眶額葉皮質與扣帶迴等兩部位的神經迴路，使尾狀核的功能恢復正常，便可解開強迫症患者大腦的異常鎖住功能（Schwartz & Begley, 2002）。因此，Schwartz 的治療方法就是訓練強迫症個案以「持續集中的注意力」（即利用保持警覺的「人工」方式）來替尾狀核換檔，其實際做法是要求個案將自己的注意力轉移到另一別的事物上，而且是一個「新的、有興趣的、能帶來快樂感覺」的活動上。這種治療方法符合大腦可塑性的本質，因為從事「可令人快樂的新活動」會引發大腦釋放出能讓心理產生快樂感覺的「多巴胺」，而多巴胺的作用則是可以固化這個「新活動」的神經迴路並長出新的神經連結，於是在「用進廢退」的大腦自我重組機制下，這個因持續從事「新活動」所建立出來的新神經連結迴路的「競爭力」就會逐漸強於舊有活動的神經連結迴路，並在最終取而代之（Doidge, 2007）。所以 Schwartz 才會稱此療法的應用重點在於「不是去打破個案原有的壞習慣，而是用好的新行為來取代個案舊有的壞習慣」，而且最重要的是當 Schwartz 掃描這些強迫症病情有改善的個案大腦後，發現其「眼眶額葉皮質、扣帶迴、尾狀核」等三部分都恢復為「正常的」分開發射狀態，此結果顯示原本大腦「被鎖住」的這三個部位確實已被「人工換檔」的治療技術解開了（Schwartz & Beyette, 1996；洪蘭譯，2008）。

　　除此之外，Schwartz 的大腦 PET 掃描研究亦發現，利用保持續注意力的「人工」方式來替尾狀核換檔的治療方法，不但可使強迫症患者尾狀核的「換

檔」能力越來越自動化，還可以縮短發病的時間、降低發病的頻率，雖然有些個案在緊張時還是會復發，但其可運用所學到的新方法，很快地又控制住自己（Doidge, 2007; 洪蘭譯，2008）。

　　因此，DCH 療法參考上述 Schwartz 的治療策略，設計出可協助藥癮者在催眠狀態下，以「人工換檔」的方式來處理與藥癮有關的強迫行為，其實際做法是治療師先以「催眠回溯技術」讓藥癮個案在視覺心象中回到第一次用藥的「前一刻」，然後以「催眠解離技術」讓個案在視覺心象中將「自己」解離成「兩個自己」，其中一個是「想用藥的自己」、另一個則是「智慧的自己」，接著治療師再指導個案讓「智慧的自己」在「想用藥的自己」正要用藥之前，立刻阻止「想用藥的自己」使用藥物，並將其帶離用藥現場，去到一個雙方可以聊天談心而且沒有藥物的安全地方。然後治療師再指導個案請「智慧的自己」告訴「想用藥的自己」有關自己「用藥的壞處」和「戒藥的好處」，並與「想用藥的自己」達成男人（或女人）之間的「戒藥約定」，相約會共同戒藥，以上經過特殊設計的「催眠心象治療情境」便是 DCH 療法用於協助藥癮者保持「注意力」，並以「自己治療自己」的特殊人工技巧來替尾狀核換檔的「前置治療動作」。

　　而當藥癮者成功地讓「兩個自己」達成「戒藥約定」後，接下來治療師就必須指導藥癮者將注意力「自動換檔」到自己覺得有趣、新奇、並能為自己帶來快樂感覺的活動上。其實際做法是 DCH 治療師會指導個案在視覺心象中讓「智慧的自己」帶領「戒藥後的自己」去從事新奇、有趣的正向快樂活動，以得到前所未有的心靈快樂體驗。如此一來，成功「自動換檔」後的個案大腦就可藉由所釋放的「多巴胺與快樂感覺」來固化並增強「戒藥地圖」神經迴路的「競爭力」，而當「戒藥地圖」爭取大腦儲存空間的競爭力強於舊有藥物地圖時，便能消除強迫用藥行為，產生新的戒藥行為。

二、重貼標籤的治療理論與策略

　　Schwartz 所設計的階段式治療過程中的第一個關鍵就是治療師必須先讓個案學會以下三件事（Schwartz & Begley, 2002; 洪蘭譯，2008）：

（一）治療師必須讓個案記住：當有任何事情讓自己的強迫症狀發作時，要立刻將所發生的事情加以「**重貼標籤**」，並要告訴自己所經歷的焦慮

　　（或恐懼）並非來自任何外界的人事物，單純只是自己強迫思考的症狀而已，而且還要記得這只是自己大腦中的三個部位「卡住」而已，只要把它打開就好。

（二）治療師必須鼓勵個案對自己說出下列的話：「**是的，我現在真的有大問題，但不是因為外來的東西，而是我自己的強迫想法造成的。**」這個「新標籤」可促使個案從強迫、偏執的思考內容中抽離，跳出自己的框架，然後以「旁觀者的角度」來看待自己的偏執念頭，這種方式被 Schwartz 形容為如同禪修者在打坐時練習如何旁觀眾生的苦難一樣，屬於一種「觀察但不涉入」的技巧（Doidge, 2007）（亦如同 DCH 療法運用催眠解離技術所創造之效果）。

（三）治療師必須使強迫症個案記住「這個強迫的念頭揮之不去的原因是因為自己大腦的神經迴路出了問題」，並要提醒自己「改變自己的大腦神經迴路是可能的事情」。

　　由於 Schwartz 已證明訓練強迫症個案學會「重貼標籤」是治療強迫症的重要關鍵技巧之一，因此 DCH 療法亦採用「重貼標籤」的策略來治療藥癮者的強迫用藥症狀，其實際做法是 DCH 治療師必須將藥癮者的「強迫用藥念頭」重貼標籤為「**是的，我真的有藥癮，但藥癮並非藥物所造成，而是我過去的心理創傷與負面情緒所產生出來的強迫症狀。**」如此便可使藥癮個案「了解」其想要施用藥物的強迫信念與心理渴望，其實並非來自藥物本身的化學作用，反而是因為有「心理創傷與負面情緒」才會產生濫用藥物的強迫症狀。

　　所以為協助藥癮者達成戒癮目標，DCH 治療師會運用「催眠回溯技術、催眠解離技術」來協助藥癮者直接在自己的潛意識裡貼上「新標籤」，而這個「新標籤」可使藥癮者從「用藥的渴望」中抽離，把自己轉換成以「旁觀的治療師角度」來看待自己為何忍不住想要藉藥物來「自我治療」的真正原因。這種方式就如同讓藥癮者以「治療師的同理心」來對待另一個「猶如自己」的個案一樣，此方法既可讓藥癮者深層的觀察並同理自己，卻又能不失客觀性地達成 DCH 療法所期待的「以自己治療自己」的特殊治療效果（即所謂的「解鈴還須繫鈴人」的自我治療效果）。除此之外，為了撕掉藥癮者長久以來被自己與他人所貼上的「藥癮很難戒除」的舊標籤，DCH 治療師還

必須在每次治療結束前，再幫藥癮個案重新貼上一個「**能成功戒藥**」的新標籤，也就是必須提醒藥癮者一個非常重要的新觀念：「**即個人有『強迫用藥的念頭』是過去殘留在潛意識裡『未被治療』的心理創傷與負面情緒記憶所導致，所以只要能改變或消除掉潛意識裡的心理創傷與負面情緒記憶，就可以成功戒除藥癮。**」

三、重新聚焦的治療理論與策略

　　Schwartz 的強迫症療法中的第二個治療關鍵，就是當個案願意承認自己內心「憂慮的念頭」其實也只是一種「強迫思考」的症狀後，接下來的關鍵治療策略就是治療師必須協助個案將自己的生活重心「重新聚焦」到一個正向、有意義、可以為自己帶來快樂的活動上。而且治療師還必須要讓個案學會一個實用技巧，就是只要個案發現自己的強迫症狀又發作了，就要馬上將注意力轉移到「新的目標與活動」上，而這個新的目標與活動可以是幫助別人、聽音樂、彈奏樂器、打球、散步、種花養草、飼養寵物等自己所喜愛的活動、或是參加任何有其他人加入的正向活動，如此即可幫助強迫症個案重新聚焦（Doidge, 2007; Schwartz & Begley, 2002; 洪蘭譯，2008）。

　　而在 DCH 療法中，治療師除了必須指導個案如何重新聚焦於正向、有意義、可為自己帶來快樂的活動外，更重要的是還必須指導藥癮者「學會」自我催眠技巧，並時常聆聽治療師為自己所別設計的專屬催眠 CD，以加速學習新的「注意力轉移技巧」。當然，在上述 Schwartz 的治療理論中，所謂的「大腦換檔功能」只是一種為了方便解釋治療理論所採用的比喻，但事實上，大腦並非是無生命的機器，反而是一個活生生的、有可塑性的器官，所以每次只要個案想到要「換檔」（即要轉移注意力的「標的」）這件事，大腦就會長出新的神經迴路來修理這個排檔，因而就能改變或修復原本尾狀核不自動換檔的「當機」反應，而能重新自動換檔（Doidge, 2007; 洪蘭譯，2008）。所以「重新聚焦」的治療策略就是為了要讓個案學會如何直接採取「繞過或避開」的方式，讓自己不再被困於強迫的念頭中。因為根據大腦「用進廢退」的神經迴路重塑原理，每當個案想起或看見造成強迫症狀的「刺激物或威脅物」時，便會強化原本偏執的神經迴路，產生出「用進」的效應，但若個案學會繞過「刺激物或威脅物」的技巧，慢慢就能不理會之，而產生「廢退」

的效果。因此為了達成最佳的「重新聚焦」效果，DCH 治療師必須依序執行下列三項治療策略：

(一)死亡重生

　　由於強迫行為的症狀是個人越去做，就越會想做；反之，個人越不去做，就越不會想去做（Doidge, 2007）。因此 DCH 療法才會根據「用進廢退」的原則，運用「死亡重生療法」來協助藥癮者重塑自己的大腦。這是因為「死亡重生療法」中的「死亡」技術可以使個案願意「廢退」掉過去舊有的偏執意念與強迫行為；而「重生」技術則可協助個案願意「用進」正向意念與健康的新行為。其實際做法就是 DCH 治療師必須先以「催眠解離技術」讓藥癮者解離為「兩個自己」，一個是「有心理創傷的自己」、另一個是「智慧的自己」，然後再引導藥癮者在催眠心象中，讓帶有強迫用藥念頭的「有心理創傷的自己」於嚥下最後一口氣後，徹底的「死亡」，並放下內心所有的執著與促成強迫用藥的念頭，然後讓「智慧的自己」脫離死去的「有心理創傷的自己」的軀體，向上漂浮並重新誕生為「全新健康的自己」，此做法就是要透過「死亡與重生的（象徵）程序」讓藥癮者能夠順利成功的「換檔」（張雲傑，2014）。因為當藥癮者願意讓「有心理創傷的自己」徹底死亡之時，就代表其已學會運用「重新聚焦」的方式，讓自己成功地跳出偏執的強迫思考內容；而當藥癮者願意讓「智慧的自己」可以漂浮至空中，重新誕生為「全新健康的自己」時，則代表其已經換檔成功，進入一個能聚焦於「正向、有意義、可帶來快樂感覺」的心理狀態上。

(二)預見未來

　　當完成「死亡重生療法」後，接下來 DCH 治療師便可運用「催眠推進技術」，將藥癮者的注意力重新聚焦並轉移至「未來復歸社會後」的全新正向目標的期待與規劃上，比如選擇適合自己的新職業並重新開始、與分居多年的妻子離婚並尋找新的合適對象、或參加公益慈善團體組織並利用閒暇幫助別人等，並讓個案可在視覺心象中「預先看見」自己實施正向新生涯計畫後的未來 5 至 10 年之間的正向新變化與好結果，以使藥癮者在治療結束後的「未來」仍然願意為實現自己「理想的未來生涯」而能持續聚焦於可讓自己重拾快樂感受的新正向活動（張雲傑，2014）。

(三)時間重塑

在對強迫症患者的治療過程中，Schwartz 發現就如何達成有效的治療目標而言，其實「治療師能正確了解個案的感覺」的這點並不重要，反倒是「治療師在治療過程中，要教會個案在實際生活上要怎麼做」才是影響治療結果的最重要之處。因為強迫症個案所掙扎的不是「要不要讓強迫的感覺走開」，而是在掙扎「要不要向強迫的感覺投降」（此處所謂的「向強迫的感覺投降」，即是指個體去做自己覺得非做不可的事，或是去思考自己偏執的想法）（Schwartz & Beyette, 1996; 洪蘭譯，2008）。

而一般的強迫症治療法為何無法使個案在「結束治療當下」就能立即得到治療效果？其最主要原因就是因為大腦在進行「神經可塑性的改變」時，也是需要一些「時間」的。因此在治療剛結束的初期，個案可能還會「想要去做強迫行為」，但同時也會感受到「抵抗不去做強迫行為」時的緊張與壓力。若此時個案能夠「抵抗不去做強迫行為」一段時間的話，那麼個案任何花在抵抗舊有強迫行為的時間都是值得的，因為即使只有幾分鐘，抵抗舊有強迫行為的「努力」仍舊會在大腦裡建立出「新神經連結」的基礎（Doidge, 2007）。所以 Schwartz 才會要求個案在每次的治療單元結束後，至少須馬上花 15 到 30 分鐘的時間來「努力抵抗」舊有的強迫行為，好讓自己的大腦有足夠的時間來重塑新的神經迴路連結，當然若是個案能努力抵抗更久時間的話，那麼治療的效果就會更快顯現（Schwartz & Beyette, 1996; 洪蘭譯，2008）。

同理，藥癮者所掙扎的也不是「要不要讓自己的負面情緒走開」，而是反覆掙扎於「要不要向自己的負面情緒投降」。因此 DCH 針對「消除藥癮者的強迫用藥行為」所設定的「時間重塑策略」是：當促成藥癮者用藥的強迫症狀（如負面情緒）出現時，要能讓個案學會如何立刻「重新聚焦」，並轉移注意力到新的正向活動上至少 15 到 30 分鐘。所以 DCH 療法才會要求治療師在每次處理完藥癮者的心理創傷及負面情緒記憶後，都必須馬上接續實施「催眠推進技術或想像技術」，好讓藥癮者能立刻重新聚焦並轉移注意力到「新的正向活動」上，並至少給予個案 15 到 30 分鐘的時間，讓個案有足夠時間能在自己的催眠心象世界裡，自由自在地從事自己真正想要做的「快樂的新正向活動」，如治療師可運用催眠推進技術讓藥癮者去到未來 5 年後

的世界裡，享受成功戒藥後的幸福家庭生活；或是以催眠想像技術讓藥癮者漂浮到一個自己覺得非常快樂的環境裡，體驗前所未有的快樂放鬆感覺，如白雲的頂端、小溪流水旁、蔚藍的大海邊、一望無際的草原、寧靜的星空下，甚至是美麗的天堂或如夢似幻的仙境世界等，藉以讓個案大腦的「戒藥地圖」有足夠的時間鋪設好新的「戒藥地圖」的神經迴路連結基礎。

四、大量練習的治療理論與策略

　　Doidge（2007）認為 Schwartz 治療強迫症患者的方法（Schwartz & Begley, 2002）與 Taub 所使用的「限制－引發療法（Constraint-Induced, CI）」（Uswatte & Taub, 1999）在治療技術的設計上有著「異曲同工」之妙，因為此兩種療法都是依據以下三項大腦神經重塑原則所開發出來的（洪蘭譯，2008）：

（一）訓練的項目越接近個人在日常生活中用得到的技術，則效果越好。

（二）訓練的步驟應該慢慢循序進階而上。

（三）訓練的時間應該集中在很短的時間內完成（即所謂的「大量練習」），
　　　因研究證據顯示「短時間內的大量練習」遠比時間拖得長、次數不頻
　　　繁的練習效果好（Pulvermuller et al., 2001; Taub et al., 2004）。

　　因此，Schwartz 之所以要個案「轉移注意力焦點」到新的正向活動上，並持續專注在新的行為上至少 15 至 30 分鐘的時間，就是為了要讓個案能「在短時間內有大量的練習機會」，以創造最佳的治療效果（Schwartz & Beyette, 1996）。

　　至於 DCH 療法則是根據上述三項大腦神經重塑原則，開發出來一套能讓藥癮者「應用於日常生活」，並可「循序漸進學習」、而且能在「短期內有大量練習機會」的藥癮戒治方案，其實際應用方式可分為以下兩種策略模式（張雲傑，2014）（請參見第五章）：

（一）**催眠 CD 模式**：此治療模式是治療師可運用讓藥癮者「聆聽催眠 CD」
　　　的方式來學習自我催眠技巧，並進行自我催眠治療（每次約 60 分鐘）。
　　　目的是讓藥癮者能在以催眠 CD 練習自我催眠、或是接受催眠 CD 治療
　　　的過程中，學習如何將自己的注意力聚焦於催眠 CD 所引導的治療活
　　　動上。目前 DCH 所設計的「藥癮治療催眠 CD」總計有「催眠感受性
　　　訓練、舒眠減壓技巧訓練、自我催眠戒癮技巧訓練、前世回溯技巧訓

練、富裕生涯規劃訓練」等 5 大治療主題。DCH 治療師可根據個案實際狀況，充分給予藥癮者「大量練習」（即聆聽）催眠 CD 的機會（一般建議平均每週聆聽 1 個治療主題，而同一治療主題至少聆聽 1 至 2 次），並使藥癮者於 5 週內「循序進階」地聆聽完上述 5 項治療主題的催眠 CD。當然，若時間與環境允許的話，治療師亦可讓藥癮者每天聽一種治療主題，然後以 5 天為一循環週期，持續反覆循環地聆聽至少 5 週。

（二）治療師模式：此治療模式是由治療師親自對藥癮個案實施認知催眠療法（每次約 90 至 120 分鐘），然後讓藥癮者在接受催眠治療的過程中，學習如何將注意力聚焦至治療師（針對個案需求）所設定的不同治療主題或活動上，如「催眠感受性訓練、催眠紓壓技巧訓練、前世回溯治療、今生回溯治療、預見未來治療、夢境解析治療、富裕生涯規劃」等 7 大治療主題，並充分給予藥癮者接受「大量催眠治療」的機會（建議治療師平均每週可進行 1 至 2 次的治療單元，治療主題則可依據個案實際需求加以增減或組合），一般而言，治療師在 5 週內便能協助藥癮者完成整套的治療方案。

在此 DCH 療法要提醒治療師注意的是，當在運用「大量練習」治療策略來協助藥癮者戒除強迫性的用藥行為時，一定要注意在實施各種治療技術時是否有切實遵守「大腦神經元可塑性」的兩個重要法則，如此才能產生「大量練習」治療策略所預期的效果。舉例來說：根據「在一起發射的神經元會連結在一起」的神經重塑法則可知，強迫性的用藥行為雖會讓藥癮者暫時減輕焦慮感受，但從長遠的結果來看，其反而會使藥癮更強。所以當藥癮者在接受催眠治療的過程中，若有浮現出任何與「強迫用藥行為」有關的念頭時，DCH 治療師就必須立即指導個案如何在其視覺心象中以「正向愉悅的行為」去取代之，如此藥癮者的大腦才能形成新的戒癮神經迴路並逐漸取代舊有的藥癮迴路。

另根據「不在一起發射的神經元不連在一起」的大腦神經可塑性原理可知，當藥癮者不去做強迫性的用藥行為時，該行為與強迫念頭之間的神經迴路連結就會變弱，使得個體身心上的焦慮感就能因而減輕，所以上述 DCH

療法用於切斷用藥行為與用藥念頭之連結的「大量密集治療手段」確實是非常重要的。

五、配合精神藥物的治療理論與策略

　　Schwartz 宣稱其治療法除了對一般強迫症患者有效外，亦可在嚴重的強迫患者身上得到良好的治療效果，尤其當患者接受其療法並同時配合藥物治療[90]時，可有 80%的個案情況可得到改善（Schwartz & Beyette, 1996）。所以 Schwartz 比喻「讓強迫症個案於治療期間配合藥物治療」的原理，就像人們初學腳踏車時於兩側加裝「輔助輪」一樣，目的是為了幫助個案減輕焦慮，讓其可以直接感受到治療法的好處與有效性，且在治療開始之後不久，就有許多個案可以不再需要吃抗焦慮藥物，甚至也有些個案可以在治療一開始時，便能不再需要治療藥物的幫忙（洪蘭譯，2008）。

　　因此當 DCH 療法在處理有「共病症狀」的藥癮者時，亦會如同上述 Schwartz 的做法一樣，會直接建議有精神疾患（如憂鬱、躁鬱、強迫或精神分裂症）的藥癮者可在接受 DCH 療法時，亦同時配合精神藥物治療，以感受到 DCH 療法的好處。

---

[90]如百憂解（Prpzac）或安納福寧（Anafrnanil）等一般抗鬱劑。

第四章
DCH 的藥癮治療技術

　　DCH療法應用於治療藥癮者的催眠治療理論主要採取「催眠學習理論」與「催眠折衷理論」之觀點,並將「標準催眠學派」及「合作催眠學派」等兩大催眠治療學派如何處理與評估「治療關係」之技術,整合應用 IPDA 及 HCD 方案中。

　　由於 DCH 採用「催眠學習理論」之主張,故將「催眠能力」視為是一種「可習得性」的個人技能,也就是一種可以透過學習而產生的自然技能,因此藥癮者的催眠能力是可透過有效的「催眠訓練」方式來加以提升的,至於其他有可能會干擾藥癮者催眠能力的學習行為,則必須被弱化或消除。而且 DCH 所採取之「催眠折衷理論」觀點,認為「有效之藥癮催眠治療」必須能激發個案利用其自身原本所擁有之再生性(generative)資源,來達成藥癮戒治之目標。因此,促成個案「轉變」之力量是來自於催眠治療過程中,治療師對個案潛意識進行「認知重構」所產生之正向反應、以及其潛意識本身所具有之再生能力與自動化的「自我治療」作用(王峻等譯,2007)。

　　DCH 在進行催眠治療時所採用之「標準催眠學派」的治療師角色,特別被實驗心理學家們所推崇,因其不強調催眠師個人獨特的催眠誘導技術與威力,反而強調個案本身之「催眠感受性」才是影響其所進入之催眠深度的主要原因。由於標準催眠學派通常假設「催眠感受性是個案本有的一種可鍛鍊性的穩定特質」,因此,為了創造出有利於達成治療目標的「治療關係」,DCH 會要求治療師須以「催眠教練」的身分及立場來與個案維持治療上的關係,同時也必須告知個案應把自己視為是「學習催眠技巧的運動員」,然後再根據個案之催眠感受性,加以區分為「易被催眠的」與「不易被催眠的」兩類(如 DCH 療法將藥癮個案區分為「強視覺心象型」與「弱視覺心象型」),並運用「標準化」的 IPDA 或 HCD 方案加以治療。

　　至於如何評估上述催眠療程中的「治療關係」?DCH 則採「合作催眠學派」觀點,認為治療過程中的「催眠反應」可以反映出個案內部動機及其所

關注問題之間的相互作用、治療師本身的靈活性及敏感性、以及治療師與個案間之互動方式的和諧程度。因此在個案身上所產生之各種催眠反應（或現象），均可做為治療師在進行「治療關係」評估時之參考指標（Erickson, 1952;王峻等譯，2007），如圖 4-0-1 所示。

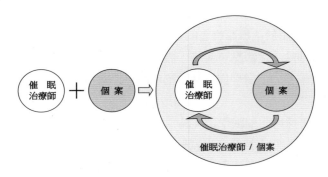

圖 4-0-1　合作催眠學派觀點之治療關係（引自王峻等譯，2007）

就「分類催眠治療模式」之整體藥癮治療技術而言，DCH 療法依據心理動力、認知行為與催眠治療理論所研發並應用於 IPDA 或 HCD 方案內之認知催眠治療技術，總計包括「催眠建議、放鬆、投射、聯想、悖論、解夢、想像、回溯、死亡重生、推進、解離」等 11 項主要治療技術。而 DCH 治療師在整個認知催眠治療過程中所扮演的是「教練」的角色，藥癮個案則是扮演「學習者」的角色，意即在以「催眠學習理論」為主、「催眠折衷理論」為輔的治療理論背景下，治療師是以「標準催眠學派」為主、「合作催眠學派」為輔的治療關係，來教導藥癮個案學習自我催眠技巧，以提升其運用治療師所指導之認知催眠治療技術來進行「自我治療」的能力，達成消除心理創傷記憶、改善偏差自我概念、釋放負面情緒痛苦、降低非法藥物再犯率之藥癮戒治目標。以下分別針對 DCH 療法之 11 項主要治療技術之實施原理、原則與步驟，加以詳細說明。

第一節　導入催眠的治療技術

DCH 療法之治療師在引導個案進入催眠狀態的過程中，所使用之認知

催眠建議技術主要是以心理動力學派、認知行為學派及 Erickson 催眠學派所常用之語言及非語言技巧，來調控藥癮者的催眠深度、啟動特殊的視覺、聽覺心象或生理反應，從而改變個案治療當下之心理及行為反應。

一、認知催眠建議技術（suggestion）

　　DCH 治療師在實施催眠建議技術前，會先與藥癮個案確認整體治療目標，如以戒藥（或處理情緒問題）為治療目標；次則告知個案實際的催治療流程與程序，及在催眠治療過程中，個案本身可能會感受到之特殊身心感官反應；最後則告知個案催眠療程是以每週進行 1 次，連續進行 5 週的方式實施，並說明治療策略包括使用「今生催眠回溯、前世催眠回溯、催眠夢境分析及催眠推進（即「預見未來」）」等技術，好讓藥癮個案能事先充分做好心理準備，產生「自我預期」和「自我暗示」效果，進而更容易於實際接受催眠治療時，執行治療師所給予的治療「建議」與「暗示」（如圖 4-1-1 所示）。

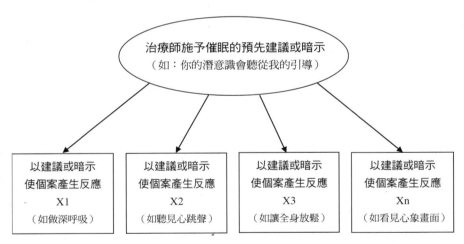

圖 4-1-1　認知催眠之建議與暗示（修改自王峻等譯，2007）

　　須特別注意的是，治療師使用催眠建議技術時須先引起個案想接受治療的動機，如遇有多神輪迴信仰（如佛教）的藥癮個案，治療師可說明「催眠回溯技術」可協助其用視覺心象看見「前世」的原理，以激發個案之好奇心理與化解「因果」的宗教動機；或如遇有一神信仰（如基督教）的藥癮個案，治療師可講解「催眠推進技術」可助其預先看見永生上帝的天國世界，以激

發其好奇心理與渴望得到「救贖」的動機。治療師每次實施催眠建議或暗示之主題內容以 2～3 項為限，且至少反覆 3～4 次，並依治療實際需要靈活運用，必要時亦可將催眠建議技術與視覺、聽覺、體覺等感官心象結合運用（張雲傑，2014；劉焜輝，1999）。

二、認知催眠放鬆技術（relaxation）

　　當代治療師繼承古老東、西方靈修傳統的精華[91]，並根據臨床醫學理論，發展了新的放鬆治療技術，並將之應用於治療多種身心症狀，如焦慮、憂鬱、失眠、心律不整、高血壓、氣喘、慢性疼痛、A 型人格者的行為方式等（袁耿清，1990）。如 Borkovee（1971）的研究發現放鬆訓練可轉移或消除失眠者上床後的強迫性思考與身體感覺。而讓強迫症或焦慮症患者先接受完放鬆訓練、再進行系統減敏感法的「治療程序」則能產生更佳的減敏效果（轉引自袁耿清，1990）。

　　所謂的「放鬆技術」是指治療師以一連串指令來教導個案如何從原本的身心緊張狀態轉換成為身心放鬆狀態的特殊技巧。一旦個案能了解何謂「放鬆的身心感受」並學會自我放鬆的技巧後，就能透過反覆練習自我放鬆技巧的方式來消除自身的緊張或焦慮，使身心能維持平靜狀態，以預防過度的壓力反應，並增加個人調整自我身心狀態的滿足感。精神醫學指出無論是何種放鬆技術，其共同有效的因素不外乎下列三者之一（李明濱，1997）：

（一）意識集中：將注意力集中於某特定點，譬如集中在鼻孔的「呼吸」上。

（二）腹式呼吸：以橫隔膜呼吸並保持緩慢、細長的頻率，即所謂的「調息」。

（三）全身肌肉放鬆：如東方的氣功、坐禪、瑜伽、超覺靜坐、西方的自動訓練法、漸進式肌肉放鬆法[92]（progressive muscle relaxation）等，都分別有其放鬆全身肌肉的特定程序與做法。

　　臨床上，當治療師在指導個案練習「放鬆技術」時，通常會以下列三階段進行之（袁耿清，1990）：

（一）準備階段：治療師可令個案躺在沙發上（或床上），頭部後靠沙發椅

---

[91]如東方佛教、印度瑜珈、中國道教與氣功、日本神道教與禪宗、北美、大洋洲、非洲等地的黃教，西方天主教、基督新教等都各自有整套的靈修實踐方法，用來排除外界困擾，使人從憎恨、煩惱的慾念中解放出來，從而達到內心的平靜與安寧（袁耿清，1990）。

[92]精神醫學常用的漸進式肌肉放鬆法為 Jacobson 放鬆法或 Hendrickson 放鬆法（李明濱，1997）。

背（或靠柔暖枕頭），雙手臂分開約與肩同寬，讓頭、背、腰、臀、雙手、雙腳都能處在最舒適的位置。

（二）**指導實施階段**：治療師要指導個案如何分辨肌肉的收縮（緊張）與舒張（放鬆）狀態，並請個案檢查其全身各部位肌肉的實際狀況，如有些檢查動作是促使個案的肌肉處於收縮狀態，而有些檢查動作則是使其肌肉處於放鬆狀態，並讓個案本身體驗到肌肉緊張與放鬆時的不同感受。

（三）**自我練習鞏固階段**：是個案必須依照治療師的要求，每天依計畫自行練習放鬆技巧 1～2 次，訓練目標是要能在 2～3 分鐘內達到全身肌肉迅速放鬆的理想狀況，並至少維持 10～15 分鐘的身心放鬆狀態[93]。

　　由於 Beck 等人（1993）認為焦慮通常是促成個人物質濫用的一項重要因素，例如吸菸者和重度酒癮者時常報告其吸煙或喝酒之目的是為了放鬆。因此，藥物濫用行為可視為是無法放鬆自己的個人藉以進行「自我藥物治療」的一種形式（Castaneda, Galanter, & Franco, 1989; Khantzian, 1985）；甚至連為了非法藥物的刺激效果而購買古柯鹼的成癮者，在預期自己將要用藥時也會感到焦慮或緊張，尤其是當「渴望用藥」與「實際用藥」之間有時間上的延宕時（Beck et al., 1993）。

　　所以就藥癮治療而言，「放鬆技術」是一種能令個案感到身心放鬆而又不需使用精神藥物的有效方法。其次，當藥癮者的「用藥渴望」剛產生時，治療師亦可藉由實施放鬆技術來產生時間上的延宕效果，好讓個案對藥物的渴望能因進行自我放鬆練習而消失（Carroll, Rounsaville, & Keller, 1991; Horvath, 1988）。而且放鬆技術還具有幫助藥癮者建立「承擔與控制自己因應反應」之新信念的效果（Beck et al., 1993），如 Bernstein 與 Borkovec（1973）發現讓藥癮者學習「自我放鬆技術」即是給予藥癮者一個可用於幫助自己應付諸如焦慮、忿怒等不舒服感受的有效工具，尤其對某些藥癮者而言，焦慮與忿怒感可能就是促其產生藥物渴望的導火線。

　　Beck 等人（1993）指出當治療師指導藥癮者練習放鬆技術之時，協助

---

[93]身心放鬆狀態的生理效應與交感神經系統活動興奮性的降低是一致的。可表現為呼吸次數減少、耗氧量減少、心率變慢、血壓下降、肌肉中血流量穩定、動脈血乳酸濃度明顯降低、腦波圖顯示 α 波的慢活動傾向等現象，而這些反應均有利於生理能量的積蓄與身體的修復。目前已有證據顯示，透過周邊肌肉系統的放鬆練習，可有效降低全身性的壓力反應（袁耿清，1990）。

個案瞭解使用放鬆治療之理由及其基本原理是很重要的程序，如治療師可告訴藥癮者：「學習放鬆技術是減少緊張感的一個有效方法，因若未化解緊張感受的話，可能會引發個人的藥物渴望。而且放鬆技術也可幫助藥癮者發展出身心改善的正常感受，並有助於降低日常生活的壓力感」。除此之外，治療師亦需讓個案知道：「一個身心放鬆的個體也比較不會有衝動的行為和莫名的沮喪感」。而且更重要的是，治療師要讓藥癮者瞭解放鬆技術就像任何其他的技術一樣，是每個人都能學會的技巧，而且當放鬆技巧練習的次數愈多，其所喚起的深度放鬆狀態也就會變得愈好。因此治療師必需在心理治療單元中，實際教導藥癮者如何實施自我放鬆技巧，並監督、指導藥癮者學會正確的練習方式及適當的運用技巧。

因此 DCH 療法所設計之自我催眠放鬆技巧，乃是先由治療師引導藥癮個案平躺在躺椅或軟地板墊上，閉上雙眼，將全身調整成適合進行自我放鬆的姿勢，並進行腹式深呼吸。接著治療師指示個案想像自己輕鬆地飄浮到一個令自己感覺非常快樂的環境裡，如「小溪流水旁、美麗森林裡、夏夜星空下、蔚藍大海邊或一望無際的草原上」。然後治療師以催眠放鬆技術讓個案聽見自己的心跳聲，並練習運用默數自己心跳聲並配合腹式呼吸的方式，進行「6363 韻律性呼吸法」，即先以默數 6 個心跳聲的時間，用鼻子把空氣吸入腹部，當空氣吸滿腹部後，則憋住氣默數 3 個心跳聲，接下來再用默數 6 個心跳聲的時間，把腹部內的空氣完全呼出，當空氣完全呼出後，再暫停呼吸默數 3 個心跳聲，然後反覆練習上述程序 7 次（張雲傑，2014）。

當個案逐漸放鬆後，治療師再以催眠想像法，令個案想像自己躺在一個非常美麗的夏夜星空下的沙灘上的海灘椅裡，欣賞美麗的沙灘美景，聆聽柔美的音樂聲，然後想像北極星光從夜空上照耀下來包圍個案的全身。接著治療師以催眠想像技術結合 Hendrickson 放鬆法的催眠放鬆程序（李明濱，1997），逐步指導個案想像以北極星的光芒從頭到腳治療並放鬆全身，當個案全身放鬆後，治療師再度讓個案想像自己漂浮於一處能讓自己感到身心放鬆的地方，並告訴個案當其聽見治療師由 1 數到 20 之後，便會進入最深沉的放鬆催眠狀態，如此個案即可到達催眠治療所需之深度放鬆程度。接著治療師便可鼓勵個案在催眠放鬆狀態下，藉由保持平靜的心情和自覺安全的適當距離來面對過去的心理創傷記憶，目標在使個案能在身體與情緒皆保持放鬆的最佳狀

態下，以「旁觀者的角度」來處理心理創傷（張雲傑，2014）。此外，當有需要時，治療師亦可將催眠放鬆技術與系統減敏法整合運用（Wilshire, 1996）。

第二節　投射直覺的治療技術

　　DCH 用於投射個案「直覺」的認知催眠技術主要包括「認知催眠投射技術」與「認知催眠聯想技術」等兩項治療技術，因此在臨床治療技術的選擇上，DCH 治療師可依據藥癮個案的實際狀況加以靈活應用之。

一、認知催眠投射技術（projective techniques）

　　DCH 所採用之認知催眠投射技術乃是設法讓個案將其內在的心理創傷記憶、異常自我概念、偏差核心信念、及負面情緒記憶等內容，以心象（images）、感官知覺（sensation）、直覺、想法（thoughts）與回憶等方式，從自身的潛意識「投射」到可讓意識覺察到的一個想像中的「心理螢幕」上（楊筱華等譯，2005），其實際做法通常是在藥癮者經由操作催眠放鬆技巧而進入催眠狀態之後，由治療師指導個案想像自己輕鬆愉快地漂浮到一個美麗的心靈花園裡，然後讓個案自己以一邊倒數階梯數目（如從 20 倒數至 1）、同時一邊走下階梯的方式，讓自己進入到一扇「美麗的門」前方，接著治療師再請個案走進門外所散發的「白光」裡，享受白光所給予個案的平靜、放鬆感覺，然後治療師再指導個案說：「當你走出白光之後，你就會看見一部與自己過去使用藥物有關的原因的心靈電影！」並請個案飄浮出白光之外，當個案飄浮出白光之後，就會在其視覺心象中「自動」看見由潛意識所投射出來，與藥癮有關之一切心理創傷記憶、異常自我概念、偏差核心信念、及負面情緒記憶等所匯集濃縮而成之一部「象徵式」的心靈電影。當治療階段進行至此，透過認知催眠投射技術將藥癮者潛意識「投射」到可讓意識覺察到之「心理螢幕」上的初步目標就大抵完成。

　　上述認知催眠投射技術中所使用的在花園裡走下階梯的「投射」步驟，亦可以依據個案本身的嗜好或興趣，以個別化、適才適性的方法，由治療師改成請個案想像自己走進自己所最喜歡的電影院去看電影，然後在電影院的巨大銀幕上看見與藥癮原因有關的心靈電影；或是請個案想像自己在家裡上

網，然後在網路「搜尋引擎」（如 yahoo 或 google 的搜尋引擎）的關鍵字搜尋欄位上，填入「過去用藥的原因」，便可在網頁上看見一部與藥癮原因有關的「網路心靈電影」；或是請個案輕鬆地愉快地散步到寧靜的湖邊，然後朝湖面看去，就會看見一部與藥癮原因有關的心靈電影從明亮如鏡的湖面上反射出來；或是請個案想像自己正在家裡照一面神奇的鏡子，透過觀察自己鏡中的模樣，就會發現鏡中的自己會自動變成一部與藥癮原因有關的「心靈電影」中之主角等。此外，當有必要時，治療師亦可運用上述這些投射技術來幫助藥癮者將自己身體感官上的傷痛從記憶中分開，以減少回憶過程中所造成的身心震撼或二度傷害（楊筱華等譯，2005）。

二、認知催眠聯想技術（association）

　　Freud 所創立之「自由聯想技術」是請個案躺在舒服的治療躺椅上，請個案輕鬆地看著前方（當然有需要時治療師亦會請個案閉上眼睛），然後治療師坐在個案的身後，避免自己的模樣進入個案的視線裡，好讓個案的視覺能避免受到治療師之一舉一動的干擾，而能產生有如「空白螢幕」的投射效果。接著治療師便會針對該次精神分析的主題，請個案相信直覺，馬上說出當下湧現的任何想法、念頭或感受，而不加以審查。此種自由聯想技術不但是協助個案打開潛意識大門，釋放出個人內在願望、幻想、衝突、隱私與潛藏動機的一個治療工具，更能幫助治療師蒐集到與個案目前症狀相關的過去心理經驗，有時也有助於個案釋放或宣洩其塵封多年的負面情緒與痛苦。以精神分析之治療目標而言，治療師不僅要能瞭解個案自由聯想內容的「表面意義」及「潛藏意義」為何，更要能檢視出被個案壓抑於潛意識的焦慮、衝突題材為何，以協助個案對造成自己心理疾患的心理動力產生「頓悟」式的覺察，以達成消除偏差自我防衛機轉的治療效果（修慧蘭等譯，2010）。

　　DCH 療法所採用之催眠聯想技術乃是以 Freud 之自由聯想技術為基礎所發展出來的催眠技術，治療師在使用催眠的自由聯想技術之前，會先要求藥癮者閉上眼睛，然後進行認知催眠整合療法的一系列程序，包括催眠建議、催眠放鬆、催眠投射等步驟，當藥癮者進入深度催眠狀態而能看見以「心象」呈現之心靈電影的「部分」畫面後，　治療師便可運用自由聯想法，協助個案探索出「整部」心靈電影的劇情結構，其實施方式乃由治療師以「開放式

的問句」詢問個案：「你看見了什麼？請相信你的直覺直接說出來！」

　　若個案回答：「我看見了自己的前世！」

　　則治療師可對個案說：「請相信你的直覺，看看你自己的模樣？性別？穿著打扮？」

　　若個案回答：「我看見自己是個中年男人，穿著中國古代的衣服。」

　　則治療師可再接續詢問：「看看你住在什麼地方？家裡有哪些人？你是什麼身分地位？或看看你生活在什麼年代裡？」

　　若個案回答：「我住在一個古代的小鎮，我看見家裡有父母親和一個太太、兩個兒子，我好像是一個地方上有錢的公子哥，家中的經濟狀況還不錯，以收田租為生，我覺得好像是明朝的樣子。」

　　當個案可透過自由聯想而建構出自己的「前世」基本資料後，治療師便能同步獲得治療所需之「象徵性」的個人基本資料，並形成對個案的基本認知構念。如以一來，治療師便可對個案說：「很好，現在放輕鬆，請你輕鬆愉快地飄浮到空中，然後保持一個非常輕鬆平靜的心情，等會當我由 5 數到 1，你只要輕鬆地往下看，就會看見過去發生什麼重大關鍵的事情影響了你前世的人生。好，我開始數了 5、4、3、2、1」

　　若個案回答：「我看見自己的錢財被朋友騙光了！」

　　則治療師可以如此詢問個案：「請看看是什原因造成的？而且這件事對你的後來造成了什麼影響？」

　　若個案回答：「我看見一群酒肉朋友以邀我合夥投資開設酒樓的方式把我的財產全騙光了！發生這件事後，我一無所有，覺得對不起家人，所以投河自盡了！」

　　當個案能透過上述自由聯想過程而建構出造成「前世」心理創傷的重大關鍵事件後，治療師便能同步理解形成藥癮者心理創傷的「象徵式原因及過程」，並透過該「前世情節」而瞭解個案內隱之偏差自我概念、負向核心信念、錯誤認知架構的內容，及所壓抑的負面情緒反應為何等。接下來，治療師便可依據藥癮者所投射出的「有效」構念化資訊，決定下一治療步驟可使用的催眠治療技術。

第三節 認知想像治療技術

在認知行為改變技術的發展過程中，不管是心理動力學派、古典制約論學派、操作制約論學派或是社會學習學派之治療師，或多或少都曾透過「想像」或是「自我對話」（internal dialogue）等認知策略來進行諸如焦慮、憂鬱、藥物濫用以及酒精中毒等異常行為的矯治工作（陳榮華，1986）。其中較知名者，如 Jung 以「主動想像技術（active imagination）」作為精神分析與夢境解析的工具（楊儒賓譯，2001）、Wolpe（1958）藉「想像」來實施系統減敏感訓練及肌肉放鬆訓練、Homme 提出想像操作控制法（coverant control）、Cautela 提出想像敏感法（covert sensitization），至於 Beck 的認知治療法及 Meiehenbaum 所創的自導訓練法（self-instructional training）也皆以想像技術為主要的治療工具之一（陳榮華，1986），因此 DCH 療法為達最佳的想像治療效果，特將上述著名學者之想像治療技術綜合應用如下：

一、Jung 的主動想像技術

Jung（1969）認為 Freud 之精神分析方法有兩個目的，其一是想將患者從自覺的意識層面回溯至其孩童時期記憶的內在世界；其二則是藉著一種人為的內轉方式，使個體的潛意識成分浮現為意識的狀態，以便回溯至久被個人意識壓抑的期望與本能衝動上面，方法則是透過自由聯想。Jung 認為自己在使用自由聯想的方式與注意夢的意義上，皆與 Freud 沒有差異，但一談到潛意識便產生分歧，因 Jung 認為 Freud 主張潛意識只是意識的產物，且是由個人的矛盾與衝突堆積而成，但 Jung 卻認為潛意識是「集體性的心靈質素」，其本質上具有「創造性」的功能。由於兩者在基本觀點上彼此不同，因此在評估及詮釋象徵的方法上也就產生差異，如 Freud 之做法大體是屬於「分析式」與「還原式」的。但 Jung 除了使用「分析式」與「還原式」等兩種觀點外，還加上一種「綜合式」的觀點，即強調在人格的發展中，潛意識具有一種「目的性」的傾向，Jung 認為在解釋集體潛意識的問題時，昆達里尼瑜珈（kundalini）、坦特羅密教瑜珈（tantric yoga）、喇嘛教及中國道教瑜珈中之豐富的象徵形式，都可做為珍貴無比的（跨文化）比較性資料，因東方的形上學及象徵形式非常豐富，可以表現出潛意識裡絕大部分重要的因素，也因此減低了其間所隱含的成分（楊儒賓譯，2001）。

　　但 Jung（1969）並不採用東方的瑜珈技巧進行分析，反而使用的是一種「主動想像（active imagination）」技術，即以主動想像（結合自我催眠）的技巧來展現人類潛意識底層的內涵，尤其是夢中或幻象中的影像，但該影像與夢中純然不自覺顯現之意象不同，亦不屬於主動式引導所產生的幻象類型。該技術之目的在於「使潛意識變得意識化」，並使個人心靈本身所具有之「目的性」特質顯現出來（藍吉富，1986）。「主動想像技術」包含有轉換意識的特殊訓練，目的在於讓個體之心理至少在某種程度上達成「轉換」的功效，使得潛意識的內容可以浮現並被攤展開來。因 Jung（1969）之精神分析觀點認為，不應當有任何事物可以強加在潛意識上面，不但如此，治療師更應當竭盡所能地幫助個體之潛意識，使其可浮現至意識層的心靈，並促使意識層的心靈從冷硬的壓抑中解脫出來（楊儒賓譯，2001；劉國彬、楊德友譯，1997；藍吉富，1986）。

　　Jung（1948）認為凝視「鑽石或水晶球」等閃亮眩人的物體是種催眠技巧，而凝視「太陽」也具有類似的催眠效果，只是人類肉眼若直接凝視太陽會被紫外線灼燒而失明，因此變通之法便是改為「觀想」太陽[94]（楊儒賓譯，2001）。如 Jung（1948）指出在《觀無量壽佛經》的「16 觀法」中，從最初練習觀想「太陽」到最終練習觀想整個「西方極樂世界」之目的，明顯的就是要使視覺心象「具體化」，讓其變成「像真的一樣」而得以成形（黃智海，2008）。同理，天主教或基督新教的「默想[95]」也是要集中一切感覺與注意力，練習讓「聖像」或《新約聖經》的內容能在心象中視覺化與具體化（鄭兆沅譯，2011；謝詩祥、鄭兆沅譯，2012）。

　　因此，DCH 療法就是要透過與上述東、西方靈修方法「類似」的心象訓練過程（如 DCH 設計之套裝催眠 CD 療法），在催眠治療藥癮者之當下，同步訓練其開發出將「非物質的心理狀態」以心象投射的作用，加以顯現為「隱喻的夢境、心象的畫面、或前世的故事」的基礎能力，好讓藥癮者能將其「偏執的核心概念、錯誤的意識認知、或負向的潛意識情緒」等非物質的心理成分可以「具體化或視覺化」呈現在個人心象中的「物質世界」裡（張雲傑，2014）。換言之，DCH 運用催眠治療的目標之一，就是要協助藥癮者

[94]Jung（1948）認為古印度的《觀無量壽佛經》是指導觀想太陽技巧的經典文獻之一。
[95]如天主教神父依納爵・羅耀拉（Ignatius of Loyola）於《聖依納爵神操（The Spiritual Exercises of St. Ignatius）》（房志榮譯，2005）一書中所描述之如何將耶穌聖像「具體化」（即「心象化」）的靈修默想方式。

在催眠狀態之下，透過「主動想像技術」從其自身的心靈之素材中，創造出另一種「治療的實在」（Jung, 1948; 楊儒賓譯，2001）。

此外，Jung（1948）認為人們所感受到的主觀「妄想」（或幻想），其實是由潛意識的「本能驅力」所產生出來之一種失序的、混沌不明的「煩惱（Kleshas）」，而這種因潛意識本能所產生的妄想和煩惱，正是東方的「瑜珈師」所要駕御和排除之的（楊儒賓譯，2001），而天主教神父依納爵・羅耀拉所創的「神操」靈修技術所追求的也是相同之目的，即要將對心靈毫無正面益處與意義的「幻想」，加以排除在心靈之外（房志榮譯，2005；鄭兆沅譯，2011；謝詩祥、鄭兆沅譯，2012）。

而這為了「排除幻想和煩惱」之目的，亦是 DCH 使用催眠想像療法的原因之一。因為上述之觀想法或默想術（如「神操」）與 DCH 療法所採用的「認知行為想像療法」及「催眠想像療法」等各種想像技術一樣，都會提供一些「正向的想像對象或情境」或是「能讓身心放鬆的意象」給個案，並要求其「集中意念」來加以想像，然後將一些影響放鬆過程、或毫無價值的幻想排除在外，以完成消除煩惱與驅逐幻想的目標。所以不論是東、西方靈修技巧或是認知行為療法、催眠療法，基本上都是欲藉由「想像技術」來達成心靈淨化之目的（張雲傑，2014）。

但 Jung（1948）認為在心理治療處所進行的想像訓練通常可以得到預期效果，可是若無心理治療專業人士指導之「個人的隨意想像」，則通常不會產生心靈淨化的正向成效，甚至有些錯誤的想像方式還會造成極為淒慘的後果（如憂鬱性格者執著於觀想負面心象，使得憂鬱症狀加重）。因為人一旦藉由冥想、內觀或自我催眠技術而能覺察到自己的潛意識時，其也就立刻踏入自己的「意識」所無法預料的「個人潛意識」範圍，而由於個人潛意識內所儲存的通常是個人想要遺忘的、或是自己不想對別人或對自己所透露的各種隱私、創傷、或慾望（此觀點同 Freud 的概念）。因此當個人發現這些潛意識內容後，接下來便會有兩種可能的反應（楊儒賓譯，2001）：

第一種反應就是個人不願接受這些隱藏於潛意識內的一切，並拒絕去面對或處理這些潛意識黑暗面，如此一來，依據 Jung（1948）的觀點，其個人根本就不可能躲開這內心黑暗面所發出的負面力量，也不可能達成宗教上或心理治療上所預期之正向想像功能。

　　第二種反應則是個人願意試著去接受這些隱藏於潛意識的一切，而且勇敢面對或適當化解這些潛意識黑暗能量的話，如此就能預期個人可以真正穿越其黑暗的心靈領域，並獲得更大的心靈正向成長與淨化。

　　因此，Jung（1948）反對人們「毫無批判地」採用任何一種想像技巧，因 Jung 認為人類有逃避其心理黑暗面的傾向，藉用「逃避」心態所練習出來的幻想（或想像），當然會使一切會變得更毫無意義與價值（楊儒賓譯，2001；劉國彬、楊德友譯，1997），因其正如同藥癮者在服食非法藥物或各種迷幻藥之後所產生的內在幻覺一樣，是基於逃避心態而產生的，只會讓自己愈陷愈深而已。所以 DCH 療法運用各種認知行為與催眠想像技術之目的，就是要協助個人勇敢地去探索隱藏於潛意識的一切用藥心理因子，學習安全釋放負向情緒的方法與化解自己潛意識黑暗面的正確想像技巧，如此就能預期個人可以真正消除其內在藥癮因子，重塑大腦神經連結，獲得正向情緒淨化與心靈自我成長之功效（張雲傑，2014）。

二、Wolpe 的想像制約法

　　Wolpe（1958）對焦慮個案實施「想像制約法（covert conditioning）」時，是採漸進階段式的「想像」技術來引導個案去面對從最弱漸增至最強的負性刺激，而使患者不再對各種負性刺激產生恐懼或厭惡感，此療法又稱為「系統減敏感療法」。而為了提高治療效果，Wolpe（1973）常將「相互抵制原理」與「系統減敏感原理[96]」加以靈活搭配使用如下（陳榮華，1986）：

（一）逐漸改變刺激之特性：將引起個案焦慮或恐懼反應的刺激視為「制約刺激」，然後設計在特性與強度上不同於原「制約刺激」的數種「類化刺激」，再讓個案逐一練習如何去適應這些「類化刺激」。

（二）逐漸改變與焦慮刺激間之距離：將上述「制約刺激」與「類化刺激」視為可引發個案焦慮反應的「焦慮刺激」，然後先讓「焦慮刺激」由遠方來試探個案是否會發生焦慮反應，然後再逐漸拉近個案與「焦慮刺激」間之距離，每一步驟須等到完全不再引發個案的焦慮或恐懼反應後，方可再拉近其與「焦慮刺激」間之距離。

---

[96]「系統減敏感原理」是指在個案充分放鬆的心情下，治療師安排其漸進式的接近所懼怕的事物；或是逐漸提高所恐懼之事物的刺激強度，讓個案對其懼怕事物的敏感性逐漸減輕，甚至完全消失。其原理有如「預防注射」之功用（陳榮華，1986）。

　　Wolpe（1973）指出在實施「想像制約法」的過程中，治療師需協助個案從最弱至最強焦慮層級的「焦慮刺激」（或從最弱至最強焦慮層級的「類化刺激」），逐一運用想像力來產生明確的焦慮情境心象。若個案的想像力不足，則治療師必須先對個案實施想像力訓練，直至其能想像出治療所需的心象（愈清楚愈佳）才能正式進行「想像制約法」（Wolpe & Lazarus, 1966）。尤其須特別注意的是：治療師在每階段只能讓個案產生「最低限度」的焦慮感，因為若「焦慮刺激」強度層級的改變過度快速或劇烈，或是個案無法在完全放鬆的心情下來想像焦慮情境的話，則不僅無法產生「消除」焦慮的預期效果，甚至還可能產生「反效果」而使得個案更加懼怕該「焦慮刺激（或情境）」。因此，當個案正在想像某「焦慮刺激」的情境、且「尚未說出自身的焦慮感受」之前，治療師切勿給予任何「增強物或獎勵」（例如對個案說「你很棒」或「你表現很好」等話語），因為此類「時機不對」的增強作用可能會使個案「不好意思」將所經驗到的焦慮說出來，結果反倒增強了原有「焦慮刺激」的強度（Wolpe, 1973; 陳榮華，1986）。

　　所以 DCH 要求治療師在指導個案進行深度催眠狀態下的「想像制約法」之前，必須先以「催眠放鬆法」來放鬆藥癮個案的心靈及全身（從頭到腳）的肌肉後，才會開始讓個案依指示「想像」出與最弱的焦慮刺激有關的「情境」（或是「刺激物、刺激事件」等）。由於個案在想到（或看到其心象中）的焦慮情境之時，其身心早已進入完全放鬆的催眠狀態，所以就不容易產生焦慮反應（因根據「相互抵制原理」，「放鬆反應」與「焦慮反應」會相互抵制）（Wolpe, 1973）。而且 DCH 治療師在引導個案想像其焦慮情境之前，須事先告知個案若在看到「焦慮刺激」的心象後有焦慮感受的話，就可以用「抬起右手食指」的方式做信號、或是以「說夢話」的方式直接將焦慮的感受告訴治療師（採用此類「溝通信號」之目的在於避免干擾個案的催眠深度及放鬆狀態），好讓治療師可以根據個案的焦慮反應型態來實施對治的技術（張雲傑，2014）。

　　例如：當個案在一看見焦慮情境時就感受到強烈焦慮感的話，則治療師就必須馬上要求個案暫停原本的「想像」，並以「催眠解離技術」讓其瞬間「放下」（或「丟掉」）之前的想像畫面與焦慮感，然後再以「催眠放鬆法」重新放鬆個案一次，直到個案再度感到全身完全放鬆時，治療師才可讓個案

再次想像之前的焦慮刺激（或情境），若再次進行想像的個案仍有焦慮感的話，則治療師就必須反覆上述治療程序，直到個案完全沒有焦慮感為止。

　　而一旦治療師確定個案完全沒有任何焦慮感受之後，就可在大約 10 秒之後，指示個案繼續加深放鬆程度並停止想像該階段的焦慮刺激。然後再等個案加深其放鬆程度約 30 秒後，治療師就可再次引導個案想像同一焦慮刺激（或情境），若這再重複減敏一次的治療過程也很成功的話，則治療師就可對個案實施更高一強度層級的減敏治療，其治療程序與技巧如同前述模式，故只須逐級類推實施，直到各種不同強度級數的焦慮刺激（或情境）都無法引起個案的焦慮感為止（Wolpe, 1958, 1973）。

　　除此之外，若個案能很快依照「焦慮刺激」層級順序來承受焦慮刺激的話，則治療師應給予個案適當的正向增強（或獎勵），以確保治療效果能長期維持下去（Wolpe, 1973; 陳榮華，1986）。另在治療期間，若發現個案的焦慮症狀有復發跡象，則治療師應再立即加以處理，並指導個案練習「自我催眠放鬆技巧」以鞏固療效（張雲傑，2014）。

三、Homme 的想像操作控制法

　　Homme（1965）的「想像操作控制法」（control of coverants）是一種藉由「自我增強」作用來控制個人內隱行為（包括思想、意念、感想、或幻想等）的治療方法，其對認知行為療法的最大貢獻，就是指出人類可運用控制「內隱行為」的途徑來改變對外顯行為的自我控制能力（陳榮華，1986）。因此 DCH 治療師在運用「想像操作控制法」時，通常會先針對所要矯治的目標行為預先設想出會令個案「反感或嫌惡的各種後果」，例如針對所要矯治的藥癮者用藥行為而言，治療師會先引導藥癮者想像其使用非法藥物後的「嫌惡後果」，包括罹患癌症、心血管疾病、精神疾病等；然後治療師再引導個案想像具有「正向增強」作用的積極想法（以免個案只停留在原有的嫌惡想像上），如引導藥癮者想像「拒絕藥物的優點」，包括：可省下一大筆錢用於娶妻生子、或是可使家庭生活得到改善等。最後則讓藥癮者想像「消除」目標行為後所得到的「獎賞後果」，如讓藥癮者想像自己成功戒藥之後，會擁有令人羨慕的美滿家庭和成功事業等（Homme, 1965; 張雲傑，2014；陳榮華，1986）。

四、Cautela 的想像敏感法

Cautela（1966）的「想像敏感法（covert sensitization）」對治療酒精成癮症、肥胖症等個案特別有效，其實施方法是先讓個案想起某個特定刺激（如讓酒癮者想到「紅酒」），然後再指導個案想像由該特定刺激所引起之一連串會讓自己覺得討厭、不舒服、丟臉、或難堪的「嫌惡反應」，以便讓個案逐漸厭惡或嫌棄該特定刺激（Cautela, 1966, 1967；陳榮華，1986）。

依據「想像敏感法」的原理，DCH 治療師可運用以下的「想像情境」使進入深度催眠狀態的藥癮者逐漸嫌惡非法藥物，如「請你想像當你拿起海洛因菸捲時，你突然感覺到胃部不舒服。當你把海洛因菸捲拿到眼前時，你感到一陣噁心，吃下的食物反胃到口中，你強忍著把這一口快吐出來的食物再吞嚥下去；當你把海洛因捲菸放進口中時，突然開始劇烈嘔吐，一陣一陣的噁心嘔吐物弄髒了你的雙手，甚至全身上下所有的衣物。一股難聞的酸臭味四溢，讓周圍的人不約而同掩鼻皺眉。以驚訝、嫌棄的眼光注視著你，害你無地自容，感覺好丟臉，只好趕快離開他人，逃入洗手間。當把自己全身處理乾淨之後，你的心情舒服多了。你會覺得離開那些海洛因菸捲越遠，就越感到快樂。」通常以此法讓藥癮者在深度催眠狀態下反覆想像幾次後，就能產生預期的嫌惡治療效果（張雲傑，2014；陳榮華，1986）。

五、貝克的認知想像法

創立「認知治療法（cognitive therapy）」的 Beck 曾受過心理動力療法的嚴謹訓練，由於其認為個人的情緒與行為主要取決於自己對所處環境的解釋，因此認知治療法的治療重點在於協助個案辨識與修正不良認知信念，治療程序則包括：訓練個案瞭解自身偏差認知、提示「正、反兩面證據」讓個案檢視偏差認知、協助個案矯正認知偏差、及針對個案良好表現給予適當回饋與增強等步驟（Beck et al., 1993；陳榮華，1986）。

Beck 主張治療師可運用「認知想像法」來協助藥癮者視覺化其「自我控制（self-control）」並避免藥物濫用，因認知想像法可有效的協助藥癮者聚焦於與藥物濫用有關之信念及自動化思考、或是分散其渴望與欲求藥物的注意力。認知想像法亦可應用於改變藥癮者對藥物的相關信念與想法，如指導藥癮者想像自己可以肯定的直接拒絕他人所提供之非法藥物；或是想像自己

正在從事其他可替代非法藥物的正向、有樂趣的活動；或是想像自己成功戒除非法藥物後所擁有之健康、具生產力的新生活等（Beck et al., 1993；張雲傑，2014）。因此 DCH 根據上述 Beck 的藥癮治療原理，將「認知想像法」的 5 項治療技術加以應用如下（Beck et al., 1993）：

（一）重新聚焦心象

「重新聚焦心象（image refocusing）」是一項重要的注意力分散技術，DCH 治療師在深度催眠狀態下訓練藥癮者使用此技術之目的，就是為了讓個案學會藉由想像「外在事件」的方法來將其注意力從「內在對藥物的渴望」上轉移至與藥物無關的其他外在事件上。因此實施「重新聚焦想像」的第一步驟，便是從指導藥癮者練習說「停止！」開始。而為了讓「思考中斷」的技術生效，治療師必須請個案需設定一個可以打斷自己思考的視覺心象符號，如想像一個「停止號誌」、一個「警察」，或一面「磚牆」等，然後個案要開始向自己描述見到什麼事在自己周圍發生。例如：當治療師引導處於深度催眠狀態下的藥癮個案想像「自己正身處在一個有許多人在飲酒作樂的野餐會時」，其開始不自覺地回憶起了上次使用古柯鹼的經驗，結果導致當下產生想用古柯鹼的慾望。於是治療師要求個案對自己說「停止」，並在心中想像出一個「停止符號」，然後引導個案開始將自己的注意力集中那些在他四周卻沒有喝酒的人身上，並逐一用名字、穿著打扮與正在做的事情來辨識那些沒喝酒的人是誰。如此做之目的，是為了幫助藥癮者練習如何將自己的注意力焦點瞬間從「古柯鹼的記憶」裡轉移開，並感受到自己對藥物的渴望也隨之下降。

（二）負向心象替換

在剛戒除藥癮的前幾週裡，戒藥者會報告自己會想像自己在用藥、甚至有時連做夢時都會夢見自己在用藥，而戒藥者之所以會有這些心象反應，乃因戒藥者將「用藥心象」做為一個應付自身現有痛苦的方法。因此 DCH 為了處理戒藥者的這些用藥心象反應，乃採用「負向心象替換（negative image replacement）」技術來對治之，其實際做法是 DCH 治療師要先引導戒藥者進入深度催眠狀態，然後再訓練其能以各種與用藥有關之不幸後果（如產生無助感、絕望感；或在金錢、工作和人際關係上之嚴重損失）等「負向心象」

來替代原本的「用藥心象」。例如：在深度催眠狀態下的戒藥者看見自己正在某夜店裡生氣自己再也不能喝酒時，偏偏又看見其四周的人都在喝酒，於是就會開始懷念起自己過去那段邊喝酒、邊用藥的時光。為處理這個反應，治療師必須讓戒藥者學會「替換心象」的技巧，方法就是讓戒藥者想像並體驗其因喝酒用藥而宿醉一天後所產生之非常不愉快的「痛苦身體經驗」，並練習讓這心象強大到足以阻止自己別喝下那第一口酒。

（三）正面心象替換

「正面心象替換（positive image replacement）」是 DCH 應用來幫助藥癮者應付「渴望與欲求」的一種技術，例如：當某藥癮個案在深度催眠狀態下，自發性地看見了與自己現況有關的一個非常強烈的負面心象，即自己的整個家庭幾乎都被藥物所害，包括其父親正要失去自己所住的房子，其孩子也因此會被社會局送入寄養家庭、至於自己則還待在藥癮戒治機構裡。於是個案在這絕望的心境中，開始產生「想要放棄自己，再去用藥」的念頭。此時 DCH 治療師就必須指導個案練習如何使用「正面心象替換」的技巧，好讓其內在的負面心象能快速被取代，其實際做法就是治療師必須再次加深個案的催眠深度，然後以「時間推進技術」讓個案「看見（或想像）」未來的自己能夠再次地找到工作、住在屬於自己的家裡、能夠照顧自己的孩子，並且以「催眠解離技術」讓個案能以完全放鬆的身心，去體驗伴隨這「正面（未來）心象」而來的是當工作一段時間後所產生的「自我滿足感」。臨床研究發現，當治療師善用這項治療技術時，便可減少藥癮者的絕望感及與之相連的藥物渴望（Beck et al., 1993; 張雲傑，2014）。

（四）心象演練

「心象演練（image rehearsal）」是用來協助藥癮者做好準備，以進入一個已知的充滿「藥物提示」的情境，例如一個已戒除酒精與古柯鹼大約一年的戒藥者，希望日後也能去參加會提供酒類服務的正式宴會（如親友婚禮喜宴）。因此在心象演練中，DCH 治療師會指導在深度催眠狀態下的個案想像自己去參加宴會時，當服務生問其要哪種酒時，個案會對服務生說：「不，謝了，我已經有冰紅茶了」。而且治療師還必須讓個案反覆演練該心象直到熟練為止，並監控個案在進行心象演練時的一切想法和感覺。通常在剛開始

練習這項技巧時，個案會相當焦慮，但只要治療師能給予增強「放鬆」感的催眠指令，個案就會逐漸放鬆並發展出參加宴會的精煉感或自信心，而更能應付有酒精環伺的情境。

（五）優勢心象

一些藥癮者會害怕當自己經歷非常強的用藥渴望和欲求時，若未屈服於欲求而用藥，將無法容忍所經驗到的負面情緒（Horvath, 1988; Washton, 1988）。但 Beck 發現教導這些藥癮者練習「優勢心象（image mastery）」的技術是有幫助的，方法就是指導藥癮者想像自己是一個「非常強壯有力」的人，然後打倒弱小的「渴望與欲求的化身」。以 DCH 療法的「優勢心象」應用技巧為例：當某藥癮者在深度催眠狀態下，夢見了「有個非常漂亮的女人會提供古柯鹼給聽她話的男人」的夢境心象時（此即「藥物與性」的聯結現象）。DCH 治療師就必須教導個案如何改變自己的夢境心象內容，好讓其能透過「成功改夢」的經驗而產生更強的自我控制力。其實際做法就是治療師必須先讓個案把「自己」想像成一個「夢境的導演」，然後再將「提供古柯鹼的美女」想像成是夢境戲劇裡的一個「角色」。因此身為「導演」的個案可以決定這個「提供古柯鹼的美女」看起來像是什麼樣子、並指導她如何行動。接著治療師就可以指導個案如何「重新導演」這部夢境戲劇，比方讓那原本「提供古柯鹼的美女」搖身變成一個長得非常怪異又可笑的「小矮人」，同時也讓個案把自己變成一個「重量級的拳王」，且力量大到足以一拳就打倒眼前那怪異可笑的小矮人（即能以「絕對的優勢」戰勝象徵其「藥物欲求」的小角色）。如以一來，就能使個案克服對藥物的渴望與欲求（Beck et al., 1993）。

六、Meichenbaum 的自導訓練法

Meichenbaum（1977）整合 Kelley、Ellis、Beck、Singer 等人的認知行為治療技術，提出一套「自導訓練法（self-instructional training）」。該方法經證實對於兒童的焦慮、憤怒、衝動、社會退縮及成人思覺失調症的注意力異常頗具治療效果，另在治療焦慮症、恐懼症（陳榮華，1986）、社交障礙、藥癮、酒癮、性功能障礙、創傷後壓力症等方面亦具有臨床療效（修慧蘭譯，2010）。

DCH 療法所採用之自導訓練法包含下列步驟：當個案進入深度催眠狀

態後，首先治療師須訓練藥癮個案學習如何辨識自己的不適當想法（包括內在心象所顯現的偏差認知）的技巧；次則指導個案如何在視覺化的心象中以「旁觀者的角度」觀摩楷模人物所示範的適當行為，並以催眠建議技術向個案說明有效的反應方式及因應策略，這些催眠建議的內容包括對指定心象作業的指導與評價、鼓勵個案勇敢宣稱「自己可以勝任」以打消其自我挫敗的念頭、並指導個案如何應用想像技巧來練習「圓滿達成任務」的心象作業，以利自我增強；最後則指導個案配合治療師的催眠建議與指導語，先在心象中「自導自演」幾次可能的狀況與結果，然後從中選出最佳或最適當的方案，再藉想像其實際執行的方式，在內心裡重複演練數次，整個想像與心象演練過程中，治療師必須適時給予個案回饋與催眠建議（張雲傑，2014；陳榮華，1986）。

　　以上六種認知催眠想像治療法之使用時機，端視個案所顯現之心象內容類型來加以決定，DCH 對治療師之建議如下：

（一）有宗教信仰或輪迴文化的藥癮者適合以「主動想像技術」治療之。

（二）面對心理創傷心象時容易焦慮的藥癮者適合以「想像制約法（系統減敏感法）」治療之。

（三）有戒藥動機與工作能力的年輕藥癮者適合以「想像操作控制法」治療之。

（四）對具高度體覺催眠感受性且自願接受嫌惡治療法的藥癮者適合以「想像敏感法」治療之。

（五）對於學歷較高且需提升自我控制力的藥癮者適合以「認知想像法」治療之。

（六）有人際障礙或生涯規劃問題的藥癮者則適合以「自導訓練法」治療之。

第四節　時空穿越的治療技術

　　DCH 用於協助藥癮者在其視覺心象中進行時空穿越的主要治療技術包括「認知催眠悖論技術、認知催眠回溯技術、認知催眠推進技術」等三類。其中「認知催眠悖論技術」又可再細分為「祖先悖論、信息悖論、Biker 悖論」等三項治療技術；而「認知催眠回溯技術」則可再細分為「今生回溯療法、前世回溯療法」等兩項治療技術（如圖 4-4-1 所示）。

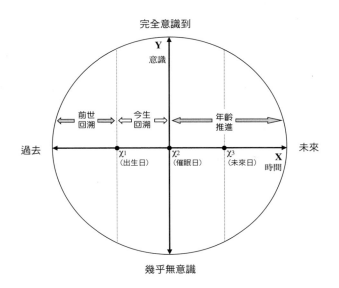

圖 4-4-1 時空穿越治療技術之應用（修改自賀岭峰、李川云、田彬譯，2007）

一、認知催眠悖論技術

　　DCH 採用「催眠悖論技術」之原理乃依據「混沌理論」而來，因即便是「對過去的最微小的干擾」也可能會引起意想不到的「今日的悖論」。如「混沌理論」利用「蝴蝶效應」這個隱喻，來譬喻在地球氣候形成之初的「關鍵時刻」，即便是一隻蝴蝶翅膀的鼓動也能產生波動，而該波動隨著時間發展，使力的平衡破壞，最後甚至引發強大的暴風雨。將此**「蝴蝶效應」的概念換成催眠治療的邏輯語言就是，就是即便以催眠技術將最小的、或沒有生命的物體送回到個案過去的心靈時光裡，也會不可避免地以一種意想不到的方式改變心理世界的過去，而引起「時間悖論[97]」。**

　　從傳統物理學理論觀點而言，使物理學家排除上述可讓生命體（或無生命體）進行「時間旅行」而產生蝴蝶效應的其中一個理由，就是出於「時間

---

[97]物理世界的「時間悖論」理論請參考美國學者加來道雄所撰寫的《平行宇宙》（中文版）一書（包新周、伍義生譯，2008）。

悖論」的問題，如當某人回到過去，在自己出生之前將自己的雙親殺死，那麼自己就不可能出生了，因此個體絕對不可能在時間上回到過去並殺死自己的父母（包新周、伍義生譯，2008）。同理，當某藥癮者回到過去，在自己第一次用藥之前，將自己帶離用藥的情境，那麼自己就不可能成為「藥癮者」了。前述這些狀況在物理世界當然是「不可能的」，因為科學是根據「邏輯一致」的思想。所以根據此物理學上的「時間悖論」，就足以排除在真實物理世界中進行「時間旅行」的可能。但是在「催眠或想像的心理世界」裡，下列三類的「時間悖論」卻可以應用於協助藥癮者進行「**心靈時間旅行**」，以打破僵硬的偏差基模、非理性的核心信念或中介信念、與不適應的補償策略（張雲傑，2012b；張雲傑、林宜隆，2010）。因根據大腦重塑法則，DCH 預期此「時間悖論療法」可促使藥癮者改變過去一成不變的「時空思維邏輯」，而促進大腦的「時空邏輯地圖」改變，因當藥癮者在接受催眠治療當下，注意力專注地在體驗、並演繹新的「時間悖論邏輯」時，大腦內同步發射的神經元或不同步發射的神經元，在理論上應會與過去的激發狀態不同，因為「悖論邏輯」是建立在「違反人類原有邏輯」的基礎上，而使得新的神經迴路較容易建立，並因個體的集中注意力而較易穩固。

　　所以為了改變並重建個體的認知結構，在治療技術的使用上必須打破人類固有的幾個物理邏輯，即「人類無法回到過去並改變過去」與「人類無法預知未來並改變未來」的固執信念框架。以下為 DCH 療法的「時間悖論技術」應用概念（包新周、伍義生譯，2008）：

（一）祖先悖論：

　　在此時間悖論中，個體以一種方式改變過去，使今天的存在成為不可能。如以催眠回溯技術讓某藥癮者穿越時空回到國中一年級，幫助國中的自己拒絕了當時提供非法藥物的同學，並且協助國中的自己逃離該現場，使得其今生第一次吸食安發他命的情境消失。因為該個案摧毀了造成自己成為藥癮者的第一次用藥經驗，使得該藥癮個案在催眠世界裡的邏輯上，已不可能變成今天在藥癮戒治機構裡被治療的藥癮者。

（二）信息悖論：

　　在這種時間悖論中，資訊來自於「未來」，這意味著資訊可能「沒有起

源」。如以催眠回溯技術讓 40 歲的藥癮者在催眠狀態下，穿越時空回到過去見到 20 歲的年輕自己，然後告訴他如何利用「催眠」穿越時空。如此一來，這「**穿越時空的秘密**」就沒有起源了，因為年輕藥癮者知道可用催眠穿越時空的「秘密」，不是自己研究發現的，而是從「未來的自己」傳授給年輕自己的。同時治療師也會要求 40 歲的藥癮者將自己自 21 歲用藥之後的負面壞處「提前預先告知」尚未用藥前的 20 歲的自己，好讓其可以因為事先知道「未來的訊息」而願意下定決心不用藥物，以避免禍害未來 40 歲的自己。

（三）Biker 悖論：

在此類型的時間悖論中，催眠推進技術可讓藥癮者預先知道「未來」的事情，所以可以做某些事情使得未來的事情成為不可能。如讓 25 歲的藥癮者「穿越時空」去到未來的世界，其看見戒藥後的自己會在未來 5 年後（即 30 歲時）娶一個叫「珍妮」的女人，而且會因與她結婚而藥癮復發。然而，日後事先知道該未來訊息的藥癮者為了避免藥癮復發而決定娶另一名叫「海倫」的女子，這樣就使該藥癮者自己的「未來（藥癮復發）」成為不可能發生的事情。

基本上，治療師在處理今生回溯療法中個案所回憶出來的重大心理創傷事件時，通常會選用祖先悖論技術、或信息悖論技術、或者將兩者組合使用；而在處理前世回溯療法中個案所投射之重大心理創傷的象徵事件時，通常亦可選用祖先悖論技術、或信息悖論技術、或者將兩者組合使用；而當治療師在協助個案進行未來的長期生涯規劃（如富裕催眠法）、或是給予個案對未來的正向期待或自我激勵時（如預見未來法），則通常會使用 Biker 悖論技術，好讓個案可以預先做好「趨吉避凶」的準備，即預先知道哪些人會傷害自己，則要加以閃避；而哪些人可以幫助自己，則可多加往來，目的在協助個案藉由正向改善人際關係的方式來改變自己的命運。

二、認知催眠回溯技術（regression）

LeDoux（1996）指出一個記憶要能在「意識」裡被回憶出來，與其相關之「記憶部件」的神經迴路必須要在儲存記憶的認知聯結網絡裡達到一定程度的「活化」方能達成。所以當人們在進行回憶作業時，若想起某一個記憶的「重要層面」會比想起其「不重要層面」的記憶提取效果較佳；而在某

記憶形成過程之「學習階段」上的線索被人們所發現的越多，其所「激發」出來的記憶部件也會越多，則成功提取該記憶的效果也就越好（洪蘭譯，2001）。因此，DCH 療法為了讓促成個人用藥成癮之「創傷記憶」能夠被重新建構起來，於是選用了催眠回溯技術。

催眠回溯療法能喚回部分「消失的記憶」之理論基礎，可從 Squire（1987）區別內隱和外顯記憶的實驗中明確凸顯出來。因為 Squire 發現可以用操弄實驗指導語的「不同說明方式[98]」來改變失憶症個案在記憶測驗上的反應，例如當指導語是引導失憶症個案使用「外顯記憶迴路」來回憶答案時，則失憶症個案就無法回憶出正確答案；但當指導語是引導失憶症個案使用「內隱記憶迴路」時，則失憶症個案就可以像正常人一樣回憶出正確答案（雖然其仍不記得在先前有看過該答案）。這是因為讓失憶症個案「聽見」使用內隱記憶迴路的指導語（如「**說出第一個進入你心中的字來**」）的功用不是為了提供幫助個案回憶的「線索」，而是直接給予一種「促發的提示」。因為失憶症個案的大腦在執行「促發作業」時所使用的是「內隱記憶系統」，所以可以直接提取出正確答案。但若讓失憶症個案「聽見」使用外顯記憶迴路的指導語的話，則其就無法使用「意識」來提取記憶，因為其大腦「顳葉」的記憶提取功能已毀損，而這正是人類罹患失憶症的原因（LeDoux, 1996; 洪蘭譯，2001）。

因此，DCH 療法為了協助藥癮者能更容易提取在「意識」上已無法回想起來的「心理創傷記憶」，治療師乃結合自由聯想法並運用請個案「**說出第一個進入你心中的直覺或想法**」的指導語，讓個案「心象中的線索」成為一種啟動大腦內隱記憶迴路的「促發提示」，如此個案就可以更容易地回憶出其原本以外顯記憶迴路所無法有效提取的「心理創傷記憶」。

此外，針對情緒回憶之「真正原因」而言，Rorty（1980）曾經區辨過情緒的「顯然原因」和「真正原因」間之差異。所謂的「顯然原因」是指刺激不但存在，而且可由意識覺察到；但「真正原因」則並不一定是當場在那兒的刺激，而很可能是儲存在個人記憶中的某個「歷史原因」。根據當代科學研究發現已知一個「沒有被個體意識（或注意）到的事件」就可以激發出

---

[98]Squire 將受試者分成三組，並讓所有受試者看過一個表單，然後在幾分鐘後說出下列 3 種指導語：第 1 組受試者要盡量回憶出剛剛表單上的字，第 2 組是實驗者會提供一些幫助「回憶的線索」，第 3 組則是在看到「回憶的線索」時，須立刻說出第 1 個進入心中的字（「回憶的線索」即該字的前三個字母）。

情緒記憶（屬於內隱的、沒有覺識的歷程）；而一個「在意識上沒有察覺到內隱意義，但卻有知覺到的刺激」也可以激發出情緒記憶（洪蘭譯，2001）。例如：一個對著妻子大吼大叫的藥癮者可能注意到自己情緒失控的非理性反應，於是推說是妻子對他的態度很冷淡才會發怒，但是他之所以會情緒失控的原因其實極有可能是因為今天剛與外遇的女友吵架、或是在年幼時其母親也是如此冷淡對待他有關。然而在情緒失控狀態之當下，該藥癮者可能完全沒有意識到還有這些「歷史原因」存在。

　　由此可見，人類產生情緒的「真正原因」可以與其用來「解釋情緒發生的理由」之間有著極大的差異，如 Frijda（1993）及 Scherer（1993a, 1993b）等學者均指出情緒雖可來自大腦的「評估」歷程，但其歷程並不一定如同個人的「內省」報告所陳述的那樣。而這正是行為主義取代了內省法研究，而認知科學又取代了行為主義的主要原因（因為認知科學可以在不使用內省法的狀況下，直接研究人類心智）（LeDoux, 1996），正如 Bowers（1984）在研究人類心理歷程時所言：「假如人類真的可以直接用內省法來了解其想法與行為之間的因果關係的話，那麼就不需要心理學了。」（洪蘭譯，2001）

　　所以精神分析學派的 LeDoux（1996）才會指出用「內省法」來了解個案產生某情緒的「真正原因」其實是沒有多大效用的，尤其是請個案去回想一個已發生過的情緒事件的原因，而且就算是在該情緒事件發生之當下就立刻讓個案回想原因的話，也不一定能夠說出真正的原因。因為要清楚解釋情緒產生的原因涉及諸多身心因素，不是單憑意識的「內省」功能就可加以瞭解。不過 LeDoux 也指出「內省法」並非完全一無是處，只是有些心智事件可用內省法探討，但有些心智事件（如情緒事件）則不行。因此，若「情緒」能夠反映出人類的內在心理歷程，而且該歷程也會發生在潛意識內的話，那麼治療師在評估個案情緒的真正原因時，就應該將其「潛意識歷程」也列入所評估項目之內（洪蘭譯，2001）。

　　因此，DCH 療法為避免上述「內省法」無法探知個體情緒來源的真正原因之弱點，乃改採用「不須依賴內省法」就能處理產生情緒之真正原因的認知催眠治療技術，如此便能擺脫情緒的「顯然原因」之界限，找出造成藥癮者負面情緒之「真正原因」所投射出來之「象徵物」，無論其是源自於心理創傷、負向自我概念、或是偏差的核心信念，均可靈活運用下列兩種認知

催眠回溯療法加以解析並予以治療。

（一）今生回溯療法

　　DCH 療法所採用之「今生回溯療法（present-life regression therapy）」的治療原理乃源自於精神分析療法。誠如 Doidge（2007）所言，精神分析療法在治療「個案記憶」的特殊功效上，就是可以協助個案將潛意識的「內隱記憶」轉化成為文字性的「語言」訊息，使其變成「有意識的外顯記憶」，並放入治療所需處理的情境中，讓個案可以因了解這些原本隱藏於潛意識的記憶內容，而知道過去曾經發生了什麼心理創傷事件（洪蘭譯，2008）。因此 DCH 使用「今生催眠回溯療法」之目的，就是為了協助個案將其所回想起來並再次經驗到的心理創傷事件（無論受創當時之年紀大小），在打開自我防衛機制的壓抑下，以「宣洩情緒」的方式大聲地用語言「說出來」，以達成情緒釋放的治療效果。

　　Freud 發現有早年心理創傷的個案會在關鍵性的治療過程中「退化」回受傷害當時的年齡狀態，不但會想起原本所遺忘多年的痛苦創傷記憶，同時還會再次經歷到該創傷經驗，使自己產生如同受創當時的身心反應。此現象從神經可塑性的角度來看，是有其特殊原因的，因為原本「否認」有早年心理創傷的個案，一旦在接受心理治療的過程中，「願意」放棄其自過去以來所使用的自我防衛機制之後，便會讓自己直接「暴露」於過去被自我防衛機制所隱藏的記憶與痛苦之中（Doidge, 2007），此時個案便會產生非常相似於 Bach-y-Rita 所發現的大腦重組現象，即一個既存的自我防衛機制（如「否認」機制）的大腦迴路因心理治療而被「停止使用」了，那麼以前「舊的心理創傷迴路」就會被大腦重新挖掘出來使用（就好比新的快速道路因事故封閉了，駕車的人只好改走原來的老路線一樣）。因此，Bach-y-Rita 把這樣的調整機制稱之為「重新揭露」舊的神經迴路，並認為這就是大腦「重新組織自己」的一個主要方式（Bach-y-Rita, 1980; Doidge, 2007; 洪蘭譯，2008）。

　　由於 Doidge（2007）認為上述個案在接受精神分析治療中所發生的「退化」現象是屬於一種具「重新揭露」作用的「回溯」歷程（其通常會發生在「心理重組」之前），因此一旦大腦神經迴路的「回溯」功能被心理治療技術啟動後，就可重新開啟舊有的記憶系統（有時甚至還能回溯並「重現」出個案過去心理受創時的說話與情緒反應方式）。所以 DCH 療法才會使用今生

催眠回溯療法，以讓「今生時光倒流」的方式與技術，協助個案回想起過去被自我防衛機制所壓抑的心理創傷記憶，並透過認知行為想像療法來加速個案進行心理重組與重新揭露的大腦重塑歷程（張雲傑，2014）。

　　那麼「今生回溯療法」是否能夠協助個案克服其「童年失憶症」而回想起早於 3、4 歲之前的心理創傷事件呢?答案是「可以的」，但前提是關於該創傷事件的「情緒記憶」必須有被儲存在個案大腦的內隱記憶系統裡，如此就能以催眠回溯技術加以「重新揭露」出來（張雲傑，2007），因為根據當代研究顯示，人類 1～2 歲的嬰兒大腦確實可以儲存心理創傷事件的內隱記憶（Bauer, 2005; Bauer & Wewerka, 1995; Gaensbauer, 2002, 2005; Terr, 2003），雖然其左腦的外顯記憶功能與語言能力還尚未發展完成[99]（洪蘭譯，2008）。

　　而針對藥癮者的戒癮治療，DCH 療法所採用之「今生催眠回溯技術」主要是由治療師以「時光倒流」的暗示技巧，包括指導個案在催眠狀態下，想像自己走進「白色的時光隧道」裡、或是以「倒數年齡」的方式讓個案可以在心理上或生理上退化回到過去自己在遭遇心理創傷之前、或之後的時間點上，以進行認知行為的心理創傷治療技術，如楷模學習、角色扮演、或系統減敏感治療等。此治療過程不但能協助藥癮者瞭解自己在首次用藥之前，激發自己使用藥物來「自我治療」的心理創傷事件為何、回想起早被自己遺忘的各種負面情緒與身心症狀的根源（張雲傑，2014），亦可以使藥癮者的轉化症（conversion）或曾經發生過的瞬間生理經驗重現（flashbacks）而獲得被治療與釋放的機會，甚至可以協助個案回憶起解離的記憶（楊筱華等譯，2005），以產生新的記憶重塑效果。

　　而且治療師會指導具高催眠感受性之藥癮者以今生回溯結合「角色扮演」的技巧，以視覺心象「重現」過去的心理創傷情境，使藥癮者覺得其好像真的「重新發生」一樣，如此之做法可協助藥癮者回想起「較完整」的心理創傷事件記憶，包括當時的各種情緒、感受及可能被解離的部分。此透過今生催眠回溯技術所喚起的「較完整的回憶」除了可用於解釋藥癮者為何會使用藥物的「前置心理因素」外，甚至可用於理解藥癮者目前為何有某些特殊異常身心行為（如焦慮、憂鬱、躁鬱、強迫或思覺失調等心理疾患）的原因（張

---

[99]研究顯示心理創傷記憶確實會存在於還不會說話之前或剛學會說話的嬰兒身上（Rovee-Collier, 1997），且經由提醒，幼兒確實可記得生命早期之事，而大一點的孩子還可記住自己會說話前所發生之事（Rovee-Collier, 1999），甚至在會說話後，還可把早期的記憶用「語言」說出來（Gaensbauer, 2002）。

雲傑，2014），此對治療師瞭解藥癮者對其心理創傷事件與相關情負面緒記憶的「內在詮釋架構」相當有用，並提供了治療師設定後續治療對策和預先評估治療效果之參考（Nash, 1992；楊筱華等譯，2005）。

（二）前世回溯療法

　　近年來西方認知行為學派新興的「正念療法[100]」引用了東方禪宗的修行理論與內觀技巧、超個人心理學派則引用了印度瑜珈術的脈輪觀念與靈修技巧（易之新，2005）、而催眠治療學派則是引用了東方宗教的因果輪迴觀念來進行「前世回溯療法（past-life regression therapy）」（黃漢耀譯，2001）。

　　DCH 療法雖然在 IPDA 方案中也使用了「前世回溯療法」，但並不採用任何宗教或玄學上的觀念來詮釋「前世」的概念，反而是引用心理動力學的「投射與象徵」概念來加以定義，因此 DCH 將個案在接受催眠回溯治療時所回憶出來的**「前世」定義為：「是個人將其潛意識的內容，以有如描述一個古代故事般的方式，將之投射成為一種視覺化、自動化、符號化、象徵化、情節化的心象式回憶，好讓其意識可以感知，屬於一種可以經自我或他人誘導而產生的特殊催眠現象」**。意即 DCH 療法只是為了達成心理治療目標而採用傳統東方文化的通俗用語「前世」一詞來描述個人潛意識所投射出來的內隱記憶結構，但並未採用人類真有「前世」的玄學主張。

　　上述 DCH 為了達成心理治療目的而採用「前世」此一詞彙的原因，正如同 Jung 使用「宗教術語或觀念」來對有宗教信仰的個案進行心理治療的原因一樣：即當 Jung 與個案談到「西方基督神學、東方佛學、印度瑜珈、或西藏密宗」的內容時，是為了讓個案瞭解其所擁有之「宗教信仰」內的某些「因應觀點」，可以用來幫助自己忍受、適應、或甚至超越身心上的痛苦。而且 Jung 認為此種「讓個人擁有（或保有）某些特定的因應觀念（如宗教觀或哲學觀）」的治療方法，在精神醫療實務上是「必要的治療手段」之一。因為 Jung 認為當個人遭受身心痛苦的「原因」無法被本身的宗教觀（或哲學觀）所理解或接受的話，其便無法忍受該痛苦；但當個人能藉由本身的宗教觀（或哲學觀）而理解其身心痛苦的「原因為何」與「源自何處」之時，則其所能忍受的痛苦幅度就能超越常人的極限（Neumann, 1922；楊儒賓譯，

---

[100]如「正念減壓療法（Mindfulness-Based Stress Reduction, MBSR）、辯證行為治療（Dialectic Behavior Therapy, DBT）、正念認知療法（Mindfulness-Based Cognitive Therapy, MBCT）」等。

2001），而這也正是 DCH 療法會針對個案本身「宗教信仰」之類別而採用不同催眠治療技術的原因。因此就「前世回溯療法」之治療原理而言，其所最適用之對象就是有「輪迴信仰」的個案（如佛、道教徒），因為這類個案通常會有想要目睹自己「前世」的心理動機，所以只要治療師能順勢以「前世回溯技術」讓個案親眼看見其「前世心象」的話，就能立刻產生強烈的心理震撼效果（張雲傑，2007，2014）。

　　因此 DCH 療法才會藉由「前世回溯療法」，直接協助有輪迴信仰的藥癮個案以「化解前世因果」的方式來重塑其大腦地圖的神經迴路。即治療師先給予藥癮個案一個可以「合理化」其藥癮來源之宗教思想或輪迴信仰上的理由，也就是先讓藥癮者認同「只要能找到前世的心理創傷或痛苦情緒的來源，並加以化解，就能消除以藥物自我治療的衝動」之概念，此技巧即是治療師為了以「前世回溯療法」消除藥癮者內心的「用藥因子」所進行的第一步催眠建議。接著治療師再以「前世回溯技術」協助個案直接跳躍、或繞過其所「不堪忍受的今生」，好讓個案的潛意識因得到合理化的「前世治療理由」而願意自動化地將「今生所有的痛苦與不堪」投射為「前世的心理創傷故事」，如此一來，治療師便成功地協助藥癮者創造並投射出由其潛意識情緒記憶系統與潛意識認知系統所共同編撰、自導自導而成之「前世創傷記憶」。而此類以「前世記憶」心象所呈現出來之「造成今生用藥的前世原因」，便是藥癮者之內外在各種藥物刺激因子、心理創傷情緒記憶、負向核心概念、及偏差自我概念等一切與大腦藥癮地圖相關之認知與情緒的「綜合象徵體」（張雲傑，2007，2012b，2014）。

　　一旦藥癮者的「前世心象」浮現後，治療師便可透過催眠回溯與解離技術協助個案「看清楚」自己前世的一切，包括從出生到死亡前（或死亡後）的一切經歷、與前世生命史中所發生之正向或負向的重大關鍵生命事件等，以作為在後續治療情境中，治療師以個案本身之「輪迴信仰」觀念來協助其化解「前世因果」之基礎。在前世回溯療法中，所謂的「化解因果技術」就是指「治療師運用各種認知行為治療技巧來讓個案發自內心、願意真正放下其前世的各種遺憾、恩怨、或未完成之事」的治療技術。所以只要「化解因果技術」生效的話，個案潛意識就會自動投射出有正向今生變化（如今生能成功戒藥）的新心象內容在「智慧之光」所啟示給個案的答案中（張雲傑、

林宜隆，2010）。比如某藥癮個案在心象中先看見「前世的自己是一個在清末民初為情自殺身亡的年輕商人」的大致內容，但經治療師以「回溯技術」指導個案反覆「仔細檢視」造成其前世自殺的「前因、後果」後，個案才赫然發現原來自己前世為情所苦而自殺的「真正關鍵原因」，並非是為了那愛慕虛榮而移情別戀的女子，而是為了「怕自己在商場上的面子掛不住的問題，才憤而自殺的」。於是治療師以「化解因果技術」讓個案了解「惟有原諒自己，放下對自己的憤怒」，才能化解由「憤怒之心」所產生的因果輪迴效應，並以「死亡重生技術」協助在個案前世斷氣死亡時之瞬間，心甘情願地放下對「愛面子」的心理執著後，治療師便引導個案與「智慧之光」對話，於是個案就從「智慧之光」所啟示的答案中，看見了自己「（今生）會戒藥成功並擁有幸福婚姻」的未來心象畫面。

上述經 DCH 療法所特別設計與改良的「前世回溯療法」，不但可讓個案在自身的輪迴信仰裡，得到將創傷記憶及其負面情緒記憶「投射到前世」而獲得避免直接面對今生傷痛記憶的「保護效果」，更可讓個案獲得如同佛家所言之「化解前世因果」的自我暗示效果。**雖然事實上，其療效之所以會產生乃是因為治療師對個案進行認知催眠心理治療而產生出來的痊癒效果，但有輪迴信仰的個案通常會自我解釋為是因「化解了前世因果」而自動痊癒的。此即 Jung 所謂之當治療師能給予個案理解其自身痛苦的原因、或苦難源起於何處的答案時（如個案在「前世」心象內所找到的答案），個案便能適應一般常人所無法忍耐的痛苦，而得到類似「救贖」的心理治療效果**（Neumann, 1922; 楊儒賓譯，2001）。

除此之外，DCH 療法所使用之前世回溯療法亦結合了認知行為療法的「角色扮演」與「多重楷模」技術，可讓個案以其主觀或旁觀感受來體驗「前世的自己（或古人）的死亡與重生過程」，並得到「臨死前」與「死後重生」的全新領悟與釋放負面情緒的特殊功效（如圖 4-4-2 所示），而使得其治療效果較「今生回溯療法」更佳[101]（Freedman, 1997; 張雲傑，2014；張雲傑、林宜隆，2010；黃漢耀譯，1994，2001）。

---

[101]此乃因為「今生回溯」的治療過程無法運用「死亡與重生」治療技術（張雲傑，2014）。

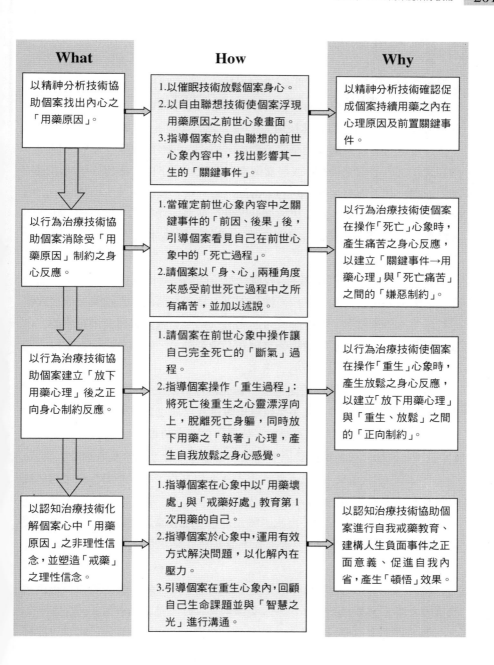

What	How	Why
以精神分析技術協助個案找出內心之「用藥原因」。	1.以催眠技術放鬆個案身心。 2.以自由聯想技術使個案浮現用藥原因之前世心象畫面。 3.指導個案於自由聯想的前世心象內容中，找出影響其一生的「關鍵事件」。	以精神分析技術確認促成個案持續用藥之內在心理原因及前置關鍵事件。
以行為治療技術協助個案消除受「用藥原因」制約之身心反應。	1.當確定前世心象內容中之關鍵事件的「前因、後果」後，引導個案看見自己在前世心象中的「死亡過程」。 2.請個案以「身、心」兩種角度來感受前世死亡過程中之所有痛苦，並加以述說。	以行為治療技術使個案在操作「死亡」心象時，產生痛苦之身心反應，以建立「關鍵事件→用藥心理」與「死亡痛苦」之間的「嫌惡制約」。
以行為治療技術協助個案建立「放下用藥心理」後之正向身心制約反應。	1.請個案在前世心象中操作讓自己完全死亡的「斷氣」過程。 2.指導個案操作「重生過程」：將死亡後重生之心靈漂浮向上，脫離死亡身軀，同時放下用藥之「執著」心理，產生自我放鬆之身心感覺。	以行為治療技術使個案在操作「重生」心象時，產生放鬆之身心反應，以建立「放下用藥心理」與「重生、放鬆」之間的「正向制約」。
以認知治療技術化解個案心中「用藥原因」之非理性信念，並塑造「戒藥」之理性信念。	1.指導個案在心象中以「用藥壞處」與「戒藥好處」教育第1次用藥的自己。 2.指導個案於心象中，運用有效方式解決問題，以化解內在壓力。 3.引導個案在重生心象內，回顧自己生命課題並與「智慧之光」進行溝通。	以認知治療技術協助個案進行自我戒藥教育、建構人生負面事件之正面意義、促進自我內省，產生「頓悟」效果。

圖 4-4-2 DCH 前世回溯療法流程圖（修改自張雲傑、林宜隆，2010）

三、認知催眠推進技術（progression）

　　DCH 療法採用 Erickson（1954）的觀點，將「年齡推進技術」視為一種催眠治療程序所使用的「時間虛假定位技術」，亦同時採用 Hammond（1990）的觀點，**將「催眠推進技術」視為一種具有「未來取向、目標導向」與「可促進心理演練效果」的特殊技術**（王峻等譯，2007）。催眠推進技術之使用時機通常是當造成藥癮者用藥之心理創傷原因、偏差自我概念及負面情緒等相關問題都已治療完畢後；或是當個案在催眠狀態下自由聯想其用藥原因時，卻先浮現出其「未來生活」的心象畫面之時。當上述任一情況發生時，治療師就可順勢以催眠推進技術來協助個案進行戒藥成功後的生涯規劃，好讓個案能對自己戒藥後的嶄新未來懷有正向期待，已產生自我激勵的正增強效果。

　　其中針對已將心理創傷、自我概念及負面情緒等問題處理完畢的藥癮者而言，治療師可將催眠推進技術操作如下：當個案藉由催眠建議、催眠放鬆等程序進入催眠狀態，治療師就可運用催眠指導語讓個案將其潛意識的「自我應驗預言」藉由催眠投射技術呈現在心象螢幕上，好讓藥癮個案可以「看見」自己潛意識所預先規劃的「未來」。

　　現以實際案例說明治療過程序，首先治療師對進入催眠狀態的個案說：「等會當我由 1 數到 5，只要你輕鬆地飄進可以前進到未來世界的白色時光隧道裡，你就可以輕鬆地穿越時空，前進到你未來的世界，準備好了，1、2、3、4、5，很好，現在請輕鬆地告訴我，你看見了什麼未來的畫面？」

　　個案答：「我看見 40 歲，也就是 5 年後的自己，在當早餐店的老闆，還看到我有請兩個員工。」

　　為協助個案找出達成「自我應驗預言」中所必備之相關條件，治療師使用「開放式問句」問個案：「看看你早餐店開在哪裡？在請看清楚那兩個員工的性別為何？」

　　個案回答：「我看見我的早餐店是開在位於板橋的一條熱鬧的大街上，我請的員工是一男一女，他們兩人都很認真工作，是我的好幫手。」

　　為協助個案確認那兩個員工的長相和外表，以便日後真能於現實世界裡雇用到那兩名「預先見到」的員工，治療師指導個案說：「請仔細看清楚哪兩個好員工的外表和長相，當日後你在甄選員工時，就能從所有來應徵的人

裡面，認出這兩個人來，然後雇用他們，讓這兩個好員工成為協助你順利應營早餐事業的貴人。」

個案回答：「我記住他們兩人的長相和外表特徵了。」

接下來，治療師為了正向增強個案實現該「自我應驗預言」的自信心並給予正面積極鼓勵，就指導個案說：「等會當我由 1 數到 5，我要你輕鬆愉快地飄浮到空中一個很舒服的位置上，然後在你正前方的上空會浮現出一個金黃色的『智慧之光』，你可以誠心地問這智慧之光：為什麼我會看見這樣的未來？然後智慧之光就會告訴你最智慧的答案！」

個案在提出問題並得到答案之後說：「智慧之光告訴我，開早餐店可以幫助我成功地戒藥，因為開早餐店適合我的個性，可以每天與人接觸，而且每天從早上忙到中午以後才休息，讓我覺得生活很充實。這樣就可以擺脫以前我做水電工時，工作時有時無，沒工作時就會因為無聊而吸食安非他命來打發時間的壞習慣。」

如此一來，心象中的「智慧之光」的「最智慧的答案」便自動給予藥癮者為成功戒藥而「轉換職業類別」之自信心，並給予從事該「新職業」適合其「親群個性」的正面鼓勵與自我期待。

而針對在催眠狀態下自由聯想用藥原因時，卻浮現出「未來的人生」心象之藥癮者，治療師則會先請個案將所看到的未來畫面說出，然後再根據其內容進行不同「時間定位點」之催眠推進治療。現以實際案例說明治療過程序，如某藥癮者在看見自由聯想的心象後對治療師說：「我看見自己未來 8 年後的樣子，我正開著一台賓士轎車在高速公路上奔馳，好像要去哪裡談生意的樣子。」

因此治療師為了讓個案可以在心象中穿越到一個對治療當下而言是「未來的時間和地點」的情境，好讓個案可在那裡找到已經解決目前藥癮問題的方案，於是治療師暗示個案可把「未來」當作「現在」，然後再讓個案透過心象中的「時光隧道」穿越到未來的不同「時間定位點」上，包括從離開戒治所後之第 1 年、第 2 年、第 3 年、…、第 7 年、一直到第 8 年為止，預先見到自己在出所後之每一年的「時間定位點」上，到底是學會了什麼技術、做對了什麼事情、或是遇見了什麼貴人，才有辦法實現 8 年後自己能開著賓士轎車去談生意的成功人生。

　　當個案看完所有「時間定位點」上的未來心象畫面後，告訴治療師：「我看見自己離開戒治所後的前 3 年，為了離開原本的生活環境好讓自己能夠戒藥成功，又為了能存錢以便做為日後做小生意的本錢，於是我當了 3 年遠洋漁船的船員，而且存了不少錢；從第 4 年起，我開使用存下來的錢跟自己原本就認識的好朋友一起在三重開店做起物流通路的行業；到了第 5 年的時候，經另外一個商場上的客戶介紹而認識了今生的貴人，那個貴人不是我現在認識的人，但是他介紹我轉投資未來很有前景的另一種通路事業，所以我的事業從第 6 年起就做得更大了，到了第 7 年時機成熟時就更順利了，最後我就看到第 8 年時我開著賓士轎車南來北往到處去談生意了。」

　　接下來，治療師為了正向增強個案實現各個「時間定位點」上之階段性生涯目標的自信心，並給予個案正向自我期待的激勵，就指導個案以向其心象中的「智慧之光」發問的方式，來得到智慧之光所給予的最智慧的答案，個案在提問並得到答案後說：「智慧之光告訴我，只要我願意相信自己，肯努力腳踏實地的去做，就可以實現我所預先看見的未來的一切！」

　　至此，透過催眠推進技術來協助藥癮者進行「生涯規劃」以實現成功戒藥目標之治療目的便大抵完成。

第五節　身心解離的治療技術

　　DCH 用於協助藥癮案在催眠狀態下進行「身心解離」的治療技術包括「死亡重生催眠技術」與「認知催眠解離技術」等兩項治療技術，因此 DCH 治療師可以根據個案本身有、無「輪迴信仰背景」或是依照個案本身的「催眠感受性」（如視覺型、聽覺型、體覺型等）來加以靈活運用之。

一、死亡重生催眠技術

　　根據 McGaugh（1990）的「鎂光燈記憶」研究結果可知，腎上腺素會對記憶的「固化」歷程產生影響，如當某情境發生之當下，若動物體內分泌腎上腺素，則該經驗就會較記憶深刻，而由於情緒激動時通常會刺激腎上腺素分泌，所以「帶有情緒色彩」的外顯意識記憶就會比「不帶情緒」的外顯意識記憶被個體記得更加牢固。反之，若能阻止某情境發生當下的個體腎上腺素分泌作用，則其因情緒而增強的記憶效用就能「被中和或減弱」（McGaugh et al., 1995; McGaugh et al., 1993;　洪蘭譯，2001）。

　　因此在「前世回溯療法」中，DCH 為了讓個案能產生並固化其「因放下對前世用藥原因的執著而獲得心靈解脫與情緒釋放效果」的正向戒癮記憶的方法，就是運用「死亡重生催眠技術」來讓個案親身經歷一場「具有強烈心理震撼力與情緒釋放效果」的死亡、重生過程。此特殊治療技術乃根據上述「腎上腺素會影響記憶固化歷程」的原理所設計而成，因為在一般人的內心裡，或多或少都會對死亡存有「恐懼感」，正如 Jung 所言：「人類最難克服的心理障礙也就是對死亡的恐懼[102]」。所以 DCH 療法為了讓個案在親身體驗自己「前世的死亡過程」之前，能夠有適當的「心理準備階段」，才會先刻意以「催眠解離技術」讓個案解離成一個「智慧的自己」與另一個「前世的自己」，然後再引導個案之「智慧的自己」以旁觀者的輕鬆心情來瀏覽在催眠中所見到之「前世的自己」的「死亡過程」心象（實施此種解離技術之目的是為了避免個案的今生身體因「前世死亡心象」的出現，而在生理上同步產生出「前世的死亡反應」以致造成個案在今生世界裡的真實死亡）。

　　若個案能「心情平穩」地順利通過上述第一階段治療步驟的話，則接下來的第二階段，治療師就可運用「催眠解離技術」讓個案之「智慧的自己」進入「前世的自己」的身體之內，讓「智慧的自己」能「親身」經歷「前世的自己」在斷氣死亡前的一切身心感受。實施此治療手法之「目的」就是為了要激發個案產生「從主觀角度親身體驗自己死亡過程的恐懼感」，好讓被這死亡恐懼感所激發而大量分泌的腎上腺素能加深個案對這「死亡心象」的外顯記憶強度（因其帶有恐懼「死亡」的強烈情緒色彩）。此現象正如同當人們在一旁觀賞他人玩「高空彈跳」時是不會怕害怕的[103]，但當自己去玩「高空彈跳」時，則會恐懼、害怕得要死，情緒激動的大哭大叫而不敢往下跳一樣[104]，此時這種「不敢往下跳的強烈恐懼感」就會激發身體大量分泌腎上腺素，因而牢牢記住了這個「玩高空彈跳」的外顯事件記憶。

　　而能讓「死亡重生催眠技術」發揮功效之最關鍵重點在於：一旦 DCH治療師讓個案體驗到「死亡前一秒的身心感覺」時（如同玩「高空彈跳」要

---

[102]如 Jung 認為西藏密宗經典《中陰得度》（又名《西藏度亡經》）一書中的內容所敘述的人類於面對死亡時所會經歷之生死輪迴前的「心理現象（或幻象）」（徐進夫譯，2003），正是個人的所有心理困難中「最難以克服的部分」（楊儒賓譯，2001）。
[103]此現象如同讓個案只「旁觀」自己前世死亡的過程一樣。
[104]此現象如同讓個案「親身經驗」自己前世死亡的過程一樣。

往下跳之前一秒），治療師就必須順勢「刺激」其釋放過去所壓抑的強烈情緒（就如同玩「高空彈跳」時，教練會順勢推一下玩家，讓玩家順利跳下去一樣），如此一來，強烈的情緒會使身體釋放出更多的腎上腺素（就像玩「高空彈跳」的玩家在向下墜落的過程中，常會因極度驚恐或情緒崩潰而嚇得大吼大叫一樣），接著治療師須立即對個案進行認知重建療法，調整並修復造成個案心理創傷的錯誤認知結構（包括非理性的核心信念、中介信念及補償信念等），以便藉由腎上腺素之生化作用，強化與該「死亡經驗」連結之正向、理性認知信念的「記憶強度」。如此一來，「心理創傷已被治癒」之新的正向外顯記憶及「痛苦已獲得宣洩」之新的潛意識情緒記憶，便可經由腎上腺素的強化作用，在大腦「專注力特別集中」（因受催眠）而較易產生新連結的狀態下，得到更強的「競爭力」。一旦該正向治療所產生之「新記憶」的競爭力遠勝於個案舊有之負向記憶時，便可使大腦重塑，產生預期治療效果。

　　而當個案能順利完成上述第二治療階段後，DCH 治療師便可讓個案之「前世的自己」嚥下其最後一口氣，然後讓其「前世的自己」徹底的死亡[105]。接著治療師再以「身心解離技術」讓個案之「智慧的自己」從「前世的自己」死亡後的身體中「解離出來」並飄浮到空中，成為一個「重生後的新心靈」，然後再以「催眠放鬆技術」讓個案之「重生後的新心靈」進入一個身心靈完全放鬆的狀態，並透過「頓悟治療技術」讓個案得到來自「智慧之光」的啟示或答案之後[106]，治療師便算是成功地在「前世回溯療法」中，實施了一次完整、有效的「死亡重生催眠技術」（張雲傑，2014）。

　　另根據 Doidge（2007）之看法，人們常不自覺的被過去重要人際關係的「幽靈」所纏繞，而影響現在的人際關係與對自己的信念，因此為了幫助人們擺脫其內心幽靈的糾纏，精神分析最常做的事就是把引起心理疾患的內心幽靈變成可以緬懷、但不會難過的「祖靈」，即使是對「過去的自己」也是一樣（洪蘭譯，2008）。因此 DCH 療法將「死亡重生催眠技術」應用於前世回溯療法中的另一目的，就是為了要協助藥癮者將自己心中的（前世）幽靈

[105]此現象就如同玩「高空彈跳」的玩家跳下後，懸在繩索末端，頭下腳上的吊在空中，等待著教練來解開繩索前之虛脫無力的狀態一樣。
[106]此現象如同剛剛玩過「高空彈跳」的玩家會開心地慶幸自己沒嚇死、還活著，而對自己面對挑戰的「能力」產生不同於以往的新見解一樣。

變成「過去的歷史」，其實際做法與應用技巧可以下列兩種方式實施之（張雲傑，2014）：

（一）單次死亡重生技術

　　一般來說，「單次死亡重生技術」的實際做法就是治療師先透過「前世回溯技術」使原本被個案壓抑於潛意識裡的「內隱創傷記憶」轉變成為在意識上可再次回憶起來的「前世記憶」，然後再以死亡重生催眠技術將個案在「前世」將死前所經驗到的一切身心創傷經驗與各種負面情緒感受，在其前世身體斷氣死亡的瞬間，由治療師協助個案以「催眠解離技術」立即將之從前世的靈魂上「切割」開來，最後則再將重生後的新心靈（或新靈魂）「連結」上「新的正向身心感受」（張雲傑，2014），如此即可達成 Doidge（2007）所謂的讓「幽靈變歷史」的治療目的。

　　所以 DCH 設計「單次死亡重生技術」的治療原理及用意在於：當個案開始接受藥癮治療的心理動力分析時，過去「用藥的自己」對正在接受治療的藥癮者而言，就像是躲在自己潛意識裡的一個抗拒被消滅的「藥癮幽靈」一樣，而這藥癮幽靈的最大邪惡之處，就是可讓藥癮者無法背叛「過去用藥的自己」，因為「現在的自己」若真的背叛了「過去的自己」，那麼過去自己「為了用藥」所付出的一切、或所犧牲掉的一切，就真的完全白費了。因此DCH 治療師為治療上述藥癮者「不願背叛自己」的頑固心態的第一步，就是先運用「前世回溯療法」協助藥癮者把「過去造成自己用藥的原因」投射為一個可以在心象內看得見的、視覺化的「實體」，也就是藥癮者所看見的「前世的自己」，如此治療師便可依據認知行為想像療法的治療原理，引導藥癮者將促成其用藥的重大心理創傷事件或負面痛苦情緒投射於前世的故事情節中，再藉由「死亡重生技術」，讓藥癮者願意接受「前世的自己」真的已經「完成未竟事宜」而「了無遺憾」的死亡了。

　　接著治療師再引導重生後的藥癮者漂浮於空中瀏覽其前世的一生，以旁觀者角度的「智慧觀點」去領悟其在前世裡所學習到的生命課題為何，如此一來，原本抱持頑固信念的藥癮者就再也不會覺得過去自己為用藥所付出或犧牲的一切是完全白費了，反而會讓其「頓悟」自己真的曾經有過一個「實際存在」於前世的自己，只是自己大限的時候到了、或是與他人的緣分盡了，而該平心靜氣、不留任何遺憾地放手讓「前世的自己真正徹底的死去」，使

其真正成為只是一個「前世的故事」而非前世所遺留的糾纏時，如此藥癮者便能真正地從「不願背叛用藥的自己」的心靈桎梏中解放出來，使其發自內心願意以「重生後的自己」來改變人生，並勇敢戒藥。

（二）反覆死亡重生技術

　　可以把人們心中那些幽靈變成祖先的另一個有效的催眠治療技巧，就是「以正面幻象打擊負面幻象」的「反覆死亡重生技術」。所謂的「負面幻象」指的就是由藥癮者潛意識內的各種藥物刺激因子、心理創傷情緒記憶、負向核心概念、偏差自我概念等一切與大腦藥癮地圖有關之認知、情緒的「綜合象徵體」所投射出來的「前世心象」（張雲傑，2014）。而所謂的「正向幻覺」則是治療師指導藥癮者如何運用各種認知行為想像技巧來改變「前世」的負向關鍵生命事件之後，其潛意識所自動創造出來的正向前世變化或圓滿結局的「新心象情節」。

　　而「反覆死亡重生技術」之實際做法就是當藥癮者的「前世心象」浮現後，治療師便可透過催眠回溯與解離技術協助個案之「智慧的自己」看清楚自己前世的一切，包括從出生到死亡前（或死亡後）的一切經歷、與前世生命史中所發生之正向或負向的重大關鍵生命事件等，以作為治療師協助個案在接續的治療情境中運用「正向幻覺」打擊該「負向幻覺」的基礎。比如某藥癮者原本之「負向幻覺」所呈現的是「前世的自己是一個在民國初年為情自殺身亡的 18 歲年輕女子」的心象情節與內容，但經治療師指導個案將其原本「年輕女子因受不了暗戀之苦而自殺」的前世劇情關鍵點，改變為「年輕女子提出勇氣向心愛的男子告白，並得到對方正面回應」的情節之後，接下來個案的潛意識就自動順此「新轉捩點」的邏輯創造出新的「正向幻覺」，即「前世的自己因而得到幸福的婚姻，並因此成為兒孫滿堂，壽終正寢於 78 歲的貴夫人」之新心象情節與內容。如此一來，此新的「正向幻覺」便會產生如同 Ramachandran 以正向錯覺治療幻肢痛覺的效果一樣（Ramachandran & Blakeslee, 1998），重塑了藥癮者潛意識情緒記憶系統與潛意識認知系統的神經迴路，使得藥癮者覺得「前世的自己」已經被「智慧的自己」所治療痊癒（張雲傑，2014），於是潛意識的「心理創傷情緒」就會有如「幻肢痛覺」一樣自動消失。

二、認知催眠解離技術（dissociation）

　　DCH 療法所使用之認知催眠解離技術的重點，在於協助藥癮者產生意識上的轉變技術，如改變時間感、讓注意力焦點窄化、產生經驗抽離的感覺，或是讓某些生理反應變得遲鈍等，好讓藥癮者原本就已偏差的心理歷程能夠產生「結構性的分離」，並產生「記憶內容、情緒反應、角色認同、自我能力感及意志力強度」等的轉變現象（楊筱華等譯，2005），而治療師在治療過程中所實際使用之「**意識型解離技術**」，包括可讓藥癮者將自己的人格結構分離成代表「不同心理年齡」的多個我，如「讓國中的自己」與「現在的自己」或「未來 10 年後的自己」彼此對話等；或是讓個案把「自己的心靈」從「自己的身體」知覺中抽離出來，然後再進入到自己童年的身體裡、或前世的自己體內、甚至可進入到心象中其他人物的體內，以便讓個案能進行**多層次的同理心體驗**，並從「角色扮演」的治療活動中受益；或是讓個案把「自己」從「現實的環境知覺」中抽離，然後再由治療師指導個案在心象中創造出各種不同「時空悖論」的治療情境，好讓個案能將其對於「時空環境的知覺」轉化為是對「童年、前世、未來、或甚至夢境」裡的環境知覺；或是讓個案在前世心象中，把「重新誕生的心靈」漂浮到天空中，好讓其能從「前世已死亡的心靈」中分離出來等。

　　如 DCH 療法中常被治療師應用於解答個案所提問題的「智慧之光」，亦是治療師運用意識型解離技術使個案從其人格結構中自行分離出來的一種「智慧人格的象徵物」（張伯宏等，2008；張雲傑，2012b，2014；張雲傑、林宜隆，2010），也就是 Jung 的人格結構理論中所謂之「無我」即「自體我」的象徵物。因 Jung 認為在各式各樣的神祕主義裡，最常被用以象徵「頓悟」、「智慧」或「神性」此一人類正向神祕經驗的原型即是「**亮光**」（藍吉富，1986），如同西方耶穌基督聖像或東方佛像背後的「圓形亮光」所代表之「神性的智慧」與「覺悟的洞見」一樣，而且以明亮的「亮光」來象徵上述個人頓悟解脫後的正向智慧心境，就如同人類慣以「黑暗」來形容悲慘困頓的負向消極心境一樣，自有其文化上、信仰上與集體潛意識上的特殊象徵內涵（楊儒賓譯，2001；劉國彬、楊德友，1997）。**所以 DCH 療法才會選用較易受人類潛意識認同的「智慧之光」的原型概念與神聖的象徵意義來做為個案之人格結構在催眠狀態下所解離出來之「自體我」的視覺化形象。**

　　除此之外，治療師亦會依治療目的之需要，使用「**身體型解離技術**」來讓催眠狀態下的藥癮者產生失去某些感官知覺或運動肌肉控制的經驗，以便安全地實施釋放負面情緒的治療程序。如 LeDoux（1996）認為人們都是從身體上感受到自己的情緒，這是為什麼人們會說自己難過到「心痛」、或好像「胃絞在一起」等形容生理反應的句子來形容自己情緒反應的原因。雖然個人的主觀經驗不足以證明任何事情（此為內省法的弱點）（洪蘭譯，2001），但是利用個案本身的經驗來做為一個進行「解離治療」的著力點並沒有什麼不好（張雲傑，2014）。如 Ekman（1993）要求受試者移動某些臉部肌肉，使之做出了本身並不知是何種情緒的「面部表情」，然後再要求其回答一些與心情有關的問題，結果受試者的心情顯著受到由實驗者所指導塑造出來的是正面或負面情緒的表情所影響。因此當治療師發現個案心情低落時，以指導其移動臉部肌肉來形成一副笑臉是種簡單可行的情緒調整技巧（洪蘭譯，2001）。

　　所以 DCH 療法便是基於上述原理，以身體型解離技術來「調整」藥癮者的情緒釋放過程，如當藥癮者因在心象中看見過去的重大心理創傷事件而產生痛苦的情緒反應時，治療師便可運用身體型解離技術來讓個案的身體反應與情緒感受之間產生「分離」的效應，如指導個案以特別的呼吸法來調整呼吸的頻率、移動身體或肢體來產生特定動作，或是以調整臉部肌肉的技巧、甚至以暗示其失去某些感官知覺的方式，來讓個案能在安全的身體型解離狀態下釋放過去所壓抑的痛苦情緒，以避免其產生過度換氣、氣喘、或痙攣等生理反應上的副作用。而且治療師亦可運用身體型解離技術及意識型解離技術來協助負面情緒釋放完畢後的個案能更迅速地產生「心情平靜」和「獲得解脫」的身心平衡感受。

　　而身體型解離技術之所以可以產生上述治療效果，可藉 Damasio（1994）所謂的「身體標記假說（somatic marker hypothesis）」之「假設迴路」理論（as if loop）來加以解釋，即在某些情境裡，個人可以「想像身體的回饋會是什麼樣子，假如其真的發生的話，又會引起什麼樣的情緒」，然後這個「假設的回饋」便會在「工作記憶」中變成認知的表徵，於是治療師就可利用改變個案身體上的感覺、姿勢或動作來影響個人心理上的情緒感受與認知決策（洪蘭譯，2001）。

第六節 夢境解析的治療技術

當藥癮者於催眠下的自由聯想過程中,所浮現出來的是其過去曾經夢過的夢境時;或是藥癮者報告自己常重複夢見同一個夢境,且該夢境已被治療師以催眠喚夢的方式重現於心象裡時,此時治療師便可以**運用 DCH 所最新發展出之認知催眠解夢技術(如 REM 治夢技術、PE 解夢技術)將夢境所象徵之潛意識意義「直接翻譯出來」**,其實際做法為治療師先在催眠狀態下,請個案將夢境從頭到尾完整地在心象中「再夢一次」,當治療師確認個案已經將其夢境完整地再夢過一遍後,治療師便可請個案以說「夢話」的方式將夢境內容說出來,接下來治療師就可指導個案在其心象中創造出「智慧之光」能幫助個案解夢的「問答情境」,好讓藥癮者的意識可以直接與其潛意識的「造夢機制」進行溝通與對話,並解開諸如夢的象徵意義與其所傳遞之訊息為何等關鍵問題,如此藥癮者便能瞭解其夢境所代表之真實意義,而不需要治療師再加以解析(張雲傑,2014)。現以下列治療實例來說明 DCH 療法之 REM 治夢技術、PE 解夢技術與實施程序:

一、REM 治夢技術

DCH 療法所發明之「REM 治夢技術」特別適用於有「創傷經驗夢境」的藥癮個案,而所謂的「創傷經驗夢境」是指與個案身心創傷經驗有關的各種惡夢內容,如某藥癮個案有「喪母」的心理創傷經驗,因此在其母親去世多年之後,仍經常會夢見「母親在自己面前過世」的傷心畫面,而且每次在夢中都會非常自責對不起母親。所以當該個案在接受 DCH 療法的催眠戒癮治療時,一聽到治療師說出**「讓潛意識自動在腦海裡浮現出自己濫用藥物的原因」**的催眠指導語時,個案的潛意識便自動地做出了這個「母親在自己面前過世」的惡夢。由此催眠治療現象可知,個案的潛意識透過這個「喪母的夢境」,讓在催眠狀態下的「意識」清楚地看見造成自己濫用藥物的「潛意識原因」,原來就是自己從未被治療過的「喪母之痛」。

因此,為了協助個案治療這造成藥物濫用行為的「喪母之痛」,DCH 治療師必須使用「REM 治夢技術」直接在個案的夢境中實施情感創傷治療技術(請參見第三章第四節),並在處理完情感創傷之後,緊接著再使用「認知催眠解離技術」(請參見本章第五節)及「認知催眠推進技術」(請參見本

章第四節），如此就能使個案放下原本早就該放下的「對母親的不捨」，並獲得有效的「頓悟」治療效果。其實際作法是治療師必須先設法讓個案在「完全放鬆」的深度催眠狀態下，平靜地將整場「惡夢」做完。接著再以「催眠喚夢技術」將個案的「惡夢起點」重現於 REM 狀態下的視覺心象內，然後再指導個案如何以「一邊做夢、一邊說夢話」的方式，將夢境內容從頭到尾地完整說出。

在此治療案例中，由於個案在做夢狀態下說出：「我一開始是夢見自己在以前的公司上班，然後家人打手機來通知我在醫院的母親已經快不行的消息，於是我就馬上放下手邊的工作，趕緊開車從上班的地方趕到醫院的加護病房，只是當我趕到醫院時，母親已經斷氣了！所以我只能眼睜睜地看著母親的遺體並強忍住淚水，我的夢到這裡就結束了，而且每次做這個夢時，都是夢到這裡就結束了。」

因此，治療師為了治療個案在惡夢中所顯現出的「來不及看其母親生前最後一眼」的「終身遺憾」，便可運用「催眠悖論技術」讓個案在夢中「穿越時空」回到其母親斷氣的前一刻，並告訴個案：「現在你可以把你心中一直以來想對母親說、但卻從未說出口的話，趁現在還來得及當面說的時候，親口說給母親聽吧！」

於是在催眠狀態下的個案一邊繼續做夢、一邊流淚滿面的對其母親說：「阿母啊，我對不起你！從小到大，你就最疼我，不管我犯什麼錯、或做了什麼事，你都會苦勸我要好好做人，重新開始。但是我卻一直沒有聽你的話，從小到大都給你惹麻煩！都是我不好，請你原諒我！」

當治療師確認個案已將來不及對其母親說的話完全說出來之後，就可以請個案在夢中給自己的母親一個「愛的擁抱」，並鼓勵個案在「與母親擁抱的當下」，把過去所累積的「遺憾的淚水」和對失去「母親的愛」的痛苦情緒完全地釋放出來。在確認個案已將其痛苦的淚水「完全釋放出來」之後，治療師就可以讓個案好好地「正式」向其母親道別，好讓其母親可以放心地離開。

一旦個案完成上述哀悼「對母親之愛」的治療儀式後，治療師就可順勢運用「催眠解離技術」讓個案在夢中將自己的「心靈」與「身體」一分為二，並要求其將「身體」留在夢境的世界裡，然後把自己的「心靈」漂浮到夢境

世界上方的空中，接著治療師就可對個案說：「好，現在請你輕鬆愉快地飄浮到一個你覺得非常舒服與放鬆的高度，然後讓自己保持在那個舒適的高度上，你發現夢境就在你下方的世界。接下來，當我由 1 數到 3，你就會在你前方的天空中，看見一個非常明亮的金色智慧光芒浮現在那裡。我要你知道這是一個可以回答你所有問題的智慧之光，你可以問它『為什麼過去的你會反覆做這個夢的原因？』它會直接告訴你一個智慧的答案！好，1、2、3！現在你可以問智慧之光了！」

在個案提出問題，並得到「智慧之光」所給的答案後，對治療師說：「智慧之光先給我看見母親快樂地生活在天堂裡的畫面，然後又給我看見母親在天堂中對我微笑的表情，而且母親還慈祥地叮嚀我『別再用藥了！』」

於是治療師對個案說：「現在你知道過去做這個夢的原因了吧？」

個案用恍然大悟的表情回答：「我知道了！這個夢就是要告訴我千萬別再因為覺得自己對不起母親，用『藥物濫用』的方式來懲罰自己，這樣在天上的母親反而會更擔心！現在應該做的是把藥癮戒掉，這樣天上的母親才會開心！」

當確定個案得到解決「喪母之痛」所需的「頓悟」治療效果後，治療師就可讓個案再次向「智慧之光」求問「**自己現在該如何做，才能讓自己未來過得更幸福**」的智慧答案，並運用「未來推進技術」讓個案可以在夢中「預先看見」當其聽從「智慧之光的答案」並實際去執行後所得到的「未來幸福人生」。

一般而言，只要治療師能靈活運用上述「REM 治夢技術」的治療步驟與程序，通常就可順利達成「消除惡夢」的治療目標，以上述個案的療效追蹤結果為例，當個案的「喪母之痛」得到「REM 治夢技術」的治療後，確實就再也沒有做過任何與「喪母」主題有關的惡夢，反而開始會偶爾做一些「母親在天上對自己微笑」的好夢，此結果顯示「REM 治夢技術」確實已使個案產生「夢境好轉」的顯著治療效果（張雲傑，2014）。

二、PE 解夢技術

DCH 療法所發明之「PE 解夢技術」特別適用於解開由藥癮個案的潛意識「衝突核心信念」所投射出來的「象徵隱喻夢境」，而所謂「象徵隱喻夢

境」指的就是藥癮個案所反覆做的一些「內容荒誕、情節詭異、而自己又無法理解做夢原因」的夢境（張雲傑，2007，2014）。現以下列藥癮個案的實際治療過程來說明 PE 解夢技術的實施技巧：

（一）解析藥癮成因

如某藥癮個案在接受每週 1 次 2 小時、連續 3 次的 DCH 療法後，在接受第 4 次戒癮治療的「催眠回溯」過程中，當 DCH 治療師對個案說出「讓潛意識自動找出自己為什麼用藥的原因」的催眠指令後，個案旋即向治療師描述在自己腦海中浮現出一個過去曾經做過的「墜機的怪夢」，而且自己也不知道為什麼會常做這個怪夢。

因此，為了協助個案解開其「墜機隱喻夢境」與「用藥原因」的潛意識關聯性，藉以徹底重塑與藥癮有關的神經連結迴路，DCH 治療師可將「PE 解夢技術」與「死亡重生技術」加以結合使用之。其實際做法是先讓個案「有足夠的時間」將整場夢做完，然後以「催眠喚夢技術」將個案的夢境重現於 REM 狀態下的視覺心象內，接著再要求個案一邊做夢、一邊將完整的夢境內容以「說夢話」的方式說出，於是在做夢狀態下的個案說出：「我夢見自己是個二次大戰時的中國人，我為了逃難而攀上了即將起飛的一架飛機，並緊緊地抓住飛機的翅膀不放，接著飛機開始加速，越來越快，終於飛向了天空，我本來想說可以藉著這架飛機逃到自由的地方，結果當飛機飛到半路上的時後，遭到日軍戰鬥機所發射的飛彈擊中了，結果我就和被擊中的飛機一起墜落地面摔死了！」

當治療師確認個案已把完整的夢境說出後，就可運用「死亡重生技術」對個案說：「現在請把在夢中死掉的身體留在地面上，然後把你的心靈往上漂浮起來，漂浮到一個你覺得非常平靜而且放鬆的高度上，接下來，當我由 1 數到 3，你就會看見你眼前的上方浮現出一道明亮的金黃色智慧光芒，好，1、2、3，你看見金黃色的智慧光芒了嗎？」

個案回答：「我看見了！」

此時治療師便可以運用「PE 解夢技術」並告訴個案：「我要你知道這是一個可以回答你所有問題的智慧之光，它可以幫你解夢，並且告訴你這場夢所代表的意義是什麼。好，現在請你誠心的問智慧之光：為什麼我會常做這場夢？」

於是個案在提出問題並得到「智慧之光」所給的答案後，對治療師說：「智慧之光告訴我，那架我攀上的飛機代表的是安非他命，意思是說我為了逃避生活痛苦的感覺，才會想藉由安非他命來追求快樂，但反而因此害了自己。」

當治療師透過 PE 解夢技術讓藥癮者認清自己潛意識的用藥原因後，便可依據個案潛意識「用藥原因之類型」（如「避苦趨樂型、恐懼型、或焦慮型」等），選用適當的戒癮治療技術加以治療之，並安排後續治療計畫。

（二）解析治療效果

如某藥癮者在接受每週 1 次 2 小時、連續 4 次的 DCH 療法後，在接受第 5 次戒癮治療前，主動向治療師口頭報告其在第 4 次治療後的連續兩天晚上反覆做了一場與「棺材」有關的夢，由於無法理解為何會夢見「自己死在棺材」裡，因而心理覺得十分不舒服，希望 DCH 治療師能為其解夢，好讓自己能知道做這個怪夢的原因。

因此為了協助藥癮者解開其「棺材徵隱喻夢境」所欲表達的潛意識訊息，DCH 治療師使用「PE 解夢技術」的實際做法是先引導個案進入催眠下的 REM 狀態，然後以「催眠喚夢技術」將個案的夢境重現於視覺心象內，接著再要求個案將完整的夢境內容以「說夢話」的方式說出，於是在催眠狀態下的個案說：「我做了一個兩段式的夢，第一段夢境是有三個棺材漂浮在我的眼前，突然這三個棺材都自動打開，讓我看見每個棺材裡面都各自裝了一個我不認識的人，好像是兩男一女，皆著這三個棺材就又都全部自動關上，然後就自動的鑽進土裡，埋了起來。第二段夢境則是有一個更大的棺材，向我飛來，然後突然在我眼前打開，我赫然發現裡面躺著的人竟然是我自己，正在我感到震驚之時，那個大棺材又自動的關上，然後就咻地一聲，自動鑽進土裡，埋了起來。整個夢到這裡就自動結束了。」

當治療師確定個案已將夢境說完後，就可對個案說：「好，現在請你輕鬆愉快地飄浮到一個你覺得非常舒服與放鬆的地方，然後讓自己保持在那個舒適的高度上，你發現夢境就在你下方的世界，你可輕鬆地飄浮在空中瀏覽自己的夢境。接下來，當我由 1 數到 3，你就會在你前方的更高的天空中，看見一個非常明亮的金色智慧光芒浮現在那裡。我要你知道這是一個可以回答你所有問題的智慧之光，它可以幫你解夢，你可以問它關於夢中所有出現

過的人、事、物或情節各代表什麼意義。它會回答你的！好，1、2、3！現在請你問智慧之光在第一段夢裡出現的三個棺材和躺在裡面的三個人各是代表什麼意義。」

個案在提出問題並得到答案後對治療師說：「智慧之光告訴我哪三個棺材代表三種治療方法，而那棺材中的三個人代表我過去隱藏在心裡的三個創傷，其中的兩個男人分別代表家庭創傷和人際創傷，而那一女人則代表感情創傷。」

當治療師發現個案可透過向「智慧之光」提問而得到夢中象徵物的解答時，便可再對個案說：「很好，現在請你誠心地再問智慧之光，它會告訴你關於第一段夢境的情節所代表的意義。」

個案在提出問題並得到答案後對治療師說：「智慧之光告訴我，三個棺材裝了三個人，然後全自動埋入土裡的情節是代表過去深藏在我心裡面的三個創傷，包括家庭創傷、人際創傷和感情創傷，已經被三次的催眠心理治療消除了，所以三個心理創傷都已經死亡了，全都可入土為安了，所以它們再也無法影響我了，這個夢代表我已經好了，成功地被治癒了。」

當治療師確定個案可透過向「智慧之光」提問而得到夢境情節的解答時，便可再對個案說：「很好，現在請你再誠心地問智慧之光，它會告訴你關於第二段夢境中裝著你的棺材和整段情節所代表的意義。」

個案在提出問題並得到答案後對治療師說：「智慧之光告訴我，棺材中裝著我自己的畫面是代表過去用藥的我已經死掉了，可以入土為安了，而且過去用藥的我再也無法影響現在的我了，所以智慧之光告訴我，這第二段夢境的意義是代表我內心的藥癮已經被催眠心理治療消除了，我已經獲得重生的機會並成功戒除藥癮了。」

因此，當治療師透過上述 PE 解夢技術讓藥癮者的「意識」確認自己「潛意識」的心理創傷已被治癒後，便可給予個案正向的催眠建議與鼓勵，以增強其戒藥自信心，並可在接續的治療中，以催眠推進技術來協助個案進行生涯規劃。

第五章
DCH 的分類催眠治療模式

　　根據 DCH 依心理動力與認知行為理論所建構整合之二階段式的藥癮成因理論可知，藥癮形成之起點不在於首次用藥之瞬間，而是在前置用藥原因形成之當下，也就個人遭遇心理創傷事件之當下，才是整個「蝴蝶效應」的心理動力起點。因此，如何有效治療藥癮者在首次用藥之前的各種「心理創傷」，便成為 DCH 分類催眠治療模式的最主要治療目標與重點。

　　而 DCH 分類催眠治療模式據以架構 IPDA 及 HCD 方案之理論，主要為臨床心理學之心理動力理論、認知行為理論及催眠治療理論，所使用之治療技術則包括「催眠建議、放鬆、投射、聯想、悖論、解夢、想像、回溯、死亡重生、推進、解離、催眠 CD」等 12 項主要治療技術，茲就 DCH 將分類催眠治療理論與技術實際應用於 IPDA 及 HCD 團體方案中之方式，分別加以說明如下。

第一節　分類催眠治療模式之架構

　　從 DCH 理論的「五我」人格觀點來看，心理創傷累積之「負面能量」能形成個人第一次接觸藥物時，選擇是否使用藥物的「動機」。因當代研究發現男性藥癮者中有 77%的比例曾遭受過兒童期心理創傷，若心理創傷處理不當，則會導致成癮疾病，因為心理創傷未癒之人會發展出異常的自我概念和失能的自我防衛策略，以阻擋所累積的痛苦負面情緒，其「過度補償策略」之一，就是以藥物進行「自我治療」，所以藥物成癮的最大風險因素即是個人未被治療的心理創傷問題（Elisa et al., 1995; Dayton, 2000）。

　　以「內在動機」而言，個人之所以會施用藥物，乃因從小到大受到各種造成心理創傷事件的內外在環境刺激（包括內隱認知刺激、外顯行為刺激）之影響，而逐漸累積出大小、程度各不相同的多種心理創傷，這些未曾痊癒的心理創傷不但使個人長期處於焦慮、憂鬱、恐懼、絕望、甚至想自我傷害的負面情緒痛苦之中，同時亦使得個人因無法承受所累積之巨大心理壓力，

而發展出異常人格結構、偏差自我概念及自我防衛機轉來保護自己脆弱的心靈，以免崩潰。

　　由於個人無法順利發展出正常的自我結構與自我概念，使其無法像正常成年人般調適各種社會心理壓力及情緒問題，亦無法加強自己應付挫折、或與人協商處理困境的能力，再加上心理創傷未癒之故，使其無法順利發展出妥善處理情慾、兩性關係及工作問題的能力，而只想立即藉用「各種能想得到」的方法，來逃避過去人生中所有難堪的心理創傷，以作為「自我治療」心理創傷及情緒痛苦的一種手段（馬傳鎮，2008），遂終於醞釀出於會選擇「施用藥物」的負向心理動力與「自我治療」的強烈動機，並在符合其「現實需求」條件的內外在刺激出現時，自動化執行其預設的「過度補償策略」而施用藥物，並成為藥物成癮者。

　　只可惜上述藥癮者用藥物自我治療的方法只是種「治標」卻無法「治本」的方法，因為一旦無法取得藥物，藥癮者就會再次陷入心理痛苦的深淵中而無法自拔。尤其當藥癮者「被監禁於強制戒癮機構（如監獄或戒治所）內」時，由於無法藉施用藥物來自我治療而導致其「自我治療之需求」因無法得到立即滿足而嚴重受挫，造成心理痛苦更加惡性循環的累積與長期反覆的發酵，終於在漫長監禁期結束後，於離開強制戒癮機構（如監獄或戒治所）重新復歸社會獲得自由的那一刻起，瞬間將過去所長期壓抑與累積之心理痛苦壓力及自我補償的能量一次爆發出來，忍不住地再次陷入以藥物自我治療其「心理動力失衡狀態」的惡性循環。

　　因此，DCH 為解決上述藥癮者一直想藉藥物自我治療之心理需求，所特別設計出的「治本之道」，就是直接利用「分類催眠治療模式」協助藥癮者在戒癮機構（如戒治所）內「學會」可將自己心理創傷完全治癒的自我催眠療癒技巧，並將所有心理創傷治癒。如此一來，過去因心理創傷所產生之偏差自我概念就可恢復正常、痛苦負面情緒亦可同步獲得釋放而消失，藥癮者因此就再也沒有任何「自我治療」的心理需求，也就因而沒有「自我治療」之必要，因為所有與「自我治療標的」相關之心理創傷都被治癒，使治療師對於改善藥癮者自我概念與情緒之藥癮心理治療目標也就因此達成。

一、分類催眠治療之理論架構

DCH「分類催眠治療模式」之定義：係指由 DCH 治療師先安排個案聆聽「催眠感受性測試 CD」，再依個案在聆聽催眠 CD 過程中是否有因催眠指令產生視覺心象之結果，將有產生視覺心象者歸類為「強視覺心象型」、將未產生視覺心象者歸類為「弱視覺心象型」，然後再根據不同治療目標（如為改善藥癮者異常自我概念、負向情緒、或是為降低非法藥物再犯率等），針對不同視覺心象能力者施以不同催眠治療方案的「分類催眠治療法」，例如「HI-LH 模式」是安排強視覺心象型個案接受由治療師親自實施之 IPDA 方案、而弱視覺心象型個案則是接受以套裝催眠 CD 替代治療師之 HCD 方案；而「LI-HC 模式」則是安排弱視覺心象型個案接受 IPDA 方案、讓強視覺心象型個案接受一般心理戒治處遇方案；至於「LI-HH 模式」則是安排弱視覺心象型個案接受 IPDA 方案、讓強視覺心象型個案接受 HCD 方案。

由於 DCH 為達成「**協助藥癮者在戒癮機構內學會自我催眠治療技術，並助其完成自我治療心理創傷之目標**」所據以架構「分類催眠治療模式」之治療理論，乃由心理動力、認知行為及催眠治療理論等三大治療理論整合而成。因此根據 DCH 建構之整合型治療理論可知，若要能有效消除藥癮者「自我治療之需求」，重建其「心理動力之平衡狀態」，必須針對其累積於心中的不同心理創傷類型，分別加以治療並修復之，如此方能達成「心理創傷均已痊癒而不再需要自我治療」之目標與「改善自我概念及情緒」之連鎖治療效應，茲將構成 DCH「分類催眠治療模式」的主要理論架構扼要說明如下：

（一）分類催眠理論架構

根據 Miller 等人研究發現，有視覺心象者與無視覺心象者（以個案之自陳描述，加以分類）在接受生理心象訓練法之前、後，兩者在「一般智力測驗、社會期望偏誤（social desirability bias）、生理焦慮反應、及圖片記憶回憶測驗（picture-memory recall performance）」等人格測驗上，均未達顯著差異。但在標準化的情感、動作導向之心象劇本（script）反應上，有視覺心象者在生理活動上之反應顯著優於無視覺心象者，特別是在訓練以後。對有視覺心象者而言，生理活動的型態可由心象劇本內容所引動（如行動、恐懼和憤怒），顯示該訓練增強了內在特定情緒的反應傾向。而無視覺心象者通常無法對標準化的情感劇本產生反應，訓練活動只提高與其個人情感相關心象

的反應（Miller et al., 1987）。因此該研究對有視覺心象者及無視覺心象者在人格測驗反應上無顯著差異，但在情感心象反應上有顯著差異之發現，成為DCH 分類催眠治療模式據以設計「IPDA」（張雲傑、林宜隆，2010）及「套裝催眠 CD」（張雲傑，2012a，2014）等兩種不同催眠治療方案，並將藥癮者依視覺心象能力之強、弱，加以分類治療之理論基礎。

　　事實上，人類在第 1 次閉上雙眼接受催眠的狀態下，有些人較易產生視覺心象，有些人則較難，這原本就屬於一種自然的催眠現象與生理反應（劉焜輝，1999）。但若從催眠治療須依據個案的「催眠感受性」，施以不同催眠治療法或技術的「分類治療」觀點來看，理論上能產生視覺心象的個案會較適合接受以操作「視覺心象」為主要技術之 IPDA 療法、或是其它也需操作視覺心象之催眠療法，如自我鬆弛訓練（Wolberg, 1948）、心象系統減敏、誘導性情緒心象（Guided Affective Imagery, GAI）等。

　　而不易產生視覺心象的個案則較適合接受其它「不一定需要視覺心象」的催眠療法，如口語指令形式的催眠建議療法、或以誘發直覺感受為主要技術的催眠聯想療法、或是只需肢體操作或情緒釋放之自動書寫法、繪畫表現法或內爆表現法（Implosive-Expressive Technique）等（劉焜輝，1999）。

　　而張雲傑與林宜隆（2010）之實證研究亦已發現心象能力之強弱，確實會影響藥癮者接受 IPDA 療法後之心理治療效果，即「強視覺心象型」個案接受 IPDA 療法後的整體治療反應較佳，但「弱視覺心象型[107]」個案接受 IPDA療法後的治療反應則未如預期的好（此量化研究評估之「心理治療反應項目」並不包括「非法藥物再犯率」，因 DCH 的藥癮者再犯率研究已證明 IPDA 療法對降低「弱視覺心象型」個案復歸社會後 1 年內之「非法藥物再犯率」的治療效果顯著優於一般心理戒治處遇方案，尤其是對原施用 2 級非法藥物者[108]）。

　　因此，在不考慮能否顯著降低「非法藥物再犯率」的條件下，DCH 分類催眠治療模式為改善「弱視覺心象型」個案在接受 IPDA 方案治療時，較不易產生預期療效之限制（即在改善「自我概念、情緒」方面有部分心理治療效果，卻未如預期的好），乃採「分類治療」觀點，針對「弱視覺心象型」

---

[107]包含「無視覺心象」的個案。
[108]請參見第七章第一節。

藥癮個案的催眠感受性，研發設計一套適合治療「弱視覺心象型」個案的套裝催眠 CD 方案，以改善其藥癮治療效果（張雲傑，2012a，2014），至於「強視覺心象型」藥癮者，則以 IPDA 方案治療之，以獲得分類治療之預期成效（張雲傑，2014；張雲傑、林宜隆，2010），此即為主要著重於「改善藥癮者異常自我概念與負面情緒」的 HI-LH 治療模式（如圖 5-1-1 所示）。

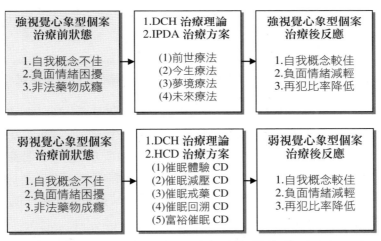

圖 5-1-1　分類催眠治療 HI-LH 模式之治療理論架構圖（修改自張雲傑，2014）

　　而在強制戒癮機構內治療人力不足的情況下，若不考慮藥癮者之「自我概念與情緒」改善效果，而只單純考慮可否顯著「降低藥癮者再犯率」之前提下，則 DCH 分類催眠治療模式為能有效改善「弱視覺心象型」個案在接受強制戒癮機構之「一般心理戒治處遇」後，會比「強視覺心象型」個案產生較高之「非法藥物再犯率」的後果，而改採以 IPDA 方案治療「弱視覺心象型」個案，但讓「強視覺心象型」個案仍接受「一般心理戒治處遇方案」治療的模式，此即為治療目標僅在於顯著「降低藥癮者再犯率」的 LI-HC 治療模式（如圖 5-1-2 所示）。

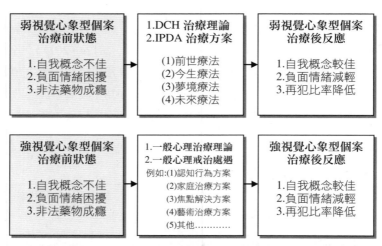

圖 5-1-2　分類催眠治療 LI-HC 模式之治療理論架構圖（修改自張雲傑，2014）

　　至於在強制戒癮機構內心理治療人力不足之狀況下，為要能同時達成「降低藥癮者再犯率」及「改善藥癮者自我概念與情緒」之雙重治療目標的前提下，則 DCH 分類催眠治療模式會改採以 IPDA 方案治療「弱視覺心象型」個案、以 HCD 方案治療「強視覺心象型」個案的方式進行之，此即為著重「身心治療（立即性效果）」與「降低再犯率（長期性效果）」的 LI-HH 治療模式（如圖 5-1-3 所示）。

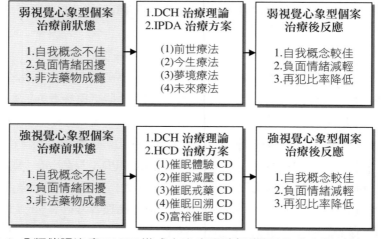

圖 5-1-3　分類催眠治療 LI-HH 模式之治療理論架構圖（修改自張雲傑，2014）

（二）心理動力理論架構

　　DCH 依心理動力理論架構，在 IPDA 及 HCD 治療過程中以催眠技術協助藥癮者將原本想藉藥物自我治療之各種心理創傷的「原型或象徵物」重現於「視覺心象」中，運用各種心理動力技術來安全釋放個案潛意識內累積過多之「負向毀滅動力」，並增強其「正向創造動力」，使藥癮個案過去因心理創傷未癒所造成之心理動力失衡現象，能重新獲得當心理創傷被治癒後的「新動力平衡狀態」。

（三）行為制約理論架構

　　DCH 依行為制約理論架構，在 IPDA 及 HCD 治療過程中以催眠技術協助藥癮者將原本想藉藥物自我治療之各種負面情緒的「原始制約歷程」重現於「視覺心象」中，運用各種「情境限定」制約技術來消除負面情緒與過去心理創傷事件之連結機制，並建立具競爭力的新正向情緒制約反應，使過去能激發個案負面情緒之「內、外在刺激」的作用能「被取代」為產生新的健康情緒反應。

（四）認知重建理論架構

　　DCH 依認知重建理論架構，在 IPDA 及 HCD 治療過程中以催眠技術協助藥癮者將原本想藉藥物自我治療之各種「偏差自我概念」的形成歷程重現於「視覺心象」中，運用各種認知重建技術來修復其認知結構受損部分及錯誤參考架構，並對過去心理創傷事件賦予重新詮釋的新認知觀點，使藥癮個案過去因心理創傷未癒所造成之偏差自我概念，能因心理創傷事件被重新建構而具有正向價值後，產生治療所需的頓悟反應與更健康理性的自我概念。

二、分類催眠治療之個案分類方法

　　為了讓 DCH 療法能產生「因材施教（治）」的最佳治療效果，治療師在進行正式的治療方案前，一定要先確認個案的「催眠感受性」的類型為何（如「強視覺心象型」或「弱視覺心象型」），然後再安排最適合其「催眠感受性」的治療方案（如 IPDA 或 HCD）。因此，DCH 治療師必須清楚地了解「催眠感受性評估量表」的內容、「視覺心象能力」之強弱型態的分類定義、及實際運用「催眠感受性評估量表」進行個案分類的標準程序，如此方能使後續

的「分類治療方案」產生符合「分類治療目標」的最佳效益。

（一）催眠感受性與評估量表

　　Hilgard（1965）、張春興（2007）等學者將「催眠感受性」定義為：「**每個人對催眠暗示的個別差異反應，即個案在心理與行為上接受催眠暗示的程度。**」而且當代研究發現，在使用標準化的催眠引導和暗示程序時，約有 25％的個案呈現高度催眠感受性，50%的個案呈現中度催眠感受性，另 25%的個案則呈現低度催眠感受性（Hilgard, 1965）。因此 DCH 將「**催眠感受性（hypnotic susceptibility）**」之操作型定義設定為「個案在心理與行為上接受催眠暗示（或催眠建議）的程度，即個案愈容易依照催眠治療師或催眠 CD 內容的暗示（或建議）去想像、動作、或產生心象，即表示其催眠感受性愈高，反之即催眠感受性愈低。」

　　由 DCH 創始人張雲傑研發之「DCH 催眠感受性量表」乃參考催眠學專家 Lecron 與 Bordeaux（1947）編製的「催眠量表評分系統」（轉引自劉焜輝，1999）（詳見表 5-1-1）、美國史丹佛大學研發的「史丹佛催眠感受性量表（SHSS:C）」（Weitzenhoffer & Hilgard, 1962），及紐約心理衛生研究中心設計之「Wolberg 催眠感受性測試程序」（Wolberg, 1980）所精心編製而成，可將人類進入催眠狀態後的身心現象，依照不同催眠感受性的「主要特徵」，加以區分為五種催眠深度及五類催眠感受型態如下：

1.催眠深度：包括「類催眠狀態、輕度催眠狀態、中度催眠狀態、深度催眠狀態、完全催眠狀態」等五種催眠深度（張雲傑，2007；劉焜輝，1999）。

（1）類催眠狀態

　　當個案進入「類催眠狀態」時，通常外表看起來像是沒有任何反應的身體鬆弛狀態、然後呈現一副很愛睏、想睡覺的模樣，眼部會產生反覆眨眼或閉眼的動作、心理上則呈現鬆弛或產生手腳「好像變得很重」的感覺。

（2）輕度催眠狀態

　　進入「輕度催眠深度」的個案通常外表看起來會有臉部僵硬感、某部分手腳的僵硬感或呈現出四肢小肌肉群的休止狀態，呼吸方面則開始進入緩慢而深沉的速率，心臟與脈搏跳動開始平順和緩，同時心理上會產生強烈的倦

表 5-1-1 Lecron 與 Bordeaux 催眠量表評分系統（轉引自劉焜輝，1999）

催眠狀態	催眠分數與反應
非催眠或 類催眠	0.沒有任何反應 1.身體的鬆弛 2.很想睡的樣子 3.眨眼 4.閉眼皮 5.心理的鬆弛 6.手腳很重的感覺
輕度催眠	7.臉僵硬 8.手腳一部分僵硬 9.小肌肉群的禁止狀態 10.呼吸緩慢而深，脈搏遲緩 11.強烈的倦怠感（不想動作、會話、思考） 12.嘴或下巴的痙攣（誘導暗示時） 13.被催眠者與催眠者間的友好關係 14.實施簡單的後催眠暗示 15.覺醒時有情不自禁的動作或眼睛的痙攣 16.人格的變化 17.全身很重的感覺 18.若干身體分離感
中度催眠	19.感受催眠（雖不能表達，但是確能感受） 20.完全的肌肉禁止狀態（肌肉感覺的錯誤） 21.部分的健忘 22.手袋狀麻痺 23.觸覺錯誤 24.味覺錯誤 25.嗅覺錯誤 26.對於氣壓條件的感覺過敏 27.手腳完全僵硬
深度催眠	28.睜開眼睛也不會從催眠狀態覺醒 29.睜開眼睛就會凝視虛空，瞳孔放大 30.夢遊 31.完全健忘 32.系統的後催眠健忘 33.完全喪失知覺 34.後催眠性知覺喪失 35.實施奇妙的後催眠暗示 36.眼珠無統整的運動，眼球失調 37.輕輕漂浮的感覺，情感分離 38.肌肉運動與反應不自在 39.催眠者聲音的變調感（好像聽收音機的聲音） 40.生理功能的控制（心搏、血壓、消化等） 41.失去記憶或記憶亢進 42.年齡退化 43.正向幻視（後催眠性） 44.負向幻視（後催眠性） 45.正向幻聽（後催眠性） 46.負向幻聽（後催眠性） 47.夢的誘導（後催眠性） 48.知覺過敏 49.色彩過敏
完全催眠	50.禁止一切自發行為的昏睡狀態，但經過暗示後可以呈夢遊狀態。

怠感，包括不想動作、不想說話或不想思考，嘴部或下巴部分有時會有微小的痙攣動作，尤其是在接收催眠誘導暗示時會更明顯。而且當被催眠的個案進入「輕度催眠狀態」時，通常在心理上即會開始產生與催眠治療師之間有「友好關係」的「麻吉（match）」感覺，此時催眠治療師便能對被催眠的個案實施簡單的「後催眠暗示技術」（比方說，「當你從催眠狀態清醒過來之後，妳就會變得非常健康快樂！」之類的催眠指令）。除此之外，有些個案會在經歷輕度催眠狀態後的覺醒過程中，在生理方面有情不自禁的動作或眼睛的輕微痙攣現象，心理上則會感受到自我人格的變化、全身很重的感覺、或是若干身體的分離感。

（3）中度催眠狀態

當個案順利進入「中度催眠狀態」後就可以感受到「進入催眠」的感覺（當下被催眠者雖然無法表達，但是確能親身感受到），而且有些被催眠者的心理上可以感受到「完全的肌肉休止狀態」（屬於一種肌肉感覺的錯誤現象），也可以感受到部分的健忘現象、手部麻痺的感覺，亦可以經由催眠指令的暗示產生「觸覺改變」（如手腳完全僵硬）、「味覺改變」（如白開水喝起來有甜味）或「嗅覺改變」（如沒有花朵，卻聞到花香）等知覺方面的變化，而有些個案的感覺甚至可以敏銳到經驗出「氣壓的改變」。

（4）深度催眠狀態（或稱夢遊催眠狀態）

能進入「深度催眠狀態」的個案即使「睜開眼睛」也不會從催眠狀態覺醒，而且睜開的眼睛會凝視虛空並且產生「瞳孔放大」的現象，在此狀態中，催眠治療師開始可以引導被催眠的個案產生「夢遊行為」、也可在使被催眠者在記憶方面產生「完全健忘」或「催眠後健忘」、也可在讓被催眠者在知覺方面產生「完全喪失知覺」或「催眠後知覺喪失」等心理功能改變的現象，此外許多特殊、奇妙的「後催眠暗示」（即從催眠狀態覺醒後才會產生作用的催眠指令）亦可在此催眠深度下實施。

在深度催眠狀態下，有些被催眠的個案從外表上可看見眼珠無統整的運動或眼球失調的現象，在其主觀的心理感覺上則會有「輕輕漂浮」的感覺、「情感分離」的感覺與聽見催眠治療師聲音的「變調感」（催眠者的聲音在被催眠者耳中聽起來「好像在聽收音機的聲音」）。有些個案則是在肌肉方面

會有「運動、反應不自在」的現象；或在生理功能方面可透過催眠指令達到控制「心搏頻率、改變血壓或調整消化速率」等目標。而某些個案則可改變「記憶力的強度」（包括增強或減弱記憶力）、或在五官的感覺方面產生「知覺過度敏銳現象」或「視覺色彩過度敏銳現象」，有些個案甚至還可以透過催眠指令產生視覺上的「正向幻視」（看見原本不存在的東西）或「負向幻視」（看不見原本存在的東西）、及聽覺上的「正向幻聽」（聽見原本不存在的聲音）或「負向幻聽」（聽不見原本存在的聲音）等特殊身心功能。

尤其「年齡退化」（如成年人的心智狀態經催眠指令倒退回像幼兒時的狀態）和「夢的誘導」（包括孵夢、喚起舊夢）等兩大特殊催眠現象亦可在此催眠深度下自然發生，或經由催眠治療師的適當引導而發生。

（5）完全催眠狀態

能進入「完全催眠狀態」的個案會進入一種「休止一切自發行為」的昏睡狀態，但經過催眠者的催眠指令暗示後，就可以產生「夢遊狀態」。

2.催眠感受型態：包括「視覺心象型、聽覺心象型、體覺心象型、直覺心象型、綜合心象型」等五類型態。

（1）視覺心象型

當「視覺心象型」的個案進入「催眠狀態」時，可以自發性的產生視覺心象、或是透過催眠指令而產生各種特定的視覺心象，如有些個案會產生正向幻視、負向幻視、或視覺色彩過度敏銳的現象，或是產生「前世、今生、未來」的視覺心象，而有些個案則會自動做夢、或是藉由催眠指令而重現曾做過的夢境。

（2）聽覺心象型

當「聽覺心象型」的個案進入「催眠狀態」時，可以自發性的產生聽覺心象、或是透過催眠指令而產生各種特定的聽覺心象，如有些個案可以聽見催眠治療師聲音的「變調感」，有些個案會產生正向幻聽、負向幻聽、或聽覺過度敏銳的現象，而有些個案則是在沒有視覺心象的狀況下，卻可以聽見其所在的前世、今生、或未來時空下的各種聲音心象。

（3）體覺心象型

當「體覺心象型」的個案進入「催眠狀態」時，可以自發性的產生體覺心象、或是透過催眠指令而產生各種特定的體覺心象，如有些個案可以感受到全身肌肉的休止狀態、或是身體漂浮的感覺，有些個案則可以感受到手部（或任何身體部位）的麻痺感覺，或敏銳地感覺到氣壓或氣流的變化，而有些個案則會產生觸覺改變、味覺改變、嗅覺改變等特殊變化（包括完全喪失知覺或催眠後知覺喪失），而有些個案則可以控制心跳頻率、改變血壓、或調整腸胃蠕動速度，甚至有些個案還會產生「夢遊」的行為。

（4）直覺心象型

當「直覺心象型」的個案進入「催眠狀態」時，可以自發性的產生直覺式的念頭或想法、或是透過催眠指令而產生各種直覺式的意念或答案（即沒有任何視、聽、體覺心象，但卻會自動在心中浮現出直覺式的意念、記憶或答案），如有些個案能自動回想起原本已經遺忘的事件記憶或是被潛抑的心理創傷記憶，有些個案則能在心中突然冒出一個與前世或今生過往事件有關的回憶或故事，而有些個案甚至能直接得到關於自身問題的潛意識「智慧答案」，並獲得直覺式的「頓悟」。

（5）綜合心象型

當「綜合心象型」的個案進入「催眠狀態」時，可以自發性的產生視覺、聽覺、體覺等三種心象中的任兩種或兩種以上類型的組合式心象、或是透過催眠指令而產生視覺、聽覺、體覺等三種心象中的任兩種或兩種以上類型的組合式心象，如有些個案在看著自己的前世、今生、或未來的視覺心象時，就像是在看「有立體環繞音效的 3D 電影」一樣，這就表示其是「視覺加聽覺」的綜合心象型。而有些個案在看著自己的創傷事件心象時，其身體會同步地重現出「受創當時的動作或反應」，則表示其是「視覺加體覺」的綜合心象型。而有些個案在看著自己所恐懼的人事物的心象時，不但像在看「有立體環繞音效的 3D 電影」，而且身體也會同步出現「強烈的驚恐反應」，則表示其是「融合視覺、聽覺、體覺」等三種感覺的綜合心象型。

（二）視覺心象能力之分類定義

DCH 對於「心象（imagery）」之定義，乃採《張氏心理學辭典》之定義，

即「指記憶中以往感覺經驗的重現（如想到蘋果，就記起蘋果的樣子）」（張
春興，2007，頁471），並據以將「視覺心象」定義為「個人記憶中以往視覺
經驗的重現」，因此具有「視覺心象能力」的個案會被 DCH 歸類為「強視覺
心象型」、而「不易產生視覺心象」的個案則會被 DCH 歸類為「弱視覺心象
型」，其操作型定義如下：

1.強視覺心象型

　　是指當個案首次閉眼聆聽完 DCH 催眠感受性測試 CD（約60分鐘）後，
自陳在聆聽催眠 CD 的過程中，有因催眠指令而產生視覺心象，且經治療師
依「DCH 催眠感受性量表」評定為具有「視覺心象能力」者，即可將之歸類
為「強視覺心象型」。

2.弱視覺心象型

　　是指當個案首次閉眼聆聽 DCH 之催眠感受性測試 CD（約60分鐘）後，
自陳在聆聽催眠 CD 的過程中，未產生任何視覺心象，且經治療師依據「DCH
催眠感受性量表」評定為「未產生視覺心象」者，則可將之歸類為「弱視覺
心象型」。

　　上述 DCH 用於測試催眠感受性之「催眠體驗 CD」乃參考美國史丹佛大
學研發之「史丹佛催眠感受性量表」及紐約心理衛生研究中心設計之
「Wolberg 催眠感受性測試程序」講稿（中譯本）內容（成蒂、林方皓譯，
1996），由 DCH 創立者張雲傑親自編寫並錄製而成。

（三）分類個案催眠感受性之實施程序

　　為了於正式進行分類催眠治療之前，預先評估出個案的催眠感受性是屬
於「強視覺心象型」或是「弱視覺心象型」，以便進行下階段的分類治療方
案。DCH 治療師必須於正式的催眠治療開始前，先向個案說明催眠感受性的
測試方式，待說明結束後，治療師即可請個案放鬆心情躺在由治療師預先準
備好之「有枕頭」的催眠躺椅或軟地墊上（亦可躺在「催眠床」上），然後
正式開始進行下列的催眠感受性測試程序：

1.首先 DCH 治療師須播放長達60分鐘之「催眠感受性 CD」，並根據現場個
　案所產生的實際催眠反應，以「DCH 催眠感受性量表」來評定個案的催眠
　感受性類型及強弱度。

2.當「催眠感受性 CD」播放完後（即催眠感受性測試活動結束後），DCH 治療師必須清楚說明個案的測試結果為何，並給予精神鼓勵。

3.最後 DCH 治療師必須根據個案的催眠感受性類型，明確告知最適合個案的分類治療方案為何（如較適合 IPDA 方案、或是較適合 HCD 方案、或是較適合將兩方案合併使用），並向個案清楚說明為了有效達成治療目標所需之「治療單元」的理想次數為何，然後在徵求個案的同意下，預約下次正式進行第一次分類催眠治療的時間。

三、分類治療工具與環境設備

　　DCH 分類催眠治療模式所需之主要治療工具與環境設備，包括「心理測驗、催眠 CD、硬體器材設備、治療場地、及治療實施時間」等 5 種項目，茲分別說明如下：

（一）標準化心理測驗

　　DCH 精心選用國內外臨床心理衡鑑常用之 5 種標準化心理測驗，包括「田納西自我概念量表（林幸台等，2004）」及「貝克焦慮（林一真譯，2000）、絕望感（陳美君譯，2000）、自殺意念（張壽山譯，2000）、憂鬱量表（陳心怡譯，2000）」等 4 種情緒量表，分別測量個案在接受分類催眠治療模式前、後之自我概念及情緒狀態的心理變化。其中「田納西自我概念量表」內之防偽量表可用於檢測受試者是否故意亂答或造假，而「貝克絕望感」及「貝克自殺意念量表」則可用於檢測受試者在情緒反應上是否有「偽陽性（false positives）」或「偽陰性（false negatives）」現象，以篩選出有效之心理測驗前、後測數據，並將個案造假之數據加以註記備查。

1.田納西自我概念量表（TSCS：2）

　　主要用於測量與描述個人多向度「自我概念」的之標準化心理測驗，中文版由林幸台、張小鳳、陳美光（2004）編製，其成人版適用對象為具小學三年級以上閱讀程度之一般成年人及大專學生，成人版內部一致性係數自 0.75 至 0.92（中數 0.81），具「不一致反應、自我批評、故意表現好、極端分數、自我總分、衝突分數、生理自我、道德倫理自我、心理自我、家庭自我、社會自我、學業/工作自我、自我認同、自我滿意、自我行動」等 15 個

分量尺。DCH 將其應用於測量個案之異常自我概念。

2.貝克焦慮量表（BAI）

　　主要用於測量成人及青少年之「焦慮嚴重程度」，亦適用於 17 歲以上精神科門診病人之標準化心理測驗，量表計有 21 個項目，由受試者自行填答，根據門診病人樣本所得之 α 係數為.92（P＜.05）（林一真譯，2000）。DCH 將其應用於測量個案負面情緒之焦慮程度，因焦慮患者也經常會抱怨有憂鬱症狀，而出現自殺意念就是有自殺危險的指標，因此 Beck（1967，1976）認為將貝克焦慮量表（BAI）與貝克絕望感量表（BHS）及貝克憂鬱量表（BDI-II）合併施測應是有用的（林一真譯，2000）。

3.貝克絕望感量表（BHS）

　　主要用於測量青少年及成人對其未來抱持「負向態度（悲觀）的程度」及「自殺意圖預測」之標準化心理測驗，量表計有 20 個項目，由受試者自行填答，有自殺意念者、有自殺企圖者、酒癮者、海洛因成癮者、單次發作重鬱患者、重複發作重鬱患者，及低落性情感疾患患者之庫李信度係數（Kuder-Richardson, KR-20）分別為.92、.93、.91、.82、.92、.92 及.87（P＜.05）（陳美君譯，2000）。DCH 將其應用於測量個案因絕望感（與自殺意念呈正相關）而產生之慢性自殺意圖，及作為最終自殺之預測工具。

4.貝克自殺意念量表（BSS）

　　為臨床醫師用於測量青少年及成人「自殺意念的嚴重度」之標準化心理測驗，量表計有 21 組題目，由受試者自行填答，根據精神科住院及門診病人樣本所得之 Cronbach α 相關係數為各為.90 及.87（P＜.05）（張壽山譯，2000）。DCH 將其應用於測量個案慢性自殺意圖之自殺風險評估，而非最終自殺之預測。

5.貝克憂鬱量表（BDI-II）

　　可測量 13 歲以上青少年及成人「憂鬱嚴重程度」之標準化心理測驗，量表計有 21 組句子，由受試者自行填答，根據門診病人樣本所得之 α 係數為.92（P＜.05）（陳心怡譯，2000）。DCH 將其應用於測量個案負面情緒之憂鬱程度，亦作為評估自殺風險的重要指標，因憂鬱症狀與自殺意念呈正相

關。

（二）催眠 CD

根據 DCH 理論製作之催眠 CD 的相關內容與技術，乃參考美國紐約心理衛生研究中心（Postgraduate Center for Mental Health, PCMH）、美國史丹佛大學（Stanford University）等專業學術機構所研發之催眠感受性測試程序，與美國催眠治療專家學者設計之套裝催眠 CD 及催眠治療指導語講稿所精心設計而成：

1.催眠感受性測試 CD（1 片）

DCH 採用「催眠感受性測試 CD」來進行個案之催眠感受性測試，該「催眠感受性測試 CD」內容乃參考「史丹佛催眠感受性量表（SHSS:C）」（Weitzenhoffer & Hilgard, 1962）之中文版與美國紐約心理衛生研究中心（PCMH）之短期心理治療指導手冊（Wolberg, 1980）所設計之「催眠感受性測試 CD」指導語講稿（中文版）內容（成蒂、林方皓譯，1996），由 DCH 建立者張雲傑設計錄製而成。其中「史丹佛催眠感受性量表」之繁體中文版的庫李氏信度（KR-20）為.78（Roark, 2009）、簡體中文版之內部一致性信度 α 係數為.64、庫李氏信度係為.64，折半信度為.70（方莉、劉協和，2004）。

2.IPDA 催眠 CD（1 片）

參考美國紐約心理衛生研究中心（PCMH）之短期心理治療指導手冊（Wolberg, 1980）所設計之「催眠放鬆 CD」指導語講稿（中譯本）內容（成蒂、林方皓譯，1996），由 DCH 建立者張雲傑設計錄製，內含催眠建議、放鬆、投射、聯想、想像、解離等 6 項技術，以協助個案進入「（深度）催眠狀態」為目的。

3.套裝催眠治療 CD（1 組，總計 5 片）

套裝催眠治療 CD 之 5 大主題及內容乃參考 Carter（2006）之套裝催眠 CD 內容（英文版，10 片裝）、及 Weiss（黃漢耀譯，1994，2001）、Wolberg（成蒂、林方皓譯，1996）、Zeig（朱春林、朱恩伶、陳健銘、秘魯等譯，2004）、Erickson 與 Rosen（蕭德蘭譯，2000）等專家學者所設計之催眠治療指導語講稿（中文版），由 DCH 建立者張雲傑設計錄製，計有「催眠體驗 CD、催

眠減壓 CD、催眠戒藥 CD、催眠回溯 CD、富裕催眠 CD」等 5 種治療主題。」

（三）硬體器材設備

1.麥克風設備 1 組。

2.CD 播放設備 1 組。

3.枕頭（或軟墊）6～10 人份。

4.軟墊地板 6～10 人份

（四）治療場地

DCH 團體治療室 2 間：

1.鋪有木質地板或地墊，且空間須足夠 10～12 人平躺使用之團體治療室 1 間。

2.內有白板、講臺及課桌椅供 10～12 人心理測驗使用之團體治療室 1 間。

（五）治療實施時間

1.IPDA 方案

無論是以個別治療或是團體治療的方式進行，自治療開始，可實施每週 1 次，每次 1.5 至 2 小時，連續 5 次治療單元之 IPDA 療程，總計治療時數 7.5 至 10 小時，一般狀況通常為期 5 週（若含心理測驗之前、後測，則總計 7 週。）

2.HCD 方案

無論是以個別治療或是團體治療的方式進行，自治療開始，可實施每週 1 次，每次 1.5 小時，連續 5 次催眠 CD 治療單元之 HCD 療程，總計治療時數 7.5 小時，一般狀況通常為期 5 週（若含心理測驗之前、後測，則總計 7 週）。

四、分類催眠治療之標準實施程序

專業的 DCH 治療師在正式實施分類催眠治療法時（無論是實施 IPDA 或 HCD），通常必須在設有特定配備的催眠治療室裡才能施行，而且應依循下列標準治療實施程序，以確保個案的權益與治療成效（張雲傑，2007）：

（一）催眠治療前的準備

　　在正式進行 DCH 療法之前的準備事項，包括 DCH 治療師的應準備事項及治療師應提醒個案確實遵守的準備事項，總計有以下八項（徐鼎銘，1997；張雲傑，2007）：

1.**身心狀態**：接受催眠治療的個案應避免在約定治療時間之前 2 個小時，吃得過飽、或不吃東西，以免在接受治療當時，因吃太飽而產生昏沉想睡感覺，或因過度飢餓而產生太過清醒、無法放鬆的感受，尤其須注意絕對避免在治療前 2 個小時食用「過度刺激」之飲食，如咖啡、茶水及辣椒…等，以避免「咖啡因」作祟使大腦過於清醒、興奮，導致不易進入催眠狀態，或腸胃虛弱者於吃下辣椒 2 小時後，產生肚痛腹瀉症狀而干擾催眠治療的進行。。

2.**約定時間**：DCH 治療師與個案雙方最好約定於「飯後或沐浴後 1 小時」的時間為佳，如此可使個案於約定時間到達時，已有適於接受催眠療法的身心狀態。

3.**安全地點**：DCH 治療師應安排符合「安靜、清潔、舒適及安全」標準的催眠治療地點，以確保個案的安全與隱私。

4.**控制光源**：DCH 治療師應調整室內光源方位、並控制燈光明暗度維持在適宜誘導個案進入催眠狀態的條件。

5.**舒適溫度**：DCH 治療師應運用空調系統（或冷、暖氣設備）將治療室內的氣溫控制在個案感覺舒服適中的溫度（通常約為攝氏 26 度）。

6.**清淨空氣**：DCH 治療師應使治療室內的空氣保持乾淨清新、無任何異味（如菸味或過濃香水味），尤其須注意保持新鮮空氣之流通。

7.**齊全設備**：DCH 治療師應儘量備齊各類催眠器材或設備於治療室內（如備有 CD 音響，可加播「放鬆音樂」），以隨時依個案身心反應，現場配合運用。

8.**陪同人士**：當一般社會上的個案同意可以有家人、親屬或朋友陪同在旁觀看催眠治療過程時，DCH 治療師應告知陪同人士相關注意須知事項，並禁止其製造聲響、噪音干擾催眠治療之進行。但若個案是被監禁於強制戒癮機構內，則 DCH 治療師就必須遵守強制藥癮戒治機構的相關安全規定，如某些強制藥癮戒治癮機構要求治療室內必須要有戒護人員或管理人員在場

保護治療師的人身安全，治療師才可對個案實施治療。

（二）引導入催眠狀態

當催眠治療前的準備一切就緒後，在正式治療開始時，DCH 治療師就可以在徵得個案的同意下，依照個案特有的「催眠感受性」，運用適當的「催眠誘導技巧」（包括使用催眠 CD）來幫助個案放鬆進入催眠狀態，如以視覺式的催眠誘導技巧協助視覺心象型個案進入催眠狀態；以體覺式的催眠誘導技巧協助體覺心象型個案進入催眠狀態等。

（三）加深催眠狀態深度

由於個案本身體質與對催眠誘導的感受性不同，不同的個案在進入催眠狀態後所停留的催眠深度均有所不同，因此 DCH 治療師應儘量將個案的催眠深度引導至「深度催眠狀態」下、或是至少維持在穩定的「中度催眠狀態」內（若是使用催眠 CD，則須選用可將個案引導至「深度催眠狀態」的版本，如 IPDA 催眠 CD），以利接下來將運用的「心理治療技巧」進行。

（四）運用心理治療技巧

依據催眠心理學家的研究，心理治療技巧若要能發揮到最大的治療效用就必須配合個案的「催眠狀態深度」來實施（若是使用催眠 CD，則必須先依據「治療目標」選用適合當次治療單元主題的催眠 CD），如此就可以避免「事倍功半」的缺點，而產生出「事半功倍」的最佳加強效果。以下將不同催眠深度與可配合實施的心理治療技巧分別加以說明之（張雲傑，2007；劉焜輝，1999）（如表 5-1-2 所示）：

1.類催眠狀態的治療技巧

人在淺層的類催眠狀態時是處於一種看似「安靜」、感覺「清醒」的正常狀況，通常內心會有「安靜的感覺」，心理與身體會略有「放鬆感」或產生眼睛半閉的現象。當個案進入類催眠狀態後，DCH 治療師可以開始運用的心理治療技巧包括：自由對話、輔導、質問、說服、自由理想諮商、動機式晤談法、及其他的心理生理學療法。

2.輕度催眠狀態的治療技巧

當人們進入輕度催眠狀態後，雖然仍有覺得「好像清醒」的感受，但已

可接受催眠暗示或指令，產生如身體前後倒、受暗示的反應感、眨眼、閉眼、手腕移動、手臂移動或漂浮上揚、四肢重量感、身體像鐘擺搖動或產生色彩視覺強烈對比等催眠現象，心理上則會有睡意、全身放鬆和倦怠感等被催眠感受。在此催眠狀態下，DCH 治療師可以有效運用的心理治療技巧包括：說服、諮商、幻象誤導、半睡幻想法、聯想法、自由聯想法、催眠 CD 法、催眠建議法、催眠暗示法、自律訓練法、系統減敏感法、羅夏克墨漬測驗法、主題統覺測驗法（TAT）等。

3.中度催眠狀態的治療技巧

當人們進入中度催眠狀態後，已可經由催眠暗示產生許多「知覺催眠現象」，如味覺異常（幻味）、嗅覺異常（幻嗅）、觸覺異常（幻觸）、心象活潑度增強、閉眼時的幻視、幻聽、各種錯覺、手部麻痺感，手腳僵硬感、身體無痛感、情緒變化及覺醒後的恍惚感等。在此催眠狀態下，DCH 治療師能有效運用的心理治療技巧包括：身心放鬆法、光體凝視法、持續催眠法、心象聯想法、心象減敏感法、自由聯想法、自我增強法、補助自我法、投射催眠診斷法、反應型症狀消除法、操作型症狀消除法、黏土勞作治療法、觀念運動應答法、時間扭曲法、心理預演法、心象學習法、說故事催眠法、催眠敘事療法、體覺催眠解離法等。

4.深度催眠狀態(含完全催眠狀態)的治療技巧

進入深度催眠狀態的人，已可經由催眠指令產生「人格催眠現象」，如忘記時間日期、忘記事物名稱、忘記姓名年齡、出現人格交替、顯現人格衝突、年齡退化、夢遊、睜眼動作（仍處催眠狀態）、經暗示的後催眠健忘、自發性的後催眠健忘、後催眠暗示的自動達成（健忘狀態下）、各種正向或負向幻覺、奇妙的後催眠幻覺及覺醒後的深度恍惚感等。在此催眠狀態下，治療師可以積極運用的心理治療技巧包括：繪畫治療法、遊戲治療法、黏土勞作治療法、身心放鬆法、自動就學法、自動聯想法、投射催眠診斷法、精神官能症實驗法、症狀轉移法、情緒強調法、補助自我法、自我增強法、觀念運動應答法、持續催眠法、自我心象法、心象晤談法、年齡退化法、時空穿越法、夢境治療法、前世回溯療法、今生回溯療法、預見未來療法、催眠解離療法、死亡重生療法、催眠心理劇療法等。

表 5-1-2　催眠深度與治療技巧（修改自劉焜輝，1999）

催眠深度	催眠量表階段	催眠現象	治療技巧
類催眠	安靜	心理安靜感、身心略有放鬆感、閉眼	自由對話、輔導、質問、說服、自由理想諮商、動機式晤談法、其他心理生理學療法
輕度催眠	覺醒暗示	前後倒、暗示反應感、眨眼、閉眼、手腕下降、手腕移動、手漂浮上揚、手移動、手腳重量感、鐘擺暗示、色彩對比、睡意、全身放鬆、倦怠感	說服、諮商、幻象誤導、半睡幻想法、聯想法、自由聯想法、催眠CD法、催眠建議法、催眠暗示法、自律訓練法、系統減敏感法、羅夏克墨漬測驗法、主題統覺測驗法
中度催眠	知覺催眠	味覺異常（幻味）、嗅覺異常（幻嗅）、觸覺異常（幻觸）、手袋狀麻痺(痛覺消失)、各種錯覺、心象活潑、閉眼時的幻視、幻聽、情緒變化、手腳僵硬、醒後有恍惚感	身心放鬆法、光體凝視法、持續催眠法、心象聯想法、心象減敏感法、自由聯想法、自我增強法、補助自我法、投射催眠診斷法、反應型症狀消除法、操作型症狀消除法、黏土勞作治療法、觀念運動應答法、時間扭曲法、心理預演法、心象學習法、說故事催眠法、催眠敘事療法、體覺催眠解離法
深度催眠（含完全催眠）	人格催眠	忘記事物名稱、忘記時間日期、忘記年齡、忘記姓名、人格交替、人格衝突、年齡退化、夢遊、催眠未醒但能睜開眼睛、睜眼動作、正向幻覺、負向幻覺、後催眠健忘、自發性後催眠健忘、後催眠暗示達成（健忘下）、奇妙的後催眠幻覺、覺醒後深度恍惚感	繪畫治療法、遊戲治療法、黏土勞作治療法、身心放鬆法、自動就學法、自動聯想法、投射催眠診斷法、精神官能症實驗法、症狀轉移法、情緒強調法、補助自我法、自我增強法、觀念運動應答法、持續催眠法、自我心象法、心象晤談法、年齡退化法、時空穿越法、夢境治療法、前世回溯療法、今生回溯療法、預見未來療法、催眠解離療法、死亡重生療法、催眠心理劇療法

（五）正向建議或暗示

　　當心理治療技巧運用完畢後，DCH 治療師在解除個案催眠狀態之前，必須針對當次的「治療目標」給予個案「正向積極」的催眠建議或暗示，以幫助治療效果的持續（若是使用有「治療主題」的催眠治療 CD，則該 CD 內須錄製有符合「治療目標」的催眠建議或暗示）。

（六）解除催眠

　　解除催眠的程序在整個治療過程中亦佔有舉足輕重的地位，良好的「解除催眠指令」應具有包括心理、生理及精神等三方面的「完全喚醒」功能（若是使用有「治療主題」的催眠治療 CD，則該 CD 內須錄製有符合「治療目標」的喚醒指令），以幫助個案在恢復清醒狀態後，身、心、靈三方面都能更加的健康並充滿旺盛的活力。

（七）經驗分享或個案提問

　　所有的心理治療在結束前都會有讓個案經驗分享或提問的時間，DCH療法亦不例外，此時 DCH 治療師應儘量解答個案針對催眠療法所提出的種種疑問，以幫助個案於疑慮解除之後，自動自發產生預期的治療效果。

（八）結束或預約下次治療時間

　　當次治療結束後，DCH 治療師應交代個案相關注意事項或家庭作業，並訂定下次治療時間，若整個 DCH 療程已完全結束，則應再交代個案追蹤方式及後續保健應注意事項，以做為個案於療程結束後必會「康復痊癒」的正向暗示。

第二節　IPDA 方案之架構與實施

　　DCH 的「分類催眠治療模式」包括 IPDA 及 HCD 等兩種分類治療方案，且兩種方案都可以運用個別治療或團體治療的方式實施之，現將 IPDA 方案之理論架構與實施方式說明如下：

一、IPDA 方案之治療理論架構

　　根據 DCH 治療理論可知，個人形成心理藥癮之原因，從心理動力角度來看，是受潛意識的死亡本能所驅使；從行為角度而言，是用藥後的心理快感促成操作制約反應；從認知角度觀之，則是因個人對藥物效力懷抱著錯誤信念，才會產生持續用藥的成癮行為。因此，若要有效的治療心理藥癮，必須針對其不同的形成因子，分別加以對治，以產生戒癮反應，如以心理動力技術增強潛意識的生存本能；以行為技術消除制約的用藥反應；以認知技術

將錯誤信念重建為正確信念，如此即能產生 IPDA 方案所預期之戒癮反應，包括潛意識的心理痛苦減輕、行為上的生理戒斷症狀減輕，及認知上的非理性信念減少等效應。

　　IPDA 方案之 DCH 觀點認為，在藥癮者第一次接觸藥物之前，早已存在的「心理痛苦」和「慢性自殺意念」是促成其個人日後在行為、認知上，染上藥癮之關鍵因子。而藥癮者常用之心理防衛，包括「否認、合理化及幻想」等機制，則可在潛意識內對個人用藥行為產生某種心理層次上的影響。其中，因原生家庭功能失調而產生之心理動力，通常會在藥癮發展過程上扮演特定的角色，且對若干經常復發之藥癮者而言，其狀況也反應出源於孩童時期的深層人格困擾。由於人格的心理歷程及基本決定因素是由「潛意識」所主宰，因此若欲評估、衡鑑「潛意識」目前的狀態，必須經由「催眠技術、夢的解析、自由聯想或移情分析」等方式加以「解讀、揭露」才得以獲得對人格狀態及其心理動力的瞭解（張雲傑、林宜隆，2010）。

（一）心理動力理論

　　IPDA 方案將各種心理動力技術視為治療師探索個案「潛意識」內容的臨床工具，目的在於使源於藥癮者潛意識「本我（id）」中的「死亡本能」和「自我毀滅傾向」投射於催眠狀態下的「視覺心象」中，如此治療師便可運用認知行為治療技術協助藥癮者在自己視覺心象內，操作讓自己「死亡」再「重生」的程序，以讓「死亡本能」動力在「讓自己死亡的一瞬間」獲得釋放，再透過「重生」程序將藥癮者「藉用藥慢性自殺」之意念消除，藉以消除個體對藥物的心理依賴。由於 IPDA 方案強調若治療師能安全釋放藥癮者潛意識內之「死亡本能」動力，消除其慢性自殺意念，使其「生存本能」動力增強，即可產生戒癮反應，減輕其心理痛苦症狀。因此，其實際進行治療之方式是依據心理動力原理，針對藥癮者心理特質，在 IPDA 方案中使用適合個別或團體（如在戒癮機構內）實施之「催眠放鬆」及「自由聯想」技術，使藥癮者能將促成其用藥之深層心理因子，透過自由聯想方式陳述出來，以進行後續的認知及行為治療（張雲傑、林宜隆，2010）。

（二）行為制約理論

　　此外，由於動物實驗已經證實「重複測試法」和「強迫消除法」能有效

消除嗎啡、安非他命及古柯鹼之「地點偏好」（Itzhak & Martin, 2002; Parker & McDonald, 2000; 林義傑，2003）。故 DCH 認為若 IPDA 方案能將用藥情境（如施用藥物時之地點偏好）喚回藥癮者之「視覺心象」內，以操作制約方式消除藥癮制約、建立戒藥制約，理論上應可產生戒癮反應，減輕其生理戒斷症狀。

　　根據人類行為學習之制約原理，DCH 認為「消除制約」是種可以降低藥癮制約反應的有效方法，其中古典制約之消除方法是「條件刺激（CS）」出現後，不再跟隨「無條件刺激（US）」；而操作制約之消除方法則是在操作反應後，無增強物出現，且「消除歷程」必須經過新的制約反應以去除或干擾舊有連結才能達成。因此 DCH 所設計之 IPDA 方案的「主要治療架構」，即是運用催眠放鬆及自由聯想技術將藥癮者心中各種「用藥原因」重新喚回於「視覺心象」內，然後再將藥癮者內心各種與用藥原因有關之「情境或情節」，加以「改變、重建」，也就是以「操作制約方式」重新創建一個「新的戒藥情節」（讓藥癮者在心象內操作「心理戒藥」劇情），並以該「戒藥情節」消除原先的藥物制約，其中促成加速產生新的戒藥制約作用之「正向強化刺激」，即是藥癮者處於催眠狀態下的「身心愉快、放鬆感覺」與治療過程中因負面情緒得到釋放的「心靈解脫感」（也就是藥癮者內心真正想追求的感覺）。如此治療過程經多次反覆進行，便能持續強化新的戒藥操作制約，達成消除原藥癮制約之治療目標（張雲傑、林宜隆，2010）。

（三）認知重構理論

　　從認知理論對藥癮者錯誤思考型態的分析而言，DCH 認為藥癮者常利用「淡化」技巧，盡可能地輕視藥物對自己所造成的傷害、或是忽略用藥行為所帶來之負面影響，而「自恃特權」之思考型態，則是讓藥癮者好像擁有一張「用藥許可證」一樣，使其自認為擁有避免用藥負面影響之足夠能力（楊士隆，2001；張雲傑、林宜隆，2010）。因此 DCH 強調若 IPDA 方案能促使藥癮者將其認知結構中之「藥癮信念」投射於心象中，再藉由認知重建療法加以修通受損部分，理應可增加個體之正向理性信念，進而產生戒癮反應。所以 IPDA 方案採用催眠放鬆技術將藥癮者誘導進入催眠狀態，使其在本我「防衛機制」鬆懈後，能將「對自己的信念」和「對外界人事物的信念」等，以「心理戲劇」的方式投射於視覺心象內，因此 IPDA 方案之治療重點在於

指導藥癮者操作其「心理戲劇」之劇情（如先操作「死亡」劇情，再操作「重生」劇情），並運用認知重建技術協助藥癮者覺察「錯誤思考」造成的情緒困擾、態度、價值和信念，「修通」其受損的內在信念系統，以協助藥癮者建立較理性的「戒藥信念系統」（如願意正視自己現況，客觀接受自己優缺點、避免錯誤評價自己等），以取代原先的「用藥信念系統」（張雲傑、林宜隆，2010）。

　　整體而論，就理論取向及治療邏輯來看，IPDA 方案在治療理論的架構上，能夠清晰呈現出「跨理論心理戒癮模式之必要性」，特別是在「治療標的」層次之涵蓋面上，包括「潛意識驅力、行為反應、認知信念」等三面向，而將三種不同理論學派的治療技術予以系統性整合的創意（即「先確認原因→次解除制約→再重建認知」的做法），亦十分適合藥癮治療實務應用。

二、IPDA 方案之實施方式

　　由於 IPDA 方案可以依據「治療目標與個案的屬性」以個別治療或團體治療的方式進行之，因此 DCH 療法建議治療師在實施 IPDA 團體方案時，可以採用「團體治療人數約 6～10 人，每週實施 1 次治療單元，每次治療約 1.5～2 小時，總計 5 次治療單元（總治療時數約 7.5～10 小時）」的方式來執行，以獲得最佳的 IPDA 團體治療效果。

（一）IPDA 方案之單元架構及流程

　　無論是將 IPDA 方案的 5 單元療程以個別治療或團體治療的方式實施之，DCH 治療師都必須遵守以下的結構化流程（如圖 5-2-1 所示）：

1.對個案說明可以 IPDA 方案可解除潛意識藥癮。

2.撥放結構化的「IPDA 催眠 CD」，引導個案從清醒狀態逐漸進入（深度）催眠狀態。

3.以催眠聯想技術（如自由聯想法）引導個案產生「用藥原因」心象，並依個案不同反應加以治療。

4.引導個案實施認知催眠療法之「行為操作制約治療」，將其身心感受加以重新制約。

5.引導個案進行認知催眠療法之「認知重建治療」，使其透過對心象內容的自我反省，產生新的詮釋與領悟，並建立新的認知機制。

6. 實施標準化「喚醒程序」，將個案從催眠狀態逐漸引導回復至清醒狀態為止。

7. 請個案分享心得或提問。

8. 預約下次治療時間（或結案）。

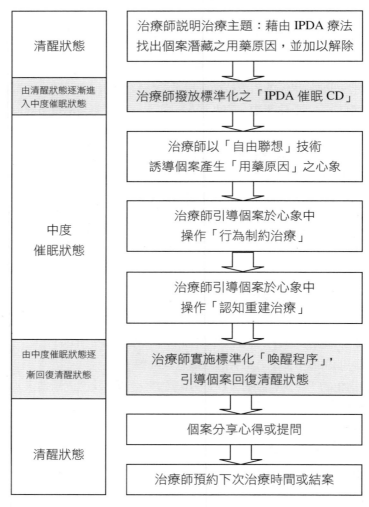

圖 5-2-1 IPDA 治療架構流程圖（引自張雲傑、林宜隆，2010）

（二）IPDA 方案之三階段治療結構與技術

根據 DCH 跨理論的治療觀點，IPDA 方案採用了源自心理動力、認知行為、催眠治療等三大學派的主要治療技術，包括「催眠建議、放鬆、投射、聯想、悖論、解夢、想像、回溯、死亡重生、推進、解離、催眠 CD」等 12 項治療技術，在每一次的 IPDA 治療單元中，DCH 治療師必須以下列三階段的治療結構實施之（張雲傑、林宜隆，2010）（如圖 5-2-2 所示）：

1.放鬆階段：以精神分析技術，重現用藥原因及情境

（1）治療師須以催眠放鬆技術（或使用 IPDA 催眠 CD）引導個案進入深度催眠狀態，降低其防衛心理並提升心理安全感，使其能容忍「用藥原因」的記憶心象。在治療初始階段時，藉催眠技術增加個案「放鬆感」以穩定身心，並在治療情境下，建立暗示動作，來引導個案進入內心「平靜狀態」。「特定的暗示」也可用來加強其心理上的「自我力量（ego strength）」和「安全感」，使其能容忍「用藥原因之今生記憶」、「前世的心理故事」、「夢境」、或「未來的生命事件」等以心象方式浮現於內心，以進行下階段之認知行為療法。

（2）根據「情境限定（context-specific）」條件，在 A 情境中制約之反應，若能在 A 情境中進行「消除」，其效果將勝於在 B 情境內進行（McComb et al., 2002），因此 IPDA 方案之第一階段便設計以催眠及自由聯想技術，讓個案內心重現「第 1 次用藥地點」及各種用藥原因之「情境心像」（如前世心象或夢境心象等），並要求其在該情境中找出促成用藥上癮之「重大關鍵事件」，如此即可使其產生如同「重回現場、身歷其境」之身心感覺，以便下階段實施行為消除治療。

2.修復階段：以行為制約技術，消除藥癮之情境反應

（1）根據制約理論，將藥癮與「嫌惡性刺激」相連結，便能逐漸消除用藥反應[109]。故 IPDA 方案的第二步驟重點，在於當個案找出導致上癮之關鍵事件後，立即指導其在心象中操作「看見自己死亡的歷程」，以使上癮情境與「痛苦的死亡感受」之間產生新的「嫌惡制約」，以消除舊有的「藥癮情境制約」。由於「消除現象」可視為 2 個「拮抗記

---

[109]有研究證實制約「嫌惡性刺激」，確實可有效戒除菸癮（Ward, 2001）。

憶痕跡」相互競爭出現之結果，故「用藥」或「不用藥」反應出現與否，尚需視兩記憶痕跡之相對強度而定（McComb etc. al., 2002）。因此 IPDA 方案再透過指導個案操作死亡後之「重生」心象，使其與重生後「不用藥之身心放鬆感覺」相連結，以產生「促進消除」效果（potentiation of extinction）。

（2）治療師須使用「投射及重建技術」（包括行為制約技術及死亡重生療法）來協助個案調整、控制與解決創傷記憶，使其於情緒、認知上能與心理創傷保持適當距離。所謂的「修復」是指治療師使用不同的認知催眠技術來協助個案調整、控制與解決自己的「用藥原因、夢境、前世心象或心理創傷記憶」。在這種情境下，個案能學習去調節情緒及認知上對「用藥原因」素材的距離，也較能整合與藥癮相關連之創傷記憶，如以想像的「分割畫面」來代表「藥癮之創傷經驗」的不同觀點，在此階段尤其有用。

3.整合階段：以認知重建技術，促進自我內省與頓悟

（1）治療師須將造成個案「用藥行為」之心理創傷經驗，以較適應性的方式整合到個案生活中（解離式的自我內省治療），使其維持一個較佳的調適反應（以正向之「戒藥」建議加以治療），以促進個案之身心發展。認知催眠技術之「優點」是能引導個案之注意力刻意地聚焦在某一點上，以提供「策略協助」，當有需要時也能有效地轉換其注意力；還可透過「悖論技術」讓個案在「心象」中排練「較具適應性」的自我形象及新活動，來幫助其內在心理的自我整合，加強戒藥意志。

（2）由於 IPDA 方案在最後第三步驟之治療重點，在於以認知治療技術化解個案在「關鍵事件」心象中之非理性信念，使其可藉由內省該「關鍵事件」所象徵之意義，據以建構「戒藥」之理性信念，包括讓其在關鍵事件心象中以「用藥的壞處」與「戒藥的好處」教育用藥的自己；或讓其在該心象中，學習如何應用問題解決技巧化解壓力；或是則讓個案以「心靈漂浮於空中，再向下鳥瞰」之角度，反省自己「心象」內之未竟事務與生命課題，據以重建負面經驗對其之正面意義；最後則是讓個案與象徵自己內心的「智慧之光」進行問答式對話，以產生「頓悟」反應。

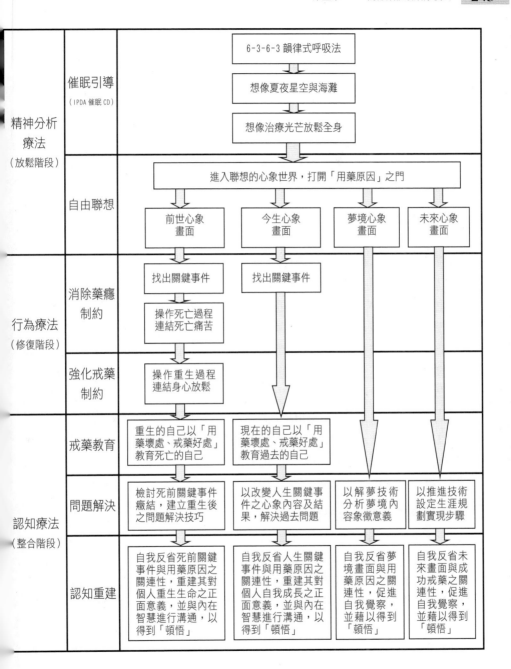

圖 5-2-2　分類催眠治療模式之 IPDA 治療技術流程圖（修改自張雲傑、林宜隆，2010）

三、IPDA 方案之臨床實務應用技巧

為增強「分類治療」的效果，DCH 針對如何在「強制戒癮機構」內有效實施 IPDA 方案的應用技巧，從治療技術與矯治實務等兩方面來加以說明之。

（一）IPDA 方案之治療技術應用技巧

DCH 要求治療師在進行 IPDA 方案時（無論是採個別治療或是團體治療的方式），均須嚴格遵守以下治療技術的應用技巧。

1.前世療法之應用技巧

DCH 分類催眠治療模式的 IPDA 方案中雖然使用「前世療法」，但基本治療立場**認為人類並未在真實歷史世界中擁有過前世生活經驗，所真正擁有的只是存在人類心理世界裡恍如「前世記憶」的視覺心象或感受而已，其本質也單純就是個人生命從受精卵開始到接受催眠治療當下所累積之一切個人經驗的「象徵式」心理投射物**。因此「前世心象」對 DCH 治療師而言，只是一個可已被利用來做為實施 IPDA 心理治療技術之標的物，**所以前世心象的內容是可以被解析與改寫的**，只要能因此產生對個案有利或有效的心理治療結果。至於當個案詢問治療師「人是否真有前世時？」**DCH 建議治療師可給予個案之答覆是：「請相信你所相信的。」或是「目前科學仍無法證明人有沒有『前世』這件事，但科學已經證明只要能處理掉『前世』心象裡的問題，就可以產生良好的心理治療效果，這點已經是十分確定的。」**如此之回答就可以讓個案得到應有的心理治療效果。

2.今生療法之應用技巧

DCH 分類催眠治療模式雖設計有「今生療法」，但基本治療立場認為人類並無法完全百分之百正確地回憶起真實歷史世界中所曾發生過的心理創傷事件歷程與細節，而真正能較正確喚回的只是存在人類大腦裡對某些心理創傷感受的「情緒記憶」而已。因此 DCH 所給予治療師之建議是：「今生療法」在處理心理創傷事件內容時之重點不在於探究創傷事件是否真實存在[110]，而是在於能否有效地消除讓個案痛苦的「情緒反應連結」，所以治療師對個

---

[110]因國外研究已證實許多心理創傷事件是種「假性記憶」或「錯誤記憶」（楊筱華等譯，2005）。

案之今生心象內容的「錯誤認知」可加以重新建構、對個案的「痛苦情緒反應」則可藉行為制約技術予以消除,只要能因此產生對個案有利或有效的心理治療結果。

3.夢境療法之應用技巧

　　DCH 分類催眠治療模式雖設計有「夢境療法」,但並非採用傳統 Freud 的精神分析技術,而是運用 DCH 所新創的「催眠解夢技術」將夢境所象徵之潛意識意義「直接翻譯出來」,如 REM 治夢技術或 PE 解夢技術。故 DCH 針對如何應用解夢技術之建議是:治療師可讓個案在催眠狀態下,將其夢境完整地再夢過一遍後,讓個案的意識可以直接與其潛意識造夢機制的「象徵物」進行溝通與對話,解開諸如夢的象徵意義與其所傳遞之訊息為何等關鍵問題,如此個案便能瞭解夢境所代表之真實意義,而不需要治療師再加以解析。

4.未來療法之應用技巧

　　DCH 分類催眠治療模式雖設計有「未來療法」,但 DCH 強烈地建議治**療師須在處理完個案之前世、今生或夢境心象裡所有的心理創傷後,才可以對個案實施「預見未來」的催眠推進技術,因為如此方能使個案看見「正向幸福的未來」而產生「正向自我預言」效果。**若是在個案之前世、今生或夢境心象裡的心理創傷還未完全處理完畢前,治療師即貿然地對其實施「預見未來」技術的話,則個案很可能會看見「負向悲慘的未來」(因為個案看見的是未處理完的心理創傷所導致的負向未來人生),而產生「負向自我預言」的反效果。

(二)IPDA 方案之矯治實務應用技巧

　　為增強分類催眠治療模式在矯治實務上之戒癮效果,DCH 建議治療師在實施 IPDA 方案時,無論是採個別治療或是團體治療的方式,均必須嚴格遵守治療倫理規範,並謹慎應用下列治療技巧,以增強分類治療效果。

1.方案整合之應用技巧

　　可將 IPDA 方案整合於現行強制藥癮戒治機構內之心理輔導處遇,用以改善藥癮者的偏差自念及負面情緒、消除其受「用藥原因」制約之身心戒斷

症狀、重新建構其理性認知信念。

2.回溯技術之應用技巧

治療師可將催眠回溯技術應用於探索藥癮者之前置用藥原因，以作為分析當事人為何用藥成癮之參考資訊，並據以擬定適當心理戒治處遇計畫。

3.分類處遇之應用技巧

治療師可依據藥癮者自由聯想之「用藥原因」再施以「個別化」分類處遇，如因家庭失和而用藥者可於 IPDA 方案之後，另安排「家族治療」；若因事業失敗而用藥者，則可銜接「職訓方案」。

4.心象資料之應用技巧

治療過程中，治療師引導個案進行催眠式的自由聯想所產出之視覺心象內容，由於是對「用藥原因」進行聯想，而非對「真實發生事件」進行回憶，因此其聯想內容可能包含個案之「錯誤記憶」或潛意識投射之「假性記憶」成份，故建議治療師對所收集之視覺心象資料僅可限於「治療分析」使用，切莫將其視為犯罪證據或司法證詞，以免傷害個案隱私及基本權益（請參見本章第四節）。

四、IPDA 方案之臨床治療效用

根據 IPDA 方案之治療理論可知，個人形成心理藥癮之原因，從心理動力角度來看，是受潛意識的「負向毀滅動力」所驅使；從行為制約角度而言，是用藥後的心理快感促成操作制約反應；從認知重構角度觀之，則是因個人對藥物效力懷抱著錯誤信念，才會產生持續用藥的成癮行為。因此，IPDA 方案之所以能有效地對個案（尤其是「強視覺心象型」）產生各種改善自我概念及情緒之心理戒治效果，乃因依據 DCH 分類催眠治療理論所設計之整合型治療技術，具有下列不同於各單一療法的特殊綜合技術與治療效果（張雲傑，2014；張雲傑、林宜隆，2010）：

（一）可化解潛意識藥癮成因

IPDA 方案所使用之心理動力分析及催眠放鬆、投射、聯想、回溯等治療技術，可使個案（尤其是「強視覺心象型」）將首次接觸藥物前，因原生

家庭功能失調而產生之「負向毀滅動力」（如慢性自殺意念、自我傷害傾向）、或源於孩童時期至成年早期階段的「深層人格困擾」（如早已存在之「心理創傷痛苦」、促成個人染上藥癮之重大關鍵事件因子、或因心理創傷所產生之偏差自我概念與痛苦負面情緒的潛意識成癮因子等），得以在自我防衛機制鬆懈下，透過有如前世或夢境等象徵式的「心理戲劇」方式呈現於其視覺心象中，並能在治療師的催眠指令引導下，以口頭方式陳述出來而加以解析，是單純使用認知或行為治療技術所無法產生之特殊的潛意識揭露效果（張雲傑、林宜隆，2010）。

因為一旦藥癮者因心理創傷所造成之偏差自我概念和負面情緒的「原型或象徵」能投射於視覺心象中，DCH 治療師便可協助個案在視覺心象內操作能化解心理創傷的各種認知行為技術，如當個案投射出「前世心象」時，治療師會指導個案在前世心象中操作讓自己「死亡」再「重生」的程序，以使因心理創傷而大幅增強之「負向毀滅動力」能在個案「願意讓自己死亡的一瞬間」獲得釋放，並再藉「重生」程序增強個案之「正向創造動力」，以消除其藉用藥自我毀滅（或慢性自殺）之意念，使得個人之正、負向心理動力重新獲得平衡，產生預期的治療效果。

（二）可消除用藥情境之制約

IPDA 方案之行為治療技術，是讓個案（尤其是「強視覺心象型」）在符合「情境限定」條件之視覺心象內（如首次用藥心象、或前世、夢境心象等），操作能改善偏差自我概念、釋放負面情緒或消除自身藥癮的各種行為技術（包括執行古典制約、操作制約或系統減敏感等技術），這是其他一般行為療法在未結合催眠技術運用時，所無法創造之特殊視覺心象效果，特別是在最關鍵的「死亡重生療法」部分。因根據學習理論之制約原理，「消除制約」是種可以降低藥癮制約反應的有效方法，其中古典制約之消除方法是「條件刺激（CS）」出現後，不再跟隨「無條件刺激（US）」；而操作制約之消除方法則是在操作反應後，無增強物出現，且「消除歷程」必須經過新的制約反應以去除或干擾舊有連結才能達成（張雲傑、林宜隆，2010）。

故 IPDA 方案之效能在於能將促成用藥反應之情境（如地點偏好）與所連結之情緒反應（如焦慮或恐懼）的「原始心理創傷記憶（如今生重大事件心象）」或「心理創傷記憶的象徵（如前世或夢境心象）」喚回個案之視覺心

象內，然後再將個案內心各種與用藥原因有關之心理創傷的「情境或情節」，加以「改變、重建」，也就是以「操作制約方式」重新創建一個「新的戒藥情節」（讓個案在心象內操作「心理戒藥」劇情），並以該「戒藥情節」消除原先的藥物制約，其中促成加速產生新戒藥制約作用之「正向強化刺激」，即是個案處於催眠狀態下的「身心愉快、放鬆感覺」和治療過程中因負面情緒得到釋放的「心靈解脫感（或愉悅感）」。如此治療過程經多次反覆進行，便能持續強化新的戒藥操作制約，產生消除原藥癮制約之治療效果。

（三）可矯治自我概念與情緒

　　IPDA 方案之認知治療技術與催眠解離技術，能指導個案（尤其是「強視覺心象型」）以「改變視覺心象內容」和「重貼標籤」的方式（如「角色扮演法」或「楷模學習法」）來進行自我治療，例如：可透過催眠想像技術、催眠悖論技術（如祖先悖論或信息悖論）等，讓個案之「想戒藥的自己（治療師可將之重貼標籤為「智慧的自己」）」可以穿越時空回到過去對「想用藥的自己（治療師可將之重貼標籤為「尚未用藥的自己」）進行戒藥教育；亦可透過「改寫前世或夢境心象之心理戲劇結構」的方式（如在前世或夢境心象中，將故事主角之「悲劇結局」改寫為「喜劇收場」），讓個案感受到創傷事件經改寫後（或關鍵問題解決後），心理痛苦消失的愉悅感受；更可讓個案在「瀏覽死前的一生」後，透過與「智慧之光」的對話而得到「頓悟」的治療效果等，這些特殊的（解離）技巧都是其他一般認知療法在未結合催眠技術運用時，所無法產生之特殊視覺心像效果，特別是在改善藥癮者偏差自我概念與釋放負面情緒的效果上（張雲傑、林宜隆，2010）。

　　因 IPDA 方案之催眠放鬆技術能鬆懈個案常用的自我防衛機制（如否認、合理化及幻想等），使其將對自己的信念和對外界人事物的信念，以如同前世或夢境之「象徵式心理戲劇」的方式投射於視覺心象內。DCH 治療師除了須指導有「前世心象」者操作其前世心象中的「死亡重生」劇情外，還須靈活運用「祖先悖論技術、信息悖論技術」等認知重建技術，來協助個案自我覺察其因「錯誤思考」所產生之偏差態度、負向信念與情緒困擾，並運用催眠建議及解離技術修復其受損之內在信念系統，以協助個案建立較理性的「戒藥信念系統」（如願意正視自己現況、客觀接受自己優缺點、避免錯誤評價自己等），以取代原先的「用藥信念系統」。而對於有「今生心象」者則

運用祖先悖論技術、信息悖論技術進行認知重塑;對於有「夢境心象」者則運用解夢技術讓個案了解夢境的真實意義;對有「未來心象」者則以 Biker 悖論技術治療之,使個案產生改變未來人生的動機。如此治療過程與技術經有效靈活運用後,便產生出有效矯正偏差自我概念之治療效果(張雲傑,2014)。

(四)可預見生涯規劃之結果

IPDA 方案可以透過催眠推進技術「預先」讓個案(尤其是「強視覺心象型」)看見自己因接受 IPDA 方案治療而成功化解心理創傷、矯正異常自我概念、釋放負面情緒之後,對自己所產生的正面影響和未來的結果(即成功復歸社會之後的「未來心象」)。此特殊的「自我(預言)」暗示技術和生涯規劃技術亦是其它一般認知或行為療法在未結合催眠技術運用時,所無法產生之特殊視覺心象效果,特別是在最關鍵的「未來幸福生活」的心象部分,如接受 IPDA 方案治療的「強視覺心象型」個案中,透過「Biker 悖論技術」的協助,有人看見了自己出所後的未來、有人看見未來「正當的新職業」及「會幫助自己的貴人」與「應避開的惡人」、有人看見未來在人際方面改善後的新親密關係(如與女友重修舊好、結婚生子等)、有人看見自己幸福的退休(或養老)生活、有人則看見自己未來擁有新的宗教信仰和所參加的宗教活動等(張雲傑,2014)。

因為一旦藥癮者可以預先看見自己的幸福未來心象,便顯示先前的 IPDA 治療技術已對其產生改善偏差自我概念和負面情緒的效果,所以其潛意識才會投射出對幸福未來的「正向自我預言」,因而 DCH 治療師便可據以協助藥癮者訂定生涯規劃。此外,催眠推進技術亦適用於已信仰「基督教或天主教」之藥癮者,因為「未來催眠法」可讓其預先看見只要自己能遵守上帝的啟示,現世的未來就會改變,而且死後會在天國得到永生,如此便能提高個案對自己信仰的信心,進而產生更正向的自我概念。

(五)前世療法具有特殊功效

IPDA 方案之「前世療法」對「強視覺心象型」個案而言,在改善自我概念方面,可使「有前世心象且接受前世療法者」之「整體自我概念、自尊

心、道德倫理觀念、適應能力、行為控制力[111]」的改善效果顯著優於「僅有非前世心象且接受非前世療法者」；而在改善情緒方面，亦可使「有前世心象且接受前世療法者」之「焦慮」（須貝克焦慮量表前測得分＞9.43）與「自殺意念」（須貝克自殺意念量表前測得分＞2.18）的改善效果顯著優於「僅有非前世心象且接受非前世療法者」。此「前世療法」之治療效果顯著優於「非前世療法」的研究發現與國外已知的研究結果一致（Freedman, 1997；張雲傑，2014；張雲傑、林宜隆，2010），且 IPDA 方案之「前世療法」的治療效果更是藥癮者在單純接受一般「非催眠式」的戒治處遇時，所無法得到之「特殊」治療效果，尤其在提升「道德倫理觀念」的效果上。因「看見前世」（或許）可讓有輪迴信仰者在心理層面上相信「因果報應」是存在的，進而願意提升個人之道德層次，以避免未來（或來生）遭受因果報應（但若依 DCH 之治療理論觀點，則將此心理現象視為是認知重建技術使大腦重塑神經迴路所產生之心理治療效果）。

　　DCH 發現 IPDA 方案之「前世療法」對有前世心象者之最優越的治療效果在於提升個人的「道德倫理觀念」，因為提升「道德倫理觀念」才能有效降低藥癮者慣於觸法或以違法來達成自我傷害的「潛意識目的」，尤其是對有輪迴信仰者，如民間道教信仰或佛教思想皆強調「六道輪迴」與「因果報應」之可怕，因此當讓有此類信仰的藥癮者見到前世心象時，容易產生催眠治療所需之「震撼」治療效果與相信「六道輪迴與因果報應為真」之宗教上的威嚇效果。

　　因為一旦藥癮者相信「人會輪迴」就會自動產生如同佛家所說的「想知前世因，今生受者是」及「想知來世果，今生做者是」的自我「合理化」效應，而讓其「頓悟」是因自己前世為非做歹、傷害他人或虛擲生命，才會有形成今生遭受各種心理創傷與情緒痛苦之「因果報應」，而得到一個能讓自己釋懷的「合理化原因」，並因此得到心理的「平衡」（也就是 DCH 理論所謂的「心理動力平衡」），亦開始相信只要今生能不再用藥或作奸犯科，願意改邪歸正，重新做人或多做好事，今生的未來或是在來世就能得到較好的因果福報。這也就是 DCH 療法運用 Jung（1961）的頓悟理論與前世療法的原

---

[111] 田納西自我概念量表的「自我總分」分量尺可評估個人「整體自我概念與自尊心」的高低程度、「道德倫理自我」分量尺可評估個人「道德倫理觀念」的高低程度、「心理自我」分量尺可評估個人「適應能力」的優劣程度、「自我行動」分量尺則可評估個人「行為控制力」的優劣程度（林幸台等，2004）。

因，因為犯罪者就是因為道德倫理觀念低落才容易犯罪，故只要能透過前世催眠將「宗教的因果報應觀念」置入藥癮者關於宗教信仰與價值觀念的潛意識裡，這「相信」的力量本身便會使大腦產生恐懼「因果報應」的新神經連結迴路（有恐懼的情緒連結會更強，這就是前世療法還需加上「死亡重生療法」的原因與目的），而產生有效提升「道德倫理觀念」的心理戒治效果。

（六）可開發出視覺心象能力

　　IPDA 方案著重「誘發視覺心象」的治療技術對「弱視覺心象型」個案而言，除了能使原本「無視覺心象」的 35%個案中，能因而看見片段的視覺心象外，亦可使原本這些「無視覺心象者」在看見某些「片段視覺心象（如片段的今生、前世、夢境或未來心象）」之後，在改善個人的「適應能力」上顯著優於始終無法產生視覺心象者，此現象證明 IPDA 方案確實能開發出部分無視覺心象者的視覺心象能力，並產生改善個人適應能力的治療效果（張雲傑，2014）。

（七）可依心象型態分類治療

　　DCH 之研究結果驗證了張雲傑與林宜隆（2010）之研究推論為真，即在 IPDA 團體方案中，當治療師可運用個案自由聯想出之前世心象內容進行操作制約與認知重建技術，並可引導個案操作其前世心象內之「死亡、重生」過程時，其整體之自我概念與情緒治療效果最佳；而當治療師只能運用個案自由聯想出之人生往事，進行操作制約與認知重建技術，而未讓個案操作今生心象內之「死亡、重生」過程時，其整體之自我概念與情緒治療效果次佳；而當治療師可運用個案自由聯想出之片段畫面，進行認知重建技術，使個案自我覺察出用藥原因之「象徵意義」，但卻缺乏可進行操作制約之完整心象內容時，則僅能讓個案產生某部分的自我概念治療效果；而當個案完全無法自由聯想出與用藥原因有關的任何心象畫面，使得治療師完全無法引導個案於心象內進行操作制約與認知重建技術時，則僅能對個案產生放鬆治療效果。

　　如 IPDA 方案可對「有前世心象、非前世心象、片段心象、全無心象」等 4 種不同視覺心象能力等級的藥癮者產生種 4 種不同程度等級的治療效果，即對「有前世心象者」之自我概念及情緒改善效果最佳、對有「非前世心象

者」之自我概念及情緒改善效果次佳、對有「片段心象者」之自我概念與情緒改善效果尚可、對「全無心象者」之自我概念及情緒改善效果最弱。此顯示當藥癮者之視覺心象能力愈強，IPDA 方案可運用之各種認知行為治療技術的種類就會愈多，因此對個案偏差自我概念與負面情緒的治療效果也就會隨之愈佳。反之，當個案之視覺心象能力愈弱，則 IPDA 方案可運用之各種認知行為治療技術的種類就會愈少，因此對個案偏差自我概念與負面情緒的治療效果也就會隨之愈弱（張雲傑，2014）。

但若以「**降低藥癮者之非法藥物再犯率**」的治療效果而言，**則 IPDA 方案對降低「弱視覺心象型」個案之非法藥物再犯率的效果則顯著優於「強視覺心象型」個案**（以個案離開強制戒癮機構後第 1 年的「非法藥物再犯紀錄」統計之），**尤其是對原本施用 2 級非法藥物的「弱視覺心象型」個案。**

（八）可訓練出自我療癒技術

IPDA 方案可以訓練不同視覺心象能力的藥癮者，學會如何開發本身視覺心象能力與如何運用視覺心象來治療自己心理創傷、改善偏差自我概念與釋放情緒痛苦的技術，而此點卻是藥癮者在單純接受一般「非催眠式」的心理戒治處遇時，所無法學習到之「自我療癒技術」。

茲將根據 DCH 分類治療理論所設計之 IPDA 方案的治療技術、實施技巧及臨床效用等（張雲傑，2014），表列說明如下（如表 5-2-1 所示）：

表 5-2-1 IPDA 實施技巧及臨床效用（修改自張雲傑，2014）

IPDA 整合療法	IPDA 治療技術	IPDA 實施技巧	IPDA 臨床效用
心理動力療法	1.催眠放鬆技術	1.呼吸放鬆（指導個案使用 6363 呼吸法） 2.冥想放鬆（指導個案冥想夏夜海灘與戒藥光芒）	1.可減輕個案心理痛苦及憂鬱程度 2.可發掘出促成個案首次用藥行為之各種負向心理因素
	2.自由聯想技術	自由聯想用藥原因之心象（引導個案以直覺冥想用藥原因）	

表 5-2-1 IPDA 實施技巧及臨床效用（修改自張雲傑，2014）（續）

IPDA 整合療法	IPDA 治療技術	IPDA 實施技巧	IPDA 臨床效用
行為制約 療　法	1.消除藥癮制約	操作與用藥原因有關之「前世心象」內的主角人物死亡過程，以連結嫌惡刺激（死亡時之身心痛苦）	1.使個案操作心理戲劇之「死亡、重生」心象，產生消除身心壓力、藥癮渴想等效果 2.可減輕個案失眠、多惡夢等藥物戒斷症狀
	2.強化戒藥制約	操作與用藥原因有關之「前世心象」內的主角人物重生過程，以連結正向刺激（重生後之身心放鬆）	
認知重構 療　法	1 戒藥教育	1.指導個案於心象中教育自己用藥的壞處（現在的自己教育過去的自己） 2.指導個案於心象中教育自己戒藥的好處（成熟的自己教育過去的自己）	1.使個案於戒藥教育中，產生「自我反省」之效能 2.使個案於「心理戲劇」中預先演練面對困境時之身心反應及解決技巧 3.使個案重新建構認知信念，願以正向角度看待過去生活經驗，產生「頓悟」療效
	2.問題解決技巧	指導個案於心象中練習各種問題解決技巧，治療內在心理痛苦	
	3.認知重構技術	1.建構負面事件之正面意義（引導個案在重生心象內，回顧自己生命課題） 2.促進自我反省及頓悟（引導個案在重生心象內與智慧之光進行溝通）	

第三節　HCD 方案之架構與實施

　　Miller 等人（1987）及張雲傑（2014）等專家學者發現「強視覺心象型」個案與「弱視覺心象型」個案在人格測驗、情感心象反應、催眠感受性與治療反應上的顯著差異，是 DCH 據以設計 HCD 方案的基礎，現將 HCD 方案之理論架構與實施方式說明如下：

一、HCD 方案之治療理論架構

　　自 20 世紀末期之後，歐美精神醫學界開始有治療師運用催眠回溯、投射及解離等多項技術，讓個案在自己猶如「前世」的視覺心像內，體驗「死亡」與「重生」感受，藉以產生「頓悟」的治療效果，如美國精神科醫師 Weiss 倡導之「前世回溯療法」(黃漢耀譯，1994)。而且根據 Freedman(1997) 治療 52 名恐懼症患者焦慮症狀之臨床研究發現，「前世回溯療法」(N＝28) 對降低患者焦慮之效果顯著優於「今生回溯療法」(N＝11) 與「晤談治療法 (talking method)」(N＝13)，而今生回溯療法與晤談治療法兩者對降低患者焦慮之效果則大致相同，顯示**「催眠回溯療法之效果可優於（或至少等於）晤談療法的效果」**。

　　因此為能增加 HCD 方案之治療效果，DCH 療法除了針對「弱視覺心象型」的藥癮個案設計以催眠建議療法為主軸之套裝催眠 CD 內容外，更特別於其中 2 片催眠 CD 中（催眠戒藥 CD、催眠回溯 CD），加入以誘發體覺、聽覺、直覺感受為主要技術之「催眠回溯法」，此種「多元組合」之設計理念有二：第一在於希望「視覺心象能力較弱或不易產生視覺心象」的個案在聆聽催眠 CD 的過程中，亦能得到催眠回溯療法的效用；第二則是希望透過加入這些催眠回溯單元，讓「不易產生視覺心象」的個案也有機會經由多次練習而開發出部分的視覺心象能力，以便未來有機會接受 IPDA 方案，並從中獲益（張雲傑，2012a）。

　　由於「催眠放鬆、聯想、投射、回溯、推進、解離」等 6 項催眠治療技術的應用技巧，可依據個案之催眠感受性而區分為四種臨床應用類型，包括「誘發視覺心象技巧、誘發聽覺感受技巧、誘發體覺感受技巧、誘發直覺感受技巧」。有鑑於此，DCH 療法所使用之套裝「催眠 CD 療法」的主要治療技術中，除了設計有適用於「弱視覺心象型」之藥癮者的正向催眠建議療法外，亦加入著重誘發個案產生「體覺、聽覺、直覺」感受性之「放鬆、聯想、投射、回溯、推進、解離」等 6 項催眠治療技術，此設計與「以誘發視覺心象為主要治療技術」之 IPDA 方案的最大不同處在於：催眠 CD 方案將原本在 IPDA 方案中，以催眠技術直接誘導出視覺心象的放鬆、聯想、投射、回溯（包括今生與前世）、推進、解離」等 6 項催眠治療技術，均改採以誘發體覺之催眠感受（如引導個案讓身體產生飄浮在空中的感覺）、或誘發聽覺

之催眠感受（如引導個案聆聽自己內心的聲音）、或誘發直覺之催眠感受（如引導個案相信自己直覺浮出的意念）等技巧為主，並藉由體覺、聽覺、直覺等催眠感受來進一步誘發（或開發）出個案的視覺心象能力。

　　根據 Grafman 與 Litvan（1999）之大腦可塑性理論，大腦本身具有代償作用（compension）或執行替代策略（alternative strategies）的功能，而此種可塑性是因大腦可以用「不只一種的方法」來執行一個作業，這就好比有人可用地標來認路，有人可用方向感來認路（因其具有很強的空間方向感），但假如用方向感來認路的人因腦傷而失去了空間方向感時，其還是可以改用地標來達到認路。因此 DCH 療法才會針對有視覺心象困難的個案，訓練其大腦以聽催眠 CD 的「替代策略」來學習自我催眠技巧，並以 HCD 方案來鍛鍊開發出個案的基本心理戒癮能力，以獲得 DCH 所預期的治療效果。

（一）催眠 CD 對於個案治療之作用

　　一般治療師在設計催眠 CD 時，通常會應用適合所有個案（包括有視覺心象者及無視覺心象者）的催眠技術，尤其當治療師在設計亦可適用於「無視覺心象者」的催眠 CD 時，除了在內容設計上會以催眠建議、放鬆、聯想、解離等技術為主外，有時亦會加入特殊練習作業，以協助個案獲得特定催眠效果。如 Hammond、Haskins-Bartsch、Grant Jr.與 McGhee（1988）為研究催眠 CD 之催眠效用，先催眠 48 名無催眠經驗的自願者，再透過「催眠後建議與直接練習」等方式讓個案學會自我催眠，接著所有個案被隨機分派至「催眠 CD 引導組」和「自我引導組」以進行自我催眠實驗。結果發現兩組在自我催眠的行為反應上未達顯著差異，可見「催眠 CD」與「自我引導」等兩種催眠方式能讓兩組個案產生出相同的自我催眠效果。但就這些剛學會自我催眠的「個案本身感受」而言，則認為「聆聽催眠 CD」的自我催眠方式較優於自我引導的方式，顯示經過精心設計之催眠 CD 確實能讓個案「更容易」進入自我催眠狀態。

　　Wolberg（1980）認為在協助個案建立「自我（ego）」的治療目標上，由治療師以催眠建議與放鬆技術製作而成之催眠 CD 具有以下功效（成蒂、林方皓譯，1996）：

1.催眠 CD 可協助個案放鬆並提高士氣，好處之一就是個案在離開治療室之後仍可從中受益。當為避免個案因內心抗拒、或受日常生活的干擾而模糊

治療效果時，可藉由讓個案每天至少聽 2 次催眠 CD 的方式來持續強化和穩固在治療中所習得之功課，亦可防止個案逃避或壓抑負面感受，而在治療結束後，亦可作為協助個案調適因應能力的精神資源。

2.催眠 CD 是一種很具體的心理治療證據，可讓個案確實得到一種治療師為其所製做之治療輔助器材，也可產生安慰劑效果。因有些個案會認為「談話治療」是暫時和淺薄的，所以希望能獲得較「實質」的治療對待，這也就是為何「能示範的治療技術」會比單純談話對某些病人產生較大震撼與療效的原因。但催眠 CD 並非心理治療的替代品，其功能只是補充和促進心理治療的進行。

3.透過讓個案傾聽治療師錄製於催眠 CD 內安慰、放鬆、鼓勵、鎮定個案的話語，可更加強化、堅固雙方之治療關係，而且治療師具「同理心的權威」的理想形象會被個案擴大，即使錄製催眠 CD 之聲音並非治療師本人，也會被認同為治療師。由於個案與代替治療師之催眠 CD 有更密集的接觸，使得治療關係更容易在短期間內建立。

4.催眠 CD 內之治療師放鬆和鼓勵的指導語可紓解個案的緊張和焦慮、消除防衛機制，以免阻礙較佳適應模式的練習。正向指導語則可中和個案的慣性負向思考，使其產生較建設性的自我意象。若催眠 CD 的指導語類似肯定訓練的形式，可使個案增進自給自足的能力；若內容包括支援和再教育指導語則可搭配心理動力治療使用；若誘導式的放鬆指導語則會導致意識狀態的改變、激發退化的現象，因此治療師如何處理個案被催眠 CD 引發之移情、抗拒、特殊回憶或再現的舊時情緒，將決定治療效果之良窳。

（二）催眠 CD 之臨床治療效能

目前國外對催眠 CD 效果之實證研究，如 Ghoneim、Block、Sarasin、Davis 與 Marchman（2000）為瞭解催眠 CD 輔助牙科手術後之康復效果，以 60 名接受牙科手術患者進行臨床研究，發現在手術前 1 週、每天聽 1 次催眠 CD（針對催化術後康復效果而設計）的實驗組於手術後、及手術後 3 天的焦慮反應評估上，顯著低於未聽催眠 CD 之控制組（P＜.01）。

另 Carter（2006）為研究催眠 CD 之減壓效果，以結合心象指導與肯定、正向建議的套裝催眠 CD（包括放鬆、達成佳績、增加魅力、消除憂鬱、創造財富、前世回溯、快速減重、舒眠、戒菸、輕鬆冥想等 10 種主題）進行

調查研究發現，自願參與催眠 CD 研究計畫的 22 名受試者（女性占 59%，男性佔 41%，年齡範圍為 19 至 67 歲）在 10 種不同主題之 CD 中，最常使用「放鬆 CD」（27%），其次是「舒眠 CD」（18%）與「創造財富 CD」（18%），受試者使用 CD 時間從 2 至 14 個月不等（平均使用 6.6 個月）。調查結果發現受試者認為催眠 CD 明顯使自己身心健康情形好轉者佔 91%、產生正向思考者佔 82%、增強調適壓力情境的能力佔 73%，並具有減輕失眠症狀、減少憤怒情緒及負向思考等效果，所有受試者共同感受到的「第一好處」則是催眠 CD 可增加放鬆感、減輕負向思考及壓力。至於催眠 CD 的改善效果會隨著時間遞減的主因乃是受試者沒有持續使用催眠 CD、或未長期規律的練習放鬆技巧所造成；相反的，也有快速從催眠 CD 獲益的受試者是等到症狀復發時才再使用。

　　在以催眠 CD 戒毒方面，國外有 Page 與 Handley（1993）以個案研究法探討催眠 CD 治療 1 名 20 歲女性古柯鹼成癮者之效用（治療前，該女性連續每天使用 5 公克之古柯鹼，已達 8 個月之久），研究發現在連續 4 個月內，每日聆聽 3 次催眠戒毒 CD 之療法，已使該個案 9 年內未再吸毒。

　　而國內則有張雲傑等人先運用催眠 CD 將藥癮者引導入催眠狀態後，再轉以治療師本人現場的聲音指導個案進行催眠回溯治療之複合式技術（如 DCH 療法的 IPDA 方案即是使用標準化的催眠 CD 進行催眠誘導）（張伯宏等，2008；張雲傑，2012a；張雲傑、林宜隆，2010）

　　另張雲傑（2012a）為驗證依據心理動力理論及催眠治療理論所設計之套裝催眠 CD，是否能對國內強制藥癮戒治機構內「無視覺心象」男性藥癮者之慢性自殺意圖、異常自我概念及負面情緒等成癮心理產生治療效果，於 2008 年 3 月至 2011 年 3 月間，依實地實驗研究法原則，以臺灣北部某藥癮戒治機構內「無視覺心象」男性藥癮者為立意抽樣之研究對象，採「等組前後測準實驗設計」進行催眠 CD 團體治療實驗（實驗組 N＝42 人、控制組 N＝38 人）。研究結果顯示讓實驗組藥癮者每週聆聽 1 種治療主題的催眠 CD（每次聆聽約 60 分鐘），總計在 4 週內聆聽 4 種治療主題的套裝催眠 CD（包括催眠減壓、催眠戒藥、催眠回溯、富裕催眠等 4 片 CD），在減輕藥癮者之「絕望感」（可顯示個體慢性自殺意圖之強弱），及避免「生理自我、社會自我、自我認同、自我行動」等異常自我概念惡化之成效上，實驗組顯著優於

對照組（P＜.05），表示催眠 CD 確實具有減輕藥癮戒治機構內男性藥癮者之「慢性自傷意念」和避免其「自我概念」惡化的立即效果。

二、HCD 方案之實施方式

　　由於 HCD 方案可以依據「治療目標與個案屬性」以個別治療或團體治療的方式進行之，因此 DCH 療法建議治療師在實施 HCD 團體方案時，可以採用「團體治療人數約 6～10 人，每週實施 1 次治療單元，每次治療約 1.5 小時，總計 5 次治療單元（總治療時數約 7.5 小時）」的方式來執行，以獲得最佳的 HCD 團體治療效果。

（一）HCD 方案之單元架構及流程

　　無論是將 HCD 方案的 5 單元療程以個別治療或團體治療的方式實施之，DCH 治療師都必須遵守以下的結構化流程（如圖 5-3-1 所示）：

1.治療師對個案說明 HCD 治療潛意識藥癮之效用及本次治療主題。

2.治療師請個案閉上雙眼後，撥放時間約 60 分鐘之「催眠 CD」，進行治療。

3.催眠 CD 播放結束後，由治療師實施標準化喚醒程式，請個案睜開眼睛。

4.治療師請個案分享心得或提問。

5.治療師預告下次治療時間（或結案）。

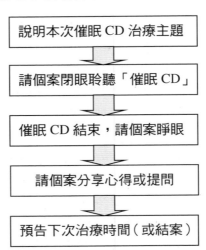

圖 5-3-1 HCD 方案之治療單元流程圖（引自張雲傑，2010a）

（二）HCD 方案之治療主題與內容

茲將 HCD 方案中之 5 種治療主題的主要治療技術及實施內容說明如下（張雲傑，2012a，2014）：

1.催眠體驗 CD

催眠體驗 CD 是先以「催眠放鬆技術」引導個案聆聽自己的心跳聲並配合 6-3-6-3 韻律性呼吸法，進行身心放鬆程序，讓個案想像自己舒服地躺在夏夜星空下的海灘上的海灘椅裡，聆聽海浪拍打沙灘的聲音及美妙音樂聲，欣賞美麗星空及海灘景色，並想像北極星光芒從天空照下治療個案全身。再以「催眠解離技術」引導個案想像自己的心靈「漂浮」到一個非常快樂的地方，享受身心靈完全放鬆的美妙感覺，並進入深沉放鬆狀態。接著指導個案想像自己左手臂產生很沉重的感覺、且體驗其眼睛因催眠而無法睜開的感受，以開發其體覺心象能力。再以「催眠想像技術」引導個案想像自己輕鬆的在最熟悉的街道上散步，以開發其視覺心象能力。然後再指導個案想像自己走到廣場中的一座寺廟前，一邊看著和尚在敲鐘、一邊聆聽鐘被敲擊所發出之響亮悅耳的「鐘聲」，以同步開發其視覺與聽覺心象能力。接下來再指導個案想像以其右手在由地上一熱水桶所飄散到空中的水蒸氣之中揮動，以開發其右手觸覺的敏銳度；同時再請其想像自己的左手被治療師打了一劑麻醉針且被戴上厚重的棒球手套，以開發其左手痛覺的遲鈍感，然後再想像治療師以消毒過的針在個案的左、右兩手上各扎了一下，然後再請個案比較兩手所感覺到的疼痛差異度，以同步開發其視覺心象能力與改變自己體覺的心象能力。最後當完成上述催眠體驗步驟之後，則進行催眠後建議與正向鼓勵（如「現在你已經發現以『催眠』來改變自己身心功能的威力有多大了吧！」、「從現在起你可以運用催眠的力量來讓自己身心更加的健康」等），並執行喚醒指令。

2.催眠減壓 CD

催眠減壓 CD 是先以「催眠放鬆技術」引導個案進行身心放鬆程序（方法同催眠體驗 CD），再以「催眠解離技術」引導個案想像自己的心靈「漂浮」到一個非常快樂的地方，享受身心靈完全放鬆的美妙感覺，並進入深沉放鬆狀態。然後以「催眠建議技術」引導個案建立紓壓與理性處理問題之正確觀

念（如「你會接受專家建議」、「你會對可信任的人說出心裡的話」等）、將日常人際情境與正向思考習慣進行連結（如「當被上司責罵時，你的能力反而變得更強」）、再以健康休閒活動與生理放鬆感受進行連結（如「新鮮的空氣與陽光會讓你變得更加快樂」、「舒服的泡澡、聽音樂、舞蹈、冥想等健康休閒活動，會讓你感到更加的輕鬆自在」等），最後則進行催眠後建議與正向鼓勵（如「當你清醒後，你的身心靈會更加健康快樂」、「你的每個呼吸和每個心跳都會讓你愈來愈健康」等），並執行喚醒指令。

3.催眠戒藥 CD

催眠戒藥 CD 是先以「催眠放鬆技術」引導個案進行身心放鬆程序（方法同催眠減壓 CD），再以「催眠解離技術」引導個案想像自己的心靈「漂浮」到「綠色戒藥光芒」裡，並進入心靈平靜的放鬆狀態。接著以「催眠回溯技術」引導個案回想「今生首次用藥」之心理原因，並加以「放下」（如讓個案想像自己漂浮在空中，然後把所有造成用藥的負面情緒向下拋開），以消除用藥動機。再引導個案回想「今生每次用藥」之心理原因，再加以放下，以消除用藥慾望。再以「催眠建議技術」對藥物進行視覺與嗅覺、味覺之嫌惡連結（如「當你看見藥物時，你會覺得藥物又臭又噁心，用藥的慾望完全消失」等）。最後則進行催眠後建議與正向鼓勵（如「你的心靈會得到所有的愛與滿足」、「戒藥成功的你後會得到眾人的喝采」等），並執行喚醒指令。

4.催眠回溯 CD

催眠回溯 CD 是先以「催眠放鬆技術」引導個案進行身心放鬆程序（方法同催眠減壓 CD），再以「催眠解離技術」引導個案想像自己的心靈「漂浮」到「白色的時光隧道」裡，並進入可自由穿越時空的放鬆狀態。接著以「催眠回溯技術」引導個案想像當飄出時光隧道之後，就會回想起與今生用藥上癮有關之「前世」感受，再以「催眠聯想技術」讓個案聯想出自己前世的各種個人資訊（如性別、外貌、年紀、種族、國籍、身分地位、職業工作、家庭關係、婚姻狀況、居住地點及生活年代等），再以「催眠投射技術」找出該前世裡影響個案生命史之重大關鍵事件，以協助個案探討該關鍵事件所「象徵」之心理創傷與今生用藥成癮之關連性為何。再以「催眠解離技術」引導個案以「心靈飄浮在空中」的方式，向下觀察前世之死亡過程，並釋放

死亡前之負面情緒。再以「催眠建議技術」引導個案放下前世遺憾，覺察自己的生命課題，藉以產生「頓悟」效果。最後則進行催眠後建議與正向鼓勵（如「放下前世遺憾和負面情緒，你就可以消除心理的藥癮，成功的戒藥」），並執行喚醒指令。

5.富裕催眠 CD

富裕催眠 CD 是先以「催眠放鬆技術」引導個案進行身心放鬆程序，讓個案想像自己舒服地躺在夏天溫暖沙灘上的海灘椅裡，聆聽海浪拍打沙灘的聲音及美妙的音樂旋律，並享受溫暖的太陽光芒放鬆全身的感覺。接著以「催眠聯想技術」引導個案先想像自己是個富裕家庭出生的孩子，再想像自己想要得到什麼生日禮物、或想去哪裡旅行等，再想像自己變成青少年後，想要交什麼朋友、或想要實現什麼願望等，然後再想像自己的心靈生活和經濟能力隨著年齡成長而持續增長，並逐漸富裕。再以「催眠解離技術」讓個案想像自己變成心目中最崇拜的偶像人物，然後透過該偶像的眼光來探索自己真正想過的理想生活。再以「催眠推進技術」引導個案預先規劃「未來富裕生活」的階段性目標（如讓個案想像自己 5 至 10 年後的生活狀況），並感受自己已經達成未來生活目標之富裕感受與心靈滿足感。最後則以「催眠建議技術」進行催眠後建議與正向鼓勵（如「你已開啟富裕的心靈潛能，潛意識會自動實現所有的願望」），並執行喚醒指令。

三、HCD 方案之臨床實務應用技巧

DCH 建議治療師在實施分類催眠治療模式時，必須嚴格遵守 HCD 方案之治療技術規範，並謹慎應用下列治療技巧，以增強分類治療效果。

（一）HCD 方案之治療技術應用技巧

DCH 要求治療師在進行 HCD 方案時（無論是採個別治療或是團體治療的方式），必須靈活運用以下的治療技術應用技巧。

1.聆聽次數之應用技巧

透過讓個案聆聽治療師錄製於催眠 CD 內安慰、放鬆、鼓勵、鎮定個案的話語，可更加強化、堅固雙方之治療關係，而且治療師具「同理心的權威」的理想形象會被個案擴大。故 DCH 建議為使治療關係能更容易在短期間內

建立，可讓參加 HCD 方案的個案更密集地聆聽催眠 CD，如由原本每週讓個案聽 1 次某治療主題催眠 CD 方式，改增加為每週聽 2 次或每天聽 1 次的方式，然後再將 HCD 方案的 5 個治療主題反覆循環之。

2.治療主題之應用技巧

　　HCD 方案中的「催眠體驗 CD」可開發個案自我催眠能力、「催眠放鬆 CD」可紓解個案壓力與焦慮、「催眠戒藥 CD」可協助個案釋放負面情緒、「催眠回溯 CD」可使個案看見前世心象、「富裕催眠 CD」則可中和個案的慣性負向思考，因此 DCH 建議治療師亦可針對個案之心理特質與特殊需求，靈活運用 HCD 方案中不同治療主題的催眠 CD。

3.消除干擾之應用技巧

　　「催眠放鬆 CD」之特點在於可協助個案放鬆自己身心，因此當為避免個案因受日常生活干擾而模糊治療效果時，DCH建議在接受完 HCD 方案後，仍可藉由讓個案持續聆聽「催眠放鬆 CD」的方式來強化和穩固在治療中所習得之功課，如此不但可防止個案逃避或壓抑負面感受，亦可作為協助個案調適因應能力的精神資源（成蒂、林方皓譯，1996）。

（二）HCD 方案之矯治實務應用技巧

　　DCH 要求治療師在進行 HCD 方案時（無論是採個別治療或是團體治療的方式），必須靈活運用下列之矯治實務應用技巧。

1.輔助療法之應用技巧

　　從輔助心理治療之功能而言，建議可將 HCD 方案整合於強制藥癮戒治機構現行之心理戒治處遇，用以改善異常自我概念、釋放負面情緒、減輕監禁環境對個人心理健康之負面影響。對於尚未聘用治療師之其它矯正機構而言，更可藉由實施 HCD 方案來改善藥癮者之偏差自我概念及負面情緒。

2.方案轉銜之應用技巧

　　若原本無視覺心象之個案於 HCD 方案的治療過程中，因開發出視覺心象能力而看見「用藥原因」心象畫面的話，建議治療師可在 HCD 方案完成後，針對該類個案實施個別或團體的 IPDA 方案，以產生更佳療效。

3.確保療效之應用技巧

　　根據 Carter（2006）研究發現，套裝催眠 CD 之改善效果會隨著時間遞減的主因乃是受試者沒有持續使用催眠 CD、或未長期規律的練習從催眠 CD 中習得的放鬆技巧所造成。因此建議治療師可持續對個案使用 HCD 方案，以確保療效。

四、HCD 方案之臨床實務治療效用

　　DCH 分類催眠治療模式所使用之 HCD 方案的主要治療技術中，與「以誘發視覺心象為主要治療技術」之 IPDA 方案的最大不同處在於：HCD 療方案將原本 IPDA 方案中，以催眠技術直接誘導出視覺心象的放鬆、聯想、投射、回溯、推進、解離」等 6 項催眠治療技術，均改採以誘發體覺、聽覺或直覺之催眠感受等技巧為主，並藉由體覺、聽覺、直覺等催眠感受來進一步誘發（或開發）出個案的視覺心象能力。因此，屬於 DCH 分類催眠治療模式之「輔助療法」的 HCD 方案，其之所以能對不同視覺心象能力的藥癮者產生上述改善自我概念及情緒之心理戒治效果，乃因其與 IPDA 方案一樣均是依據分類催眠治療理論與技術所設計而成之整合型治療方案，所以亦具有下列之臨床治療效用（張雲傑，2012a，2014）：

（一）可完全保密與實施簡便

　　催眠 CD 是種單向催眠治療的輔助工具，可讓視覺心象能力優秀的藥癮者只須聆聽催眠 CD 指令的引導即可看見進行自我治療所須之各種心象如「今生、前世或未來心象」，但除非個案主動告知，否則治療師不會追問其所看見之視覺心象內容為何。因此 HCD 方案可提供比由治療師本人實施之 IPDA 更加「完全保密」的心理治療過程，雖然其療效無法優於由治療師本人親自實施之 IPDA 方案，但 HCD 方案對「強視覺心象型」個案而言，可算是非常優越的輔助治療法，因研究結果證明只須每週撥放 1 次，每次讓個案聆聽 1 小時，總計 5 片 CD、5 次單元的 HCD 療程即可產生顯著優於接受一般心理戒治處遇的功效。

（二）迅速堅固雙方治療關係

　　在 HCD 方案實施的過程中，透過讓藥癮者閉眼、專心聆聽 DCH 治療師

錄製於催眠 CD 內安慰、放鬆、鼓勵、鎮定個案的話語，不但可讓個案得到「身心放鬆」的實質感受，更可強化、堅固雙方之治療關係，而且治療師具「同理心的權威」的理想形象會被個案擴大。由於催眠 CD 內之指導語的聲音是治療師本人所錄製，因此個案會更加認同治療師，使得治療關係更容易在短期間內建立。

（三）協助學習自我催眠技巧

　　「催眠體驗 CD」所設計之「放鬆、解離、想像、建議」等催眠技術可開發個案之視覺、聽覺與體覺等不同心象能力，亦可提升個案改變自己視覺心象內容與轉換體覺感受的自我催眠及自我暗示的能力，並可讓個案在體驗過完整的「自我催眠」步驟與程序之後，能真正地「覺察」到以自我催眠技術來改變自己身心功能的實際效果為何，並進而產生學習「自我催眠技巧」的動機及可運用「自我催眠」讓身心更加健康的信心。

（四）協助學習自我紓壓技巧

　　「催眠減壓 CD」所設計之「放鬆、解離、建議」等催眠技術可協助個案學習理性處理日常問題與健康紓壓之正向技巧，並設計有能將「日常人際情境與正向思考」進行連結及將「健康休閒活動與生理放鬆感受」進行連結的各種催眠建議，其中「放鬆和鼓勵的指導語」可紓解個案的緊張、焦慮並消弱自我防衛機制，使之能較順利地進行較佳適應模式的想像練習；「正向指導語」則可中和個案之慣性負向思考，使其產生較具建設性的自我意象；「肯定訓練」形式的指導語則可增強個案自給自足的效能，使身心壓力與戒斷症狀得以緩解。

（五）協助學習自我戒藥技巧

　　「催眠戒藥 CD」所設計之「放鬆、解離、今生回溯」等催眠技術能藉由引導個案回想今生「首次用藥」及「每次用藥」之心理原因，以「心理支持」與「再教育」型式的催眠指導語，協助個案練習「放下」促成用藥成癮之負面情緒的技巧，並可直接對個案實施嫌惡藥物的「催眠指令」，以產生行為矯治所需的嫌惡制約效果。

（六）協助學習情緒釋放技巧

「催眠回溯 CD」所設計之「放鬆、解離、前世回溯、聯想、投射」等催眠技術可引導個案（尤其是「強視覺心象型」）聯想出前世的個人資訊及影響前世生命史之重大關鍵事件，並可協助個案探討前世關鍵事件所「象徵」之心理創傷與今生用藥成癮之關連性為何；亦可協助個案進行前世的「死亡、重生」過程來釋放負面情緒及內心遺憾，以覺察自我生命意義並產生「頓悟」效果。其中「誘導」式的放鬆指導語可使個案產生意識狀態改變或激發退化的效果，使得催眠治療所需之移情、特殊回憶、或再現的舊時情緒能重現於回溯治療的過程中，並獲得處理。

（七）協助學習生涯規劃技巧

「富裕催眠 CD」所設計之「放鬆、聯想、解離」等催眠技術可指導個案（尤其是「強視覺心象型」）練習能讓自己心靈生活與經濟能力隨著年齡成長而逐漸富足的的想像技巧；亦可協助個案演練以所崇拜偶像人物的眼光來探索自己真正理想生活的想像技巧，並可運用催眠推進技術讓個案能預先規劃「未來富裕生活」的階段性目標與感受已達成願望的心靈滿足感，使個案產生「正向改變」的動機、積極實現理想目標的心理動力、以及較健康的自我概念。

（八）協助學習自我療育技術

HCD 方案可以訓練不同視覺心象能力的藥癮者（尤其是「強視覺心象型」個案），學會如何以聽覺、體覺或直覺來開發本身視覺心象能力與如何運用視覺心象來放鬆自己、治療心理創傷與情緒痛苦，及學習如何能預先看見未來的技術等，而這些皆是藥癮者在單純接受一般「非催眠式」的心理戒治處遇時，所無法學習到之「自我療育技術」。

（九）可減輕治療人力之負擔

為了治療藥癮者之自我概念與情緒問題，DCH 依據強制藥癮戒治機構內心理治療人力不足之情況，設計讓「強視覺心象型」個案接受由治療師本人親自實施之 IPDA 方案、讓「弱視覺心象型」個案接受以套裝催眠 CD 替代治療師進行治療之 HCD 方案（即分類催眠治療 HI-LH 模式）之目的，就是為能以有限的心理治療人力將 IPDA 團體方案投注於「較易被催眠矯治」

的「強視覺心象型」個案身上，如此方能更有效率地提升佔總個案人數 49.05
％的「強視覺心象型」個案在異常自我概念與負面情緒方面的心理戒治效
果。

　　至於其餘佔總個案人數 50.95％之「較不易被催眠矯治」的「弱視覺心
象型」個案，則施以具「輔助治療功能」之 HCD 團體方案來提升其「行為
控制力[112]」。如此即可在不增加原有治療人力負擔下，達成有效提升 100％總
個案人數在異常自我概念與負面情緒方面的心理戒治目標（張雲傑，2014）

　　但若以「**降低藥癮者之非法藥物再犯率**」的治療效果而言，**由於 HCD
方案對原本施用 2 級非法藥物之「弱視覺心象型」個案的降低再犯率效果顯
著優於接受一般心理戒治處遇的「弱視覺心象型」個案，而且僅次於 IPDA
方案**（以個案離開強制戒癮機構後的第 1 年「非法藥物再犯」司法紀錄統計
之，請參見第七章第一節）。

　　因此，為有效降低藥癮者復歸社會後 1 年內的「非法藥物再犯率」，DCH
在考量強制戒癮機構內治療人力不足之狀況下，另設計出一套讓「弱視覺心
象型」個案接受 IPDA 方案、讓「強視覺心象型」個案接受 HCD 方案的分
類催眠治療 LI-HH 模式之目的，就是為能以有限的心理治療人力將 IPDA 團
體方案投注於「可顯著降低其再犯率」的「弱視覺心象型」個案身上，如此
便能更有效率地大幅提升佔總個案人數 50.95％的「弱視覺心象型」個案在
藥癮戒除與降低再犯方面的心理戒治效果。

　　至於其餘佔總個案人數 49.05％之「較易被催眠矯治」的「強視覺心象
型」個案，則改施以具「輔助治療功能」之 HCD 團體方案來改善其「故意
表現好、自我總分、社會自我」等 3 項自我概念（張雲傑，2014）。如此即
可在不增加原有治療人力負擔下，達成有效提升 100％總個案人數在「改善
自我概念與情緒」及「降低非法藥物再犯率」等兩方面之雙重心理戒治目標。

　　茲將根據 DCH 分類治療理論所設計之 HCD 方案的催眠 CD 使用順序及
臨床治療效用，表列說明如下（張雲傑，2012a）（如表 5-3-1 所示）：

---

[112]此處所謂之「行為控制力」的高、低，乃是藉由「田納西自我概念量表」（林幸台等，2004）中的「自我行
　動」分量表來加以測量與評估之。

表 5-3-1 HCD 治療主題與技術架構（修改自張雲傑，2014）

HCD 治療主題	HCD 治療理論	HCD 治療技術架構	HCD 臨床效用
1.催眠體驗 CD	1.催眠是可習得之自然技能 2.催眠能力可藉練習而提高 3.可干擾催眠產生之行為需被弱化	1.引導個案實施呼吸放鬆法、冥想夏夜海灘與星光 2.引導個案練習產生視覺心象之基本技巧 3.引導個案練習產生聽覺心象之基本技巧 4.引導個案練習產生體覺心象之基本技巧 5.進行正向建議與鼓勵，並執行喚醒指令	協助個案開發視覺、聽覺、體覺、直覺等心象能力以提升自我催眠與自我暗示能力
2.催眠減壓 CD	1.自我因人格問題產生異常自我概念 2.自我因心理創傷產生負面情緒	1.引導個案實施呼吸放鬆法、冥想夏夜海灘與星光 2.引導個案建立紓壓與理性處理問題之正確觀念 3.以日常人際情境與正向思考習慣進行連結 4.以健康休閒活動與生理放鬆感受進行連結 5.進行正向建議與鼓勵，並執行喚醒指令	協助個案調適監禁壓力、緩解藥物戒斷症狀（包括焦慮及憂鬱症狀）
3.催眠戒藥 CD	1.本我具有慢性自殺意圖 2.自我因人格問題產生異常自我概念 3.自我因心理創傷產生負面情緒	1.引導個案實施呼吸放鬆法、冥想夏夜海灘與星光 2.引導個案回想首次用藥心理原因，消除用藥動機 3.引導個案回想每次用藥心理原因，消除用藥慾望 4.對藥物進行視覺與嗅覺、味覺之嫌惡連結 5.進行正向建議與鼓勵，並執行喚醒指令	針對個人用藥上癮之現實原因加以探索，並對藥物進行嫌惡暗示
4.催眠回溯 CD	1.本我具有慢性自殺意圖 2.自我因人格問題產生異常自我概念 3.自我因心理創傷產生負面情緒	1.引導個案實施呼吸放鬆法、冥想夏夜海灘與星光 2.引導個案回溯促成用藥上癮之前世原因 3.引導個案觀察前世之死亡過程，並釋放負面情緒 4.引導個案放下前世遺憾，並覺察自己的生命課題 5.進行正向建議與鼓勵，並執行喚醒指令	探討個人心理創傷事件始末，釋放個體負面情緒、修通心理創傷、減輕慢性自殺意圖與風險、矯治負向自我概念，催化出治療所需之「頓悟」
5.富裕催眠 CD	自我因人格問題產生異常自我概念	1.引導個案實施呼吸放鬆法、冥想溫暖海灘與日光 2.引導個案冥想自己的心靈富裕程度逐漸增長 3.引導個案冥想自己以所崇拜偶像的眼光看世界 4.引導個案預先規劃未來富裕生活的階段性目標 5.進行正向建議與鼓勵，並執行喚醒指令	協助個案消除負面自我概念、建立正向自我概念、進行以「心靈富裕」為目標之生涯規劃

第四節　分類催眠治療之倫理準則

　　因 DCH 療法要求治療師須具有「臨床心理師」及「催眠治療師」之雙重專業身分，故依據心理治療倫理規範及催眠倫理準則，DCH 治療師於治療計畫開始之前至治療結束之後，均須遵循以下倫理守則。

一、心理治療倫理準則

　　依據「臨床心理師公會」之心理治療倫理規範（臨床心理師公會全聯會，2011），DCH 治療師須遵循以下心理治療倫理準則：

（一）治療師資格與能力範圍

1. DCH 治療師所提供的專業心理治療服務，必須在自己能力範圍所及的領域與群體之內，而「能力範圍」的界定是根據治療師本身所受的專業教育、訓練、諮詢、臨床實務、或研習的經驗。

2. DCH 治療師所執行之專業心理治療服務，必須奠基於心理學領域的科學與專業知識所建構出對個案「年齡、性別、性別認同、種族、文化、信仰、性取向、失能、語言或社經地位」等相關因素的理解，因此 DCH 治療師必須具有足以確保能夠勝任專業服務的能力之訓練、經驗、諮詢。若未達前述之專業能力規範，就要適當地將個案轉介。

3. 當 DCH 治療師所計畫提供的專業心理治療服務，涉及到新的群體、領域、技術或科技時，必須接受相關的專業教育、訓練、諮詢或研習。

4. 在新興領域中，當準備性的「心理治療訓練標準」尚未建立共識之前，DCH 治療師應採取合理的步驟來確保自己具有專業心理治療能力，同時應保護個案、實習生、被督導者、研究參與者等，以避免其受到傷害。

5. 從事與司法心理學相關的心理治療業務時，DCH 治療師需要合理地熟悉與該角色有關的司法與行政法規。

6. 就專業能力之維持而言，DCH 治療師應持續投注努力，以發展並維持自己的心理治療能力。

7. 就科學與專業判斷的基礎而言，DCH 治療師的工作是奠基於臨床心理學學術領域中已建構的科學與專業知識。

8. 當 DCH 治療師覺察到其私人的問題有可能會讓其無法以有效的方式執行與心理治療工作相關的活動時，應該避免進行該項活動。

9. 當 DCH 治療師覺察其私人問題會干擾其心理治療工作職務的適切表現時，應採取合適的措施，如尋求專業諮詢或協助，以決定是否要限制、中止或結束與心理治療工作相關的職務。

（二）心理衡鑑

1. DCH 治療師使用心理衡鑑工具應符合智慧財產權之要求。

2. 在編製心理衡鑑工具時，DCH 治療師應遵循既定的科學程序，並遵照相關心理學研究的標準，使其所編的心理衡鑑工具達到標準化。

3. 在使用心理衡鑑工具時，DCH 治療師應具備適當的專業心理學知識與治療經驗，並以科學的態度解釋心理衡鑑結果，以提昇個案的福祉。

4. 在選擇心理衡鑑工具時，DCH 治療師應注意個案心理特質的個別差異，慎重審查心理衡鑑工具的效度、信度、及常模，選用自己熟悉而且對瞭解個案的心理狀態具有實用價值之心理衡鑑工具。

5. DCH 治療師在實施心理衡鑑工作前，個案（或其法定代理人或監護人）有權利要求以其能懂的語言，獲知心理衡鑑的性質和目的、心理衡鑑結果的參考價值與限制，及其何以需要接受心理衡鑑。唯有在個案對心理衡鑑工作所提疑問全部獲得釐清，並同意接受之後，始得進行心理衡鑑工作。

6. 在實施心理衡鑑時，DCH 治療師應注意維持心理衡鑑的標準化程序，以保障心理衡鑑結果的可靠性與真實性。

7. 在解釋心理衡鑑結果時，DCH 治療師應力求客觀正確，並審慎配合其他報告或病史資料，提出有效的適當證據，作嚴謹而適度的邏輯推論，提出有助於個案的建議。而為避免對個案及其關係人產生誤導或造成不良後果，DCH 治療師應說明該次心理衡鑑結果之可靠度。

8. DCH 治療師對個案之心理衡鑑原始資料、衡鑑報告、及建議內容，應視為專業機密，並善盡保密之責任，若未徵得個案之同意，不得公開。若為諮商、研究與教育訓練目的而作適當使用時，不得透露個案真實身份。

9. DCH 治療師應在合法的範圍內，盡力保持心理衡鑑工具的機密性，以免因為一般大眾熟悉其特殊內容及相關之應試技巧，而損害其原有功能。

10. DCH 治療師不得在大眾媒體展示心理衡鑑工具，或用以從事任何娛樂性節目。在非專業性演講、撰文或討論時，只可使用模擬項目為例，絕不可使用正式測驗項目，以免影響其應用價值。

11. DCH 治療師在撰寫心理衡鑑報告時的用字遣詞，宜避免使用專業術語而溝通不良。涉及隱私部分，宜針對使用報告目的斟酌呈現（如司法鑑定）。

12. DCH 治療師所撰寫的心理衡鑑報告亦屬個案隱私資料的一部份，必須個

　　案本人（或其法定代理人或監護人）始可取得該心理衡鑑報告。

（三）心理治療

1.在心理治療開始前，DCH 治療師應清楚告知個案（或其監護人）實施心理治療之理由、目標、過程、方法、費用、及雙方應有之權利義務，並且以口頭或書面方式澄清個案（或其監護人）對於心理治療的所有疑問。

2.唯有在個案（或其監護人）對於心理治療相關疑問獲得澄清，且個案（或其監護人）親自表示同意接受治療後，DCH 治療師始得對個案施行治療。

3.進行心理治療時，DCH 治療師應選用自己熟悉、而且確信對個案之問題具有療效的治療技術。

4.心理治療進行一段時日後，若個案原有心理問題仍不見緩解，或因故無法持續治療關係、或心理治療不再產生療效時，DCH 治療師應主動與個案（或其監護人）討論後續轉介事宜，並在徵得個案（或其監護人）同意後採取轉介措施。

5.若事實顯示個案不再需要接受心理治療，DCH 治療師應主動與個案（或其監護人）討論此事，並在徵求個案（或其監護人）同意後，停止治療關係。

6.DCH 治療師考慮與個案終止治療關係時，應徵詢個案對終止治療關係的看法，了解個案因終止治療關係而產生的需求，並針對其看法與需求作適當處置。在情況需要時，DCH 治療師應推薦其他適當專業人員，使個案得以繼續接受治療。

7.當治療關係建立後，DCH 治療師應以個案的福祉為最高考量點，盡最大的努力，直到治療關係結束為止。DCH 治療師不應無故終止與所協助之個案的治療關係。

8.DCH 治療師與個案應始終保持「治療者與當事人」的專業關係，且在專業關係中不得涉入個案在治療關係之外的財務問題。

9.DCH 治療師對個案的心理治療資料應嚴加保密，避免因資料保密不週，導致個案遭受傷害。但在下列情形中，DCH 治療師可在未徵得個案（或其監護人）的同意下，依相關法令之規定，揭露個案資料，如為了避免個案遭受各種傷害（包括自傷及傷害他人）、或是為了澄清應付卻尚未給付之治療費（若是為了治療費用的給付糾紛，治療師僅可揭露有關範圍內之資料）。

10.除非法律有特別規定，在個案（或其監護人）的同意下，DCH 治療師得

揭露個案所同意範圍內的資料。

11.除非獲得個案（或其監護人）的同意、或法律的授權，DCH 治療師不得在其文稿、論著、演講、大眾媒體活動中，揭露可辨識個案身分之資料。

12.若個案有嚴重問題必須作重要抉擇時，DCH 治療師宜斟酌的現實情況，徵求個案（或其監護人）之意見。若個案有自我傷害、自殺、或傷害他人的可能性時，必須儘快通知其監護人或相關防治單位。

13.為科學研究、教學及專業訓練所需，必須採用個案資料，但無法得到個案同意時，DCH 治療師與教學人員應以編碼、代號或其它方式指稱個案，並確保上述資料之使用不會對個案造成任何傷害。

14.在以兒童作為個案的心理治療過程中，DCH 治療師應以公平、公正的態度對待兒童，避免任何歧視、利用或誘惑。

15.DCH 治療師應避免與兒童產生心理治療以外之關係，以免出現角色衝突或影響專業判斷之客觀性及專業行為。

16.DCH 治療師應尊重兒童之基本人權，不得代替或強制兒童作出任何有礙其人權的決定。

17.DCH 治療師若發現導致兒童目前身心狀態之「外在因素」有違背少年及兒童福利法規等相關規定（例如體罰、虐待或性侵害）時，必須與兒童父母（或其監護人）溝通，並主動通報相關兒少保護單位。

二、催眠治療倫理準則

根據美國「國際催眠學會（The International Society of Hypnosis, ISH）」及「國家催眠學會（National Hypnosis Association, NHA）」訂定之催眠倫理準則（ISH, 2014; NHA, 2014），DCH 治療師須遵循以下催眠治療倫理準則：

（一）治療師僅能在專業領域內實施催眠技術

DCH 治療師僅能在自己專業的心理治療領域內進行催眠治療，並且避免在 DCH 療法中使用「超出心理治療範圍」的催眠技術，如在「綜藝節目」裡讓被催眠者模仿藝人或動物行為所使用的「舞臺催眠技術」即是所謂的「超出心理治療範圍」的技術。

（二）使用催眠技術前，應先讓個案對催眠有正確觀念

　　DCH 治療師在催眠治療開始前，必須慎重地對個案說明的「正確催眠觀念」就是有關「何謂催眠？被催眠時會被治療師控制而做出自己不想做的事嗎？」等倫理議題。事實上「催眠無法在強迫與威脅之下實施」，因為催眠是藉「催眠誘導暗示」形成催眠狀態，其前提是個案願意接受暗示，且能依暗示進行身心反應。換言之，治療師在給予催眠暗示時，須確認暗示是否對個案有效，接著才會給予加深催眠的暗示。一般人會「誤以為」此誘導是強迫性的，於是以為「治療師可以隨心所欲地操弄個案」，再加上被催眠者在事後回憶時，常會在主觀上「自以為」是被強迫實施，才會「誤認」為暗示有強迫性特徵（劉焜輝，1999）。

　　所以 Erickson（1952）指出，無論治療師起著什麼治療作用，個案本身的作用卻具有更多的主動功能，而這些主動功能來自個案本身的催眠感受性。因此在 DCH 分類催眠治療模式中，治療師所扮演之角色僅僅只是「提供催眠引導和指導個案如何在催眠狀態中進行自我心理治療」的專家而已。而此點更是 DCH 治療師針對催眠倫理之「暗示性」議題，一定會在治療開始前，向個案說明的重要觀念，如此方能排除個人內心疑惑，使治療關係能順利進展，讓個案能從治療過程中獲得實際益處。

（三）使用催眠技術時，須以個案福祉為優先考量

　　DCH 治療師在對個案實施「催眠心理治療」時，均會秉持心理治療與催眠倫理守則，堅守以協助個案「處理心理問題，增進心理健康」為最高之指導原則，對於與「處理心理問題或增進心理健康」無關之催眠技術，絕對不會施用於個案身上（如上述之舞台催眠技術）。

（四）使用催眠技術時，應公平對待不同種族、宗教、年齡、性別或國籍的個案

　　DCH 治療師在親自實施 IPDA 方案的治療過程中，均會以最適合個案本身催眠感受性與心理特質之溝通技巧，來讓個案得到應有的催眠治療效果，如處理有「多神輪迴信仰」的佛教徒個案時，會尊重其相信人會「輪迴轉世」之觀念，並協助其以「前世、今生心象」幫助自己心理治療；若是處理「一神信仰」的基督徒個案時，亦會尊重其相信「人無前世」之觀念，並協助其以「今生或未來心象」幫助自己心理治療。

（五）告知催眠治療後之應注意事項

另根據「美國臨床催眠學會（The American Society of Clinical Hypnosis, ASCH）」及「國際壓力創傷研究學會（The International Society for Traumatic Stress Studies, ISTSS）」之治療指南（Hammond et al., 1995; 楊筱華等譯, 2005），DCH 治療師在催眠治療後之應告知個案的注意事項有二：

1.個案可能誤認催眠後會自然產生正確記憶

關於催眠可加強個案「擷取記憶」此一假設，據研究發現催眠確實能增進個案對真實而又可交談素材的記憶（Dywan & Bowers, 1983）。催眠可加強回憶，尤其是「具有意義」的素材（Brown, Scheflin, & Hammomd, 1998），但不是所有記起來的事都是真的，甚至有時所增強的回憶可能只是一般提高注意力的結果。所以「催眠過程」比較是能增加個案整體記憶和對其「正確性」的信心，而不在於減少「正確」與「不正確」之比例。因此 Burgess 與 Kirsch（1997）建議，事先警告個案有關催眠得到之記憶「有可能不是真實的」，通常會使個案對該記憶真實性的自信與判斷得到節制。因這類基於催眠倫理所提出之警告和澄清，能使對於「催眠」會打開記錄在潛意識裡的「真相」之期待有所節制。雖然一些研究顯示，催眠可催化個案記起更多回憶，包括真實的與編造的，但是「整體的正確性」沒有改變。不過為避免催眠倫理上的擔心，DCH 治療師必須針對催眠和記憶的本質，提供個案正確的資訊，並警告個案透過催眠或其他任何非催眠技術所得來的記憶均無法保證完全正確。

2.高催眠感受性之個案有可能產生假性記憶或錯誤記憶

對於產生「假性記憶」的可能性來說，因催眠減弱了個案的「批判性」判斷，所以個案可能會由於社會暗示和內在刺激而加強反應。亦有可能會因交談而扭曲記憶，包括錯誤記憶，但卻還信以為真的報告出來（Laurence & Perry, 1983），又或是個案自信地（或具體地）報告其記憶，反而不管到底是真是假（Dywan & Bowers, 1983）。但必須注意的是，實證研究中發現，催眠中產生的假性記憶之特點，就是被捏造或扭曲的都是「細節部分」，而非「重大生活事件」（Brown, Scheflin, & Hammond, 1998）。因此是否接納錯誤記憶乃取決於其真實發生的可能性，以及與催眠無關之社會與情境因素（Lynn, Myers, & Malinoski, 1997）。

　　某些學者則認為「假性記憶」並非由催眠本身所引起,而是因為不恰當的探詢方式(如詢問誤導式的問題)與對催眠有不正確的假設而誤判。就如同「催眠的功效」一樣,僅能算是「治療的附屬品」,因此「假性記憶」也僅只是「記憶擷取技術的附屬品」而已。McConkey 與 Sheehan(1995)則認為「假性記憶中關於記憶的扭曲既非獨特也非專屬於催眠,扭曲在正常清醒狀態下就相當有可能了」。Fromm 與 Nash(1997)則認為在「假性記憶」的議題上,媒體和法院對催眠特別不公,因在上百種現有的「表達性治療技巧」中,催眠是唯一對記憶及其正確性擁有豐富數據資料的一種技巧,而法院和媒體之所以能把焦點放在催眠中會有記憶扭曲的效應上,乃正好是因為催眠研究人員嚴格地記錄了治療中記憶的可塑性,而這些因素也同樣存在於其他表達性的治療活動中,只是未被點明出來而已。

　　從專業治療角度來看,由於使用「催眠回溯技術」所得來之記憶可能是「假性記憶或錯誤記憶」,因此治療師要警惕可否相信個案所回憶起的一切記憶。所以「為避免誤判個案回憶內容之真假」,DCH 療法雖在精神分析治療階段(第一階段)使用自由聯想技術來探索視覺心象的內容與細節,但在進行認治行為治療時(第二、三階段),則改採「不詮釋、不分析」的認知催眠技術來治療個案,如此即可避免「記憶可能不真實」的爭議,但卻能運用經實證研究證明有效之認知行為技術來協助個案解決心理問題與困擾。

　　所以 DCH 治療師基於對「催眠治療應注意事項」之告知義務與倫理,在治療進行之前、中、後等各階段,均必須適時提供個案關於催眠與記憶本質之正確資訊,並提醒個案透過催眠或其他任何技術所得來之記憶均無法保證其「真實性」,因此無論個人所回憶起來的各種心象畫面,包括「前世、今生、夢境」、甚至「未來」等心象,根據精神分析理論而言,全是「個人自己壓抑於潛意識內的感受、想法、或不被現實所允許的衝動(如對藥癮的渴望)」所投射出來之「象徵物」而已。意即這些「象徵物」只能告訴個人該注意或處理什麼樣的心理創傷或困擾,但卻無法證明在過去歷史上或其生命史中曾經發生過這些事件。而且 **DCH 治療師必須提醒個案關於「催眠回溯或推進法」之治療重點在於如何協助個案解決心理創傷與困擾,讓其變得心理更健康快樂,而不是用來證明「前世、今生、或所預見的未來」是否真實存在。**

第六章
DCH 的藥癮治療評估模式

　　DCH 療法之所以能對成年男性藥癮者產生快速又有效率的藥癮戒治效果（如改善自我概念、負面情緒、及降低非法藥物再犯率）的最主要原因，就是因為 DCH 療法十分注重在藥癮催眠治療技術實施的過程中（尤其是在實施 IPDA 方案時），即能立刻同步進行 DCH 療法所特有之「藥癮治療評估模式」的標準程序，包括「藥癮與心理動力的評估、藥癮與認知行為的評估、藥癮與催眠功能的評估、藥癮與心象內容的評估、藥癮與治療效果的評估」等五大重點評估項目，因而使得 DCH 治療師可以隨時依據治療過程當下的最新治療評估結果，來立即修正或調整原本計劃實施之藥癮治療技術、或是改選用其他更適當的藥癮治療策略或特殊催眠治療技術。

　　如此一來，就可使得 DCH 療法所預期之藥癮治療效果可以在每次的治療單元結束前，就能立即在治療場域內發生，而讓治療師與個案本身可以馬上覺察到「當次治療單元的立即效果」、或是透過 DCH 治療師在當次單元結束前的「解說」而讓個案能預先知道在「未來幾天內會產生的後續治療效果」、或是將會「持續發生的長期治療效果」，以讓 DCH 療法對藥癮個案產生更強大的「催眠後暗示」治療效果。

第一節　藥癮與心理動力的評估

　　藥癮犯罪心理學中之心理動力理論基礎，主要是以「心理治療之父」Freud 學說為基礎所發展而出。在近代犯罪學史上，心理動力理論曾一度主導了現代犯罪學理論，成為現代犯罪心理學說的主流。自 20 世紀中期以後，雖有其他犯罪心理學學派逐漸崛起或取而代之，但仍有學者持續從事犯罪者心理動力領域之研究（吳宗憲，1997；許春金，2013），使得改良後之新心理動力理論的概念已被廣泛使用於藥物濫用的心理治療實務中（李素卿譯，1996）。

　　Freud 對心理治療學術界的最大貢獻就是提出潛意識概念與意識層次論，這些概念是瞭解人類行為與人格問題的關鍵。Freud 認為個人絕大部份的心理事件導因於未獲滿足的驅力及潛意識，因此潛意識之歷程與個人異常行為（或犯罪行為）之間有著密切關聯（馬傳鎮，2008）。

　　綜合當代心理動力理論之各種成癮觀點，DCH 認為當藥物偶然侵入個人生活時，人之所以會對藥物成癮的心理原因有三：其一乃是潛意識本我之死亡本能及自我毀滅傾向之慢性自殺意圖，藉持續用藥行為達成慢性自殺之目標；其二乃因藥癮者於成長過程中產生深層人格問題或心理病態，造成異常的自我概念或結構，才會將用藥視為是「自我心理治療」的一種方式，目的則在於以藥物治療心理創傷；其三則是心理創傷產生不同的負面情緒，並導致藥癮者使用不同的藥物，藥癮是個人用來逃避負面情緒的防衛機轉，用藥則是自我治療的方法，目的在於治療特定負面情緒（張雲傑，2012a）。

　　因此，當 DCH 治療師在進行藥癮治療時，必須針對個案（在催眠狀態下）所陳述的各種心象內容與呈現的象徵意義，仔細檢視促成其藥物上癮的「異常人格結構」與「心理動力失衡」的原因為何，如此才能正確地評估出個案的潛意識藥癮成因，並根據個案本身催眠感受性的強弱度與心象類型，採用適當的治療策略、選取適合的治療技術、設定可行的治療目標、預先規劃治療主題與治療次數，以便產生所預期的治療效果。

一、成癮前置因素評估

　　根據 DCH 理論，個人為何是對藥物上癮而非對其他物質上癮，其前提乃是藥物須正好或湊巧出現於個人發生異常行為之時，如此一來，潛意識的「成癮搜尋（addictive search）」（即搜尋可讓自己上癮之標的物的潛在動力）和環境上的「藥物偶然入侵（adventitious entrance）」等兩前置因素方能成為藥癮發展之基礎（Wurmser, 1974），也就是說個人之所以會染上藥癮乃是因先有「尋求上癮」的潛意識心理渴望，然後再加上有機會接觸藥物，才會對藥物上癮，若是在上癮前的關鍵時刻是碰到其他物質或活動，則是會對其他物質（如菸、酒、檳榔等）或活動上癮（如網路遊戲、競速飆車等）（Wurmser,1974；張雲傑，2012c）。此外，前置因素亦可用來解釋為何有些人有機會接觸藥物，卻不會依賴藥物的原因，如個體可能本身不具有可啟動

（或維持）藥物濫用行為的心理驅力；或是其可不藉藥物效力之助，即可紓解內在壓力（李素卿譯，1996）。

因此 DCH 治療師在對藥癮個案進行心理動力取向的評估時，首先要確認的就是個案的「成癮前置因素」為何。若個案在接受 DCH 治療前，已事先表示不知自己的成癮前置因素為何，則治療師須以「催眠回溯療法」來協助個案回想起首次用藥前的成癮前置因素，以便治療師預估個案的治療次數與治療後的戒癮效果。

二、焦慮程度與自我防衛機轉評估

「焦慮」是精神分析學派的基本概念之一，如 Hall 與 Lindzey（1978）認為焦慮是種緊張狀態，亦與「食慾」或「性慾」等驅力相似；不過，其非由個體內在組織情況所激發，乃由外在因素喚起。當焦慮被喚起時，個人會進行某些因應事項，包括抑制危險衝動、遠離有害領域、或遵循道德規範等。至於「自我防衛機轉」則可幫助個人因應焦慮及避免「自我」被焦慮所擊潰，只可惜藥癮者之「自我」經常會被無法控制的焦慮所擊潰，導致產生非理性防衛機轉而濫用藥物，並逐漸失去正常功能（藥癮者常用之自我防衛機轉包括否認、補償、替代、解離、投射、幻想、合理化、退化等作用）（Thombs, 1994; 李素卿譯，1996）。

因此 DCH 治療師在對藥癮個案進行「焦慮程度」的評估時，須檢視個案是採取何種（或哪些）自我防衛機轉，以便確認「催眠放鬆療法」與「催眠解離療法」的使用時機和使用次數，以便事先預估需使用哪些「催眠想像治療技術」來化解個案的自我防衛機轉並降低其焦慮程度。

三、異常人格結構評估

早期的精神分析理論認為「藥物依賴」乃源自於個人潛意識中「本我(id)」死亡本能的自我傷害意圖，藉由用藥物成癮來達成慢性自殺之目的（Khantzian,1980）；當代理論則將藥癮視為人格發展過程中「自我（ego）匱乏」的症狀，並將藥物濫用行為視為「深層人格問題」之外顯現象（Thombs, 1994），茲將異常人格結構與藥癮成因之評估要點說明如下（馬傳鎮，2008）：

（一）本我因素評估

人格結構中之本我受「享樂原則」支配，當享樂原則作用時，會使人難以忍受挫折與被剝奪的感受。因此用藥後之全能感與欣快感會迫使個人持續尋求藥物以滿足其驅力，並增強原有之驅力，即使是在須冒險的情境下（馬傳鎮，2008）。且藥物本身也會變成使身體產生興奮狀態的動力，激發個人對藥物之渴求，驅使藥癮者向外尋找藥物。心理動力學者發現藥癮者的本能驅力使其對外在刺激極端敏感（如聽見某人討論藥物而心癢），這些刺激不僅會激發藥癮者內在渴望，更會驅使其犯下「小失誤（slips）」而故態復萌（李素卿譯，1996）。

因此 DCH 療法要求治療師在進行催眠回溯技術時，必須同時檢視、評估個案受「本我因素」影響程度的大小，如當個案的「今生心象」中出現自己過去曾「學習」（或「一起與」）家人、朋友、同學、或同事等以用藥的方式來追逐享樂的記憶畫面；或是在「前世心象」中看見自己的「前世身分是遊手好閒的富貴人家子弟」時，即表示其受「本我」驅力影響的程度遠大於從未產生這類心象的個案。所以治療師就必須評估如何在今生療法或前世療法中，結合「時間悖論、死亡重生、靈性頓悟、預見未來」等四類特殊技術來對治個案本我享樂衝動的有效治療策略，以使其「本我」能真正願意接受「自我」或「超我」的約束與控制。

（二）自我因素評估

Smart（1970）認為當個人自我功能愈薄弱時，會更無法忍受挫折所造成之不安感，因而選擇以藥物減輕不安感，並尋求立即滿足。Khantzian（1980）與 Wurmser（1980）則認為由於藥癮者脆弱之「自我」在處理內在「本我」驅力上，未能發展出適當內控力，才會藉藥物滿足心理需求。Krystal 與 Raskin（1970）亦指出「自我不足（ego-deficient）」者會藉濫用藥物來逃避讓自己產生心理創傷的情境。Khantzian（1980）則認為藥癮是種與心理病態有關的自我防衛機轉，即藥癮者藉由用藥來保護自己免於直接面對無法抗拒之憂鬱、焦慮、羞愧、乏味、罪惡感及各種負面情緒，雖有部分心理病態源自藥物濫用及人際問題，但主因其實是由於「自我」受損，產生心理創傷，致使個人開始以藥物治療自己而上癮。Rado（1981）則認為個人雖可透過濫用藥物來逃避現實，但在藥物的短暫效力消失後，個人還是得面對生活現實，

故只好藉增加藥物劑量的方式來紓解壓力。Spotts 與 Shontz（1980）認為個人對藥物的選擇可能來自於「自我寧靜」或「自我膨脹」，如自我結構脆弱的海洛因成癮者會藉麻醉藥物來尋求安靜與孤獨的生活（即「自我寧靜」），而古柯鹼或安非他命成癮者則是為膨脹自我及自信心（馬傳鎮，2008）。

　　因此 DCH 療法要求治療師在進行催眠回溯技術時，必須同時檢視、評估個案受「自我因素」影響程度的大小，如當個案的「今生心象」中出現了自己因為「工作壓力、感情困擾、婚姻破裂、親子問題、焦慮煩躁、憂鬱寂寞、或孤單空虛」而用藥物自我治療或逃避現實的記憶畫面；或是在「前世心象」中看見自己的「前世人生因工作壓力、感情困擾、婚姻破裂、親子問題、焦慮煩躁、憂鬱寂寞、或孤單空虛」而自我傷害、自殺、重病身故或抑鬱以終時，即表示其受「脆弱自我功能」影響的程度遠大於從未產生這類心象的個案。所以治療師就必須評估如何在今生療法或前世療法中，靈活地結合「異常自我、情緒障礙、情感創傷」等三類治療策略與技術（參見第三章）來改善個案的「自我」功能，使其能真正有效協調「本我」與「超我」之間的衝突。

（三）超我因素評估

　　Aichhorn（1963）認為過強的超我會促成個人藥物成癮行為，因為過強的超我會使人產生極嚴重的罪惡感，並在潛意識裡產生「想被懲罰」的強迫性需求，而使得個人以藥物成癮的方式來懲罰自己，並藉以減輕內在衝突之焦慮感，因對藥癮者而言，其自己就是超我作用下的「被害者」。因此 Wurmser（1977）認為是社會協助了藥癮者，讓其有機會透過藥癮把「羞愧與懲罰」加諸在自己身上（馬傳鎮，2008）。

　　因此 DCH 療法要求治療師在進行催眠回溯技術時，必須同時檢視、評估個案受「超自我因素」影響程度的大小，如當個案的「今生心象」中出現了自己因「不當行為被懲罰（如因偷竊、翹課而被懲罰；或因玩火、酒後駕車而害人受傷等）」的記憶畫面；或是在「前世心象」中看見自己的「前世人生因個人行為失當使家人遭害、或當貪官汙吏遭現世報應、或做盜匪遭官府處死」等重大因果報應事件時，即表示其受「異常超我功能」影響的程度遠大於從未產生這類心象的個案。所以治療師就必須評估如何在今生療法或前世療法中，結合「想像模仿（如楷模學習）、死亡重生、靈性頓悟」等三

類特殊治療技術來改善個案的「超我」功能，使其能真正有效壓制「本我」的享樂衝動，並補強「自我」的正常運作功能。

四、異常人格發展評估

　　Wurmser（1977）認為當精神官能症或原始防衛機制得以藥物成癮的方式呈現時，個人即可藉此釋放心靈活力而不須面對潛意識的壓力，如 Schiffer（1988）發現古柯鹼成癮者之用藥行為乃為減輕在兒童早期遭受之心理創傷痛苦。茲以 Freud 人格發展理論之階段分期，說明異常人格發展與藥癮成因之評估要點如下（馬傳鎮，2008）：

（一）口腔期（oral stage）因素評估

　　Freud（1961）認為當嬰兒的口腔需求不滿足時，便會產生自戀症狀，而在成年後把藥物當作維護自尊的替代品；而當「口腔期（自出生到約 1 歲 6 個月之間）」的嬰兒與母親缺乏溫暖互動關係、且感覺被剝奪時，其成年後便會以用藥當作減輕焦慮的手段，藥物也因而被視為「與母親溫暖依附感」的替代品。Levinthal（1988）則認為鴉片類藥物是缺乏母愛者的替代品。Geenspan（1978）則認為口腔期之嬰兒若缺乏足夠母愛或是遭受心靈創傷，便會在成年後，藉由對海洛因、麻醉類或興奮類藥物的成癮行為，來作為幫助其個人達成內在心理平衡的替代品，如 Savitt（1963）即認為藥癮者濫用麻醉劑之目的不在於追求欣快感，而是為滿足嬰兒時期之飢餓感（馬傳鎮，2008）。

　　Frazier（1962）則認為藥癮者與其母親之間存有長時間的情緒剝奪時期，尤其當母親具有好支配他人、容易緊張、個性孤僻、情緒不佳特質時，常會迫使子女成為自己的附屬品，此偏差親子關係可溯源至藥癮者於兒童早期遭受口腔剝奪的無助狀態。因藥物欣快感有助個人退化回嬰兒期並經驗過去從未有之快樂，並可藉藥物來傷害自己身心健康，象徵性地損毀其母親形象。Fenichei（1945）則認為藥癮本身具有顯著之「性」意涵，尤其對靜脈注射海洛因者而言，因藥癮者心中有種「希望藉由濫用酒精、嗎啡等藥物來滿足口腔期欲求」之特別意圖，包括性、自尊維護、安全感等方面。因此 Chein、Gerard、Lee 與 Rosenfeld（1964）判斷此種偏差現象源自口腔、性器等兩階段之嬰兒期性慾（sexuality），而 Yorke（1970）則主張施打海洛因乃是個人

為滿足嬰兒口腔期之自體性慾的一種替代性手段（馬傳鎮，2008）。

因此 DCH 療法要求治療師在進行催眠回溯技術時，必須同時檢視、評估個案受「口腔期因素」影響程度的大小，如當個案的「今生心象」中出現了「因偷抽菸、偷吃東西而被懲罰」、或「為解酒而用藥」、或「因母親疏於照顧自己而深感無助」的創傷記憶畫面；或是在「前世心象」中看見自己的「前世人生因淪為乞丐而餓死、或因喝酒而病死、或因食物（或飲水）中毒而暴斃」等重大生命創傷事件時，即表示其受「口腔期因素」影響的程度遠大於從未產生這類心象的個案。所以治療師就必須評估如何在今生療法或前世療法中，以結合「身心解離、死亡重生、靈性頓悟」等三類特殊技術的治療策略，來改善個案之「內心幼童」仍固著於「口腔期」的不良身心症狀，使其能真正化解「口腔期」創傷事件的後遺症。

（二）肛門期（anal stage）因素評估

根據 Freud 理論，若個人於肛門期（約 1 歲 6 個月至 3 歲之間）之「虐待」與「被虐待」衝動未被成功處理，則日後會傾向於以海洛因、酒精、鎮靜劑與巴比妥鹽等藥物作為處理衝動之替代手段，其目的是為控制內在「憤怒」而非為獲得快感。若個人於肛門期時無法從「與母親的依附關係」中獨立出來，日後則會以用藥行為作為個人「想爭取獨立自主」的一種表達方式（馬傳鎮，2008）。因此 Greenspan（1978）認為肛門期之幼兒若未能成功處理與母親之依附關係，日後便會以藥癮作為其個人防衛機制，以處理過去未化解之分離焦慮與憂鬱狀態。Yorke（1970）則認為青年人的海洛因藥癮可有效阻斷個人在肛門期因心理困擾產生之強烈破壞行為與性虐待行為，並助其克服緊張情緒（馬傳鎮，2008）。

因此 DCH 療法要求治療師在進行催眠回溯技術時，必須同時檢視、評估個案受「肛門期因素」影響程度的大小，如當個案的「今生心象」中出現了「因遭受重要照顧者(如父母、祖父母、或保母）的不當管教或暴力對待」而深感哀傷或憤怒的創傷記憶畫面；或是在「前世心象」中看見自己的「前世人生是因被父母控制而抑鬱以終、或因反叛暴政而被虐殺」等重大生命創傷事件時，即表示其受「肛門期因素」影響的程度遠大於從未產生這類心象的個案。所以治療師就必須評估如何在今生療法或前世療法中，以結合「身心解離、情緒釋放、死亡重生、靈性頓悟」等四類特殊技術的情緒障礙治療

策略，來改善個案之「內心幼童」仍固著於「肛門期」的情緒障礙症狀（尤其是容易緊張、焦慮與暴怒的症狀），使其能真正化解因「肛門期」創傷事件所造成的情緒失調症候群。

（三）性器期（phallic stage）因素評估

　　Thombs（1994）認為某些人的藥癮極可能源自於同性別父母本身對藥物的依賴，如某處於性器期（3 至 6 歲階段）的男孩因見自己父親大量用藥，而對藥物產生認同，於是在青春期後也開始（如他父親一般）產生用藥問題。此外，當個人發現藥物效力可激發個人性慾或工作能力、且能影響性行為表現時，藥物便成為個人用於處理其在性器期所遭遇之衝突、困擾的一種「藥物手段」與「自我逃避手段」，如當個人有「亂倫」慾望時，海洛因的麻醉效力可抑制其存在於潛意識中的亂倫慾望及罪惡感，並能使個人退化回口腔期以避免碰觸性器期內未曾解決之心理衝突（馬傳鎮，2008）。

　　因此 DCH 療法要求治療師在進行催眠回溯技術時，必須同時檢視、評估個案受「性器期因素」影響程度的大小，如當個案的「今生心象」中出現了因「感情問題、性別認同、或性功能障礙」方面等問題而深感憂鬱（或憤怒）的創傷記憶畫面；或是在「前世心象」中看見自己的「前世人生因吸鴉片導致性能力受損、或有偷情、多角戀情」等重大情感創傷事件或性方面的問題時，即表示其受「性器期因素」影響的程度遠大於從未產生這類心象的個案。所以治療師就必須評估如何在今生療法或前世療法中，運用結合「身心解離、時間悖論、情緒釋放、死亡重生、靈性頓悟」等五類特殊技術的情感創傷治療策略，來改善個案之「內心幼童」仍固著於「性器期」的身心障礙症狀（尤其是壓抑憂鬱與憤怒情緒的症狀），使其能真正化解因「性器期」創傷事件所造成的情感障礙（特別是性與愛情方面）及自我性別認同方面的問題。

（四）潛伏期（latency stage）因素評估

　　6、7 歲以後至青春期前（約 12 歲左右）的兒童開始擴大自己對周遭生活範圍的興趣，即從原本只單純關注自己的身體狀態與父母親對自己的情感狀況，逐漸轉變到也會關注日常生活周遭的其他事物。故從人類原始本能的性驅力活躍程度來看，此階段的性驅力是處於一種較為平穩而且安靜的「潛

伏」狀態，也就是被壓抑在潛意識中，只不過其是「生理上的自然發展」而非外在文化上的刻意壓制。所以在「潛伏期」的男、女兒童之間，在情感上會較「性器期」時疏遠，在團體性的活動上通常也多會呈現男、女分開各自成群活動的趨勢。此時期的兒童雖然仍對家庭有所倚賴，但是由於其生活重心已經開始逐漸從家庭移轉到學校，並轉而認同「同性別」同儕的理念與價值觀，所以其在日常的學習生活中，除了要學會重要的社會價值概念（如「誠實、守法、愛國」等），藉以建立符合社會道德標準的「超我」外，同時也必須學習在競爭的環境中所應有之社會行為與為了將來能適應社會生活所必備之基本知識和技能（修慧蘭等譯，2010）。

因此 DCH 療法要求治療師在進行催眠回溯技術時，必須同時檢視、評估個案受「潛伏期因素」影響程度的大小，如當個案的「今生心象」中出現了在就讀小學期間（約 6 至 12 歲階段），因「父母失和離異、遭父母暴力對待」、或因「害怕上學、被同學欺負、被老師體罰」、或「因貪玩調皮被懲罰」、或「因犯罪（如偷竊）被發現」而深感憤怒、自尊受損或充滿罪惡感的創傷記憶畫面；或是在「前世心象」中看見自己的「前世人生因家人失散而病死、因朋友陷害而慘死、因得罪權貴而遭殺害、因犯罪被官府處死」等重大創傷事件時，即表示其受「潛伏期因素」影響的程度遠大於從未產生這類心象的個案。所以治療師就必須評估如何在今生療法或前世療法中，運用結合「祖先悖論、信息悖論、死亡重生、靈性頓悟」等四類特殊技術的異常自我治療策略，來改善個案之「內心幼童」仍固著於「潛伏期」的道德發展障礙，使其能真正化解因「潛伏期」創傷事件所造成的自尊心受損狀態。

（五）兩性期（genital stage）因素評估

「兩性期」約自 12、13 歲（就讀國中）的青春期開始，由於男女兩性從青春期開始後，其性器官會逐漸趨於成熟，使得兩性在生理與心理上會產生非常顯著不同的性成熟特徵，並開始會對與兩性生活有關之主題（如性愛、戀愛、或婚姻等）產生憧憬與夢想。原本在青春期開始之前的「潛伏期」階段，男女兩性多以「自己」為愛慕的對象，也就是呈現心理動力理論所謂的「自戀」狀態，但是自青春期開始後，兩性則通常會以「異性」為正常的戀愛交往對象，並藉以學習兩性之正常互動與適應模式，以獲得性心理之滿足，因此「兩性期」是個人性心理發展的最終階段，亦是人格發展之終點（馬傳

鎮，2008）。

　　根據 Freud 之人格發展理論，人類自青春期開始之後，直至死亡前的所有生命歷程都是屬於「兩性期」的範圍，雖然 Erikson 的心理社會發展理論又將之再細分為「青春期、青年期、成年期、老年期」等四個社會心理發展階段（修慧蘭等譯，2009），但就整體而論，一旦個人進入「兩性期」後，若無法健康地適應兩性社會生活之差異，就容易在工作、婚姻及生涯發展方面產生精神官能障礙，也較難成為稱職的父母親（馬傳鎮，2008），故此階段之評估要點如下（馬傳鎮，2008；張雲傑，2014）：

1.精神官能症狀評估：

　　Freud(1961)認為有精神官能症者之藥癮者因具有扭曲的病態親子關係，而無法與雙親分離，如 Chein 等人（1964）發現藥癮者大多來自單親家庭或父親態度冷漠的家庭，Greenspan（1978）則發現麻醉藥成癮青年與其母親有相當親密關係，但非麻醉藥成癮者則較缺乏依附他人之基本能力（馬傳鎮，2008）。

　　由於心理動力論者認為藥癮是青年期個人所呈現之精神官能症狀，因此藥癮可視為個人在面對壓力情境時所反應出的一種「自我治療」模式。如 Bukstein、Brent 與 Kaminer（1989）發現青少年將用藥視為處理情緒問題的有效自我療法。Chein 等人（1964）則發現青少年以麻醉類藥物做為降低「焦慮」的藥物，藉以逃避因挫折或情境所產生之焦慮感。Newcomb 與 Bentler（1988）則認為藥物欣快感可對抗個人心理痛苦，因此藥癮者之動機與行為模式只遵循衝動性的享樂原則，而不考慮行為後果。Khantzian、Mack 與 Schatzberg（1974）則認為青年期的個人易將海洛因當作逃避壓力、危機、剝奪、情緒問題等心理創傷的唯一方法（馬傳鎮，2008）。Wurmser（1974）則主張用藥是個人「自我藥物治療（self-medication）」的一種方式，其目的在於以藥物治療心理痛苦。因負面情緒狀態不是用藥的結果，而是造成用藥的原因，如麻醉類藥癮者多敵意與忿怒；興奮類藥癮者多憂鬱、空虛、乏味感等情緒（Khantzian, Halliday, & McAuliffe, 1990; Wurmser, 1974），所以藥癮者會對某類藥物上癮，乃因該類藥物可化解某類特定負面情緒（而非取決於環境、經濟及社會文化因素），如麻醉類藥物可克制害羞、嫉妒、暴怒情緒衍生之焦慮；興奮類藥物可壓制軟弱、憂鬱感等（Khantzian, 1980; Thombs,

1994; Wurmser, 1980）。

　　因此 DCH 療法要求治療師在進行催眠回溯技術時，必須同時檢視、評估個案受「兩性期因素」影響程度的大小，如當個案的「今生心象」中出現了約自 12、13 歲（就讀國中）以後（直到接受催眠治療之當下）的生命歷程中，因「父母親失和離異」、或「被父母錯誤管教（如遭暴力體罰）」、或因「在學校被同學霸凌」、或因「失戀、離婚、婆媳失和、子女教育、工作壓力、養家重擔」等問題而深感焦慮、恐懼、憂鬱或憤怒的創傷記憶畫面；或是在「前世心象」中看見自己的前世人生「因單身孤獨而老死」、或「因婚姻不幸而抑鬱以終」、或因「事業失敗而家破人亡」、或因「遭遇天災人禍、野獸攻擊等意外事故而死」的重大生命創傷事件時，即表示其受「兩性期因素」影響的程度遠大於從未產生這類心象的個案。所以治療師就必須評估如何在今生療法或前世療法中，運用結合「身心解離、情緒釋放、死亡重生、靈性頓悟」等四類特殊技術的情緒障礙治療策略，來改善個案因「兩性期」的不良適應障礙與精神官能症狀（尤其是因壓抑恐懼或憤怒情緒所造成），使其能真正化解因「兩性期」的社會生活壓力所造成的精神官能症狀或逃避現實的問題。

2.自戀危機評估：

　　Wurmser（1977）認為藥癮者之所以會產生惡性循環的強迫用藥行為，乃因其人格結構裡有懸而未決的嚴重「自戀」危機，以致情感退化，產生強烈的情感防衛需求，由於其主要採取的是「否認」和「分裂」機制，使得自我防衛機制決定藉用藥物的「神奇力量」來達成將自戀危機「外化」的目的，一旦將內在的自戀危機外化之後，個人便可運用攻擊機制來對付外界的一切，並在超我的分裂下，藉藥物來愉悅滿足自己，但由於真正嚴重的自戀危機從未被解決過，所以會一再地反覆上述的自我防衛機轉，而陷入惡性循環。同時，藥癮者的人格結構亦會同步陷入「組成」上的惡性循環，即不同人格結構之間因缺乏可信賴的結構界限，使得自我覺察到有情感防衛之需要時，便會採取全面否認的自我防衛策略，把自己的人格結構「分離或解離」成破碎的型態，如此便可模糊各個人格結構間的界限，使得把問題「外化」的自我防衛機制得以成功實現，但由於人格界限分離或破裂的結果，使得其人格結構之間更加缺乏可信賴的界限，而陷入使其人格結構更加嚴重分離和破裂的

惡性循環。

　　因此 DCH 療法要求治療師在進行催眠回溯技術時，必須同時檢視、評估個案受「自戀危機因素」影響程度的大小，如當個案在「前世心象」中看見自己的「前世身分是佛教高僧、修仙道士、帝王將相、公侯貴族、武術大師、或是由神佛（降生）轉世的不凡人物」時，即表示其受「自戀危機因素」影響的程度遠大於從未產生這類心象的個案。所以治療師就必須評估如何在前世療法中，運用「身心解離、時空穿越、死亡重生、靈性頓悟」等四類特殊治療技術來改善個案的「過度自戀心理」，使其能重建出有「可信賴的界限」的人格結構。

五、自卑情結與過度補償評估

　　Adler 認為人類一切行為均受「向上意志」或「權力意志」所支配，因此人人都有想戰勝別人或征服別人之追求優越的動機。當此動機因受本身條件及外在阻礙而無法獲得適當滿足時，就會在個人心理上形成一種自卑感（或自卑情結）（inferiority complex），因此使用藥物就是個人為克服自卑感而進行「過度補償（overcompensation）」的結果之一。根據 Adler（1964）觀點，強烈的個人自卑感乃源自「身體缺陷、低劣社會經濟條件、錯誤教育」等三種主要的童年成長因素（吳宗憲，1997）。

　　Adler 對犯罪心理學的重大貢獻之一，就是將「主觀（或心理）的自卑感」與「補償概念」從生理學領域擴展至心理學領域，認為人人皆會為了「實際的或想像的低劣」而進行補償，使自己能克服自卑，成為眾人注目的焦點與優於別人的人（Schultz & Schultz, 2005）。對受過良好教育、身體健全、社會經濟條件較好的人來說，採取符合社會要求的適度補償行為，就能克服其程度較輕的自卑感，使個人在補償行為的成功中獲得優越感和心理滿足（Adler, 1964; 吳宗憲, 1997），如白領階級為解除焦慮，多使用名貴的「菸、酒」；或為提神而使用名牌的「咖啡、茶葉、或維他命 B 群飲料」。但對於受過錯誤教育或者身體有缺陷、社會經濟地位低的人來說，受其自身條件和周圍環境的制約，極可能採取不符合社會要求的過度補償行為，如為解除焦慮多使用麻醉類或迷幻類藥物、為提神多使用興奮類藥物。因為只有這樣，才有可能克服其嚴重的自卑感，獲得一定的優越感，達到內心平衡。但在現實

生活中，此種超越常規的過度補償行為，正好觸犯了社會禁忌和規範，而被列為犯罪行為。由此可見，過度補償的藥物濫用行為，既與個人所自卑之身體缺陷、較差社會經濟條件和錯誤教育等有關，也與個人對自己與外界的不當評價、缺乏忍耐精神有關。

因此 DCH 療法要求治療師在進行催眠回溯技術時，必須同時檢視、評估個案受「向上我因素」影響程度的大小，如當個案的「今生心象」中出現了約在 6 歲以後，因「身體缺陷（如長短腳、難看之胎記、或肢體功能不良）、低劣社會經濟條件（如家境清寒、父母親沒讀過書）、父母等照顧者（或師長）的錯誤教育、或自尊心遭有權勢他人貶損」等問題而深感自卑或憤怒的創傷記憶畫面；或是在「前世心象」中看見自己的「前世人生因意外事故而殘障、或因家庭貧窮而沒錢讀書、或因經濟困頓而淪為乞丐」等重大心理創傷事件時，即表示其受「向上我」影響的程度遠大於從未產生這類心象的個案。所以治療師就必須評估如何在今生療法或前世療法中，結合「身心解離、想像模仿（楷模學習）、死亡重生、靈性頓悟」等四類特殊技術來改善個案「內心幼童」的自卑情結，使其能真正化解因「向上我」錯誤地過度補償所造成的藥物濫用問題。

第二節 藥癮與認知行為的評估

認知行為療法（Cognitive-Behavioral Therapy, CBT）由兩種解釋和治療心理障礙的不同理論整合而成（李毅飛等譯，2012），包括「認治療法」及「行為治療」等兩大主要成分，如同 Arnkoff 與 Glass（1992）指出：讓行為療法明顯地從認知療法中區別出來之界線已經模糊不清，故「認知行為」一詞已成為被廣泛接受的術語。當代認知行為療法的治療焦點放在行為的現在決定因素上，並強調以「指導性方案」達成明顯的行為改變目標（Kazdin, 1978）。其實務應用之原理來自實驗心理學、學習理論與社會心理學等領域，即透過環境改變與社會交互作用來提高個人的自我控制（Franks & Wilson, 1973-1975），並重視案主應負之責任及治療關係（Franks & Barbrack, 1983; Wanberg & Milkman, 1998）。

Carnes（1983）認為成癮行為源自於異常的「信念系統（belief system）」，即個人具有受損或錯誤的認知思考能力，因此對自己或外界人事物的看法，

容易產生扭曲現象，進而否認自己有問題，並採取自我防衛機轉，合理化扭曲思考，使得個人在接觸藥物後產生上癮反應（引自李孟珍，1998）。Avis（1996）則認為當藥癮者缺乏自我效能，將用藥視為處理心理挫折的唯一策略，並對藥物效力有著錯誤預期，再加上低估藥物的成癮性，又過度相信自己的戒藥能力時，其認知信念便產生對藥物上癮的決定性影響。Peele（1989）則指出強迫使用精神藥物之行為乃是由多種個人和社會因子所促成，如果環境對個人是有害的，而且有群支持藥物使用的團體存在時，個人便可能有較多的用藥行為，如在越南作戰的美軍。而當環境壓力比較不大時（如士兵從軍中退伍回歸平民生活時），個人便不再繼續過度使用藥物，除非其在從軍之前，就已是大量使用者（Beck et al., 1993; Robins, Davis, & Goodwin, 1974）。

　　Peele（1985）認為某些特徵可以將成癮者從「偶爾使用者」之中分辨出來，其最主要之差別在於成癮者會將「用藥」視為個人最重要、最有價值之事，但偶爾使用者則會珍惜其他更高層次的價值，如「家庭、朋友、職業，娛樂和經濟的安全」等。除此之外，藥物使用者的低挫折容忍度、缺乏自信或衝動控制力等特質，亦使其更容易被影響。因此就藥物使用者如何轉變成「藥物濫用者」之決定性因素而言，心理和社會因素之效力遠大過於藥物本身之特性。目前某種在醫院環境裡普遍發生之現象，可支持此一假設，即因急性或癌症疼痛而接受嗎啡類藥物治療的病人，很少經驗到陶醉感、甚至亦很少對「麻醉藥品改變心情之效果」發展出心理依賴或上癮的現象。在此現象中，顯示藥癮並非只是生化反應而已（Beck et al., 1993）。

　　目前已有許多認知行為理論（或模式）被發展出來解釋成癮行為，如社會學習理論、認知學習理論、行為學習理論、Marlatt 成癮認知模型、Beck 認知理論等，而且已經被整合成為 DCH 療法的「二階段藥癮成因理論」（如同 Beck 等人（1993）所言，現今成癮研究領域主要之方向趨勢乃在於發展可以解釋所有成癮現象之綜合理論模型）。

　　從 DCH 理論的「行為觀點」而言，藥物成癮的發展與維持過程及其他各種非藥癮的行為基本上是一致的，其並非是人類生來就有的不良適應，但是卻被其它的重要他人（如父母、師長、司法人員等）強加上「負面的標籤」，當然偏差的藥物成癮行為亦是個人之正常的「適應性行為」未被強化、或是

缺乏的結果。而個人之所以會學習施用藥物乃是透過社會學習機制，包括「觀察學習、抑制－非抑制、反應促進」等三種學習效果而產生。從行為的觀點而言，藥物成癮是個人進行各種「操作制約」所產生的結果，可增強個人藥癮制約反應的因子包括「藥物的興奮作用、個人的社會變項、為消除戒斷症狀」等三類。由於個人因無法達成傳統社會期待或個人預期目標而產生「焦慮」，而該焦慮卻又源於常有、卻又無法解決之事，所以個體為消除其身心焦慮所帶來之壓力感，便開始濫用藥物，進而形成「習得無助」的惡性循環現象。

　　而從 DCH 理論的「認知觀點」而言，藥物成癮源自於個人偏差或異常的「信念系統（belief system）」，包括「自我效能不佳、期待藥物效力、將用藥原因歸咎於內外在因素、經認知決策歷程而用藥」等認知處理歷程。再加上某些個人因具有容易上癮的先天性格及較低的挫折容忍力，使得當遭遇內、外在問題時，十分容易會為了緩解或治療自己的焦慮及低落情緒而使用藥物，但濫用藥物的結果卻反而帶來更多問題及更焦慮的情緒，導致個人陷入更嚴重的惡性循環。除此之外，個人因缺乏自我效能，將用藥視為處理其挫折的唯一策略，或錯誤預期藥物效力、低估藥物成癮性，或過度相信自己戒藥能力時，再加上所處生活環境容易取得藥物、缺乏替代性的行為強化（如正當的休閒娛樂）、又缺乏試用藥物時之外在懲罰等因素，亦會促使個人對藥物上癮。

　　因此，當 DCH 治療師在進行藥癮治療時，必須針對個案（在催眠狀態下）所陳述的各種心象內容與呈現的象徵意義，仔細檢視促成其對藥物上癮的「認知行為機制」為何，如此才能正確評估出最適合個案的藥癮治療策略，並根據個案本身催眠感受性的強弱度與心象類型，採用適當的行為制約技術與認知重構技術，以便產生所預期的治療效果。

一、社會學習評估

　　根據 Bandura（1977）之「社會學習理論（social learning theory, SLT）」對模仿學習型態之分類，個人所以會學習施用藥物乃是透過「觀察學習效果、抑制-非抑制效果、反應促進效果」等三種學習機制及有問題的「自律」型式而產生（Thombs, 1994; 李素卿譯，1996；張雲傑，2012c）：

（一）觀察學習效果評估

　　觀察學習效果（observational learning effects）乃指透過觀察「楷模」而學習到的知識，在個人進行觀察之前，該行為從未存在於個人的行為模式中，如從未接觸過藥物的孩子透過觀察好朋友如何吸食安非他命而學會用藥，即屬「觀察學習」（Bandura, 1977; 李素卿譯，1996）。

　　因此 DCH 療法要求治療師在進行催眠回溯技術時，必須同時檢視、評估個案受「觀察學習效果」影響程度的大小，如當個案的「今生心象」中出現了因「看見自己的家人、朋友、同學、同事在施用藥物，基於好奇心理（或好玩心態）而跟著對方一起用藥」的記憶畫面；或是在「前世心象」中看見「自己因見到他人抽鴉片煙很舒服的樣子而跟著學抽鴉片煙」的前世事件時，即表示其受「觀察學習效果」影響的程度遠大於從未產生這類心象的個案。所以治療師就必須評估如何在今生療法或前世療法中，以「身心解離、時空穿越、死亡重生、靈性頓悟」等四類特殊技術來消除個案因「觀察學習效果」所習得的藥物濫用行為（張雲傑，2014）。

（二）抑制-非抑制效果評估

　　抑制-非抑制效果（inhibitory-disinhibitory effects）乃指增加或減少個人原先已學習到的「抑制行為」。其學習效果通常是透過觀察「被模仿對象」從事某特殊行動之獎懲結果所產生的，如當一個青少年目睹自己崇拜的朋友因用藥而受到他人讚賞（如被同儕欽佩很勇敢），則此青少年就會開始也試著用藥，但在此之前，此項用藥行為是受到師長或父母抑制的，此乃「抑制-非抑制效果」，而其「酬賞」可能就是個體所期望的一連串社會性後果（如吸食安非他命可熬夜讀書、或整夜狂歡而不會累等）（Bandura, 1977; 李素卿譯，1996）。

　　因此 DCH 療法要求治療師在進行催眠回溯技術時，必須同時檢視、評估個案受「抑制-非抑制效果」影響程度的大小，如當個案的「今生心象」中出現了因「看見自己的朋友、同事在施用藥物後，可以熬夜長途開車送貨而不會累、或是整晚經營賭場賺錢而不會累、或是大量喝酒應酬談生意卻不會醉倒」的記憶畫面；或是在「前世心象」中看見了「自己戰場上的同袍因吸食安非他而能奮勇殺敵、或是看見自己的朋友因賣鴉片煙而發財致富」的前世事件時，即表示其受「抑制-非抑制效果」影響的程度遠大於從未產生這類

心象的個案。所以治療師就必須評估如何在今生療法或前世療法中，以「身心解離、想像模仿（如「多位楷模法」）、死亡重生、靈性頓悟」等四類特殊技術來消除個案因「抑制-非抑制效果」所習得的藥物濫用行為（張雲傑，2014）。

（三）反應促進效果評估

　　反應促進效果（response facilitation effects）乃指所顯現的行為並不新奇，且先前也未遭受抑制之行為，比方在一用藥的小團體中，施用藥物並非一項新的行為，而且先前亦未遭受抑制，但是個人的藥物使用量卻會受到團體步調的影響而變化。若該團體是以小量淺嚐的方式用藥，則個人便可能順此步調享受小量藥物的欣快感。反之，在大型搖頭店的舞池中，由於過量用藥的人到處可見，使得個人的過量用藥行為也會隨之增加。根據 SLT 理論，在上述兩種用藥情境中，他人的「（行為）示範」具有促進團體用藥步調發展的作用。這些「示範者」並不會要求他人增加、或減少藥物用量，但卻能影響個人的用藥行為，此即為「反應促進效果」（Bandura, 1977; 李素卿譯，1996）。

　　因此 DCH 療法要求治療師在進行催眠回溯技術時，必須同時檢視、評估個案受「反應促進效果」影響程度的大小，如當個案的「今生心象」中出現了自己「在舞廳裡跳舞狂歡、或在電動玩具店裡打電動玩具、或是跟著一夥同學去打群架」的記憶畫面；或是在「前世心象中」看見了「自己在鴉片館裡與有錢的公子哥們一起抽鴉片煙」、或是看見「自己是在賽車場裡狂飆的賽車選手」的前世事件時，即表示其受「反應促進效果」影響的程度遠大於從未產生這類心象的個案。所以治療師就必須評估如何在今生療法或前世療法中，以「身心解離、死亡重生、靈性頓悟」等三類特殊技術來消除個案因「反應促進效果」所習得的藥物濫用行為（張雲傑，2014）。

（四）有問題的自律型式評估

　　「自律」是 SLT 的另一重要核心概念，也是藥物使用問題上特別重要的概念之一，SLT 主張藥癮者並非是因本身缺乏自律能力而用藥，而是由於社會或家庭因素才促使其產生「有問題」的自律型式（Abrams & Niaura, 1987；李素卿譯，1996；張雲傑，2012c）。因此 SLT 認為對某些個案來說，藥癮只是個人用來處理過於極端或不切實際之「內在標準」的一種外在表現手段。

如某些藥癮者可能會透過吸食安非他命來應付長時間熬夜的工作型態,而某些藥癮者則因內在自我評價無法被他人改變,而容易從事一些很難獲得外界獎賞,但卻可能遭致更多「懲罰」(如遭逮捕、負債、健康受損、或被家庭、社會所驅逐等)的行為(Thombs, 1994;李素卿譯, 1996)。

因此 DCH 療法要求治療師在進行催眠回溯技術時,必須同時檢視、評估個案受「有問題的自律型式」影響程度的大小,如當個案的「今生心象」中出現了自己「為熬夜開遊覽車而吸食安非他命、或因嗜賭而破產、或因使用毒品而被警方逮捕、或因殺人未遂而入獄坐牢、或為愛錢而從事非法工作」的記憶畫面;或是在「前世心象」中看見自己「因做強盜而被官府逮捕處死、或因成天花天酒地而敗光家產、或因愛亂投資而破產負債」的前世事件時,即表示其受「有問題的自律型式」影響的程度遠大於從未產生這類心象的個案。所以治療師就必須評估如何在今生療法或前世療法中,以「人工換檔、重貼標籤、重新聚焦、死亡重生、靈性頓悟」等治療強迫行為的技術與策略,來消除個案因「有問題的自律型式」所持續產生的藥物濫用行為。

二、認知學習評估

Gold(1980)認為個人如何評估外在情境,便會決定其對該情境產生何種行為與情緒反應,因此個人根據過去學習經驗所認知之信仰與符號意義亦會因人而異。如 Peele(1980)認為當藥癮者遇上既無法改變又無法控制之情境時會產生「焦慮」,而為消除焦慮帶來之壓力感,只好濫用藥物(此觀點與心理動力理論之主張相似)。尤其當個人須持續面對焦慮與困難情境,卻又無能為力時,便只能靠麻醉劑紓解情緒,如海洛因可讓個人獲得短暫欣快感並紓解焦慮。由於個人在藥物效力影響下,會感受到強烈的控制感、權力感或幸福感,使得個人達成某些原本做不到的事,於是藥物便成為一強而有力的增強物。但由於這些特殊感受非常短暫且隨藥物效力衰退而消失,因此一旦上述的特殊感受隨著藥物效力消退後,藥癮者便會經驗到原有的滿腔憤怒與無力感再度湧現,導致藥癮者必須再施用更多劑量(或更多種類)的藥物,而形成惡性循環,認知學習理論將此惡性循環現象視為形成「習得的無助感」的一種歷程(引自馬傳鎮, 2008)。

因此 DCH 療法要求治療師在進行催眠回溯技術時,必須同時檢視、評

估個案受「習得的無助感」影響程度的大小，如當個案的「今生心象」中出現了自己「為解酒而用藥、或為化解焦慮而用藥、或為工作壓力而用藥、或因學業成績不佳而用藥、或因人生不得志而用藥、或因婚姻不幸福而用藥」的記憶畫面；或是在「前世心象」中看見自己「因孤單寂寞而死、或因所嫁非人而自殺、或因活在亂世被官府迫害而死、或因抽鴉片而遭謀財害命或慢性中毒而死、或因酗酒（或酒精中毒）而病死」的前世事件時，即表示其受「習得的無助感」影響的程度遠大於從未產生這類心象的個案。所以治療師就必須評估如何在今生療法或前世療法中，以結合「情緒障礙」治療策略與「死亡重生、靈性頓悟」等特殊技術的方式，來消除個案因「習得的無助感」所產生的藥物濫用行為。

三、行為學習評估

根據行為學習理論觀點，Thombs（1994）認為有 3 項因子能使個人開始施用藥物，就是「取得藥物的便利性、缺乏其他替代行為的強化、缺乏試用藥物時的懲罰」。McAuliffe 與 Gordon（1980）認為成癮行為屬於一種「操作制約」的反應，隨著個人使用藥物之次數、數量，及用藥後之心理快感程度，而使該制約反應產生增強的效果。其中可增強制約反應之成癮因子包括「藥物的興奮作用」、「個人的社會變項」及「為消除戒斷症狀」等 3 類，其所組合出之「增強效果」則會因個體差異及藥物類型而變化。Ullman 與 Krasner（1965）則認為成癮行為的發展、維持過程是與其他所有行為的發展一致的，因此濫用藥物非天生的不良適應，而是由於他人在用藥者身上強加「不當」標籤的結果，而用藥行為得以維持的原因，則是缺乏其他「適當行為」、或「適當行為」無法獲得強化的結果（李素卿譯，1996）。綜合上述行為學習理論所描述之藥癮成因可知，想逃避現實之行為人透過社會變項取得藥物，然後操作第 1 次用藥行為，當藥物令藥癮者產生「愉悅感覺」時，便成為「正向強化物」；而當藥物藥效消退，開始出現令人難受的惡劣心情緒或不舒服之生理戒斷症狀時（即負向強化物），藥癮者便會為消除戒斷症狀的痛苦而再次用藥，然後陷入惡性循環。

因此 DCH 療法要求治療師在進行催眠回溯技術時，必須同時檢視、評估個案受「行為學習」影響程度的大小，如當個案的「今生心象」中出現了

自己「因放假無聊只能喝酒或用藥打發時間」、或是「與朋友、同學、同事聚會時，有人請自己喝酒或用藥助興」或「翹課逃學沒被發現、或偷抽菸、偷吃檳榔、偷用藥沒被發現」的記憶畫面；或是在「前世心象」中看見自己「因家境富裕可以隨心所欲地合法抽鴉片煙、或因家世顯赫可以花天酒地而無人敢管」的前世事件時，即表示其受「行為學習」影響的程度遠大於從未產生這類心象的個案。所以治療師就必須評估如何在今生療法或前世療法中，以結合「重貼標籤」治療策略與「身心解離、想像模仿（如「多重楷模」）、死亡重生、靈性頓悟」等特殊技術的方式，來消除個案因「行為學習」所產生的藥物濫用行為。

四、成癮決策評估

Marlatt（1985）描述了在認知模型上，四個與成癮有關的認知過程，包括：自我效能（self-efficacy）、效果期望（outcome expectancies）、因果歸因（attributions of causality）、決策歷程（decision-making processes）。

（一）自我效能評估

自我效能是指個人對自己能力是否適合處理挑戰或高風險情境的判斷。高自我效能信念的例子如「我能有效地應付使用藥物的誘惑」；低自我效能信念的例子則如「我過不了一天沒有藥物的生活」。其中，高度自我效能與節制（或戒癮）有關；而低度自我效能則與故態復萌有關（Marlatt, 1985）。

因此 DCH 療法要求治療師在進行催眠回溯技術時，必須同時檢視、評估個案受「低度自我效能」影響程度的大小，如當個案的「今生心象」中出現了自己「因功課不佳而被老師或同學欺負、或因對讀書沒興趣而翹課逃學、或因年紀小只能看著雙親為離婚吵架、或因自己年幼而無力反抗照顧者的虐待或暴力行為、或因無法處離婆媳問題而煩惱」的記憶畫面；或是在「前世心象」中看見自己「被迫嫁娶不愛的對象、或無法與相愛的人常相廝守、或遭愛人背叛或拋棄」、或是「被殘暴政權所殺害或滅門、或因作戰（或經商）失敗而慘死、或因無能力保護貴重寶物（或愛人）而慘遭殺害」、或是「死於地震災難、或死於大魚攻擊、或死於野獸攻擊、或死於戰爭空襲等」的前世事件時，即表示其受「低度自我效能」影響的程度遠大於從未產生這類心象的個案。所以治療師就必須評估如何在今生療法或前世療法中，以結合「異

常自我」治療策略與「身心解離、想像模仿、死亡重生、靈性頓悟」等特殊技術的方式，來消除個案因「低度自我效能」所產生的藥物濫用行為。

（二）效果期望評估

效果期望是指個人對藥物效用之預期心理。積極的效果期望如「藥物可讓我覺得今晚的宴會很棒。」或「如果我使用藥物，我將不會覺得如此緊張。」當個人期待之藥物正向效果達到超越負向效果的程度時，就可能會繼續使用藥物（Beck et al., 1993）。

因此 DCH 療法要求治療師在進行催眠回溯技術時，必須同時檢視、評估個案受「效果期望」影響程度的大小，如當個案的「今生心象」中出現了自己「為減輕焦慮而用藥、或為舒緩工作壓力而用藥、或為提升考試成績而用藥、或為熬夜賭博或加班工作而用藥、或為增強性能力而用藥」的記憶畫面；或是在「前世心象」中看見自己「為敢開槍殺敵而用安非他命、為交際應酬而抽鴉片煙、或為尋找樂子而花天酒地」的前世事件時，即表示其受「效果期望」影響的程度遠大於從未產生這類心象的個案。所以治療師就必須評估如何在今生療法或前世療法中，以結合「強迫行為」治療策略與「身心解離、時空穿越、死亡重生、靈性頓悟」等特殊技術的方式，來消除個案因「效果期望」所產生的藥物濫用行為。

（三）因果歸因評估

因果歸因是指個人將使用藥物的信念歸屬於內在或外部的因素。外在因素如藥癮者相信「任何居住在我附近地區的人都會成為藥癮者」；內在因素如藥癮者相信「我是生理上的藥癮，而且沒藥物的話，我的身體就活不下去。」Marlatt（1985）認為錯誤的因果歸因會造成個人繼續使用藥物，因為個體將感覺其注定會失去控制的濫用藥物。

因此 DCH 療法要求治療師在進行催眠回溯技術時，必須同時檢視、評估個案受「錯誤歸因」影響程度的大小，如當個案的「今生心象」中出現了自己「因看見家人、朋友、同學、或鄰居都在用藥，就覺得自己不用藥會很奇怪（或不好意思）」或因「看見自己不用藥就會沒精神讀書、工作、玩樂或做愛」的記憶畫面；或是在「前世心象」中看見自己「因是窮人家的孩子所以淪為乞丐、或因是有錢人家的公子哥所以花天酒地與抽鴉片煙、或因曾

被性侵所以就婚姻不幸福」的前世事件時,即表示其受「錯誤歸因」影響的程度遠大於從未產生這類心象的個案。所以治療師就必須評估如何在今生療法或前世療法中,以結合「異常自我」治療策略與「身心解離、時空穿越、死亡重生、靈性頓悟」等特殊技術的方式,來消除個案因「錯誤歸因」所產生的藥物濫用行為。

(四)決策歷程評估

決策歷程是指施用藥物是多重決策的結果,而且個人會根據其決策結果產生會、或不會使用藥物的進一步動作。Marlatt 認為某些決策最初看起來顯然與施用藥物是不相干的,然而卻會增加將個人推向高風險情境的力量,使得這些決策最終導致更強的故態復萌狀態。如某戒藥者,竟為了閃避街道上的來人而選了一條有人賣藥的街道,並且走了進去。當此人因而再次用藥時,最大打擊在於其無法相信是「自己的決定」害自己再次使用藥物(Beck et al., 1993; Marlatt, 1985)。

因此 DCH 療法要求治療師在進行催眠回溯技術時,必須同時檢視、評估個案受「錯誤決策」影響程度的大小,如當個案的「今生心象」中出現了自己「因在馬路上玩耍而害妹妹被機車撞傷、或因帶弟弟到河邊玩水而差點溺死、或因沒寫家庭作業而逃學、或因被老師或同學嘲笑而翹課、或因玩火而釀成火災、或因開車超速而造成車禍、或為貪財而加入非法組織、或因自尊心遭人貶損而自暴自棄」的記憶畫面;或是在「前世心象」中看見自己「因生活窮苦而做盜匪、或因婚姻不幸而自殺、或因當官收賄而坐牢、或因投資錯誤導致家破人亡」的前世事件時,即表示其受「錯誤決策」影響的程度遠大於從未產生這類心象的個案。所以治療師就必須評估如何在今生療法或前世療法中,以結合「強迫行為」治療策略與「身心解離、時間推進、死亡重生、靈性頓悟」等特殊技術的方式,來消除個案因「錯誤決策」所產生的藥物濫用行為。

五、先天性格評估

Beck 將一些在藥癮者使用藥物前,早就已存在的人格特質稱為「先天性格」,這些人格特質主要包括(Beck et al., 1993):

(一)普遍對其不愉快的感覺或情緒太過敏感,如對於正常週期性循環的心

情改變有著較低的容忍度。

（二）缺乏控制行為的動機，即個人覺得「立即性滿足（instant satisfaction）」的價值高於「控制自己」。

（三）行為控制而適應問題的技術不足，即使個人想要採取抑制行為的措施，也缺乏相關的技術知識。

（四）對衝動產生自動機械化、非反射的順從形態。

（五）尋求刺激且對「無聊」有較低的容忍度。

（六）較低的挫折容忍度（建立在複雜的信念模組和認知扭曲上）。

（七）個體相對地縮減對未來的遠景，以致於將注意力聚焦於此時此地（here-and-now）的情緒狀態、渴望、欲求、以及滿足或慰藉自己的行動上，但卻未注意這些行為的後果。

　　Beck 發現就藥物使用行為而言，「低挫折容忍度（low frustration tolerance, LFT）」是一個重要的前兆。尤其，當內心某些不正常的態度擴大了日常生活中的挫折感來源時，低挫折容忍度（LFT）的個人會變得比一般人更過度地失望和忿怒，在其異常信念的綜合體成分中，主要包含 5 項態度（Beck et al., 1993）：

（一）對我而言，事情應該總是順利進行，或是不應該出錯。

（二）當我正在做的事情被阻礙時，真是糟透了。

（三）我受不了挫折。

（四）其他人應該為我的挫敗負起責任，而且他們應受處罰。

（五）人們故意地捉弄我，讓我不好過。

　　此外，當低挫折容忍度（LFT）的個體發現其活動被阻礙或者期待被阻撓時，便可能會：

（一）誇大因挫敗所導致之損失程度。

（二）誇大該損失的長期後果。

（三）無論其想到誰，總認為別人要為其挫敗負起責任。

（四）經驗到過度的忿怒。

（五）有強烈要處罰冒犯者的欲望。

（六）更重要的一點，其會忽略其他可達成個人目標的方法（如問題解決技巧）。

　　上述這一系列事件的結果就是使個體變成過度的想去攻擊那惹人生氣的冒犯者。由於缺少合法的管道讓個體表達敵意的衝動（hostile impulses），於是個體便停留在充滿緊張(如精神分析之看法)與憤怒的高能量激發狀態。當某時間點上，正好讓這樣的個人發現施用藥物不但可以降低情緒即將爆發的狀態，而且可以解除被壓抑的緊張感時，個體自然就會施用藥物。當然，此時個人施用藥物之目的，充其量不過是在長期自我挫敗下的一時補救措施，因其未曾學習過如何直接應付挫折與有助於解決問題的方法，於是 LFT 被永存於心，如同一個無助（helplessness）的信念。前述這些促成上癮行為的先天性格因素是 Beck 的認知理論所強調之課題，因為一序列的成癮行為通常跟隨於「個人以藥物自我治療焦慮或低落心情的惡性循環過程」之後。而這些行為會製造或惡化個人的財務、社會、及（或）醫療問題，並造成個體進一步惡化的焦慮和低落心情。

　　Beck 等人（1993）認為目前有許多對於「人類為何會使用精神藥物而且成癮」的解釋，但一般來說，成癮歷程可用少數幾個簡單、或明顯的規則來理解。如個人開始使用藥物的基本理由通常包括：為獲到歡樂感，為體驗藥物快感中令人愉悅的心情，或為了與用藥的朋友共同分享興奮刺激的感受等（Stimmel, 1991），或者是對藥物效能有特殊之期待時，如期望以古柯鹼來提升個人效能或提高本身的創造力等。至於個人如何從娛樂性質（或偶爾使用）發展到規則性使用藥物之原因，Beck 認為是用藥後的附加因素促使個人對藥物產生依賴，如某些用藥者發現海洛英、benzodiazepines、或巴比妥酸鹽，可產生暫時緩解「焦慮、緊張、悲傷、無聊或厭倦感」的作用，於是個人便會迅速發展出一種信念（belief）：即當遭遇生活挫折和壓力時，為了能讓自己好過些，只要使用藥物，就可逃離現實或遺忘煩惱一陣子。所以比起生活較如意者，生活在逆境裡的個人更可能變成藥癮者（Beck et al., 1993; Peele, 1985）。更甚者，自信心低下的人會因發現藥物可在很短時間內提升自己的鬥志而再次用藥。此外，也有許多個體會因發現「施用藥物」能讓自己獲得參與新社會團體的機會而願意成為藥癮者（Beck et al., 1993）。

　　藥癮者通常將施用藥物描述成「無法控制的渴望和欲求」，所謂的「渴望（cravings）」是種想要「用藥物滿足或慰藉自己」的願望（desire）。而「欲求（urges）」則是想要實現此用藥願望或行為意圖的內在動作（internal movement），意即「欲求」會使個體內心很想做「某事」（如在內心裡計畫著「去哪裡偷錢」），以提供心靈的滿足或慰藉（用偷來的錢購買藥物以獲得欣快感）（Beck et al , 1993; Marlatt, 1985; Marlatt & Gordon, 1985）。某些不正常的信念具有激起藥物渴望的傾向，如藥癮者之信念傾向於忽視、最小化、或是否認因藥物所導致的問題、或是將問題歸因於其他事物而非藥物。另一容易激起渴望的核心信念則是上癮個體對「控制渴望」的無助感，使得渴望與欲求具有「自動化與自發性」的傾向。此外，另一使個體維持藥物心理依賴的重要因素是「藥物戒斷會產生讓人無法忍受的副作用」的信念（事實上，經細心的臨床管理，這些副作用通常會轉變為個人可忍受的狀況，而非藥癮者所認為的樣子）。

　　Beck 主張「藥癮」的典型定義就是「錯綜複雜的外部和內在問題導致強迫用藥行為，且隨後使個人維持著強迫用藥行為。」尤其當藥癮者心情焦慮或低落時，便會去施用藥物，但這短暫的「釋放」所伴隨而來的是延宕的、和長期的負向結果。這些問題導致對現實的恐懼，包括擔心被逮捕、破產、失去工作、親密關係破裂、生病或死亡等。這些恐懼產生出更多的焦慮，導致對藥物的渴望，進而使用藥物來抵銷焦慮（此觀點與心理動力理論相同）。因此，一個藥物上癮的惡性循環便因而建立起來（如圖 1-3-3），而且許多其他惡性循環類型亦會被其它心理因素所創造，包括低自尊、情緒痛苦和絕望感等心理因素（Beck et al., 1993）。

　　因此 DCH 療法要求治療師在進行催眠回溯技術時，必須同時檢視、評估個案受「低挫折容忍度」影響程度的大小，如當個案的「今生心象」中出現了自己「因暴怒殺人（未遂）而坐牢、因妻子提離婚而憤怒、因管教兒子而暴怒、因夫妻失和而大吵大鬧」的記憶畫面；或是在「前世心象」中看見自己「因覺得生活單調而去花天酒地（或抽鴉片）、或因一言不合就與他人在街上互毆成傷、或因覺得遭人挑釁就憤而失手殺人」的前世事件時，即表示其受「低挫折容忍度」影響的程度遠大於從未產生這類心象的個案。所以治療師就必須評估如何在今生療法或前世療法中，以結合「情緒障礙」治療策略與「身心解離、想像模仿、時空穿越、死亡重生、靈性頓悟」等特殊技術的方式，來消除個案因「低挫折容忍度」所產生的藥物濫用行為。

第三節 藥癮與催眠功能的評估

催眠自 19 世紀起，即逐漸引起歐美科學家的廣泛興趣與爭議（Hilgard, 1965），但直自 20 世紀 50 年代，美國與英國醫學界始正式承認催眠是一種有效的治療方式。自此之後，有越來越多的研究人員和臨床醫師被此專業領域所吸引。當代大多數理論家摒棄了傳統神經學對於催眠現象的解釋，轉而支持新的心理學觀點，即強調催眠之「暗示、想像、動機、解離、角色扮演」的作用（引自王峻等譯，2007），因此 DCH 將催眠理論的新心理學觀點應用於以下八大項目的藥癮與催眠功能評估。

一、催眠可治療性評估

以藥癮與「催眠功能」的評估而言，當 DCH 治療師在正式進行催眠治療前，所必須優先評估的首要重點項目，就是個案本身除了須處理的「藥癮」問題外，是否還有其他共病的「身心疾患」必須要同時處理？而且更重要的問題是當個案有共病的「身心疾患」時，其所罹患的「身心疾患」是否可用「催眠療法」加以處理？還是必須直接轉介其他醫療專業人員（如精神科或其他內外科別之專業醫師）？因此 DCH 治療師在評估個案的「催眠感受性」之前，必須先評估其與藥癮共病的「身心疾患類型」是否屬於「可用催眠療法加以改善的範疇」，如此才能有效制定出最適合個案的完整藥癮治療計畫（或是予以適當轉介）。

（一）心理疾患之可治療性評估：

目前國內外研究已證實可用「催眠療法」來有效改善的心理疾患類型，包括「感情困擾（如因失戀、分手、離婚所造成）、情緒障礙，不明原因的害怕、恐懼症、怯場反應、夢魘（如惡夢或惱人夢境）、過度害羞、容易臉紅、強烈罪惡感、憂鬱情緒、沮喪反應、憂鬱症、焦慮症、慮病症、失眠症、強迫症、衝動症、幻想症、幻聽症、竊盜癖、偷窺癖、嘮叨癖、拖延癖、記憶力不佳、失憶症、神經緊張、脾氣暴躁、壞習慣、精神性神經症、戰爭精神症、多重人格症（解離型人格疾患）、物質成癮症（如藥癮、菸癮、酒癮）」等多種心因性問題（張雲傑，2007）。因此，當 DCH 治療師評估出藥癮個案的「共病心理疾患類型」是屬於上述「可適用催眠療法的心理疾患範疇」時，則可以選用「催眠放鬆、催眠回溯、想像模仿、身心解離、死亡重生、靈性

頓悟」等 6 類催眠治療技術來加以治療。但若藥癮個案的「共病心理疾患類型」不在上述所列之範疇，則無法以催眠治療技術處理之（如智能不足症、過動症、或某些特定類型的「思覺失調症」）。

（二）生理疾患之可治療性評估：

目前已有許多國內外研究指出，身體疾病多導因於心理問題，因此可用「催眠治療法」改善的生理疾患類型包括「心因性頭痛、過敏、氣喘、心因性紫斑症、紅斑性狼瘡、神經性抽筋、肢體僵硬、消化問題、缺乏食慾、飲食障礙（暴食或厭食）、體重過輕或過重、女性乳房發育不良、陽萎、早洩、性冷感、性功能障礙、男性色情狂症、女性色情狂症、陰道痙攣、月經不順、月經痛、產痛、尿失禁、發癢體質、打鼾、贅肉、心因性皮膚病、多汗症、麻痺症、關節炎、癲癇症」等（張雲傑，2007）。因此，當 DCH 治療師評估出藥癮個案的「共病生理疾患類型」是屬於上述「可適用催眠療法的生理疾患範疇」時，則可以選用「催眠放鬆、時空穿越、想像模仿、身心解離、死亡重生、靈性頓悟、生涯規劃」等 7 類催眠治療技術來加以治療。但若藥癮個案的「共病生理疾患類型」不在上述所列之範疇，則無法以催眠治療技術處理之（如在中老年男性個案身上常見的「雄性禿髮症狀」即是一例）。

二、催眠感受性評估

對 DCH 療法而言，「催眠感受性評估」是一項非常重要的治療評估程序，因為正確的「催眠感受性評估」可以使治療師能精確地評估出「個案的催眠深度與催眠感受型態、適合個案的（分類）治療方案與技術、及為產生治療效果所需要的治療次數」等在正式進行催眠治療前所需要的重要關鍵資訊，因此 DCH 要求治療師在對藥癮個案進行催眠功能評估時，最先必須進行的評估項目就是「催眠感受性評估」。

（一）催眠深度評估

根據 DCH 療法參考 Lecron 與 Bordeaux 於 1947 年所修訂之「催眠感受性評估量表」可知，當人類進入催眠狀態後的身心現象可細分為「類催眠狀態、輕度催眠狀態、中度催眠狀、深度催眠狀態、完全催眠狀態」等五種催眠深度（劉焜輝，1999），因此當 DCH 治療師在測試個案「催眠狀態感受性」

的過程中（無論是透過「催眠感受性測試 CD」或是直接由治療師師本人來進行之）、或是在每次的IPDA治療單元中，都必須細心觀察個案的催眠反應，以評估個案所能進入之「最深的」催眠狀態為何？

因為臨床催眠治療現象顯示一般個案大約平均經過 30 至 40 分鐘的催眠誘導後就能進入「深度催眠狀態」，因此當治療師發現個案在經過 40 分鐘的催眠誘導後，仍無法做出治療師（或「催眠感受性測試 CD」）之催眠指令所要求的「深度催眠反應」時（如看見某些特定「視覺心象」的反應），那麼治療師就必須依據個案當下所實際能做出的催眠反應，評估出個案所實際能到達的催眠深度是屬於「類催眠狀態、輕度催眠狀態、中度催眠狀態」中的哪一種催眠深度，並將評估結果登載於個案的治療紀錄中（以備檢視其是否能於後續療程中，進入更深層的催眠狀態），並根據個案所能到達的實際催眠深度來決定接下來可以採用哪些特定的治療技術（請參閱第五章第一節之四）。

（二）催眠感受型態評估

個案「催眠感受型態」評估之目的，是為使 DCH 治療師能在正式進行催眠治療程序前，可預先評估出在正式進行催眠治療時，較適合用於個案的「催眠誘導法」為何？因為當代催眠治療實務界所慣用的催眠誘導法，主要可分為「普通催眠法」及「特殊催眠法」兩大類，其中「普通催眠法」又可依誘導方式之不同，可再細分為「生理催眠法」及「心理催眠法」兩部分；而「特殊催眠法」則可再依催眠對象、人數、地點及時空法則之不同，更細分為八種不同催眠法[113]（徐鼎銘，1997；張雲傑，2007）。因此當 DCH 治療師評估出個案的「催眠感受型態」是屬於「視覺心象、聽覺心象、體覺心象、直覺心象、綜合心象」等五類型中的哪一型態時，便可依據所評估之結果，選用較適合個案「催眠感受型態」的催眠誘導法：

1.視覺心象型催眠誘導法：

以「視覺心象型」個案而言，DCH 療法建議治療師可直接使用「IPDA 催眠 CD」來誘導個案進入（深度）催眠狀態，或是使用「心理催眠法」中

---

[113]「特殊催眠法」可細分為「快速瞬間催眠法、說故事催眠法、強迫催眠法、團體催眠法、自我催眠法、隔空異地催眠法、睡眠移轉催眠法、動物催眠法」等 8 類（徐鼎銘，1997；張雲傑，2007）。

的「言語引導催眠法」來讓個案以「心理放鬆」的方式進入催眠狀態。其中「言語引導催眠法」之實際操作方式是由治療師對個案「預告」將進行催眠治療，然後請個案閉上眼睛、放鬆心情，將注意力集中在治療師的「聲音」上，接著治療師便可運用特殊的「催眠語法與聲調」來對個案說話，漸漸地將個案引導進入催眠狀態。

2.聽覺心象型催眠誘導法：

　　以「聽覺心象型」個案而言，DCH 治療師除了可運用「IPDA 催眠 CD」進行催眠誘導外，亦可靈活運用下列三種「特別催眠法」（張雲傑，2007）：

（1）**說故事催眠法**：此法為美國醫學催眠大師米爾頓・艾瑞克森（Milton H. Erickson）所創，DCH 治療師在實施此催眠誘導法時，通常會視個案的心理困擾或問題，運用特殊催眠語法與聲調來述說「適合個案聆聽的故事」，好讓個案能在「輕鬆聽故事」的過程中，自動進入催眠狀態。

（2）**大聲震撼催眠法**：在採用此法時，DCH 治療師會預先告知個案將進行催眠治療，使其產生「預期被催眠」的心理；然後再請其放鬆心情、調整呼吸，準備開始催眠。通常在這樣經設計過的催眠（語言）誘導之下，不須太久時間，個案即會不知不覺地進入「放鬆恍惚」狀態，此時治療師只要再順勢突然大喝一聲「睡」！就能使個案進入催眠狀態（徐鼎銘，1997）。

（3）**睡眠移轉催眠法**：此法通常用於在接受催眠誘導時，很容易睡著的個案、或是用普通方法所無法順利催眠的個案。其在臨床上的實際做法是治療師通常會趁個案熟睡或瞌睡時，運用「反覆呼喚個案名字」的特殊誘導技巧，將因身心太放鬆而睡著的個案由原先的睡眠狀態直接導入催眠狀態，以進行後續的催眠治療（徐鼎銘，1997）。

3.體覺心象型催眠誘導法：

　　以「聽覺心象型」個案而言，DCH 治療師除了可運用「IPDA 催眠 CD」進行催眠誘導外，亦可結合下列 5 種「生理催眠法」，運用讓個案生理功能產生「疲勞感或放鬆感」的方式來誘導個案進入適合催眠治療的狀態（徐鼎銘，1997；張雲傑，2007）。

（1）**雙手順撫催眠法**：治療師以雙手「不接觸」的方式置於個案的額頭上

方約 3 公分處，然後請個案將注意力集中在治療師的手所置放於其上（但未直接接觸）的額頭部位，當治療師溫暖的手從額頭上方向臉部移動時，請個案之注意力亦隨著往下。此種「向下順撫」的動作只要治療師緩慢地反覆施行數次後，就可誘導個案進入催眠狀態。

（2）凝視光點催眠法：治療師可引導個案集中注意力凝視一個發光物體（如以手電筒照射於牆上或天花板上的光點），直到其眼皮出現疲倦、視力模糊、視覺疲勞時，再順勢誘導個案閉上雙眼並進入催眠狀態。

（3）眼皮開合催眠法：治療師可先要求個案閉上眼睛，再大聲命令其睜開眼睛，然後再命其將雙眼的視覺焦點集中在特定物體上（如原子筆的筆尖）；一發現個案眼睛出現疲倦現象時，即可命令其閉上眼睛。如此反覆數次，再伺機施以催眠語言誘導，便能讓個案進入催眠狀態。

（4）眼球旋轉催眠法：治療師可手持一個可供個案凝視的物體（如催眠棒、原子筆的筆尖、或鐘擺），然後要求其將雙眼的視覺焦點隨著該物體忽左忽右、忽上忽下移動；一旦個案眼睛（或眼皮）開始出現疲勞現象後，即可順勢用催眠語言令其閉上眼睛，將之引入催眠狀態。

（5）氣流刺激催眠法：治療師可運用空氣的流動力量（如用小扇子或無線小型電風扇製造空氣氣流）來刺激個案的皮膚感受，再同步施以催眠語言誘導，個案就能緩緩進入催眠狀態。

4.直覺心象型催眠誘導法：

以「直覺心象型」個案而言，DCH 治療師除了可運用「IPDA 催眠 CD」進行催眠誘導外，亦可運用「自由聯想催眠法」來誘導個案進入催眠狀態，其實際做法就是治療師必須靈活運用符合「自由聯想規則」的催眠指令來讓個案在閉眼狀態下（最好是讓個案舒服地躺著），輕鬆地說出在自己內心裡所自然浮現的各種「直覺式」的意念、想法或回憶，如此一來，便能讓個案在輕鬆述說其自由聯想內容的過程中，自動地進入催眠狀態。

5.綜合心象型催眠誘導法：

以「綜合心象型」個案而言，DCH 治療師除了可運用 IPDA 催眠 CD 進行催眠誘導外，亦可靈活運用上述適用於「視覺、聽覺、體覺、直覺」等四類心象型態的催眠誘導法，以及「快速瞬間催眠法」。唯一需要 DCH 治療師

特別注意的是，所謂的「快速瞬間催眠法」比較適合有「豐富催眠經驗」的治療師來施行，而且對象必須是有過「被催眠經驗」的個案，其在臨床上的實際做法是當治療師發現個案出現「精神恍惚或心不在焉」的狀態時，治療師就可突然（順勢）運用語言式（或非語言式）的「入催眠指令」，令個案迅速進入催眠狀態。只不過，治療師所必須切記的最重要一點就是「要能成功施行此法之秘訣，在於個案必須先前已有『被催眠』的經驗，再加上治療師能預先讓個案『知道』自己的治療師非常擅長於催眠治療」，如此一來，個案通常很快就能進入催眠狀態（徐鼎銘，1997；張雲傑，2007）。

（三）催眠方案評估

當 DCH 治療師評估出個案之「催眠深度」及「催眠感受型態」分別是屬於哪一類型後，就可以依據個案「催眠感受性的強弱度」來決定個案較適合的治療方式是直接安排 IPDA 方案、或是先安排 HCD 方案，然後等個案開發出「視覺心象能力」後再接續安排 IPDA 方案，其評估「如何安排治療方案」之重點原則如下：

1. 就個案所能進入之「催眠深度」的類型而言，經 DCH 治療師評估為能進入「中度催眠狀態、深度催眠狀態、或完全催眠狀態」的個案，較適合安排 IPDA 方案，而僅能進入「類催眠狀態或輕度度催眠狀態」的個案，則較適合先安排 HCD 方案（藉以開發、提升個案之催眠感受性），並待其能產生「視覺心象」後再接續安排 IPDA 方案的治療單元。

2. 就個案之「催眠感受類型」而言，「強視覺心象型」個案較適合安排 IPDA 方案，而「弱視覺心象型」個案則較適合先安排 HCD 方案（藉以開發、提升個案之催眠感受性），並待其能產生「視覺心象」後再接續安排 IPDA 方案的治療單元。但若個案之「視覺心象」能力雖被評估為「弱視覺心象型」，但其在「聽覺心象、體覺心象、直覺心象」等三項能力中的任一種心象能力被評估為「較強或很強」時（即個案至少有進入「中度催眠深度」的能力），則亦適合直接安排 IPDA 方案，由治療師直接運用可開發（或誘發）視覺心象能力的特殊技術治療之。

3. 就「治療目標」是為改善藥癮者的「異常自我概念或負面情緒」而言，「強視覺心象型」個案較適合安排 IPDA 方案，而「弱視覺心象型」個案則較適合先安排 HCD 方案（藉以開發、提升個案之催眠感受性），並待其能產

生「心象視覺」後再接續安排 IPDA 方案的治療單元。**但若「治療目標」是為協助藥癮者能「完全戒除藥物」而言，則「弱視覺心象型」個案亦較適合優先安排 IPDA 方案或 HCD 方案。**

（四）催眠治療技術評估

　　一般來說，以「催眠感受性」的強弱度而言，當個案所能進入的「催眠深度」越深，則治療師可使用的催眠治療技術就會越多；反之，當個案所能進入的「催眠深度」越淺，則治療師可使用的催眠治療技術就會越少。而當個案的「催眠感受類型」是屬「視覺、體覺、或綜合」等三類心象型態時，則治療師可使用的催眠治療技術就會較多；反之，當個案的「催眠感受類型」是屬「聽覺、直覺」等兩類心象型態時，則治療師可使用的催眠治療技術就會較少。因此，當 DCH 治療師在評估「該採用哪些催眠治療技術來處理個案問題」時，除了必須考慮上述與個案本身「催眠感受性」之強弱度有關的「個人內在因素」外，還必須根據各種催眠治療技術本身「所適用之對象類型」的「客觀外在因素」來進行評估，如此才能真正選出最適合協助個案達成治療目標的催眠治療技術。

1.視覺心象型治療技術

　　若個案之「催眠感受類型」是屬於「視覺心象型」，則較適合 DCH 治療師施用於此類型個案之催眠治療技術，包括「催眠回溯法（如前世回溯法、今生回溯法）、催眠推進法（如預見未來法）、自我心象法、心象式晤談法、時間扭曲法、時空穿越法（如悖論治療技術）、心理預演法、心象式學習法、想像模仿法（如楷模學習法）、心象式聯想法、心象式系統減敏感法、幻視心象誤導法、心象式繪畫治療法、心象投射催眠診斷法、心象式夢遊法、心象式年齡退化法、心象式心理劇治療法、心象式身心解離法、死亡重生療法」等。

2.聽覺心象型治療技術

　　若個案之「催眠感受類型」是屬於「聽覺心象型」，則較適合 DCH 治療師施用於此類型個案之催眠治療技術，包括「自由對話法、焦點式晤談法、質問法、說服法、自由理想諮商法、聽覺式聯想法、半睡幻想法、催眠暗示法、催眠建議法、音樂治療法、說故事催眠法、催眠 CD 法」等。

3.體覺心象型治療技術

若個案之「催眠感受類型」是屬於「體覺心象型」，則較適合 DCH 治療師施用於此類型個案之催眠治療技術包括「身心放鬆法、光體凝視法、觀念運動應答法、自律訓練法、系統減敏感法、遊戲治療法、黏土勞作治療法、自動就學法、反應型症狀消除法、操作型症狀消除法、精神官能症實驗法、症狀轉移法、體覺式身心解離法、及其他的心理生理學療法」等。

4.直覺心象型治療技術

若個案之「催眠感受類型」是屬於「直覺心象型」，則較適合 DCH 治療師施用於此類型個案之催眠治療技術，包括「動機式晤談法、直覺式敘事治療法、情緒強調法、自我增強法、羅夏克墨漬測驗法、主題統覺測驗法（TAT）」等。

5.綜合心象型治療技術

若個案之「催眠感受類型」是屬於「綜合心象型」，則 DCH 治療師即可根據預設之「治療目標」，靈活選用上述「視覺、聽覺、體覺、直覺」等四類心象型治療技術中的任一技術。

（五）催眠次數與效果評估

一般來說，當個案的催眠感受性越強、則其在結案前所接受的總治療次數會越少、產生治療效果的速度會越快，而且治療效果會越好或越持久。反之，當個案的催眠感受性越弱，則其在結案前所接受的總治療次數會越多、產生治療效果的速度會越慢、而且治療效果會越弱或較不持久。例如曾有催眠感受性很強的藥癮個案在只聆聽過一次「富裕催眠 CD」的狀況下，就能成功戒除藥癮，並且在離開強制戒癮機構後，順利成為民間反毒志工與公益團體戒毒課程教師，而且截至 2020 年已超過 10 年未曾再犯任何藥物相關罪刑。相反的，某些催眠感受性很弱的藥癮個案，則可能在接受完 5 次的戒癮方案後，仍會在離開強制戒癮機構後的第一年內就再次觸犯藥物相關罪刑。因此 DCH 治療師必須謹慎評估出個案之「催眠感受性的強弱度」，如此方能正確地依據個案的「催眠深度與催眠感受類型」來安排適當的分類催眠方案與治療次數，並合理地預估出治療效果。

二、移情作用評估

　　心理動力學理論主張在催眠治療中，治療師必須將個案的意識轉換成為一種較少分析、較少評判和較少自我防衛的狀態，以使個案能有更多的潛意識意念或心象產生，並藉此與個案建立強有力的治療關係。Freud 學派與新Freud 學派主張將催眠視為「心理退化和移情」的現象，如 Kris（1952）認為催眠是人格結構中的「自我」退化現象、Gill 與 Breaman（1959）認為催眠是個人以「衝動」取代「理性」的退化狀態、Fromm 則認為催眠是「被動自我」的適應性退化（Fromm, 1972; Fromm, Oberlander, & Gruenwald, 1970）。至於 Shor（1959, 1962）則提出了「三階段催眠感受理論」，認為第一階段的催眠感受與被催眠者之「角色扮演」涉入深度有關；第二階段的催眠感受與「催眠深度」有關；到了第三階段的催眠感受始與個人的「退化或移情」涉入深度有關（引自王峻等譯，2007）。

　　因此 DCH 療法要求治療師在進行藥癮治療時，必須同時檢視、評估個案受「移情作用」影響程度的大小，因為當個案本身的移情作用越強時，其進入催眠狀態後所產生的移情作用也會越強。因此 DCH 治療師必須謹慎處理個案在深度催眠狀態下與治療師之間的各種「互動」關係（無論是語言方面或非語言方面），以避免個案將自己因移情作用所產生的「強烈情緒（或情感）」錯誤地投射到「治療師身上」，而非將其「投射」在自己視覺心象裡的主角或重要人物身上（或前世、今生的故事情節裡）。

三、學習能力評估

　　學習理論認為催眠是可藉由學習而產生的自然技能，因此催眠能力是可藉由訓練而提升的，而其它會干擾催眠能力的學習行為則需要被弱化。如Hull（1933）認為催眠過程可以用行為學習理論的「聯想重複、條件作用、習慣化」等原則來加以解釋，而且催眠現象和人類其他習慣一樣是種「學習而來的反應」。Weitzenhoffer 則強調催眠是一種人類的自然體驗，並將「習慣消退」和「驅力減退」等學習概念引入催眠的學習理論（Bandura, 1977; Weitzenhoffer, 1957; 王峻等譯，2007）。

　　因此 DCH 療法要求治療師在進行藥癮治療時，必須同時檢視、評估個案受「學習能力」影響程度的大小，如在治療師使用各種催眠誘導技術或催

眼治療技術之當下，若個案都能順利產生相對應的催眠反應時，就表示個案的「學習能力」較佳，但若個案無法順著治療師的催眠指令來完成各種催眠誘導或催眠治療技術下所需的身心反應的話，則表示個案的「學習能力」較弱。因此治療師就必須在治療過程中，額外地加入對個案實施「開發催眠感受性」的訓練，必要時則須要求個案每天在家中持續運用聆聽「催眠體驗CD」的方式，來逐步開發自我催眠能力，以提昇個案接受催眠治療的立即效果，並縮短治療效果產生的時間（張雲傑，2014）。

四、解離經驗評估

新解離理論認為催眠即「解離」，具有「深度催眠感受性」的個人，經常可以從正常的監控或控制過程中，將自己的身心功能解離出來。有時在某些治療情境下，治療師會允許個案產生特定的解離現象，如讓個案的年齡退行、產生催眠夢、自動書寫、或特定主題的幻覺、甚至控制疼痛等。除此之外，個人之解離經驗亦可在未接受正式催眠的狀況下發生，如夜晚的夢境、或因某事而觸發的回憶等。如 Hilgard（1977）的神經解離理論即採用「認知心理學」的概念，將原本 Janet（1910）所提出的解離理論加以修正，主張催眠體驗是因被催眠者暫時超脫了原本之意識的計劃及監控功能後，在個人判斷力降低的狀態下，所獲得的一種解離性的體驗（引自王峻等譯，2007）。

因此 DCH 療法要求治療師在進行藥癮治療時，必須同時檢視、評估個案受「解離經驗」影響程度的大小，因為當個案的「自我催眠能力」越強（或是「受他人催眠能力」越強）時，其自我（身心）解離的能力也就越強，尤其是患有「憂鬱症、身心症（精神官能症）、創傷後壓力症、多重人格疾患、或思覺失調症（原稱精神分裂症）」的藥癮個案。因此治療師就必須在治療過程中，持續運用「催眠解離技術」來將個案錯誤的自我身心解離症狀加以消除，並將被個案所錯誤解離開的「多重人格」中的每一個人格（如多重人格患者的每一個不同身分）；或是被個案所錯誤「分裂開」的視、聽、體覺等五官感受或人格結構（如思覺失調症患者的幻覺感受或所看見的幻覺人物），以「催眠解離、死亡重生、靈性頓悟」等治療技術來加以正確地「重新組合」為一個較健康的「身心靈合一」狀態，直到產生「符合治療目標」的治療效果為止（張雲傑，2014）。

五、動機強弱評估

　　動機參與理論認為催眠即「動機參與」，催眠是一種人類的自然感受，與其他的心理感受具有相似的現象性。因此，只要是有意願的個體都可以接受催眠訓練，藉以發展出「催眠」現象。所以治療師即使沒有運用正式的誘導或特殊技術來引發「催眠」，亦可以讓個案體驗到「何謂催眠的感受」，其重點在於治療師能否與個案建立和諧氣氛、有效告知接受催眠之應注意事項、並激發當事人願意接受催眠的意願。如 Barber（1969）強調催眠是自然現象，主張正式的、或傳統的催眠誘導不是必要的催眠程序，所有個體均能被催眠，而且個人接受催眠的動機和個案與催眠師之間的人際關係等亦是影響催眠效果的重要因素。另一方面，Barber 明確指出「催眠等同於想像」的觀點是不足取的，因為許多被催眠者所經驗到的催眠感受是「催眠狀態在性質上不同於任何一種其他感受」（引自王峻等譯，2007）。

　　因此 DCH 療法要求治療師在進行藥癮治療時，必須同時檢視、評估個案受「動機強弱」影響程度的大小，因為當個案希望自己痊癒（或戒癮）的「動機」越強時，就越容易進入催眠狀態也更容易得到較佳的催眠治療效果。而當個案動機越弱時，則個案是否能進入適合接受催眠治療的狀態則取決於「治療師實施催眠誘導技術的能力強弱」，一般來說，當遇到動機較弱的個案時，治療師就必須使用更多「更複雜、更高超」的催眠誘導技術才有辦法讓個案進入適合催眠治療的狀態（張雲傑，2014）。但若治療師已使用完自己所會的催眠誘導技術後，仍無法讓個案進入適合催眠治療狀態的話，則治療師就必須將個案轉介予催眠誘導技術更高超的其他治療師、或是建議個案可改採其他非催眠式的心理治療技術來治療之（若個案願意的話）。

六、角色設定評估

　　角色扮演理論認為催眠是「角色設定」的結果，主張「催眠」一詞僅是一種「比喻」，因此其現象不應被具體化，因為催眠現象是發生在社會心理情境下的一種反應，所以必須考慮情境變項的作用，如被催眠者與催眠師之間的交流互動情形或人際關係等因素。這種觀點強調催眠情境的社會心理性。如 White（1941）認為催眠是一種「目標導引」的狀態，使被催眠者受催眠指導語的高度激發而「像一個被催眠的人」那樣進行各種特定的行為表現。

而 Sarbin 則把被催眠者當作是去扮演某個「角色」（Sarbin, 1950, 1972; Sarbin & Coe, 1972），其使用「角色設定」的概念與譬喻來描述所有的人類社會行為，強調不同個體進入角色扮演狀態的程度有著極大的差異性，包括可從「隨意的角色設定」、「儀式性的表演」、甚至到極端「入迷演出」的程度。Sarbin 認為有相應於催眠指導語的技能又被激發的個體可以完全進入所扮演之催眠角色的狀態，並能在其主觀現實中體驗到十分戲劇性的角色轉換效果（Sarbin & Coe, 1972; 王峻等譯，2007）。

因此 DCH 療法要求治療師在進行藥癮治療時，必須同時檢視、評估個案受「角色設定」影響程度的大小，因為當個案在接受催眠治療時若將「自己的角色」設定為「像一個被催眠的人」，而願意主動配合治療師的催眠誘導時，則其就越容易進入催眠狀態、也更容易得到較佳的催眠治療效果，尤其是當個案把自己所扮演的角色設定為「入迷演出的人」時（張雲傑，2007）。但若個案將「自己的角色」設定為「儀式性的表演者」的話，則治療師就必須設法在進行催眠誘導的過程中，技巧性地評估出個案到底是「裝出已經被催眠的樣子」，還是「真的已經進入催眠狀態」，如此方能決定接下來的步驟，到底是要持續運用更複雜（或更高級）的催眠誘導技術來讓個案進入真正的深度催眠狀態，還是已經可以直接開始使用特定的催眠治療技術。

但若個案將「自己的角色」設定為「想怎樣、就怎樣的人（即「隨意的角色」）」的話，則治療師就必須設法在進行催眠誘導的過程中，同時技巧性地運用「間接暗示或直接建議」來讓個案明白「若能確實依照治療師的催眠誘導指令來扮演『像個被催眠的人』，而不要隨意想動就動（或想說話就說話）的話，反而能更容易進入催眠狀態，得到更好的催眠治療效果」。如此通常就能讓個案願意將自己的角色重新設定為（至少）是「願意配合治療的人」。

七、人際情境評估

折衷理論主張有許多重要的情境和人際關係變項影響著個體進入催眠狀態後之總體發展與反應，而且每個個體都擁有其自身獨特的受催眠體質（或催眠感受性），所以若認為每個人在進入催眠狀態後都會感受到相同體驗的看法，便違背了折衷理論對催眠本質的見解。Erickson（1967）深知催

眠現象與催眠體驗本身之複雜性,所以在其有生之年,一直對催眠的解釋保持著一個相對不變的「非理論性立場」。在 Erickson 的催眠治療生涯後期,經常有人要求其對催眠的性質給予明確的「定義或解釋」,但其均明確地反對如此做,此正表明折衷理論所最重視的就是「靈活」與「開放」的立場(王峻等譯,2007)。

因此 DCH 療法要求治療師在進行藥癮治療時,必須同時檢視、評估個案受「人際情境」影響程度的大小,因為「有、無他人」在治療現場「旁觀」,就是影響個案催眠反應的一個重要因素。而在團體催眠治療進行時,其他個案的催眠反應會對個案產生「加深催眠深度、或退出催眠狀態」的影響,如當在 IPDA 團體治療過程中,開始有催眠狀態下的個案對治療師說出自己所看見的心象內容時,會連帶使得其他在催眠狀態下的個案也「願意」將自己在心象中所看見的「個人隱私畫面內容」,公開地在團體中向治療師說出來。但在團體治療過程中,若有人因喉嚨不舒服而大聲咳嗽,也會使某些個案因受到「他人咳嗽聲的驚嚇」而瞬間退出催眠狀態。所以當 DCH 治療師在團體催眠治療開始前,若已評估出某些個案特別容易受「人際情境因素」而影響所進入的催眠深度時,就必須直接安排其接受「個別催眠治療」;但若是已經在團體催眠治療開始後,才發現有此類型個案,則可依照其個人意願,讓其繼續參加團體催眠治療方案、或改採以個別催眠治療方式實施。

第四節 藥癮與心象內容的評估

根據 DCH 的「二階段藥癮成因理論」可知,真正能激發個人產生所謂的「好奇心」,並進而實際去使用非法藥物的真正關鍵原因,乃在於個人的「意識和潛意識」裡所累積之心理創傷負面能量強度的大小,也就是說當心理創傷所累積之「意識與潛意識的負向毀滅動力」之合力大於「意識與潛意識的正向創造動力」之合力時,遂形成朝「負向毀滅動力」方向前進的狀態,激發個案產生施用非法藥物的行為。

而從 DCH 的「五我」人格觀點來看,有心理創傷之人為何較容易對非法藥物成癮?乃因有心理創傷之個人無法順利發展出能妥善處理自身情緒、兩性關係及工作問題的能力,所以才會想要透過某些「好像行得通的方法」來逃避過去人生中所有難堪的心理創傷與負面情緒痛苦,於是在「五我」人

格結構的「上癮搜尋」與「過度補償」等機制的錯誤運作下，選擇了以「使用非法藥物」來作為「自我治療」的一種手段，所以才會對非法藥物上癮。

因此，如何透過藥癮者在催眠狀態下所回憶起之「用藥原因」的心象內容（包括象徵式心象及現實式心象），來評估出其「意識與潛意識」裡的各種心理創傷所累積之「負面能量強度」的大小，並找出這些心理創傷對個案「五我」人格結構所造成之破壞與影響，便成為 DCH 治療師在決定以何種治療技術來「處理」藥癮者心象內容時，所必須特別注意之重點。茲將藥癮個案在催眠治療過程中所產生之「前世心象、今生心象、悖論心象、未來心象、夢境心象、靈性心象」等六大類心象內容的評估重點與評估方法加以說明如下（張雲傑，2012b，2014；張雲傑、林宜隆，2010）：

一、前世心象評估：檢視潛意識誘發因子

根據 DCH 療法之身心科學觀點，人類「沒有」前世生命，只擁有今生在雙親的精卵結合後才有的生命，與在今生死後可以脫離肉體而獨立存在的心靈狀態（即「宗教學」上所謂之靈性本質）。因此人類在催眠狀態下（如修行者透過禪修或靜坐而進入自我催眠狀態時）所看見之「前世心象」的本質，就如同個案在治療師的催眠指令引導下，由其潛意識所自動投射出一場「像古裝劇的故事」來象徵（或代表）自己今生重大生命事件的「夢境」而已，只不過這夢境中的「時間與空間」是被治療師的催眠暗示指令設定為「前世」或是「由潛意識自動投射」為在個案「今生的出生日期」之前而已。這也就是說，在「前世催眠療法」中所喚回的「前世心象」其實只不過就是可用「DCH 解夢技術」解開的一場「像在演古裝心理劇的夢境」而已（張雲傑，2014）。

所以 DCH 治療師對於「前世心象」之評估重點，不在於確認人類歷史上「是否」真發生過個案所描述的「前世經歷」，而是著重在檢視「促成個案對藥物上癮的（真正）潛意識因素或誘發因子為何」。因此 DCH 治療師必須依據個案所感受到的前世重大生命事件（或心理創傷事件）發生當時之「主角身分、年齡、及關鍵的人事時地物」等重要線索，將潛意識透過前世心象所投射出來的藥癮成因或誘發因子，加以清楚地辨識並解析出來。

　　根據 DCH 對藥癮者的「前世心象內容」研究成果已知，藥癮個案所投射出的「**前世心理創傷類型**」大致可區分為「**身體缺陷、身體疾病、低社經條件、錯誤教育、權力地位、感情失敗、遭性侵害、家人被害、空虛孤單、意外災難、施用酒精、施用鴉片（含海洛因）、食物飲水中毒（含安非他命）**」等約 13 種類型。這也就是説，促成對個案對藥物上癮的「**潛意識因素或誘發因子**」就是隱藏於上述 13 種前世心理創傷類型中（張雲傑，2012b，2014）。

　　因此，治療師必須根據「DCH 藥癮成因理論」與藥癮個案之「前世心理創傷類型」，首先評估出究竟是個案人格結構中的「本我、自我、超我、向上我」中的那一個「我」出了問題，才會使得個案的「上癮搜尋與過度補償」機制出了問題，錯誤地以非法藥物作為上癮的對象。次則必須根據前世心象中之藥癮誘發因子的「種類、數量及治療後反應」來評估個案潛意識所累積之負面能量強度，並據以擬定後續治療計畫，茲將 DCH 療法對「前世心象」之兩大評估重點，加以分別説明如下（張雲傑，2014；張雲傑、林宜隆，2010）：

（一）前世心象與藥癮誘發因子之評估：

　　根據 DCH 藥癮成因理論之觀點，個案所累積之懸而未決的心理創傷是造成其「五我人格結構」產生異常並對藥物上癮的「前置因子」。因此，當 DCH 治療師在進行個案的前世心象與藥癮誘發因子之評估時，必須仔細根據前世心象裡的「象徵式創傷事件」內容，分析出其所「象徵」之今生創傷事件的「原型」與所「固著之人格發展階段」為何，並針對其受「本我、自我、超我、或向上我」等異常因子之影響程度，擬定適當之治療計畫，以便有效治療這些長期以來隱藏於個案潛意識內的藥癮誘發因子（張雲傑，2014）。

1.「本我」異常因子評估：

　　當個案的前世心象中出現有「施用酒精、施用鴉片（含海洛因）、食物飲水中毒（含安非他命）」等 3 類型的心理創傷時，即表示是個案人格結構中有「本我」異常的問題，而且造成其「本我異常」的原因若依據 DCH 藥癮成因理論來分析，就是個案在童年的「口腔期」時，曾經有過「懸而未決」的心理創傷，所以潛意識才會將這些固著於口腔期的心理創傷與從未完全釋放的負面情緒，加以「濃縮」並投射成為在前世裡發生了「與滿足口腔慾望

的物質」（如酒精、鴉片、安非他命、或食物飲水等）有關之重大創傷事件。而潛意識之所以會投射出這類型的前世心象，其主要之「目的與訴求」就如同個案在睡覺時做了一場「象徵口腔期問題的夢境」一樣，是為了讓個案的「意識」（與 DCH 治療師）能明確地知道並感受到其「本我」正因為無法成功滿足口腔期的享樂慾望而持續受苦中。

　　因此，當 DCH 治療師透過詳細評估個案前世創傷心象的內容，而確認出是其藥癮的潛意識因素或誘發因子是人格結構中有問題的「本我」時，便可運用結合「時空穿越、祖先悖論、死亡重生、靈性頓悟」等四類特殊技術的「前世回溯療法」來對治個案有問題的「本我」，使其「本我」能因治療而得到口腔慾望上的「心靈滿足」，並停止以「享樂物質」來滿足口腔慾望的強迫性用藥行為。

2.「自我」異常因子評估：

　　當個案的前世心象中出現有「家人被害、空虛孤單、感情失敗」等 3 類型的心理創傷時，即表示是個案人格結構中有「自我」異常的問題，而且造成其「自我異常」的原因若依據 DCH 藥癮成因理論來分析，就是個案在童年的「肛門期或性器期」階段，曾經有過「懸而未決」的心理創傷，所以潛意識才會將這些固著於「肛門期或性器期」的心理創傷與從未完全釋放的負面情緒，加以「濃縮」並投射成為在前世裡發生了「與家人被害、空虛孤單、感情失敗等」有關之重大創傷事件。而潛意識之所以會投射出這類型的前世心象，其主要之「目的與訴求」就如同個案在睡覺時做了一場「象徵肛門期或性器期問題的夢境」一樣，是為了讓個案的「意識」（與 DCH 治療師）能明確地知道並感受到其「自我」正因為無法成功滿足肛門期或性器期的「現實慾望」而持續受苦中（如想要生活自由，卻被父母嚴格管控；或是希望有能滿足自己情感與性慾的對象，但卻沒有知心的朋友或伴侶）。

　　因此，當 DCH 治療師透過詳細評估個案前世創傷心象的內容，而確認出是其藥癮的潛意識因素或誘發因子是人格結構中有問題的「自我」時，便可運用結合「異常自我治療策略、情感創傷治療策略」的前世回溯療法來對治個案之「自我」仍固著於「肛門期或性器期」的情緒困惱或情感障礙症狀，尤其是與親情或愛情有關的問題。

3.「超我」異常因子評估：

當個案的前世心象中出現有「因個人原因而遭受報應、或因遭遇天災而罹難」等兩類型的心理創傷時，即表示是個案人格結構中有「超我」異常的問題，而且造成其「超我異常」的原因若依據 DCH 藥癮成因理論來分析，就是個案在童年 6、7 歲（讀小學起）之「潛伏期」開始之後的階段（包括後續自青春期開始的兩性期），曾經有過「懸而未決」的心理創傷，所以潛意識才會將這些發生於「潛伏期」或「兩性期」的心理創傷與從未完全釋放的負面情緒，加以「濃縮」並投射成為在前世裡發生了「與因果報應或巨大天災」有關之重大生命創傷事件。而潛意識之所以會投射出這類型的前世心象，其主要之「目的與訴求」就如同個案在睡覺時做了一場「象徵潛伏期或兩性期問題的夢境」一樣，是為了讓個案的「意識」（與 DCH 治療師）能明確地知道並感受到其「超我」正因為無法成功滿足潛伏期或兩性期的「道德原則」而持續受苦中（如因做了違反良心或違法的事，而無法被自己的「性道德觀」或「宗教道德觀」原諒）。

因此，當 DCH 治療師透過詳細評估個案前世創傷心象的內容，而確認出是其藥癮的潛意識因素或誘發因子是人格結構中有問題的「超我」時，便可運用結合「想像模仿（如楷模學習）、死亡重生、靈性頓悟」等特殊治療技術的前世回溯療法來改善個案過度異常的「超我」功能，使其能發自內心「真正願意寬恕」自己的過犯，而非只是「假裝」饒恕了自己而已，如此方能讓個案在「心靈」上有真正「重新開始」的起點與機會。

4.「向上我」異常因子評估：

當個案的前世心象中出現有「身體疾病、身體缺陷、低社經條件、錯誤教育、權力地位」等五類型的心理創傷時，即表示是個案人格結構中有「向上我」異常的過度自卑問題，而且造成其「向上我異常」的原因若依據 DCH 藥癮成因理論來分析，就是個案自童年「潛伏期」開始之後的階段（包括後續的「兩性期」階段），曾經有過「懸而未決」的心理創傷，所以潛意識才會將這些發生於「潛伏期（約小學階段）」或「兩性期（尤其是在國中至高中階段）」的心理創傷與從未完全釋放的負面情緒，加以「濃縮」並投射成為在前世裡發生了「與身體疾病、身體缺陷、低社經條件、錯誤教育、權力地位」有關之重大創傷事件。而潛意識之所以會投射出這類型的前世心象，

其主要之「目的與訴求」就如同個案在睡覺時做了一場「象徵潛伏期或兩性期問題的夢境」一樣，是為了讓個案的「意識」（與 DCH 治療師）能明確地知道並感受到其「向上我」正因為無法成功「超越自卑」而持續受苦中（如個人因無法滿足內心的「成功慾望或權力慾望」而採用錯誤的過度補償策略，以酗酒或濫用藥物的方法來補償自己受挫折的心靈）。

　　因此，當 DCH 治療師透過詳細評估個案前世創傷心象的內容，而確認出是其藥癮的潛意識因素或誘發因子是人格結構中有問題的「向上我」時，便可運用結合「時空穿越、想像模仿（如楷模學習）、死亡重生、靈性頓悟」等特殊治療技術的前世回溯療法來改善個案過度補償的「向上我」功能。

（二）前世心象與負面能量強度之評估

　　當 DCH 治療師能透過個案在催眠狀態下所呈現之「前世心象」內容，評估出其藥癮誘發因子所屬的「類型」後，接下來治療師就必須在催眠回溯的治療過程中，再依據個案在「前世心象」內所投射之藥癮誘發因子的「種類與數量」，仔細評估出個案潛意識內所累積之心理創傷的「負面能量」強度，然後據以設定「治療主題」、預估「治療次數」、檢視「治療效果」（張雲傑，2012b，2014）。

1.同一前世心象內有多種藥癮誘發因子

　　在實施催眠回溯療法的治療過程中，若個案在「同一前世心象」裡，出現越多不同種類的藥癮誘發因子時，即表示個案在潛意識裡所累積之各種心理創傷的負面能量越強，如當某「男性」藥癮個案在首次治療單元的前世心象內看見自己前世是「因身為窮人家的『養女』而被強迫嫁給性侵自己的『男人』」，即表示該個案的潛意識中同時存有「向上我異常（因家貧）、自我異常（因性別認同為『女性』）、超我異常（因與『同性』做愛而有罪惡感）」等三種藥癮誘發因子，因此治療師就必須針對不同的藥癮誘發因子來設定不同的治療主題，並在治療好第一個主題後，才可再治療第二個主題，然後等第二個主題也成功治療好後，才可再換下一個主題，直到所有主題都成功治療完畢為止。

2.不同前世心象內有相同藥癮誘發因子

　　在不同次治療單元裡的不同時空的前世心象裡，若持續出現以「同一藥

癮誘發因子」為主題的類似故事出現的次數越多時，則表示該藥癮誘發因子
在個案潛意識裡所累積的負面能量越強，如當某個案在連續三次治療單元的
前世心象裡，分別看見自己是「唐朝的窮人、明朝的流浪漢、與清朝的乞丐」，
即表示該個案的藥癮誘發因子就是嚴重的「向上我異常」，而且是由與「低
社經條件」有關的心理創傷所造成。因此 DCH 治療師就必須針對該藥癮誘
發因子持續加強治療，直到以該藥癮誘發因子為主題的前世故事不再出現於
個案的前世心象中為止，如此才能算是已將該藥癮誘發因子成功治療完畢。

3.不同前世心象內有不同藥癮誘發因子

　　在實施催眠回溯療法的治療過程中，若個案在「不同的前世心象」裡，
出現越多「不同種類」的藥癮誘發因子時，即表示個案在潛意識裡所累積之
各種心理創傷的負面能量越強。如當某藥癮個案在首次治療單元的前世心象
內「自動」看見了兩個前世心象畫面，其中一個前世是「因戰爭而終身殘廢
的明朝人」，即表示該個案的潛意識中存有「向上我」異常的藥癮誘發因子；
而在另一個前世裡則是「因單身而孤獨老死的漁夫」，即表示該個案的潛意
識中存有「自我」異常的藥癮誘發因子，因此治療師就必須針對不同前世心
象裡的不同藥癮誘發因子來設定不同的治療主題，直至與各種藥癮誘發因子
有關之前世創傷故事不再出現於個案的前世心象中為止，如此才能算是已將
各種藥癮誘發因子成功地治療完畢。

4.前世心象內不再重現的藥癮誘發因子

　　DCH 治療師須特別注意的是「在不同次」的催眠回溯治療單元裡，若
個案潛意識於「當次」前世心象中所投射之藥癮誘發因子的類型與在「前一
次」的前世心象中所投射之藥癮誘發因子的類型「完全不同」時，則表示在
「前一次」前世心象中所出現之藥癮誘發因子所累積於個案潛意識裡的「負
面能量」已在前一次的治療單元中被治療師成功地「完全釋放」，所以在「前
一次」的前世心象所出現過的藥癮誘發因子便「不會再重現」於往後治療單
元的前世心象裡。

　　例如：當某個案在前一次治療單元的前世心象裡，看見自己是「因抽鴉
片而死的清朝公子哥」，在經治療師針對其「本我」異常的問題加以治療後，
於接續的下一次治療單元的前世心象裡，換成看見自己是因「犯法被處死的

清朝男子時」，此種「改變藥癮誘發因子類型」的治療後反應，即表示該個案原有之「本我」異常問題已獲得有效解決，所以個案的潛意識才會將其他「尚未被治療過」的藥癮誘發因子（如「超我」異常的問題），以「犯法被處死」的象徵方式投射出來，因此治療師就必須持續針對這類「尚未處理的藥癮誘發因子」加以治療，直到個案不再出現有心理創傷的前世心象為止。

二、今生心象評估：檢視動力期負向經驗

　　所謂「今生心象」是指即是個案在催眠狀態下，所回想起之「與今生生命開始後的一切事件」有關的各種心象內容，其心象內容範圍包括「個案自受精卵狀態開始、經歷胎兒階段、出生、直至成長到接受 DCH 催眠治療之當下，所可感受或回想起來的一切心象訊息」。由於「今生心象」所呈現之內容「有可能」是個案在現實世界裡曾發生過的真實經歷、或是由個案潛意識所「幻想」並投射為「發生在今生的事件」，因此 DCH 乃根據「今生心象」所可能發生之「時空」，將其歸類為「現實式心象」，取其為「在現實世界可能曾發生過」或「被潛意識投射為在今生發生過」之意（張雲傑，2014）。

　　一般來說，在 DCH 的催眠治療過程中，由個案潛意識所投射出來的「與藥癮成因有關」之今生心象，通常可分為「前置成癮原因心象」與「首次用藥原因心象」等兩大類。所以治療師必須根據 DCH 的藥癮成因理論，來仔細評估出造成個案心理動力失衡的心理創傷是屬於何種類型？並評估出造成個案首次用藥的現實需求是屬於何種類型？如此方能正確地選出較適合處理個案某些特定「心理創傷類型」的治療技術、並根據個案「首次用藥的現實需求」來設計適當的後續治療計畫，藉以徹地消除在個案心中產生「蝴蝶效應」（即造成「藥物濫用」的巨大風暴）的那隻（或那幾隻）「蝴蝶」，好讓個案失衡的心理動力可以再度恢復平衡（張雲傑，2014；張雲傑、林宜隆，2010）。茲將 DCH 療法對「今生心象」之評估重點說明如下：

（一）前置成癮原因心象之心理創傷類型評估

　　根據 DCH 的研究發現，藥癮者在今生心象中所投射之「前置成癮原因心象」中的心理創傷類型，大致可以區分為「恐懼、憂鬱、憤怒、哀傷、自責、罪惡感、自卑感」等七大類型（張雲傑，2014）。因此，在藥癮治療過程中，DCH 治療師必須先根據個案之今生心象內容所顯現的「前置成癮原因

心象」內容，評估出個案所隱藏於潛意識內的「心理創傷類型」是屬於下列七大類型的哪一種類型，然後再據以選用較適合處理（或修復）該類型心理創傷的 DCH 治療技術（張雲傑，2012b，2014；張雲傑、林宜隆，2010）。

1.恐懼型創傷：

　　若 DCH 治療師在個案之「前置成癮原因」的今生心象中，發現有與下列各種「恐懼型創傷的原型」有著類似或相同的身心創傷故事或劇情結構時，例如：「看見雙親吵架（如鬧離婚）、因不乖行為（如偷吃糖果）後被照顧者懲罰、被父母親暴力對待、因功課太難而討厭上學、被同學（或同儕）霸凌或嘲笑、因危險行為（如玩火）被懲罰、親人生重病或接受外科手術、因打架或鬥毆受傷、發生職業災害、發生天災（如地震）、身體罹患疾病、被警方逮捕、發生交通事故（如車禍）」等心象內容，即表示造成該個案心理動力失衡的原因，就是這些從未釋放的「恐懼情緒」所產生之負向毀滅動力過於強大的緣故。

　　因此，當 DCH 治療師評估出個案今生心象內的創傷事件類型是屬於「恐懼型創傷」時，便可運用結合「身心解離、想像模仿、靈性頓悟」治療技術與「畏懼反應」治療策略的今生回溯療法，來徹底釋放「恐懼情緒」在個案潛意識裡所累積的負面能量，如此一來，個案原本失衡的心理動力狀態就能重新恢復成較健康的平衡狀態。

2.憂鬱型創傷：

　　若 DCH 治療師在個案之「前置成癮原因」的今生心象中，發現有與下列各種「憂鬱型創傷的原型」有著類似或相同的身心創傷故事或劇情結構時，例如：「學業成績不理想、從事自己不喜歡的工作、在工作職場裡不得志、家中有婆媳問題、覺得自己一人孤單寂寞、生活沒目標或沒意義」等心象內容，即表示造成該個案心理動力失衡的原因，就是這些從未釋放的「憂鬱情緒」所產生之負向毀滅動力過於強大的緣故。

　　因此，當 DCH 治療師評估出個案今生心象內的創傷事件類型是屬於「憂鬱型創傷」時，便可運用結合「身心解離、想像模仿治療、靈性頓悟」治療技術與「憂鬱疾患」治療策略的今生回溯療法（或預見未來療法），來徹底釋放「憂鬱情緒」在個案潛意識裡所累積的負面能量，如此一來，個案原本

失衡的心理動力狀態就能重新恢復成較健康的平衡狀態。

3.憤怒型創傷：

　　若 DCH 治療師在個案之「前置成癮原因」的今生心象中，發現有與下列各種「憤怒型創傷的原型」有著類似或相同的身心創傷故事或劇情結構時，例如：「母親疏於照顧年幼的自己、自尊心受他人貶損、父母親離婚或分居、被父母親暴力對待（或精神虐待）、異性伴侶變心（如被女友或男友拋棄）、因犯罪而坐牢、因不良嗜好（如賭博）而破產、與配偶離婚、夫妻失和吵架、子女不受管教」等心象內容，即表示造成該個案心理動力失衡的原因，就是這些從未釋放的「憤怒情緒」所產生之負向毀滅動力過於強大的緣故。

　　因此，當 DCH 治療師評估出個案今生心象內的創傷事件類型是屬於「憤怒型創傷」時，便可運用結合「身心解離、想像模仿、催眠悖論、靈性頓悟」治療技術與「情感創傷」治療策略的今生回溯療法（或預見未來法），來徹底釋放「憤怒情緒」在個案潛意識裡所累積的負面能量，如此一來，個案原本失衡的心理動力狀態就能重新恢復成較健康的平衡狀態。

4.哀傷型創傷：

　　若 DCH 治療師在個案之「前置成癮原因」的今生心象中，發現有與下列各種「哀傷型創傷的原型」有著類似或相同的身心創傷故事或劇情結構時，例如：「父母親死亡、主要照顧者（如外祖父母或祖父母）死亡、兄弟姊妹死亡、與自己感情特別好的親人死亡、心愛的寵物死亡」等心象內容，即表示造成該個案心理動力失衡的原因，就是這些從未釋放的「哀傷情緒」所產生之負向毀滅動力過於強大的緣故。

　　因此，當 DCH 治療師評估出個案今生心象內的創傷事件類型是屬於「哀傷型創傷」時，便可運用結合「身心解離、想像模仿、時空穿越、靈性頓悟」治療技術與「情感創傷」反學習策略的今生回溯療法（或預見未來法），來徹底釋放「哀傷情緒」在個案潛意識裡所累積的負面能量，如此一來，個案原本失衡的心理動力狀態就能重新恢復成較健康的平衡狀態。

5.自責型創傷：

　　若 DCH 治療師在個案之「前置成癮原因」的今生心象中，發現有與下列各種「自責型創傷的原型」有著類似或相同的身心創傷故事或劇情結構時，

例如:「因自己疏失而害他人受傷或死亡(如因自己貪玩害弟弟被車撞傷)、未盡到自己的責任或義務而使他人受傷或死亡(如救難人員未成功救起溺水小孩)」等心象內容,即表示造成該個案心理動力失衡的原因,就是這些從未釋放的「自責愧疚感」所產生之負向毀滅動力過於強大的緣故。

　　因此,當 DCH 治療師評估出個案今生心象內的創傷事件類型是屬於「自責型創傷」時,便可運用結合「身心解離、時空穿越、靈性頓悟」治療技術與「異常自我」治療策略的今生回溯療法,來徹底釋放「自責的愧疚感」在個案潛意識裡所累積的負面能量,如此一來,個案原本失衡的心理動力狀態就能重新恢復成較健康的平衡狀態。

6.罪惡感型創傷:

　　若 DCH 治療師在個案之「前置成癮原因」的今生心象中,發現有與下列各種「罪惡感型創傷的原型」有著類似或相同的身心創傷故事或劇情結構時,例如:「做出違反父母規定的行為(如打電動玩具或跳舞玩樂)、做出違反校規的行為(如偷抽菸或偷吃檳榔)、做出違反社會規範或法律的行為(如偷竊或參加幫派)、做出違背自己良心的行為(如出賣朋友)、做出傷害親人或伴侶的行為(如毆打女友害其流產)」等心象內容,即表示造成該個案心理動力失衡的原因,就是這些從未釋放的「罪惡感」所產生之負向毀滅動力過於強大的緣故。

　　因此,當 DCH 治療師評估出個案今生心象內的創傷事件類型是屬於「罪惡感型創傷」時,便可運用結合「身心解離、時空穿越、想像模仿、靈性頓悟」治療技術與「異常自我」治療策略的今生回溯療法(或預見未來法),來徹底釋放「罪惡感」在個案潛意識裡所累積的負面能量,如此一來,個案原本失衡的心理動力狀態就能重新恢復成較健康的平衡狀態。

7.自卑感型創傷:

　　若 DCH 治療師在個案之「前置成癮原因」的今生心象中,發現有與下列各種「自卑感型創傷的原型」有著類似或相同的身心創傷故事或劇情結構時,例如:「身體有缺陷受人歧視、家境清寒遭他人嘲笑、父母親的錯誤教育(如冷嘲熱諷)、學業成績表現不佳、從事低階勞力工作、經濟收入無法養家活口」等心象內容,即表示造成該個案心理動力失衡的原因,就是這些

從未釋放的「自卑感」所產生之負向毀滅動力過於強大的緣故。

因此，當 DCH 治療師評估出個案今生心象內的創傷事件類型是屬於「自卑感型創傷」時，便可運用結合「身心解離、想像模仿、靈性頓悟」治療技術與「異常自我」治療策略的今生回溯療法（或預見未來法），來徹底釋放「自卑感」在個案潛意識裡所累積的負面能量，如此一來，個案原本失衡的心理動力狀態就能重新恢復成較健康的平衡狀態。

（二）首次用藥原因心象之現實需求類型評估

在臨床藥癮治療的過程中，當 DCH 治療師對處於深度催眠狀態下的藥癮個案說出這句催眠指令時：「**等會當我由 1 數到 3，你的潛意識會自動浮現出造成你過去使用藥物的原因，1、2、3！**」通常個案就會自動在心裡浮現出其「今生首次用藥原因」的心象、或是與「前置成癮原因」有關的今生創傷心象或前世創傷心象。由於當個案在心裡浮現出與「前置成癮原因」有關的今生創傷心象或前世創傷心象時，是表示造成個案首次用藥的前置潛意識因素或誘發因子已經被潛意識投射出來（張雲傑，2014；張雲傑、林宜隆，2010），因此以「蝴蝶效應」的觀點來看，若將個案「今生首次用藥的動作」譬喻為是「蝴蝶效應」所形成之巨大災難的「中介點」，那麼濫用藥物行為的惡性循環結果就可視為是巨大災難的「終結點」，至於整個「蝴蝶效應」的「最初起始點」則是「小蝴蝶開始拍翅的那一瞬間」。

因此，根據 DCH 的藥癮成因理論而言，個案潛意識所投射出與「前置成癮原因」有關的今生創傷心象或前世創傷心象就好比是「拍動翅膀的小蝴蝶本身」，所以只要治療師能有效治療與「前置成癮原因」有關的今生心象或前世傷心象所呈現之各種身心創傷事件，就等於是「直接消除了小蝴蝶本身」或是「讓小蝴蝶願意停止拍動翅膀一樣」，如此一來，個案的藥癮就會得到有效的治療。但若是個案的潛意識只願意將「今生首次用藥時的動作或情境」當作是「造成自己過去使用藥物的原因」的「第一順位答案」而投射出來的話，那麼就表示治療師所看到的只是「蝴蝶效應」所形成之巨大災難的「中介點」而已，是以若治療師只單單處理好這「中介點的問題」的話，當然就無法有效消除個案的藥癮，其道理很簡單，因為這沒被潛意識投射出來的小蝴蝶仍躲在潛意識的幽暗角落裡，暗中拍著翅膀。

　　所以為了能順利找到「小蝴蝶」在潛意識裡的躲藏之處，並加以「處理或消滅」，治療師就必須根據 DCH 的「心識動力發展階段」理論，運用個案在今生心象內「首次施用藥物時」之「年齡」資訊，來確認個案做出錯誤「過度補償」動作（即首次用藥）的第一時間點是發生在「無意識動力期、同向對抗動力期、反向平衡動力期」等三階段的哪一階段？然後再根據 DCH 的藥癮者五我人格結構理論及 S-O-R 循環模型，從個案首次用藥的心象內容中，評估出促成個案首次用藥的原因是屬於何種類型之「現實需求」？以便藉由「現實需求類型的線索」來找出「小蝴蝶」的藏身之處，好徹底清除掉「小蝴蝶」與其所連鎖引發的「蝴蝶效應」。茲將在首次用藥原因心象中常見之五種現實需求類型與相對應之治療技術與治療程序的評估要點說明如下（張雲傑，2012b，2014；張雲傑、林宜隆，2010）：

1.化解焦慮型需求：

　　根據 DCH 藥癮成因理論可知，焦慮是種緊張狀態，也是種驅力，其並非透過個體內在組織情況所喚起，乃是經由外在因素而產生。因此，若 DCH 治療師在個案的今生「首次用藥原因心象」中，發現有與下列各種「化解焦慮型需求的原型」有著類似或相同的首次用藥故事或劇情結構，如「因要連續上大夜班而害怕沒精神、因要熬夜開車而害怕會睡著（如貨車司機或客運司機）、因有重大考試而害怕書讀不完、因要賺錢養家活口而害怕沒體力、因從事藝文創作工作而害怕沒創意」的心象內容時，即表示造成該個案以「使用藥物」的方法來「過度補償自己在體力、能力或創意上之不足」的原因，就在於個案潛意識想要「化解由外在因素所喚起之焦慮感」的現實需求過於強大的緣故。

　　所以為了解決個案潛意識想要「化解焦慮之現實需求」過於強大的問題，DCH 治療師除了必須先以「祖先悖論、信息悖論治療技術」與針對「焦慮」的情緒治療策略來處理個案首次用藥的情境外（如讓現在「戒藥的自己」來協助過去「用藥的自己」將所累積的焦慮感加以釋放，並達成「戒藥約定」），還必須在後續的治療單元內，持續運用「催眠回溯療法」來協助個案找到造成其潛意識感到特別焦慮的「最初心理創傷與連帶的所有前置心理創傷」，並依序加以「切開」與分別治療，然後直到個案的心象內容不再出現任何與焦慮感（或緊張狀態）有關的心理創傷事件為止（張雲傑，2012b，2014）。

　　例如：當某個案「因大夜班工作而害怕沒體力」的首次用藥原因心象是發生在「反向平衡動力期（如約 18 至 39 歲的成人早期階段）」，因此其心象內容所象徵之「潛意識意義」即是個人有著「容易產生焦慮感的人格問題」，所以治療師就必須以催眠回溯技術來協助個案找出使其心理仍固著於「無意識動力期」（如肛門期）或「同向對抗動力期」（如性器期或潛伏期）的最初心理創傷原因為何，並加以治療，然後直到所有前置的心理創傷都處理完畢為止。

2.避苦趨樂型需求：

　　人格結構中之本我受「享樂原則」支配，當享樂原則作用時，會使人難以忍受挫折與被剝奪的感受。因此，當 DCH 治療師在個案的今生「首次用藥原因心象」中，發現有與下列各種「避苦趨樂型需求的原型」有著類似或相同的首次用藥故事或劇情結構，如「因聚餐而想喝酒助興、因在卡拉 OK 店唱歌而想找樂子、因在洗三溫暖而想放鬆精神、因在酒店狂歡而想玩得更瘋等原因，而在他人慫恿下產生第一次用藥行為」的心象內容時，即表示造成該個案以「使用藥物」的方法來「過度補償自己」的原因，就是個案的「本我」想要「避苦趨樂」的現實需求過於強大的緣故。

　　所以為了解決個案的「本我」想要「避苦趨樂之現實需求」過於強大的問題，DCH 治療師除了必須先以「祖先悖論、信息悖論治療技術」與治療「本我異常因子」的策略來處理個案首次用藥的情境外（如讓現在「戒藥的自己」來協助過去「用藥的自己」將所長期累積的「本我」享樂衝動加以釋放，並達成「戒藥約定」），還必須在後續的治療單元內，持續運用「催眠回溯療法」來協助個案找到造成其「本我」感到痛苦的「最初心理創傷與連帶的所有前置心理創傷」，並依序加以「切開」與分別治療，然後直到個案的心象內容不再出現任何與「本我」問題有關的心理創傷事件為止（張雲傑，2014）。

　　例如：當某個案「在卡拉 OK 店唱歌而想找樂子」的首次用藥原因心象是發生在「反向平衡動力期（如約 18 至 39 歲的成人早期階段）」，因此其心象內容所象徵之「潛意識意義」即是個人有著「本我異常的人格問題」，所以治療師就必須以催眠回溯技術來協助個案找出使其心理仍固著於「無意識動力期」（如口腔期或肛門期）的最初心理創傷原因為何，並加以治療，然後直到所有前置的心理創傷都處理完畢為止。

3.自我治療型需求：

　　根據 DCH 的藥癮者五我人格結構理論可知，使個人對藥物上癮的其中一個原因是：因心理創傷受損的「自我」，為了解決自己無法抗拒的各種負面情緒，選擇以藥物來治療自己而導致上癮。因此，若 DCH 治療師在個案的今生「首次用藥原因心象」中，發現有與下列各種「自我治療型需求的原型」有著類似（或相同）的首次用藥故事或劇情結構，如「因工作壓力想要紓壓、為解除酒後不適的副作用、因婚姻失敗導致心情鬱悶、因孤單空虛想打發無聊時間等原因，而在他人的推薦（或慫恿）下產生第一次用藥行為」的心象內容時，即表示造成該個案以「使用藥物」的方法來「過度補償自己」的原因，就是個案的「自我」想要「自我治療」的現實需求過於強大的緣故。

　　因此，為了解決個案的「自我」想要「自我治療之現實需求」過於強大的問題，DCH 治療師除了必須先以「祖先悖論、信息悖論治療技術」與治療「異常自我」的策略來處理個案首次用藥的情境外（如讓現在「戒藥的自己」來協助過去「用藥的自己」達成自我治療的目標，並立下「戒藥約定」），還必須在後續的治療單元內，持續運用「催眠回溯療法」來協助個案找到造成「自我」需要自我治療的「最初的心理創傷與連帶的所有前置心理創傷」，並依序加以「切開」與分別治療，然後直到個案的心象內容不再出現任何與「自我治療需求」有關的心理創傷事件為止（張雲傑，2012b，2014）。

　　例如：當某個案「因工作壓力而想要紓壓」的首次用藥原因心象是發生在「反向平衡動力期（即青春期之後）」，因此其心象內容所象徵之「潛意識意義」即是個人有著「低挫折容忍力與人際處理方面的問題」，所以治療師就必須以催眠回溯技術來協助個案找出使其心理仍固著於「無意識動力期」（如肛門期）的最初心理創傷原因為何，並加以治療，然後直到所有前置的心理創傷都處理完畢，且個案不再出現任何與人際挫折問題有關之創傷心象為止。

　　或如當某個案「因婚姻失敗導致心情鬱悶」的首次用藥原因心象是發生在「反向平衡動力期（即青春期之後）」，因此其心象內容所象徵之「潛意識意義」即是個人有著「性慾、愛情、責任感與自我認同的問題」，所以治療師就必須以催眠回溯技術來協助個案找出使其心理仍固著於「同向對抗動力期」（如性器期或潛伏期）的最初心理創傷原因為何，並加以治療，然後直

到所有前置的心理創傷都處理完畢，且個案不再出現任何與情感問題或自我認同問題有關的創傷心象為止。

　　或如某個案因「孤單空虛想打發無聊時間」的首次用藥原因心象是發生在「反向平衡動力期（即青春期之後）」，因此其心象內容所象徵之「潛意識意義」即是個人有著「孤單空虛感的情緒調適問題」，所以治療師就必須以催眠回溯技術來協助個案找出使其心理仍固著於「無意識動力期」（如肛門期）或「同向對抗動力期」（如性器期或潛伏期）的最初心理創傷原因為何，並加以治療，然後直到所有前置的心理創傷都處理完畢，且個案不再出現任何與孤單空虛感受有關之創傷心象為止。

4.自我防衛型需求：

　　「自我防衛機轉」通常可幫助個人因應焦慮及避免「自我」被焦慮所擊潰，只可惜藥癮者脆弱的「自我」經常會被無法控制的焦慮所擊潰，因而會非理性地把「使用藥物」當作自我防衛（或自我保護）的一種手段，並逐漸失去正常功能。因此，當 DCH 治療師在個案的今生「首次用藥原因心象」中，發現有與下列各種「自我防衛型需求的原型」有著類似或相同的首次用藥故事或劇情結構，如「因對藥物的效果有『好奇心』、因重要他人（如女友、親人、好友）在自己面前用藥、因覺得只用一次（藥物）又沒關係、因為不好意思拒絕別人提供藥物的好意（或為了避免因拒絕用藥而發生人際衝突）、或因被溫情式的用藥訴求（如『好東西要與好朋友一起分享』）所說服等原因，而在他人慫恿下產生第一次用藥行為」的心象內容時，即表示造成該個案以「使用藥物」的方法來「過度補償自己」的原因，就是個案想要「自我防衛」的現實需求過於強大的緣故。

　　所以為了解決個案（潛意識）想要「自我防衛之現實需求」過於強大的問題，DCH 治療師除了必須先以「祖先悖論、信息悖論治療技術」與治療「自我異常因子」的策略來處理個案首次用藥的情境外（如讓現在「戒藥的自己」來協助過去「用藥的自己」放下過去所長期使用的非理性「自我防衛機轉」，改以較健康、理性的問題解決技巧取代之，並達成「戒藥約定」），還必須在後續的治療單元內，持續運用「催眠回溯療法」來協助個案找到造成其非理性自我防衛機轉的「最初心理創傷與連帶的所有前置心理創傷」，並依序加以「切開」與分別治療，然後直到個案的心象內容不再出現任何造成其「非

理性自我防衛」的心理創傷事件為止（張雲傑，2012b）。

　　例如：當某個案「因不好意思拒絕別人好意」的首次用藥原因心象是發生在「反向平衡動力期（如約 18 至 39 歲的成人早期階段）」，因此其心象內容所象徵之「潛意識意義」即是個人有著「異常的自我防衛問題」，所以治療師就必須以催眠回溯技術來協助個案找出使其心理仍固著於「同向對抗動力期」（如「性器期、潛伏期」，及「兩性期」的青春期階段）的最初心理創傷原因為何，並加以治療，然後直到所有前置的心理創傷都處理完畢為止。

　　但若造成個案用藥的非理性「自我防衛型需求」是以「強迫症」的方式顯現時（如強迫性的念頭或強迫性的儀式行為），則表示其潛意識內除了有「自我防衛異常」的問題外，亦同時存在著「超我過強」的問題，因根據 DCH 藥癮成因理論之觀點，正常的「超我」在人格系統內所執行之功能，主要包括「壓抑本我衝動（特別是性與攻擊方面的衝動）、迫使自我放棄現實目標（並以道德目標做替換）、激勵個人追求完美」等三項。但當「超我」過度強大時，則會使人產生極嚴重的罪惡感及「受懲罰」的強迫性需求，並會在潛意識裡迫使「自我」的防衛機轉藉由「外在處罰的方式」來懲罰自己，以減輕個人內在的衝突與焦慮。而這「外在懲罰的方式」對藥癮者而言，就是讓自己使用藥物，尤其是非法藥物，因為使用非法藥物不但可以「明顯地」傷害自己的生理與心理，更可以讓自己得到被「法律制裁」的嚴重後果，而得以實現「過強的超我」想讓「脆弱的自我與衝動的本我兩者皆能受到應得的懲罰」之目的。

　　所以為了解決個案的「過強的超我」利用「自我防衛型的現實需求」來嚴屬懲罰自己的問題，DCH 治療師除了必須先以「祖先悖論、信息悖論治療技術」與治療「超我異常因子」的策略來處理個案首次用藥的情境外（如讓現在「戒藥的自己」來協助過去「用藥的自己」將「過強的超我」所長期累積的「受懲罰」動力加以釋放，並達成「戒藥的約定」），還必須在後續的治療單元內，持續運用「催眠回溯療法」來協助個案找到造成其「超我」過強的「最初心理創傷與連帶的所有前置心理創傷」，並依序加以「切開」與分別治療，然後直到個案的心象內容不再出現任何造成「超我」過強的心理創傷事件為止。

5.克服自卑型需求：

　　根據 DCH 的藥癮者五我人格結構理論可知，當個人的「向上我」想「追求優越」的動機因受本身條件及外在阻礙而無法獲得適當的滿足時，就會在個人的心理上形成一種強烈的「自卑感（或自卑情結）」，而「使用藥物」就是個人為了克服自卑感所採取的「過度補償」行為之一（張雲傑，2014）。因此，當 DCH 治療師在個案的今生「首次用藥原因心象」中，發現有與下列各種「克服自卑型需求的原型」有著類似或相同的首次用藥故事或劇情結構，如「因不想別人覺得自己膽小（或無能）、因個性愛面子而在人前逞強、因想讓自己變得更有能力（或更聰明、更厲害）、因想讓課業成績表現得更優秀、因想在職場裡有更好的工作績效、或因想讓別人覺得自己與眾不同等原因，而在他人慫恿下產生第一次用藥行為」的心象內容時，即表示造成該個案以「使用藥物」的方法來「過度補償自己」的原因，就是個案的「向上我」想要「克服自卑」的現實需求過於強大的緣故。

　　所以為了解決個案的「向上我」想要「克服自卑之現實需求」過於強大的問題，DCH 治療師除了必須先以「祖先悖論、信息悖論治療技術」與治療「向上我異常因子」的策略來處理個案首次用藥的情境外（如讓現在「戒藥的自己」來協助過去「用藥的自己」將「向上我」所長期累積的「自卑感」加以釋放，並達成「戒藥約定」），還必須在後續的治療單元內，持續運用「催眠回溯療法」來協助個案找到造成其「向上我」感到強烈自卑的「最初心理創傷與連帶的所有前置心理創傷」，並依序加以「切開」與分別治療，然後直到個案的心象內容不再出現任何與「強烈自卑感」有關的心理創傷事件為止。

　　例如：當某個案「因想讓自己變得更有能力」的首次用藥原因心象是發生在「反向平衡動力期（如約 18 至 39 歲的成人早期階段）」，因此其心象內容所象徵之「潛意識意義」即是個人有著「強烈的自卑感問題」，所以治療師就必須以催眠回溯技術來協助個案找出使其心理仍固著於「同向對抗動力期」（如「潛伏期」及「兩性期」的青春期階段）的最初心理創傷原因為何，並加以治療，然後直到所有前置的心理創傷都處理完畢為止。

（三）今生心象與負面能量強度之評估

　　當 DCH 治療師能透過個案在催眠狀態下所呈現之「今生心象」內容，

評估出其「前置成癮原因心象」內的心理創傷所屬「類型」及「首次用藥原因心象」之現實需求的「類型」後,接下來治療師就必須在催眠回溯的治療過程中,再依據個案在「前置成癮原因心象」內所投射之心理創傷的「類型與數量」及「首次用藥原因心象」之現實需求「類型」所象徵的五我人格結構問題,仔細評估出個案潛意識內所累積之「負面能量」強度,然後據以設定「治療主題」、預估「治療次數」、檢視「治療效果」(張雲傑,2014)。

1.同一前置成癮原因心象內有多種心理創傷類型

在實施催眠回溯療法的治療過程中,若個案在「同一前置成癮原因心象」裡,出現越多不同類型的心理創傷時,即表示個案在潛意識裡所累積之負面能量越強,如當某藥癮個案在首次治療單元的今生心象內看見自己「9 歲喪父那年的某一天,在家裡大聲抱怨母親只顧賺錢養家而疏於照顧自己」的心象畫面,即表示該個案的潛意識中同時存有「哀傷型(因父親過世的悲傷)、憤怒型(因母親疏於照個自己)、自卑感型(因成為沒有父親的孩子)」等三類型心理創傷,因此治療師就必須針對不同的心理創傷類型來設定不同的治療主題,並在治療好第一個主題後,才可再治療第二個主題,然後等第二個主題也成功治療好後,才可再換下一個主題,直到所有主題都成功治療完畢為止。

2.不同前置成癮原因心象內有相同心理創傷類型

在不同次治療單元裡的不同時間點的前置成癮原因心象裡,若持續出現以「同一心理創傷類型」為主題的今生事件出現的次數越多時,則表示該心理創傷類型在個案潛意識裡所累積的負面能量越強,如當某個案在連續兩次的治療單元的今生心象裡,分別看見自己在「幼稚園時,看見父母親吵架,自己害怕地躲在客廳一角的畫面」與「小學時,父母親吵架後,母親正要帶自己一同離家出走的畫面」,即表示促成該個案長大後用藥的心理創傷類型就是嚴重的「恐懼型創傷」(即自小因害怕父母親離婚所產生的長期慢性恐懼),而且是由父母親長期失和的家庭狀況所造成。因此 DCH 治療師就必須針對該恐懼型創傷持續加強治療,直到以該恐懼型創傷為主題的童年事件不再出現於個案的今生心象中為止,如此才能算是已將該恐懼型創傷成功治療完畢。

3.不同前置成癮原因心象內有不同心理創傷類型

在實施催眠回溯療法的治療過程中，若個案在「不同的今生心象」裡，出現越多「不同種類」的心理創傷時，即表示個案在潛意識裡所累積的負面能量越強。如當某中年藥癮個案在首次治療單元的今生心象內看見自己未用藥前的「17 歲時與女友逛夜市」的景象、「20 歲時與朋友吃宵夜」的景象、及「25 歲因掙扎於是否改行而受壞朋友影響」的景象等三段不同年齡（時間點）的前置成癮原因心象畫面，即表示該個案的潛意識中同時存有「憤怒型（失去女友）、憂鬱型（失去朋友）、自卑感型（從事低階工作而想轉行）、罪惡感型（受壞朋友影響）」等四類型心理創傷，因此治療師就必須針對不同今生心象裡的不同心理創傷類型來設定不同的治療主題，直至與各種心理創傷類型有關之今生創傷事件不再出現於個案的今生心象中為止，如此才能算是已將各種不同類型的心理創傷成功地治療完畢。

4.前置成癮原因心象內不再重現的心理創傷類型

DCH 治療師須特別注意的是「在不同次」的催眠回溯治療單元裡，若個案潛意識於「當次」的前置成癮原因心象中所投射之心理創傷類型與在「前一次」的前置成癮原因心象中所投射之心理創傷的類型「完全不同」時，則表示在「前一次」的前置成癮原因心象中所出現之心理創傷所累積於個案潛意識裡的「負面能量」已在前一次的治療單元中被治療師成功地「完全釋放」，所以在「前一次」的前置成癮原因心象中所出現過的心理創傷類型便「不會再重現」於往後治療單元的今生心象裡。

例如：當某個案在前一次治療單元的前置成癮原因心象裡，看見自己「在高中時因母親接受換腎手術而擔心害怕」的畫面，在經治療師針對其「恐懼型」的心理創傷加以治療後，於接續的下一次治療單元的前置成癮原因心象裡，換成是看見自己在 30 多歲時，因「離婚事件」所造成的憂鬱型心理創傷，此種「改變心理治療創傷類型」的治療後反應，即表示該個案原有之「恐懼型創傷」已獲得有效解決，所以個案的潛意識才會將其他「尚未被治療過」的心理創傷類型（如因離婚造成的憂鬱型創傷），以「離婚後的不幸結果」的畫面投射出來，因此治療師就必須持續針對這類「尚未處理的心理創傷類型」加以治療，直到個案不再出現有心理創傷的今生心象為止。

5.不同治療單元中重複出現的首次用藥原因心象

當個案在「首次用藥原因心象」內顯現的「用藥年齡」越小，則顯示其所長期累積之負向能量越強；而當促成其首次用藥的「現實需求類型」涉及到愈多的人格結構問題，則顯示其所長期累積之負向能量越強，如以「強迫症」顯現的「自我防衛型需求」涉及到「脆弱自我與過強超我」等兩種人格結構異常問題，因此有強迫症狀的「自我防衛型需求」藥癮者在首次用藥前所累積之負向能量通常會大於同年齡、但無強迫症狀的「自我防衛型需求」藥癮者。

根據 DCH 在臨床治療實務上的觀察發現，當個案之「首次用藥原因心象」內的第一次用藥情境被治療師運用「祖先悖論、信息悖論、身心解離、靈性頓悟」等治療技術與各種「人格結構異常因子、情緒障礙」等治療策略加以適當處理後，通常該「首次用藥原因心象」就不會再重複出現於後續治療單元的個案今生心象中。

因此，DCH 治療師須特別注意的是「在不同次」的催眠回溯治療單元裡，若個案的潛意識又再度投射出已治療過的同一個「首次用藥原因心象」時，則表示此重複出現之「首次用藥原因心象」中的「現實需求類型」所象徵的「人格結構異常問題」與造成其人格結構異常的「最初或前置心理創傷」之間，仍存有在前次治療中尚未完全處理完畢的問題；或是雖有處理、但卻未提供足夠多的時間「**讓負面能量能夠 100% 完全釋放出來**」，而仍殘留有部分負面能量的狀況。如當個案在以哭泣的淚水來釋放因長期壓抑「憤怒」所累積的負面能量時，若在個案還沒「完全將其淚水流出來」之前，就因「知道」治療時間已到，而將淚水「暫時止住」的話，則表示個案釋放「憤怒的負面能量」的動作亦會因而「暫時止住」，而造成部分負面能量仍殘留於潛意識內的結果，進而使得「想得到完全治療」的潛意識會自動在後續的治療單元中，再次將尚未治療完畢的同一個「首次用藥原因心象」投射出來。

所以治療師就必須再仔細處理一遍這重複出現之「首次用藥原因心象」內的現實需求問題與人格結構的異常問題，並讓在之前的治療中尚未被個案潛意識完全釋放出來的「負面能量」能在此次的治療中被「完全釋放完畢」，如此一來，該重複出現的首次用藥原因心象便「不會再重現」於往後治療單元的今生心象裡（張雲傑，2012b，2014；張雲傑、林宜隆，2010）。

三、悖論心象評估：檢視生活轉變可能性

根據 DCH 治療理論，所謂的「悖論心象」就是個案在催眠狀態下所浮現的前世心象或今生心象中之「人生重大關鍵轉折點」的事件，在經治療師以「悖論治療技術」將該關鍵轉折點進行適當處理或治療後，所產生之「接續的心象（故事）畫面」。

臨床觀察顯示，個案的「悖論心象」可能會與原先的前世心象或今生心象的故事內容「相同」或是「不同」，因此 DCH 治療師必須根據原先的完整心象內容與接續的「悖論心象」加以比較分析，如此方能「評估出治療效果的優劣」，並從中檢視個案在現實生活中是否具有「轉變的可能性」。

（一）前世療法中的悖論心象評估

在前世療法中，DCH 治療師為了處理藥癮個案的強迫性或偏執性的思考，尤其是會造成個案「自我毀滅、自我懲罰、自我傷害、或傷害他人」的非理性僵化思考時，就會特別運用悖論治療技術來讓個案的前世心象產生「劇情」上的變化，如某接受 DCH 的前世療法的藥癮個案在其「前世心象」中看見「自己是個單純的民初臺灣女子，但在被舅舅性侵害後，卻被父母許配給另一個自己所不愛的男人，但因自己已經有喜歡的男朋友，所以在婚後沒多久就跳樓自殺了。」因此，治療師為了處理個案潛意識的自我傷害傾向，除了必須先運用「身心解離、死亡重生、靈性頓悟」等治療技術與「情緒障礙」治療策略來讓個案在前世心象裡所顯現的自我傷害動力（即潛意識的「死亡本能」的動力）與所累積的憤怒、憂鬱等負面情緒能得到「完全的釋放」外，還必須藉由指導個案運用「祖先悖論技術或信息悖論技術」來改變造成個案在前世心象中自殺的「前置關鍵因素」，即「被舅舅性侵」的人生關鍵轉折點，以便透過新產生的「悖論心象」來確認之前經 DCH 治療的自我傷害動力與憤怒、憂鬱等負面情緒是否已完全釋放完畢（張雲傑，2014）。

而 DCH 用於評估「悖論心象」的實際技巧是治療師可再次運用「前世回溯療法」，將在前次單元內已處理過之「關鍵前世心象」（如個案被舅舅性侵之前的畫面）再次以催眠回溯技術喚回個案的視覺心象中，然後治療師可使用「身心解離技術」讓個案的心靈「一分為二」，其中一個心靈是穿越時空回到前世的「在今生已接受過治療的自己」，而另一個心靈則是「在前世尚未被性侵前的自己」。接著治療師就可以指導個案的「在今生已接受過治

療的自己」去告訴「在前世尚未被性侵前的自己」在接下來的前世人生裡會發生的所有不幸事情，包括「被舅舅性侵、然後被父母逼迫嫁給不愛的男人而無法與心愛的男人結婚，並且在婚後以自殺了斷自己的人生結局」，然後治療師再要求個案的「在今生已接受過治療的自己」要智慧地告訴「在前世尚未被性侵前的自己」如何運用一個「可行的辦法」來避免自己將來被舅舅性侵所產生的一連串負面後果，並進而成功改變自己的前世命運。

　　而當個案的「在前世尚未被性侵前的自己」聽從「在今生已接受過治療的自己」所給的智慧建議後（即要求「在前世尚未被性侵前的自己」在舅舅來訪之前，一定要先讓母親知道自己已有心愛的男人，並要求男方家人主動來提親），接下來治療師就可以運用「時間推進技術」，讓個案的「在今生已接受過治療的自己」看見經過「悖論技術」治療後的前世人生所產生之「悖論心象內容的改變狀況」來評估經過前次治療單元後的「治療效果」是否已達成將個案所累積之「自我傷害動力與憤怒、憂鬱等負面情緒」完全釋放完畢的目標。以此個案為例，其經「悖論技術」治療後所產生之「悖論心象」內容為「該民初的臺灣女子在智慧地逃過被舅舅性侵害的人生關鍵轉折點後，其往後的新人生就『轉變成』是嫁給自己心愛的男人，而且婚後夫妻倆一起努力做生意，在致富後就移民僑居香港，直到 70 多歲才快樂地壽終正寢結束一生。」

　　因此，DCH 治療師可透過個案（的潛意識）在該「前世心象」內容中所投射之「女主角」的命運從原本「被性侵、嫁給不愛的人、並在婚後自殺」的悲慘結局，轉變成為在「悖論心象」內容中「得以嫁給心愛男人、成功致富、並長壽善終」的幸福美滿結局得知，個案的「自我傷害動力與憤怒、憂鬱等負面情緒」確實已在前次治療時已完全釋放完畢，所以才會有如此幸福美滿的「悖論心象」內容。因為若是在前次治療時，治療師未成功協助個案將其「自我傷害動力與憤怒、憂鬱等負面情緒」完全釋放完畢的話，則個案的「悖論心象」內容通常仍舊會是「維持」以悲慘結局收場（即該悲慘「前世人生」之主要故事的劇情結構與細節不會變動）。

　　又如另一藥癮個案在前次的治療單元中，看見自己在前世心象中是個「有錢的單身英國商人，但為了替死去的好友照顧妻子與孩子，而遭商場上的仇家報復，使得自己及朋友之妻、子皆被虐殺身亡」。而當治療師為了「評

估」在前次治療時是否達成了「讓個案的負面情緒完全釋放」的治療效果，而採用「悖論技術」來指導個案改變其前世人生的關鍵轉折點，使得個案的「悖論心象」內容轉變成為「該英國商人及好友之妻與子皆能幸福地善終」的幸福美滿結局時，即顯示前次的治療單元確實已對個案產生積極的正面治療效果，特別是在釋放「家庭問題壓力及被害恐懼情緒」等方面。

（二）今生療法中的悖論心象評估

當為了改變藥癮個案的認知結構，而在今生療法中採用「時間悖論技術」時，DCH 療法建議治療師可運用下列三種悖論治療技術所產生的「悖論心象」內容與情節，來評估在治療當下是否已產生符合治療目標的立即性效果：

1.祖先悖論心象評估：

在今生療法中，DCH 治療師為了消除「造成個案首次外顯用藥行為的內隱偏差認知反應（以下簡稱為「首次用藥認知」）」的制約作用時，就會特別運用「祖先悖論技術」來讓個案的今生心象產生「劇情」上的變化。如某接受 DCH 今生療法的藥癮個案在其「首次用藥心象」中看見「自己在國中一年級時，因為去同學家玩，而在同學的慫恿下，好奇地吸了第一口的安非他命，於是造成了日後人生的種種不幸後果。」因此，治療師為了處理個案潛意識內為了「能獲得他人認同」的自我強迫傾向，除了必須先運用「身心解離」技術讓個案的心靈一分為二，即一個心靈是原本處於用藥當下的「國中的自己」、而另一個新解離出來的心靈則是被治療師以催眠技巧「標籤」為「想戒藥（或智慧）的自己」。接著治療師就可以開始運用「祖先悖論技術」讓個案的「想戒藥（或智慧）的自己」透過以「適當技巧阻止國中的自己首次用藥」的方式來改變自己的過去，使今天這個「用藥多年的自己」的「存在」成為不可能（張雲傑，2012b，2014）。

一旦治療師在個案首次用藥心象中的「關鍵轉折點」使用「祖先悖論技術」後，接下來就可以運用個案所產生出的「祖先悖論心象」來評估個案於治療當下（含之前已治療過的藥癮相關問題）之治療效果。如當治療師指導個案如何在「祖先悖論心象」中，讓「想戒藥（或智慧）的自己」技巧性地阻止了「國中的自己」的首次用藥行為，並將這「未用藥前」的「國中的自己」帶離開會首次接觸藥物的環境，然後去到可以讓彼此相互溝通（或談心

事）的地方，再好好讓「想戒藥（或智慧）的自己」對「未用藥前的國中的自己」進行一場「以戒藥為目的」的對話（即由「想戒藥（或智慧）的自己」親自來對「未用藥前的國中的自己」實施一場「戒藥輔導」）。而當「想戒藥（或智慧）的自己」與「未用藥前的國中的自己」之間的對話結束後，治療師便可請個案將其在「祖先悖論心象」中所看見的「兩個自己的對話內容」以一邊繼續看著心象畫面、一邊以口頭方式描述出來。

　　此時，若個案表示看見了「未用藥前的國中的自己」一直不接受「想戒藥（或智慧）的自己」的勸告而堅持「用藥又沒關係」、或是「無法下定決心戒藥」、或是「仍猶豫不決」的話，則表示在潛意識內促成個案做出首次用藥行為的「首次用藥認知」的制約作用仍很「頑強」或是「只被消除掉某一部分」。因此當有這類「抗拒戒藥」結構的心象劇情出現在個案的「祖先悖論心象」內時，治療師就必須再加強應用各種適當的 DCH 藥癮治療技術來對治這些仍殘留在個案潛意識裡的「首次用藥認知」的制約作用，直至將其完全消除為止。

　　但若個案表示看見了「未用藥前的國中的自己」接受了「想戒藥（或智慧）的自己」的勸告並「流下了悔改的眼淚」、或是因而「下定決心要戒藥」時，則表示個案潛意識裡的「首次用藥認知」的制約作用已經「顯著減弱」或是「已被戒癮治療所消除」。因此當有這類「願意戒藥」結構的心象劇情出現在個案的「祖先悖論心象」內時，治療師就可據以確認當下（或之前）所實施的戒癮治療技術已發揮出所預期的治療效果，並可再依據其「願意戒藥」結構的心象劇情內容來進一步安排後續配套的治療措施，如使用「信息悖論技術」或是「Biker 悖論技術」，並再藉由「信息悖論心象」或是「Biker悖論心象」來評估立即性的治療效果。

2.信息悖論心象評估：

　　在 DCH 的今生療法中，「信息悖論技術」通常可接續於「祖先悖論技術」之後使用，如當治療師以「祖先悖論技術」讓 35 歲的藥癮個案在催眠狀態下的今生心象中，「穿越時空」回到過去見到 18 歲時正要首次用藥前的自己，並成功地阻止其發生「今生首次的用藥行為」後，便可緊接著以「信息悖論技術」來使個案產生「信息悖論心象」，以方便治療師在治療程序進行之當下，能同步進行立即性的治療效果評估。其實際做法是治療師可指導「穿越

時空」回到過去的 35 歲藥癮者先將自己從 18 歲開始用藥之後的「各種負面壞處」提前預先告知「尚未用藥前的 18 歲自己」，然後再把自己從 18 歲起「不用藥物的各種好處」也提前預先告知「尚未用藥前的 18 歲自己」，好讓「尚未用藥前的 18 歲自己」可以根據這些來自「35 歲的自己」所給的「未來訊息[114]」，來決定自己「是否要使用這今生第一次的藥物」，同時治療師也會指導「穿越時空回到過去的 35 歲藥癮者」須設法去試試看能否與「尚未用藥前的 18 歲自己」達成一個「男人與男人之間的戒藥約定」，並給予「雙方（35 歲與 18 歲的個案自己）」足夠的溝通時間（張雲傑，2014）。

　　當治療師確認「雙方（35 歲與 18 歲的個案自己）已溝通完畢後，就可請個案將其在「信息悖論心象」中所看見的「溝通內容」，以繼續一邊看著心象畫面、一邊用口頭說明的方式描述出來。此時，若個案表示看見了「尚未用藥前的 18 歲自己」出現了猶豫不決的表情（或行為反應）、或是不願意做出「從現在開始就不用藥（或戒藥）」的承諾或約定的話，則表示在個案潛意識內的「拒絕戒藥信念」的制約作用仍很「頑強」或是「只被消除掉某一部分」而已。因此當有這類「拒絕戒藥」結構的心象劇情出現在個案的「信息悖論心象」內時，治療師就必須再加強應用各種適當的 DCH 藥癮治療技術來對治這些仍殘留在個案潛意識裡的「拒絕戒藥信念」的制約作用，直至將其完全消除為止。

　　但若個案表示看見了「尚未用藥前的 18 歲自己」因為預先知道了自己未來用藥的負面後果對未來 35 歲的自己所造成的各種傷害，而願意下定決心不用任何非法藥物，好得到自己在未來生活上的各種好處的話，則表示個案潛意識裡的「拒絕戒藥信念」的制約作用已經「顯著減弱」或是「已被戒癮治療所消除」。因此當有這類「承諾戒藥」結構的心象劇情出現在個案的「信息悖論心象」內時，治療師就可據以確認當下（或之前）所實施的戒癮治療技術已發揮出所預期的治療效果，並可再依據其「承諾戒藥」結構的心象劇情內容來進一步安排後續配套的治療措施，如使用「Biker 悖論技術」來進一步評估立即性的治療效果。

---

[114] 因相對於 18 歲的個案自己而言，有關其 19 歲至 35 歲之間的訊息都屬於「未來訊息」。

3.Biker 悖論心象評估：

在 DCH 療法中，「Biker 悖論技術」通常可接續於「祖先悖論技術」或「信息悖論技術」之後使用，如當治療師以「祖先悖論技術」或「信息悖論技術」讓某 35 歲的藥癮個案在催眠狀態下的今生心象中，讓「尚未用藥前的 18 歲的自己」做出「下定決心不用藥物（或是會幫未來的自己戒藥）」的承諾後，接下來治療師就可以運用「時間推進技術」讓 35 歲的個案再度「穿越時空」前進到自己「未來 40 歲時的時空」，好讓 35 歲的個案可以清楚看見因為 18 歲的自己「下定決心不用藥物」所產生之「蝴蝶效應」對其 40 歲時的「未來人生」的影響為何？然後再請個案將其在「未來心象」中所看見的自己未來 40 歲時的人生內容，以一邊看著心象畫面、一邊用口頭說明的方式描述出來（張雲傑，2014；張雲傑、林宜隆，2010）。

此時，若個案表示看見了「未來 40 歲的自己」仍舊因藥癮復發而生活困苦、或因再度使用非法藥物而入監服刑、或甚至因持續藥物濫用而健康受損或死亡的話，則表示在潛意識內「促成個案做出持續用藥行為的偏差認知信念（以下簡稱為「持續用藥信念」）」的制約作用仍很「頑強」或是「只被消除掉某一部分」。因此當有這類「藥癮復發」結構的心象劇情出現在個案的「未來心象」內時，治療師就可以運用「Biker 悖論技術」來加以處理並評估其立即性的治療效果。如治療師可先指導個案如何在自己 40 歲時「藥癮復發前」的 35 歲至 39 歲之間，藉由做出某些特定的事情來試試看是否能阻止其未來於 40 歲時發生「藥癮復發行為」，接下來治療師就可以再次引導個案看見受「蝴蝶效應」影響的未來自己 40 歲時的「Biker 悖論心象」。在此治療階段，治療師必須注意的是：若在個案「Biker 悖論心象」內的 40 歲時的藥癮復發行為仍然「照原樣發生」或只是「換個時空、地點發生」的話，就表示個案「持續用藥信念」的制約作用仍未被有效消除，因此治療師就必須再加強應用各種適當的 DCH 藥癮治療技術來對治這些仍殘留在個案潛意識裡的「持續用藥信念」的制約作用，並反覆運用上述「Biker 悖論技術」來檢視所產生的各種「Biker 悖論心象」內容，直到其「未來的任何藥癮復發行為」完全不再出現於「Biker 悖論心象」裡為止。

但若個案表示看見了「未來 40 歲的自己」已成功地戒除了藥癮，並且已經過著健康、快樂或幸福的新生活的話，則表示個案潛意識裡的「持續用

藥信念」的制約作用已經「顯著減弱」或是「已被戒癮治療所消除」。因此當有這類「成功戒藥」結構的心象劇情出現在個案的「Biker 悖論心象」內時，治療師就可據以確認當下（或之前）所實施的戒癮治療技術已發揮出所預期的治療效果，並可再依據其「成功戒藥」結構的心象劇情內容來進一步安排後續配套的治療措施，如可再次靈活運用「Biker 悖論技術」來讓個案預先知道「可以再多做哪些可趨吉避凶的正向行為」，好讓其戒毒後的未來人生可以變得比原來所看見的「Biker 悖論心象」中的新生活還要「更加幸福或更加健康快樂」，並可再次以個案所新看見的「Biker 悖論心象」來評估立即性的「正向心理治療效果」。

四、夢境心象評估：檢視象徵符號與寓意

當藥癮者在接受 IPDA 方案的催眠回溯治療時所自發性出現的「夢境心象」，通常可依其夢境「產生的原因」與「內容的特性」加以區分為「創傷經驗夢境、象徵隱喻夢境、理想願望夢境」等三種類型，因此 DCH 治療師必須依據下列三種不同「夢境類型」的評估原則與方法，來仔細檢視個案潛意識在其「夢境心象」中所顯現之各種象徵符號與所欲表達之「真實涵意」或「有特定目的之寓意」。

（一）創傷經驗夢境評估

在 DCH 治療過程中，治療師所需處理與評估的個案「創傷經驗夢境」，根據其來源及特性包括下列兩種類型（張雲傑，2014）：

1. **原發型創傷經驗夢境**：是指個案在未接受治療前、即在過去平常夜裡睡眠所曾經做過與自己身心創傷主題有關的惡夢內容，此類型夢境通常可透過 IPDA 方案的「催眠喚夢技術」將其重現於個案的視覺心象中。

2. **誘發型創傷經驗夢境**：是指當 DCH 治療師以 IPDA 療法對藥癮個案進行消除「藥癮成因」的催眠回溯治療時，進入中度以上催眠狀態的藥癮個案自發性地將促成其過去使用藥物的心理創傷原因以「夢境心象」的方式投射出來，並「主觀地」認為這是一場「夢境」而非「前世心象或今生心象」，意即這類型的創傷經驗夢境是由治療師的催眠回溯技術所「誘發」，而非源自個案「之前的惡夢」的重現。

　　因此，針對上述兩類型創傷經驗夢境的評估重點的第一步驟，在於確認個案在這些「惡夢」中所明確顯現之潛意識心理創傷的根源或類型（主題）為何？舉例而言，如「親人、伴侶或重要照顧者過世」的惡夢通常源自「哀傷型」創傷、「親人或伴侶疏於照料自己」的惡夢通常源自「憤怒型」創傷、「家庭有經濟問題或家道中落」的惡夢通常源自「自卑感型」創傷、「有初戀情人或前任伴侶出現、單戀、或遭愛人拋棄」的惡夢則通常源自「感情型」創傷，而曾遭受性侵或家庭暴力事件之「創傷後壓力症型」的個案則常會夢見與自己的被害事件或被害經驗有關的恐怖惡夢。

　　所以治療師在應用 REM 治夢技術處理這類「創傷經驗夢境」時的第一要務，就是必須先根據 DCH 解夢理論正確評估出在藥癮個案惡夢中所顯現之心理創傷類型及數量（因有時不同類型的心理創傷主題也可能會被潛意識「濃縮」而同時在一個惡夢內顯現），如此方能更有效地進行下一治療步驟。

　　至於第二步驟的處理與評估重點則在於確認造成個案做惡夢的心理創傷是否已被有效處理或化解？如某藥癮個案抱怨在接受治療前，經常會夢見「死去多年的母親哀傷地勸誡個案別學壞」的惡夢，因此由該夢境內容可知個案的心理創傷源自「對母親的愧疚感」，是屬於「（親情）哀傷」類的創傷主題，所以當治療師以 REM 治夢技術加以治療後，若個案在日常夜晚仍會夢見同一個創傷主題的新惡夢，而且新惡夢的劇情與之前舊惡夢的劇情仍十分類似的話，則表示誘發該惡夢的潛意識心理創傷仍尚未被完全處理完畢，所以治療師就必須再次在治療時，以 REM 治夢技術將「新的惡夢」再度喚回個案的視覺心象中，並加以治療，然後再觀察個案在後續平常夜裡所做的夢境內容（或劇情）是否有如 DCH 治夢理論所預期的治療效果一樣，即逐漸朝向「好夢或正向夢」的方向發展，如個案開始夢見「母親對個案微笑」的正向夢境、或是夢見「母親放下對個案的擔心，然後到天堂享福」的好夢等。

　　這也就是說，若個案在接受 REM 治夢技術治療後，開始會在平日夜裡有做「好夢或正向夢」的現象發生的話，則表示造成其之前做惡夢的心理創傷已得到有效治療（或已被消除），但若個案仍會在平日夜裡做出相同心理創傷類型或類似主題的「新惡夢」，則即使這些新惡夢令個案的難受程度有明顯降低，但治療師仍必須在後續治療過程中持續針對該項心理創傷主題，

反覆進行 REM 治夢技術與相配套之 DCH 治療技術，直至個案能在平日睡眠時或是能在催眠治療過程中出現「好夢或正向夢」、或至少不再出現與原創傷主題相同或類似的惡夢為止，如此方可確認已達成 DCH 療法所設定的治夢目標。

（二）象徵隱喻夢境評估

　　根據 DCH 的夢境治療理論可知，「象徵隱喻夢境」與「創傷經驗夢境」的最大不同之處在於：「象徵隱喻夢境」的內容通常是由個案本身所「無法理解原由」的怪異荒誕情節所組成，而「創傷經驗夢境」則通常是由個案本身所了解的「做夢原因」所構成的恐怖劇情或悲慘故事。

　　而在 DCH 的臨床治療過程中，治療師所需處理與評估的個案「象徵隱喻夢境」亦如同前述的「創傷經驗夢境」一樣，可根據其來源與特性分為以下列兩種類型（張雲傑，2014；張雲傑、林宜隆，2010）：

1. **原發型象徵隱喻夢境**：是指個案在未接受治療前、即在過去平常夜裡睡眠所曾經做過之「無法理解其原由」而且有著怪異荒誕情節的怪夢內容，此類型夢境通常可透過 IPDA 方案的「催眠喚夢技術」將其重現於個案的視覺心象中。

2. **誘發型象徵隱喻夢境**：是指當 DCH 治療師以 IPDA 療法對藥癮個案進行消除「藥癮成因」的催眠回溯治療時，進入中度以上催眠狀態的藥癮個案自發性地將促成其過去使用藥物的潛意識心理創傷原因以「象徵符號或隱喻故事」的方式投射出來，並「主觀地」認為這是一場「怪夢」而非「前世心象或今生心象」，而且個案本身「無法理解」自己為何會夢見如此怪異或荒誕的內容，意即這類型的象徵隱喻夢境是由治療師的催眠回溯技術所「誘發」，而非源自個案「之前的怪夢」的重現。

　　雖然就 DCH 夢境治療理論而言，「象徵隱喻夢境」可區分為「原發型」與「誘發型」等兩類型，但在治療實務上，評估這兩者的關鍵步驟與重點卻是一致的，即第一步驟的評估重點在於評估個案在治療開始之前、或在治療初期所產生之「象徵隱喻夢境」內所隱藏的「求救密碼」為何？第二步驟的評估重點則在於檢視當治療開始之後，透過個案潛意識的「象徵隱喻夢境」所顯示出的真實「治療效果」為何？因此，當 DCH 治療師在執行 PE 解夢技術時，必須依據下列步驟與評估方法來仔細檢視個案潛意識藉由「象徵隱喻

夢境」所顯現之各種「象徵符號」與所欲表達之「真實涵意」，如此方能有效達成 DCH 解夢療法所設定之治療目標。

1.求救密碼之評估

　　對 DCH 治療師而言，所有出現在個案「象徵隱喻夢境」內的荒誕情節或詭異內容都是可以用來搜尋出個案潛意識衝突信念的「線索」，而這些「線索」也就是潛意識所發出來的「求救密碼」，因此治療師可以直接應用「PE 解夢技術」來協助個案破解出這些隱藏在「求救密碼」（即荒誕情節或詭異內容）內的「真實求救訊息」，如某藥癮個案在首次的戒癮催眠回溯治療中夢見「自己是一隻辛苦勤勞的小螞蟻，每天所要做的事情都千篇一律，就是要不停地消耗費自己很大的力氣，才能將許多巨大的食物搬回自己的蟻穴裡。」此夢透過 PE 解夢技術的解碼後，顯示「小螞蟻」代表的是「個案自己」，而「不停花力氣搬巨大食物回蟻穴」的情節，則象徵著個案「為要養家活口所承擔的巨大工作壓力」，因此該個案潛意識所發出的「求救訊息」就是：「自己因長期陷於『不想辛苦工作，卻又必須辛苦工作才能養家活口』的『趨/避衝突』裡而感到十分痛苦，所以才會藉由濫用藥物的方式來麻痺自己的內在衝突信念與現實上的身心痛苦，好讓自己可以好過一些。」

　　而個案的潛意識之所以會選擇於「初次」接受戒癮催眠回溯治療時就投射出這個「小螞蟻辛勞工作」的夢境，乃是因為其「終於願意承認」自己濫用藥物的行為並無法解決內心衝突的根本問題，反而只會帶來更多、更大的問題。因此只好把這些問題用「象徵隱喻式」（即以避免讓自己「意識」感到尷尬）的方式投射在夢境裡，一方面是如此方能通過「前意識」的夢境篩檢機制，另一方面則是希望「意識」能因此被這特殊的「夢境」所刺激，而能謀求進一步的解決之道（張雲傑，2014）。

　　所以當治療師在一邊使用 PE 解夢技術、一邊評估此「小螞蟻辛勞工作」的夢境所想要表達的「真實求救訊息」時，所要切記的關鍵重點就是：在「象徵隱喻式」的夢境中，被個案的「意識」所看見的荒誕劇情或如童話故事般無厘頭式的內容通常都只是「表淺的假象」或是「被扭曲過的象徵」，唯有透過 PE 解夢技術所得到的「智慧之光」（即「自體我」）的「夢境解釋」才是治療師可據以評估個案的「真實心理狀態」，並決定後續治療技術的「有效參考」。

　　再舉另一例說明，如某藥癮個案於首次戒癮催眠回溯治療中，夢見「自己是 1980 年代的某台灣鐵工廠老闆的兒子，但卻在自家工廠操作切割機具時不慎截斷自己的左手，從此就自暴自棄流浪街頭，然後在 80 多歲時冷死於街頭。」此夢透過 PE 解夢技術的解碼後，顯示「鐵工廠老闆的兒子」象徵的是「個案玩世不恭的公子哥個性猶如『鋼鐵』般的不易被改變」，至於「工廠的切割機具」則代表的是「安非他命」，「在自家工廠操作切割機具」則象徵著「個案平常都是躲在自己家裡吸食安非他命」，而「在操作切割機具時不慎截斷自己的左手」的情節則象徵「個案因吸食安非他命而斷送了自己原本美好的前途」，至於「斷手後就自暴自棄流浪街頭，然後 80 多歲時冷死於街頭」的情節則象徵「個案因吸食安非他命而自毀前程後所產生之自我放逐、自甘墮落的自我傷害意念」。因此該個案潛意識所發出的「求救訊息」就是：「由於自己個性貪玩的緣故，在不想過著一成不變的生活的自我堅持下，把安非他命當成是可讓自己暫時跳脫出無聊現實生活的享樂工具，但殊不知原本自以為可以安全地控制安非他命的自己，卻反遭安非他命所控制而斷送了自己的前途，於是個案開始埋怨這一切都是被自己的個性和過度的自信心所害，因而開始討厭自己並發展出以自我放逐、自甘墮落的方式來作為傷害與懲罰自己濫用安非他命的自我報復手段，然後開始因長期掙扎於『想用安非他命來讓自己跳脫現實，但卻又想要報復濫用安非他命的自己』的『趨/避衝突』裡而感到十分痛苦。」

　　而個案的潛意識之所以會選擇於「初次」接受戒癮催眠回溯治療時就投射出這個「鐵工廠老闆的兒子」的夢境，乃是因為其「終於願意承認」自己之所以會陷入這樣的痛苦衝突中的「真正原因」，其實不是因為安非他命本身的生化藥理作用，而是因為自己「玩世不恭的固執個性」所造成。由於個案的潛意識知道自己不管再用多少的安非他命都無法解決造成其內心衝突的「個性問題」，反而只會讓自己更想「傷害自己」而已。因此只好把這個自己所難解之問題用避免讓自己的「意識」感到自責的一個「象徵隱喻夢境」（即以一個好像與自己完全無關的某個「鐵工廠老闆的兒子」的奇異夢境）來發出「求救訊息」，一方面是如此才能順利通過「前意識」的夢境篩檢機制，好讓治療師可以藉此夢境而發現潛意識所發出的「求救密碼」，另一方面則是希望能讓治療師藉由破解這些「求救密碼」中所代表的「真正求救訊

息」來協助其解決自己所無法處理的內在衝突信念與痛苦。

　　由於「PE 解夢技術」具有將「外顯記憶」中的夢境密碼解開，讓那些記憶顯現出來，還有將內隱的「程序性記憶」轉換成外顯記憶的功能。因此當 DCH 治療師在進行 PE 解夢技術時，必須仔細評估在解夢治療過程中，是否已成功協助個案清楚地明白其潛意識隱含於「象徵隱喻夢境」中之所有「象徵、符號、圖騰、或密碼」的真實意義（或寓意），因為唯有透過在 PE 解夢技術中所顯現的「智慧之光」（即「自體我」）來將所有「象徵隱喻式的密碼」徹底地完全解開，才能有效化解個案因這類夢境所產生的困惑或煩惱。而且如此一來，治療師才有辦法再根據從「求救訊息」中所評估出之個案的「潛意識用藥原因類型」（如是屬於「避苦趨樂型、恐懼型、或是焦慮型」等），來更有效地選用適當的配套治療技術，並擬定後續的治療計畫。

2.治療效果之評估

　　就 DCH 夢境療法而言，藉由解析這類「暗喻治療效果」的象徵隱喻夢境，不但可讓個案本身的「意識」因為清楚了解自己接受治療後的正向效果而產生更強的「自我正增強」的額外治療效益外，還可以讓治療師藉以評估所實施之治療技術對個案「潛意識」所產生之實質治療效果。

　　臨床上，當 DCH 治療師能成功地讓個案清楚地知道自己的潛意識透過這類「象徵隱喻夢境」所發出之與個人「內在衝突信念」有關的「求救訊息」為何後，通常其原本被潛抑的身心問題就可以獲得 DCH 夢境療法的有效化解。因此，得到治療後的潛意識為呈現自己所獲得的「治療效果」所刻意投射出來的「象徵隱喻夢境」，通常就會出現在「當戒癮治療開始對個案原本的衝突信念產生情緒釋放或認知重塑的效果之後」或是「當個案的心理創傷問題完全得到有效的解決後」的平日睡眠中、或是戒癮催眠回溯治療的過程中（張雲傑，2007，2014）。

　　但由於這些代表「治療效果」的夢境畢竟仍是被潛意識以「象徵隱喻」的方式投射出來，因此做夢的個案本身通常還是無法理解自己為何會做這些「怪夢」，所以仍舊必須透過 DCH 治療師的 PE 解夢技術，才能將象徵「治療效果」的密碼真實地破解出來。如某藥癮個案在接受過 4 次 DCH 戒癮治療後，在平日夜間睡眠時的連續兩個晚上，分別夢見了一個「有 3 個棺材分別裝了 3 個人（2 男 1 女）然後埋進土裡」的怪夢與另一個「有 1 個大棺材

裡裝了自己然後埋進土裡」的怪夢，此連續性的兩個怪夢經 PE 解夢技術的完全解碼後，顯示潛意識透過這個「將 3 個人裝入 3 個棺材然後埋進土裡」的象徵隱喻符號所要真正傳達給治療師與個案的「意識」知道的真正「治療效果」訊息就是「DCH 的 3 次戒癮催眠治療已成功地解決與個案內心之『家庭創傷、人際創傷和感情創傷』有關的 3 個內在衝突信念」，而至於「將自己裝入 1 個大棺材然後埋進土裡」的象徵隱喻符號所要傳達的真正「治療效果」訊息則是「個案內心的藥癮已經被 DCH 療法徹底消除了。」（較完整的夢境治療與分析細節，請參閱第四章第六節）

又如另一藥癮個案在接受 4 次 DCH 戒癮治療後，在第 5 次的戒癮催眠回溯治療過程中，夢見一個「自己在天上飛，而且有一名高僧在指導自己學習更高深的禪坐功夫」的怪夢。此怪夢經 PE 解夢技術的完全解碼後，顯示潛意識透過這個「自己能在天上飛行」的象徵隱喻符號所要真正傳達給治療師與個案（的「意識」）了解的真正「治療效果」訊息就是「DCH 的 4 次戒癮催眠治療已成功地讓個案原本衝突的內心得到『如釋重負』般的感受，就好比得到如『自由自在空中飛翔般的心靈自由』一樣」。而至於「有高僧傳授個案學習禪坐功夫」的象徵隱喻符號所要傳達的真正「治療效果」訊息則是「這種獲得心靈解脫的自由感受，是透過治療師指導個案進行自我催眠治療技巧所得到的」，意即夢中的「高僧」就是「治療師」的象徵、而「禪坐功夫」就是「催眠戒癮技術」的象徵，而在夢中「個案向高僧學習禪坐功夫的過程」所象徵的就是「個案在治療師的指導下，學習如何運用自我催眠技術來幫助自己戒除藥癮的整個過程」。

再如另一藥癮個案在接受過 3 次 DCH 戒癮治療後，在平日夜間睡眠時，夢見一個包括有「在田裡的 3 個老人、福祿壽等 3 個中文字、一根長滿許多竹葉的竹子、位於泰國北部的某間觀音廟、和一座不知名的橋樑」等 5 個片段式畫面的怪夢。此怪夢經 PE 解夢技術的完全解碼後，顯示潛意識讓個案所看見這 5 個原本看似個不相干的片段畫面，實際上都是在隱喻個案接受 DCH 戒癮治療後所產生之「**治療效果的各個面向**」：即『在田裡的 3 個老人』象徵的是原本隱藏於個案「心田裡的 3 個老問題」（即個案的潛意識以「農田」象徵「心田」、以「3 個老人」代表「3 個老問題」，也就是 3 個早已存在很久的內心衝突信念），而當戒癮治療協助個案化解這 3 個老問題之後，

個案就能因此能到「福、祿、壽」等 3 個中文文字所代表的「家庭幸福、經濟充裕、健康長壽」等的 3 個戒藥後的實質好處,而這 3 個戒藥後的實質好處會讓個案從原本已猶如枝葉散盡的「竹竿」般的死亡狀態重新復活成為一根枝開葉茂的「活竹子」(因個案的潛意識以「死竹竿」變成「活竹子」來象徵個案自己的「心靈重生」狀態),而「泰國北部的某間觀音廟」則象徵「治療師所提供的 DCH 戒癮治療(對個案而言)具有『救苦、救難』的效果」(即「治療師」就像是很靈驗,又能救苦、救難的『觀音大士』一樣),而且還可發揮如同「橋樑」般的功能,協助個案到達自己原本所到達不了的「心靈境界」。

　　因此,當 DCH 治療師透過上述 PE 解夢技術將「象徵隱喻夢境」中暗喻「治療效果」的密碼中的「真實訊息」破解出來之後,所要特別注意的後續重點評估事項就是「個案是否還有再夢見這類暗喻「治療效果」的怪夢?」因為若還有這類夢境的話,則顯示個案的潛意識仍在「持續」將其所感受到的「治療效果」投射出來,則此時治療師就必須再以 PE 解夢技術來將這些「暗喻治療效果」的新夢境加以解碼,好讓個案「潛意識」所透露出來的有關「新的治療效果的真實訊息」可以持續對個案的「意識」產生更多、更強的「正向自我增強」的治療效果,直到不再有「暗喻治療效果」的新夢境為止。因為當治療師能透過 PE 解夢技術讓藥癮者的「意識」可「百分之百確認」自己的「潛意識」投射於「象徵隱喻夢境」中的各種內在衝突信念(或心理創傷)都已完全得到有效的治療後,通常個案就不會再做同樣(或類似)主題的怪夢,而且通常也不會再出現原有不舒服的莫名感受。

(三)理想願望夢境評估

　　所謂的「理想願望夢境」即是 Freud 在《夢的解析》一書中所述具有「達成願望」(或「滿足慾望」)之做夢功能的夢境(劉佳伊譯,2003),如在 DCH 的治療過程中,當某藥癮個案浮現出「自己的兒子從育幼院回來與自己團聚」的夢境時,治療師可評估這是因為個案心中非常思念被社會福利機構所暫時安置的孩子,所以才會在「達成願望」的做夢功能下,做出了一個「已順利完成心願」的夢境,好讓個案可以在夢中實現「能抱抱自己孩子的願望」。又或如某藥癮個案浮現出「自己到醫院探望了生病的母親」的夢境時,治療師可評估這是因為個案心中非常擔心病危住院的母親,所以才會在「達成願

望」的做夢功能下，讓個案能在夢中實現其「看母親生前最後一面的願望」。因此，當 DCH 治療師評估出個案的夢境是屬於「理想願望夢境」時，不但須仔細評估並確認個案（潛意識或意識）的「願望內容」為何？而且還必須以 PE 解夢技術來檢驗是否有「被隱喻於願望內容裡的心理創傷」？若有的話，則須加以治療直到類似夢境不再重現為止；若無的話，則可讓個案尋求「智慧之光」的啟示，以得到為何會做這「實現願望的夢」的答案。

五、未來心象評估：檢視自我預言可行性

　　根據 DCH 療法的定義，所謂的「未來心象」是指個案在催眠治療中所看見「超越自己在接受治療當下的時間而尚未發生的未來事件的心象畫面」，可由個案在催眠狀態中自發性地看見或是由治療師的催眠引導所看見。從 DCH 的認知催眠理論觀點而言，個人之所以會產生並看見「未來心象」乃是因個人的「潛意識」將其原本隱藏於內心深處對自己未來的「自我預言（或自驗預言）」加以心象化（或視覺化），並讓自己的「意識」可以接收到該心象化後的「自我預言」的結果。臨床上，通常可以依據「自我預言」所呈現於「未來心象」中之內容（或情節）的正向性或負向性，將之區分為「正向自我預言」或「負向自我預言」（王峻等譯，2007；張雲傑，2014）。

　　由於「未來心象」是 DCH 療法中所著重的「前世心象、今生心象、夢境心象、未未心象」等四大「治療標的心象」之一，因此當 DCH 治療師在對藥癮個案的「未來心象」進行「預見未來療法」時，除了必須根據「未來心象」產生之原因（如由個案自發性產生、或由治療師所刻意引發）來實施特定的配套治療方式外，還必須依據顯現於「未來心象」中之負向自我預言的「破壞性」大小、或是正向自我預言的「建設性」優劣，來謹慎評估後續的治療策略。

（一）負向自我預言的「破壞性」評估

　　由於「自我負向預言」是由個案尚未解決的過去身心創傷所產生，其中「身心創傷」是拍動翅膀的「小蝴蝶」，而「自我負向預言」則是由「蝴蝶效應」所引發之未來「巨大風暴」背後的潛意識驅力所欲達成之「目標」的「象徵與顯現」。因此 DCH 療法「嚴格禁止」治療師在尚未完全將個案潛意識裡的心理創傷或負面信念消除之前，就提前使用「預見未來療法」中的「時

間推進技術」來讓個案看見「自己的未來心象」或是「進行未來心象評估」，因為這將造成個案的「自我負向預言」在催眠狀態下被「錯誤的增強」。

　　所以就 DCH 治療準則而言，<u>唯一准許治療師在個案身心創傷問題尚未解決之前，就可先進行「預見未來療法」的特殊例外狀況就是</u>：當在進行催眠回溯療法的「藥癮成因」探索時，若個案的潛意識未依照催眠回溯指令投射出「藥癮成因心象」，卻反而主動投射出「自我預言式」的負面（或悲慘）的「未來心象」，如看見未來的自己將會發生「罹患心理疾病或癌症、遭遇意外事故或天災人禍、再度作姦犯科或身陷囹圄、自我傷害或自殺身亡」等明顯的負向重大生命事件時，則治療師就必須當機立斷，立刻運用「預見未來療法」來處理在未來心象中所顯現之個案的身心創傷問題，並協助個案找出造成該負向未來心象的初始心理創傷，以便消除其所衍生之「蝴蝶效應」（包括藥癮和各種負向的未來生命事件），而且必須將個案所有尚未解決的身心創傷均處理完畢後，才可使用「未來心象評估」，以免增強其「自我負向預言」的效應（張雲傑，2014）。

　　而 DCH 所謂的「未來心象評估」指的就是治療師在處理完個案過去所有的身心創傷後，為了評估所使用之治療策略與技術是否已對個案的潛意識產生有效的「正向未來治療效果」，而主動運用「時間推進技術」來讓處於中度或深度催眠狀態下的個案產生「未來心象」，並藉由「未來心象」的內容與情節來評估其潛意識的「負向自我預言」是否均已轉變成為「正向自我預言」的一種評估方式。如原本在「未來心象」中看見「自己 5 年後會上吊自殺」的藥癮個案在經 DCH 療法處理完所有心理創傷後，若治療師以「未來心象評估」的方式，確認個案在其「治療後的未來心象」中看見自己「從戒藥後已平安順利地活到 10 年以後，而且還重新擁有美滿家庭與事業」的話，就表示針對該個案所實施之「戒癮治療」，確實已達成 DCH 療法所預期之治療效果與目標。

　　這也就是說，當治療師在個案「自發性的未來心象」中發現有「負向自我預言」時，為了要能成功地「治本」所必須要立即進行的下一關鍵治療步驟就是「未來心象評估」，其實際做法就是治療師必須以「時間推進技術」來讓個案清楚且完整地看見其潛意識透過「自我預言」方式所投射於心象畫面中的「各種會影響其未來一生的重大關鍵事件」，然後再協助個案仔細檢

視這些重大關鍵事件發生的過程與細節，如此方能更加準確地評估出其「負向自我預言的破壞性程度」。原則上，當在「未來心象」中所顯示之會在未來世界發生的事，若對個案自己或他人生命的威脅性約大（如因藥癮而感染 HIV 病毒）、死傷性越慘重（如因引爆瓦斯氣自殺而殃及無辜大眾）、或情節內容越悲慘（如因自己負債累累而害全家人遭暴力討債集團虐殺）時，則顯示其「負向自我預言的破壞性越大、越強」。反之，若對個案自己或他人生命的威脅性約小（如因藥癮戒斷症狀而失眠）、死傷性越輕微（如因用藥的罪惡感而反覆洗手）、或情節內容越平淡無奇（如就做著一般無趣的工作直到年老退休）時，則顯示其「負向自我預言的破壞性就越小、越弱」。

　　因此無論個案潛意識的「負向自我預言」的破壞性是大、還是小，治療師都必須先以適當的 DCH 治療策略處理完個案所有的身心創傷，才可再次「主動」使用「時間推進技術」來評估其「治療後的未來心象」中的「負向自我預言」是否已經透過 DCH 療法的有效治療而自動轉變成「正向自我預言」。一般來說，當負向自我預言的「破壞性越大」時，其後續所需之治療單元的次數就會越多；而當負向自我預言的「破壞性越小」時，則其後續所需之治療單元的次數就會越少。而當個案所有的身心創傷都已被有效處理完畢且經「再次的未來心象評估」後，可明確判斷出個案之「治療後的未來心象」的內容與情節都已確實轉變成為「正向自我預言」的話，則治療師就可再接續進行下一階段的「治療後的未來心象評估」程序，即治療後之「正向自我預言的建設性評估」（張雲傑，2007，2014）。

（二）正向自我預言的「建設性」評估

　　當在造成個案藥物成癮的所有身心創傷未處理完畢之前，治療師不可貿然使用「預見未來療法」與「未來心象評估」的最主要原因，就是為了避免讓個案的「自我負向預言」被錯誤的增強；而當個案的所有心理創傷都已有效處理完畢，且已確定其原本的「自我負向預言」的內容都以轉變成為「正向自我預言」後，則當治療師再次使用「預見未來療法」的「時間推進技術」來讓個案預見並詳細規劃其「治療後的正向未來」時，反而可讓個案的「自我正向預言」產生更具正向暗示效果的增強效應。

　　通常在一般正常的催眠戒癮治療情境下，當治療師使用催眠回溯技術來引導個案的潛意識投射出「造成過去使用藥物的原因」時，個案所看見的與

促成藥癮有關原因的視覺心象內容通常都會是「前世心象、今生心象、或夢境心象」等類型，因此當治療師在處理這些與個案心理創傷有關的各種「前世心象、今生心象、或夢境心象」時，也通常會使用「時間回溯技術」。至於如何判斷個案「潛意識」的所有心理創傷是否都已處理完畢的評估方法，則是使用「靈性心象評估」的方式（請參見下節內容），也就是當象徵「自體我」的「智慧之光」明確地讓個案的「意識」知道自己已經「沒有任何需要處理的心理問題」時，即表示治療師已成功地達成處理完個案所有心理創傷的「階段性治療目標」（即已符合上述關於「預見未來療法使用時機」的治療規範與條件）。所以，接下來治療師才可以「主動」對個案使用「預見未來療法」，以「時間推進技術」來讓個案產生「治療後的未來心象」，並進行「治療後的未來心象評估」。

　　因此，當治療師在針對由個案潛意識所投射之「正向自我預言」的內容（或情節）進行「治療後的未來心象評估」時，首先要做的就是「建設性評估」。DCH 療法所謂之「建設性評估」是指治療師針對個案的「潛意識」在其「治療後的未來心象」中所顯現之「正向自我預言」內容，是否具有達成「所預言之終極目標」的建設性積極做法？或是否具有可實施的計畫與細節？或是否有特定人士可提供相關協助等？或是否存在某些會妨礙個案達成目標（而須特別注意或小心）的人事物等？其實際評估之重點包含以下 5 大「建設性評估項目」（張雲傑，2007，2014；張雲傑、林宜隆，2010）：

1.終極目標評估：

　　DCH 所謂的「終極目標評估」是指治療師必須根據個案的「治療後的未來心象」內容，仔細檢視其潛意識透過「正向自我預言」所表達出之「終其一生所追求的理想或目標為何」？而且根據 DCH 的臨床治療研究顯示：一般的藥癮者在經 DCH 療法處理完所有心理創傷後所產生的「治療後的正向終極目標」，通常不會是要大富大貴或功成名就，反而大多數會是像平凡的市井小民一般，只希望自己能再度回歸正常的家庭生活，有著能夠溫飽與做得開心的工作，然後能夠擁有一個「平安踏實的人生」而已。因此，當治療師在進行「終極目標評估」時，若發現個案在其未來人生裡所將要發生的「各種大、小事情」均有符合（或類似）上述「終於實現自己人生願望」的劇情架構時，則表示個案的潛意識確實已將其「正向自我預言」的「終極目

標」投射於「治療後的未來心象」中，舉例而言：如某個 50 多歲藥癮個案看見「自己與妻子在鄉下老家白頭偕老」、或如某個 30 歲的單身藥癮個案看見「自己戒藥後不但娶妻生子，還平平安安地過了一輩子」、或如某個有幫派背景的 25 歲已婚藥癮個案看見「自己改邪歸正後，做正當生意賺了錢，讓孩子有好的環境讀書，於是孩子就沒有像自己一樣成為幫派分子，反而成為孝順自己的有為青年」等這類的未來心象內容，就明顯是屬於具有「終極目標」的正向自我預言。

　　至於在「治療後的未來心象」內容中缺乏建設性的「終極目標」的正向自我預言，則通常只會讓個案看見其「達成終極目標之前的部分（或片段）過程」而無法完整地看見其「終極目標」本身，例如：某 35 歲藥癮個案在其「治療後的未來心象」中只看見了「自己未來在某個雞肉屠宰場裡工作」此一內容非常簡單的片段心象畫面，而且其心象畫面的內容明顯缺乏個案為何會在雞肉屠宰場裡工作之「前因」的詳細情節，也明顯缺乏在雞肉屠宰場裡工作之後到底會為個案帶來哪些「正向後果」的未來發展脈絡。因此，DCH 治療師可明顯評估出這是一個關於個案「未來所從事職業」的「正向自我預言」（因個案再未做奸犯科，而是用自己勞力賺錢），但同時也明顯可判斷出這是一個缺乏「建設性」的「正向自我預言」。因為該「正向自我預言」的內容缺乏了對其職業方面之「終極目標」的闡釋，也缺少了對於如何達成其「終極目標」的積極性做法的細節描述，所以這個「在屠宰場裡工作」的畫面只能被解讀為是個案邁向「某個未明確顯示的終極目標」之前的一個中介歷程而已。

　　所以當治療師經由「治療後的未來心象評估」，確認個案的「正向自我預言」內明顯缺少「終極目標」與「實現計畫的執行細節」（即有「建設性不足」的現象）時，則接下來的治療步驟就是治療師必須靈活運用「預見未來療法」中的「時間推進技術」來協助個案的潛意識將其對「自己人生的終極目標」所做的「內在自我預言」完整地投射出來，好讓個案可以因「看見」自己潛意識所想要實現的「真正願望」而產生更強烈的正向自我暗示效果。而當個案能看見自己未來人生的「終極目標」後，治療師便可以再進行下一階段的「建設性評估」，即「未來人際關係評估」（張雲傑，2014）。

2.未來人際關係評估：

　　治療師在進行「未來人際關係評估」必須先檢視在個案原本的「治療後的未來心象」中是否有其他重要的關鍵人物出現，若個案表示有看見一些其他人物在自己未來心象畫面中，則顯示其潛意識已經「預言」自己將會遇見某些會影響自己未來命運（包括「終極目標」能否實現）的關鍵人物，因此治療師就必須靈活地運用「時間推進技術」和「心象治療技術」來協助個案「仔細辨別出」這些關鍵人物對於個案自己本身的命運而言，到底有哪些人物是屬於「貴人[115]」的性質？而又有哪些人物是屬於「小人[116]」的性質？並要個案切實記住這些「貴人」及「小人」的外貌、長相與姓名，以便將來當其在真實世界裡遇見這些人物時，可以透過「親近貴人」與「遠離小人」的方式來趨吉避凶。

　　而當治療師評估出個案在其「治療後的未來心象」中，明顯缺乏對「會影響自己未來命運的關鍵人物」的自我預言時（即個案完全沒有看見任何其他人物出現在未來心象中），則治療師就必須以靈活的「心象投射技術及時間推進技術」來協助個案的潛意識將會影響其未來可否達成人生「終極目標」的重要人際關係投射出來，並從中找出「貴人和小人」，如此才能解決其正向自我預言缺乏「建設性」的問題，並方便治療師進行下一階段的「未來生涯發展評估」（張雲傑，2007，2014）。

3.未來生涯發展評估：

　　當治療師透過前兩步驟之評估而得到個案的「潛意識」所自我預言的「人生終極目標」和「具影響力的重要人際關係」後，接下來治療師就可以對個案進行「未來生涯發展評估」，其實際做法是若個案表示在「治療後的未來心象」中看見了自己從「現在（即治療的當下）到死亡前的完整人生」，則治療師就必須請個案將其所看見的（在死前的）所有人生重大關鍵事件說出來，並評估這些重大關鍵事件對個案身心「所衍生的效應」是否符合治療師所預期的正向治療結果，若經治療師仔細檢視完所有未來心象內容的細節後顯示個案未來一生所發生的重大關鍵事件（如保持單身、或結婚、生子、轉換職業、退休養老等）均符合原本所設定之治療目標後，而且個案本身也「十

---

[115]DCH 療法所稱的「貴人」是指「可以幫助個案實現其人生終極目標的重要關鍵人物」。
[116]DCH 療法所稱的「小人」是指「可以阻礙個案實現其人生終極目標的重要關鍵人物」。

分滿意自己能這樣過完的一生」的話，則治療師就可以根據個案的潛意識所自我預言之「生涯發展」的主要方向與架構，來協助個案進行下一階段的「未來工作內容評估」或「未來親密關係評估」。

但若經治療師的仔細評估後發現個案只能看見一些「片段的生涯事件」畫面，如只有看見「自己的婚禮」時，則此時治療師就必須運用「預見未來療法」的時間定位技術來指導個案將「治療的當下時間」當作時間推進序列上的「起點」，並將其「終極目標」定為時間推進序列上的「終點」，然後再運用「時間推進技術」讓個案在催眠狀態下的時間開始「從起點前進到終點」，同時以心象投射技術協助個案看見當時間開始「前進」時所同步產生的未來心象畫面，並提醒個案當看見「自己的婚禮」時，要立刻記住「當時的時間」，並立即告知治療師，好讓治療師可以運用在上一評估階段所獲得之「貴人和小人的資訊」來有效協助個案進行「從起點時間到婚禮之間的前期生涯規劃」與「從婚禮之後到終點時間（即實現「人生終極目標」）之間的後期生涯規劃」，而「結婚」事件本身則被視為是能影響個案人生路線的一個「重要關鍵轉折點」。

有一點是 DCH 治療師在進行「未來生涯發展評估」時所必須特別注意的情況就是：若個案在「治療後的未來心象」中只看見自己在未來日常中生活的一些普通瑣碎小事（如只看見「自己在家裡睡得很舒服」），而完全沒有任何「重大關鍵事件或人生終極目標」可以進行「時間序列的定位」時，則治療師就必須直接替個案設定好較適當的「終點時間」，以便實際協助個案進行未來的生涯發展規劃。一般而言，為了得到較佳的戒癮治療效果，DCH療法會建議治療師將藥癮個案的「終點時間」設定在 5 至 10 年之內（因為 5 至 10 年之間的時間長度，是較適合個案或治療師於日後檢定其「正向自我預言」的內容是否「實際成真」的時間長度）（張雲傑，2014）。

4.未來工作內容評估：

當 DCH 治療師在進行完個案的「未來生涯發展評估」後，若發現個案在心象中沒有出現與其「未來職業類型（或工作環境）」有關的正向自我預言時，則治療師就必須對個案的心象內容進行「未來工作內容評估」，其實際作法是治療師先以「心象投射技術」讓個案的潛意識投射出其對「未來職業或工作」的內在自我預言，然後再檢視其心象內容是否具有「建設性」。

若個案潛意識所投射出之職業類型和工作內容的細節都非常清楚,如看見「自己未來在大台北地區擔任貨運司機幫快遞公司送貨,雖然工作非常忙碌,但是自己卻做得很開心」、或是看見「自己未來在新北市板橋區的文化路上開了一間加盟連鎖企業的早餐店,然後自己做老闆在賣早餐,生意還不錯」等這類型的心象畫面,都可算是具有「建設性」的正向自我預言。

但若評估後之結果顯示個案的潛意識對其未來的「職業類型或工作內容」缺乏對「細節」方面的描述,而僅有投射出「大概的樣子」的話,如看見自己「好像有在做生意吧,但不確定是做哪方面的?」或是看見「自己在外頭忙來忙去,好像有在工作吧?」等之類的心象畫面時,則可判斷其是屬於缺乏「建設性」的內在自我預言。因此,接下來針對這類對「未來工作內容」缺乏建設性預言的個案,治療師就必須運用「預見未來療法」來協助個案做出能幫助其實現人生終極目標的「職業生涯規劃」,包括對「未來的職業類型、工作時間、及工作環境」等方面的細節規劃,好讓個案能在實現其未來終極目標的同時,也能在「工作、健康、家庭」三者之間取得適當的平衡。

5.未來親密關係評估:

當 DCH 治療師在進行完個案的「未來生涯發展評估」後,若發現個案在心象中沒有出現與其「未來親密關係」有關的正向自我預言時,則治療師就必須對個案的心象內容進行「未來親密關係評估」,其實際作法是治療師先以「心象投射技術」讓個案的潛意識投射出其對「未來親密關係」的內在自我預言,然後再檢視其心象內容是否具有「建設性」。若個案潛意識所投射出之「親密關係的對象」與「如何維持親密關係的細節」都非常清楚的話,如看見「自己未來在某清潔公司上班時,會遇見未來的妻子也在哪裡當會計小姐,兩人因同事關係日久生情而在三年後結婚」、或是看見「自己未來 1 年後會與分居多年的妻子離婚,離婚 2 年後會再喜歡上自己公司新來的女同事,然後與對方相戀 2 年後結婚,婚後還生了一個兒子」、或是看見「自己因為喜歡自由自在的生活,所以選擇單身一輩子,做自己喜歡的園藝工作,然後在社區裡的基督教教會當志工,一輩子都活得很開心自在」等這類型的心象畫面,都算是具有「建設性」的正向自我預言。

但若評估後之結果顯示個案的潛意識對其未來的「親密關係」缺乏在「細節」方面的描述,而僅有投射出「大概的樣子」的話,如未婚個案看見自己

「未來好像有段異性關係，但不確定是同居關係？還是婚姻關係？」或是如已婚個案看見「自己未來好像會與配偶分居，但不確定有沒有離婚？」或是如已離婚個案看見「自己自離婚後的未來 5 年內好像都是孤單一人，但又不確定自己是否一輩子都會是這樣？」等之類的心象畫面時，則可判斷其是屬於缺乏「建設性」的內在自我預言。

因此，接下來針對這類缺乏「建設性」預言的個案，治療師就必須運用「預見未來療法」來協助個案透過其「內在自我預言」做出能有助於其實現人生終極目標的「親密關係規劃」，如以未婚或單身者而言，治療師應協助其預先看見「維持獨身」與「進入婚姻」對其人生終極目標的影響為何；而對已婚者而言，則治療師應協助其預先看見「維持婚姻」與「結束婚姻」對其人生終極目標的影響為何；而就離婚或失婚者而言，則治療師應協助其預先看見「維持單身」與「再婚」對其人生終極目標的影響為何，好讓個案能在追求其未來終極目標的過程中，也能在「麵包、愛情、獨身」等三選項之間取得適當的平衡（張雲傑，2007，2014；張雲傑、林宜隆，2010）。

六、靈性心象評估：檢視治療後立即效果

DCH 所謂的「靈性心象評估」是指治療師在實施「靈性頓悟技術」的治療過程中，針對「智慧之光」（即潛意識的「自體我」）所給予個案「意識」的「答案內容」，包括以視覺心象呈現的靜態、動態畫面或文字答案、或以聽覺心象呈現的聲音式的答覆、或以直覺心象呈現而使個案瞬間得到一個讓自己「頓悟」的意念或想法等，所進行的一系列評估事項。

由於「靈性頓悟技術」通常是 DCH 治療師在每次實施完某項治療法後，用來評估所實施療法之「立即治療效果」的一種特殊催眠治療技術，例如：當治療師實施完「前世療法」後，即可立即以「靈性頓悟技術」讓個案問「智慧之光」關於「自己為何會看見這個前世心象的原因」，如此治療師就可根據「智慧之光」所給予個案的心象答案「內容」來評估所實施之前世療法是否已有效治癒個案的身心創傷，以及是否已讓個案產生出符合「治療目的」的頓悟。因此，在 DCH 的臨床治療情境中，除非是無法進入催眠狀態的個案，否則只要是能進入催眠狀態的個案就或多或少都能得到「智慧之光」所給予的答案。

　　基於「靈性頓悟技術」在 DCH 療法中是最常被應用於「促進內在靈性頓悟、確認致病因子數目、解開夢境內隱意義、提供適當生涯建議、評估立即治療效果」的特殊催眠治療技術之一，故 DCH 要求治療師在運用「靈性頓悟技術」的治療過程中，必須謹慎依據下列五種「評估目的」來進行「靈性心象評估」（張雲傑，2007，2012b，2014；張雲傑、林宜隆，2010）：

（一）頓悟療法之效果評估

　　當治療師在每次約 2 小時的治療單元結束前，為了評估在當次的 DCH 治療過程中，由個案「潛意識」所投射出之心象畫面中的問題，是否已獲得有效解決時，治療師便可以運用「靈性頓悟技術」讓個案問「智慧之光」：**「為什麼在這次的治療裡，(我的)潛意識要讓我看見這些內心的畫面？」**（其中「內心的畫面」可以根據個案實際看到（或感受到）的心象內容置換成「前世的畫面」、「今生的畫面」、「夢境的畫面」、「未來的畫面」或是「被傷害的畫面」…等）而當個案得到「智慧之光」所給的答案並告訴治療師之後，治療師便可依據其「答案內容」來評估是否符合「頓悟治療」的目標，例如：某吸食安非他命的藥癮個案在其「前世心象」裡看見自己「因經商失敗而投河自盡」，當治療師運用「前世療法」加以治療，再以「靈性頓悟技術」讓個案得到「智慧之光」的答案後，個案表示「智慧之光說：讓我看見這個前世是為了讓我了解『是自己愛面子與太在乎別人的眼光的個性』害死了自己，還說只要我願意放下『追求名利』的慾望，我就不會再濫用藥物了。」透過這個答案，治療師就可確認個案已透過前世療法而「頓悟」到造成自己藥物成癮的原因是「自己的個性特質與名利之心」，而非由原本自己所認為的「好奇心理或藥物生化作用」所造成。因此，由上述「智慧之光的答案」，治療師就可以判斷此次的前世治療已「有效」達成讓個案的「意識」發現自己對其藥物濫用行為的「錯誤歸因」之處（即將自己的用藥原因錯誤地內在歸因為「好奇心」使然），並願意坦然承認原本「潛意識」所不想承認的真正用藥原因（即「愛面子的個性」），而一旦個案開始願意面對其潛意識的真正用藥原因，其大腦就能產生打斷原本「用藥地圖」的神經連結迴路與重塑出新的「戒藥地圖」的治療效果。

　　但若個案表示「智慧之光只讓我看見一個我不認識的女孩子的臉」，則治療師便可據以判斷在個案的潛意識內仍然還「隱藏」有造成其藥癮行為的

其他心理原因，而且要找到這些心理原因的「線索」就隱藏在「智慧之光」所提示的這個「女孩子的臉」的象徵隱喻式心象中。因此，治療師便可根據「智慧之光」（即個案的「自體我」）所給的「象徵隱喻式線索」（如「女孩子的臉」）來協助個案找出促成其藥癮行為的其他潛意識心理原因，並運用適當的 DCH 治療技術加以處理之，直至個案能從「智慧之光」所給的答案中得到符合「戒癮治療目標」的頓悟為止（張雲傑，2014）。

（二）致病原因之數量評估

當治療師在協助藥癮個案找出並消除其「潛意識用藥原因」的療程中，若治療師在每次單元所使用之治療法都有發揮出最佳功效的話，則一般的藥癮個案通常在經過 4 至 5 次單元的治療後，可能就不會再出現新的「用藥原因心象」了。而且就算是合併有其他較嚴重的精神性共病症狀（如重度憂鬱症、躁鬱症、強迫症、或是經藥物治療已控制住症狀的思覺失調症）的藥癮個案者，也通常在接受 10 至 12 次單元的治療後，就不會再出現新的「用藥原因心象」了。

因此，當治療師在對個案進行戒癮治療的過程中，若發現個案的潛意識已經無法再投射出任何「新的用藥原因心象」時，接下來，就必須仔細評估所實施過之各種療法「是否已成功找到、並消除了所有促成個案藥癮行為的心理創傷原因」。此時最關鍵性的「靈性心象評估」方法就是直接對個案的潛意識進行「致病原因之數量評估」，其實際的做法就是治療師可以運用「靈性頓悟技術」來讓個案直接問「智慧之光」關於「致病原因數量」的這個問題，即：「**請問智慧之光，是否還有任何造成我對藥物成癮的其他原因嗎？若還有其他原因的話，請告訴我『還有』，若已經沒有其他原因的話，請告訴我『已經沒有了』。**」如此一來，治療師便可以根據個案從「智慧之光」所得到的「心象答案」，來準確評估出所實施之療法是否已成功找到個案潛意識內的「所有藥癮成因」，以避免因遺漏了某些「該處理而未處理的致病原因」而導致藥癮治療的效果不佳（張雲傑，2014；張雲傑、林宜隆，2010）。

（三）夢境原因之解答評估

當治療師在處理個案的「夢境心象」時，無論是針對「創傷經驗夢境」使用 REM 治夢技術、或是針對「象徵隱喻夢境、理想願望夢境」使用 PE

解夢技術，在實施完各種「夢境治療法」後所一定要進行的「靈性心象評估」就是「夢境原因之解答評估」。因為在治夢或解夢的過程中，治療師可以運用各種 DCH 治療技術來協助個案化解在「創傷經驗夢境」中所明示的各種身心創傷問題、亦可幫助個案破解出「象徵隱喻夢境」中所投射出的各種內在心理衝突並加以治療、甚至可幫助個案消除「隱藏於理想願望夢境」內的心理創傷。所以當治療師要確認所實施之夢境療法是否達到所預期的治療目標或治療效果時，就必須運用「靈性頓悟技術」來讓個案直接問「智慧之光」這個問題，即：「**懇請『智慧之光』告訴我為何會做這場夢境的原因？**」如此一來，治療師便可以根據個案所得到的「智慧之光的答案」來準確評估出個案是否已在領悟「自己做夢的原因」之當下，得到有效的藥癮治療效果。

　　例如：當某夢見「已死去多年的母親對自己微笑」的藥癮個案表示「智慧之光說我會做這個夢的真正原因，是為了要讓我知道在天堂的母親已經原諒我了，但是由於我的『罪惡感』還沒有原諒我自己，所以我才會藉由濫用非法藥物的方式來懲罰自己，而且智慧之光的答案讓我領悟到一件事，就是從現在開始，我也該原諒我自己了。」在此案例中，個案在獲得夢境原因的「解答」後所領悟出的「該原諒自己」的想法，已明顯符合有效的「頓悟治療」所需的反應，故治療師便可據以判斷所使用之夢境療法確實已對個案產生有效的戒癮治療效果（張雲傑、林宜隆，2010）。

　　但若個案表示「智慧之光只讓我看見另一個夢境的片段內容」，則治療師便可據以判斷在個案的潛意識內仍還「隱藏」有造成其藥癮行為的其他心理原因，而且要找到這些心理原因的「線索」就隱藏在「智慧之光」所顯示給個案看的「另一個夢境」裡。因此，治療師便可根據「智慧之光」所給的「夢境式線索」來協助個案找出促成其藥癮行為的其他潛意識心理原因，並運用適當的 DCH 夢境治療技術加以處理之，直至個案能從「智慧之光」所給的「夢境原因的解答」中，得到符合「藥癮治療目標」的頓悟為止。

（四）治療後建議之效能評估

　　當 DCH 治療師透過「靈性頓悟技術」讓藥癮個案因得到「智慧之光」所啟示的「智慧答案」而產生戒癮治療所須的「頓悟效果」後，接下來治療師便可運用「治療後建議之效能評估」來判斷個案在「修正自我偏差認知信念」方面是否已立即產生符合戒癮目標的「自我治療效果」。

　　在此須特別說明與強調的是，在實施 DCH「頓悟治療法」的過程中，除非是遇到有「自我傷害企圖」的個案時，DCH 治療師才會直接給予個案「一定要好好活下去」的治療後建議，否則治療師通常不會在實施完「頓悟治療」後，直接以「治療師的專業判斷」來給予個案如何改變其未來人生的任何治療後建議。而且相反的，為了讓「頓悟治療」產生更佳的「正向自我暗示效果」，DCH 反而是「要求」治療師必須讓「智慧之光」（即「自體我」）從「客觀、超然的立場」、或是從「超自然的靈性角度」來提供最適合個案改變其未來人生的「治療後建議」。其實際做法就是請個案向「智慧之光」提出這個關鍵性的問題，即「**從現在起，我該怎麼做才能擁有幸福的未來人生呢？懇請智慧之光告訴我！**」如此一來，治療師便可以根據「智慧之光」所給予個案的「**未來幸福人生指引**」（即「治療後建議」），準確地評估出「當促成個案用藥成癮的潛意識原因」得到有效治療後的「心理自動修復效果」為何。

　　例如：當某位「因國中時被母親強迫轉學而學壞用藥」的藥癮個案表示「智慧之光說：只要我願意饒恕母親過去對我的傷害，我過去利用『吸食安非他命和濫交女友』等手段來『報復母親』的叛逆行為就會自動消失。而且智慧之光還告訴我說：只要我回到社會後，能夠『信耶穌』而且在每週日去參加基督教的教會活動的話，我就可以改變自己未來的命運，並且能在教會裡找到屬於自己真正的幸福。

　　在此案例中，治療師可清楚看出當個案的「潛意識用藥原因」得到有效治療後所產生的「心理自動修復效果」就是在「宗教信仰上的正向轉變」，因為從「智慧之光」所給予個案的「治療後建議內容」可知，其「自體我」是要讓個案的「意識」了解到「唯有放下過去相信『因果輪迴』的傳統民間信仰，轉而相信宣揚『愛與赦罪』的基督信仰，並穩定參加教會活動，才能因了解耶穌基督所宣揚之『愛的真諦』，而願意放下過去對自己母親的仇恨。否則只會讓自己陷入『冤冤相報』的錯誤因果輪迴觀念中，而無法得到真正的幸福。」

　　或如某位「因酒後駕車而害同車友人殘障」的藥癮個案表示「智慧之光說：其實你早就知道那位因你而殘障的朋友已經原諒你了，只是你自己卻不肯原諒你自己，反而用濫用安非他命的方式來懲罰自己與麻痺自己的『罪惡感』。所以從現在起，只要你願意原諒你自己，就能戒除藥癮了。而且智慧

之光還告訴我說：只要我回到社會後，不要再從事非法的八大行業，而能夠回到自己父親與大哥所共同經營的家族旅行社裡當『導遊』，然後帶旅客到花蓮地區旅行，並且做我自己打從心底真正想做的旅遊事業，我就可以改變自己未來的命運，得到屬於自己真正的幸福。」

　　在此案例中，治療師可清楚看出當個案的「潛意識用藥原因」得到有效治療後所產生的「心理自動修復效果」就是在「職業選擇上的正向轉變」，因為從「智慧之光」所給予個案的「治療後建議內容」可知，其「自體我」是要讓個案的「意識」了解到「其之所以會從事各種非法工作的『潛意識目的』，乃是為了藉由『以自己的非法行為來摧毀自己人生的方式』來彌補其因酒後駕車而摧毀好朋友人生的強烈『罪惡感』。因此，只要個案願意原諒自己年少時所犯的錯誤，用『從事自己真正喜歡的事業與活出能讓自己幸福的生命』的方式來珍惜自己未來的人生，才算是真正對已原諒個案的好友的一種『真正的報答』，否則只會讓自己陷入惡性循環的『自我懲罰』深淵中，而無法得到真正的幸福」（張雲傑，2014）。

　　但若個案表示「智慧之光」告訴其還必須把某個「特定問題」也連帶地處理好，才有辦法得到真正的幸福的話，則治療師就必須根據「智慧之光」（即個案的「自體我」）所提示之「特定問題」的類型（如感情問題、親情問題、過度自卑問題、或缺乏自信等問題），來協助個案找出造成其「無法擁有未來幸福人生」的其他潛意識心理原因，並運用適當的 DCH 治療技術加以處理之，直至個案能從「智慧之光」所給予的「答案」（即「治療後建議」）的內容中，得到符合「藥癮治療目標」的「未來幸福人生指引」為止。

（五）治療主題之總效評估

　　當藥癮個案經多次單元的 DCH 治療後，其潛意識已不在接受催眠治療的狀態下（或是已不在日常的夢境裡）投射出與藥癮有關的各種創傷心象、創傷經驗夢境、或負向身心反應，反而開始投射出「正向的夢境心象或未來心象」時，此即表示個案的潛意識經 DCH 治療後，已開始產生正向的「心理自動修復功能」，所以才會將所感受到「立即治療效果」以「正向的夢境心象或未來心象」的型式投射出來，好讓治療師可藉以評估所使用療法的實際效果為何？並據以判斷後續的治療動作是要開始處理個案的另一創傷主題？還是要協助個案進行結案程序？

　　因此，當治療師在處理完個案的「正向的夢境心象或未來心象」之後，為了確認與當次療程的「治療主題」有關之個案潛意識內的所有心理創傷及內在衝突等問題是否都已「完全處理完畢」，而所要進行的「靈性心象評估」就是「治療主題之總效評估」。其實際的做法就是治療師可以運用「靈性頓悟技術」來讓個案直接問「智慧之光」這個最關鍵性的問題，即：「**請問造成我『藥物成癮』的所有身心問題是否都已處理完畢？若還沒有完全處理完畢的話，請告訴我『還沒處理好』；若已經完全處理完畢的話，就請告訴我『已完全處理好了』。**」如此一來，治療師便可以根據個案從「智慧之光」所得到的「心象答案」，來準確評估出治療師所實施之療法是否已成功達到「將個案潛意識內的所有藥癮成因都已有效處理完畢」的首要戒癮治療目標。

　　因為若「智慧之光」告訴個案「已完全處理好了」，即表示治療師所採用的治療法或治療技術已成功修復了個案潛意識內的所有心理創傷、或是已成功化解了其內在的所有心理衝突，所以接下來，治療師就可以實施標準的 DCH 結案程序、或是開始進行另一新治療主題的療程。

　　但若「智慧之光」告訴個案「還沒處理好」，則表示治療師先前所選用的治療法或治療技術可能較不適合個案的催眠感受性類型、或是較不適於處理某些特殊類型的心理問題、或是由於治療次數太少、或治療時間太短、或治療師施術技巧不熟練等因素而無法讓個案產生符合治療目標的「認知重塑」效果。或是雖然治療師所選用的治療技術是有效的，但卻可能因「治療時間受限」的關係而未給予個案足夠釋放其內在負面情緒的時間，以致個案的潛意識仍會覺得自己「還沒有完全得到情緒上的釋放與解脫」，所以個案的「自體我」才會透過「智慧之光的答案」來讓治療師與個案的「意識」知道就其原本的治療主題而言，仍有需要「特別再加強處理」之處。故治療師就必須再次請個案問「智慧之光」到底是哪裡或是那些部分尚未處理好？然後才再根據「智慧之光」所給予個案的答案（或線索）來加以仔細處理之，直到「智慧之光」直接告訴個案其所有的心理問題（或內在衝突）都「已完全處理好了」為止（張雲傑，2012b，2014；張雲傑、林宜隆，2010）。

第五節 藥癮與治療效果的評估

　　DCH 療法在戒治藥癮個案方面的「最大特色」在於其能比當代現有的藥癮心理治療方法「更快速地」在 1 至 6 次的治療單元內產生出有效的立即性身心治療效果與長期性的藥癮戒除效果（如可顯著降低「弱視覺型」個案復歸社會後一年內的非法藥物再犯率）。

　　而 DCH 療法之所以能快速產生上述優越的藥癮戒治效果，乃因其特別重視「治療前、治療中、治療後」各階段之「立即性治療效果的評估」，所以才能確保藥癮個案能產生出更長期穩定的「治療後效果」（如憂鬱症狀消失或成功戒除藥癮等）。因此，為了確保 DCH 療法在臨床實務上的「優越治療品質」與「能快速產生治療效果」的特色，DCH 治療師必須嚴格遵守下列的治療效果評估原則：

　　即無論心理治療師所採用的是何種心理治療學派的理論與技術、或甚至是使用整合型或折衷式的多元心理治療取向與方法，惟有當治療師能「正確地」分辨、並判斷出個案先天的「催眠感受性」，並且要能根據個案先天的「催眠感受性」，在治療開始之前，就能預先評估出「治療後的可能效果」，並事先清楚明確地告知個案，如此方能讓個案在治療開始之前，就能預先產生出為達成治療目標所需之自我預期的正向暗示治療效果（但針對「藥癮復發率」或「（非法）藥物再犯率」的事先預測部分則不須告知藥癮個案，以免個案對治療師在正式催眠治療開始後所使用的長期戒癮催眠指令或暗示，產生「心理上的抗拒作用」或「認為自己成功戒除藥癮的機率不大」的反催眠效果。）

　　而且為了要能精準處理與化解個案的身心症狀，治療師除了必須在「治療開始前」就要能正確地評估出適合個案的有效治療策略與治療技術外，還必須要能在治療開始後的「治療初期階段」中不斷地評估所選用之治療策略與治療技術是否能讓個案產生（為達成治療目標）所應有的正向身心改變效果，並根據個案在治療過程所持續產生（或回饋）的立即性治療效果，微調（或修正）原先所選用的治療策略與治療技術，好讓每一治療單元的實際處遇內容都能協助個案朝向對其身心最有利的治療方向前進。

　　至於在「治療後期階段」，治療師則必須持續觀察並評估個案在治療過程所產生（或回饋）的立即性治療效果是否已經達成原先所設定的治療目標、

或是否已符合個案本身所期待的正向治療效果，並再根據個案日後可能面臨
的實際生活環境，進行以「預防復發為」目的之「結案前治療」。而在進行
「結案前治療」的過程中，治療師則必需根據個案「自體我（即智慧之光）」
的回饋內容來精準評估出正式結案的時機與治療結束後所可能產生的「正向
長期效果」為何，如此方能告知個案有關結案後的自我保養方法與如何維持
穩定的長期治療效果的基本技巧，並在個案本人（或監護人）的同意下，對
個案進行結案後的長期療效追蹤，以評估其「自我預言」（即「未來心象」
內容）的準確度（張雲傑，2014，2015）。

一、治療前之可預期治療效果評估

　　當治療師首次與個案進行「治療前的會談」時，必須設法在正式的催眠
治療開始之前，精巧地運用下列各種專業的身心靈衡鑑技術來預先評估出個
案的「可預期治療效果」，並清楚明確地告知個案（但「藥癮復發率」則不
須告知個案），好讓個案能因理解「自己接受治療後的可能效果為何」，而能
產生適當的「預備心理」來面對接下來即將開始的戒癮療程。

（一）心象類型與可治療效果評估

　　由於在正式進行 DCH 療法之前的首要預備動作，就是治療師必須先分
辨出個案的「催眠感受性」類型。因此，一旦治療師確定個案的「催眠感受
性」是屬於「強視覺心象型」或是「弱視覺心象型」中的哪一種類型時，便
能預先評估出個案接受藥癮治療後的立即性治療效果與長期性的藥物戒除
效果為何（張雲傑，2012a，2014；張雲傑、林宜隆，2010）。

1.強視覺心象型之療效預估：

　　若藥癮個案經由「DCH 催眠感受性測試 CD」的測試與評估後，確認其
先天之催眠感受性是屬於「強視覺心象型」時，則在正式治療開始之前，DCH
治療師就可以預期（並預測）DCH 療法對提升這類「強視覺心象型」個案的
催眠感受性及開發其催眠功能的治療效果會較優（與「弱視覺心象型」相比）、
對改善其異常自我概念與負面情緒的治療效果也會較優（與「弱視覺心象型」
相比），而且對藥癮個案之共病症狀，如「憂鬱症、焦慮症、強迫症、躁鬱

症、精神官能症（轉化症）、創傷後壓力症、輕度幻覺型思覺失調症[117]、自我傷害（或自殺）行為」等身心疾患也具有較優的治療效果（與「弱視覺心象型」相比）。**但是對預防其「藥物再犯」的治療效果則會較弱（與「弱視覺心象型」相比），而且在降低個案離開強制戒癮機構（復歸社會）後的第 1 年內的非法藥物（毒品）再犯率的效果也會較弱（與「弱視覺心象型」相比）。**

2.弱視覺心象型之療效預估：

　　若藥癮個案經由「DCH 催眠感受性測試 CD」的測試與評估後，確認其先天之催眠感受性是屬於「弱視覺心象型」時（如「體覺型、聽覺型、或直覺型」等），則在正式治療開始之前，DCH 治療師就可以預期（並預測）DCH 療法對提升這類「弱視覺心象型」個案的催眠感受性及開發其催眠功能的治療效果會較弱（與「強視覺心象型」相比）、對於改善其異常自我概念與負面情緒的治療效果也會較弱（與「強視覺心象型」相比），**但在紓解個案身心壓力的「放鬆治療效果」與「降低藥物再犯的治療效果」卻會較優（與「強視覺心象型」相比），而且可以顯著降低個案離開強制戒癮機構（復歸社會）後的第一年內的非法藥物（毒品）再犯率（與「強視覺心象型」相比）。**

（二）身心症狀與可改善效果評估

　　由於藥癮個案在接受治療前的身心症狀會影響其在正式治療過程中的「受催眠效果」與立即性的身心反應，因此治療師在首次與個案會談時就必須詢問其是否具有特殊身心病史，並做為評估其「身心症狀是否可改善」以及「是否適用催眠治療」的重要參考指標（張雲傑，2014）。

　　由於在臨床治療實務上，DCH 療法不適用於有「過動症或智能障礙」的藥癮者，所以當治療師在對個案進行「身心症狀與可改善效果」的治療前評估時，若發現個案有「過動症或智能障礙」的症狀或病史時，則必須將這兩類的藥癮者直接轉介給其他適合的治療師，至於不屬於「過動症或智能障礙」的藥癮個案，則可直接針對下列三方面的身心失調症狀進行治療前的評估：

---

[117]在個案有服用精神科藥物控制的穩定狀態下。

1.思覺失調症狀之療效預估：

從 DCH 的治療理論觀點而言，「思覺失調症狀」是屬於一種個人因某些特殊身心創傷事件或特殊生化、遺傳因素，而在不自覺的「潛意識」裡將其認知的思覺功能及視、聽、體覺等身心功能加以錯誤地「自我解離」開來，並因而無法再自動「自我統整」回來的一種「解離性的精神分裂症狀」[118]。

因此，當 DCH 治療師在對藥癮個案進行正式治療前的「身心症狀與可改善效果評估」時，必須先仔細評估個案是否患有「思覺失調症狀」（或曾有「思覺失調症」病史）的最主要原因在於**不是所有類型的思覺失調症患者都適合接受催眠治療**，因為雖然 DCH 療法的「催眠解離治療技術」可應用於處理思覺失調症患者的「幻聽、幻視」等幻覺型身心解離症狀，但前提是這類個案必須是處在定時服用精神科治療藥物的身心穩定狀態下，而且是「無被害妄想的非攻擊型」思覺失調症患者，才適合接受 DCH 的藥癮療法（張雲傑，2007，2014）。至於其他類型（如僵直型、退化型、攻擊型）或是正處於急性發病期的思覺失調症患者，則因不適合接受DCH的藥癮療法，而必須將其轉介精神科進行藥物治療。

故 DCH 在針對思覺失調症狀的可改善效果評估方面，所給予治療師的專業建議就是：治療師必須明確告知藥癮個案（或其法定監護人）有關 DCH 療法處理思覺失調症患者的「可處理症狀類型」與「標準轉介原則」，並依據正式治療前的評估結果來做出適當的轉介動作（如轉介精神科或身心醫學科），而且治療師僅可保守性地預測 DCH 療法可以處理「無被害妄想、非攻擊型」的思覺失調症個案，且治療效果僅止於減輕或暫時化解其「幻聽、幻視」等幻覺症狀，而非治癒其「思覺失調症」。

2.情緒失調症狀之療效預估：

由於 DCH 對於單極性情緒障礙如憂鬱症、躁狂症與由強烈焦慮或恐懼情緒所引發的強迫症與畏懼症等情緒失調型的各種心理疾患具有優異的治療效果，因此當治療師在對這類有情緒失調症狀的藥癮個案進行「可改善效果的預測」或「預估治療次數的說明」時，可直接告知個案這些共病的情緒

---

[118]「思覺失調症」與「多重人格症」之差別在於「多重人格症」是患者因某些特殊身心創傷事件而將自己人格內的不同性格特質與屬性，加以「自我解離」成為不同的「人格化身分」，而無法再自動「自我統整」回來的一種「解離性的人格分裂症狀」。

失調症狀（或強迫症狀）通常可以在每週 1 次治療單元、每次約 2 小時，且在大約 3 至 6 次的治療單元內就能產生明顯的正向改善效果，而針對「藥癮」所進行的治療單元，則必須要在促成個案原有情緒失調症狀的原因（或造成強迫症狀的各種原因）都已完全處理完畢之後，才可再接續進行之，如此方能順利產生 DCH 所預期的最佳藥癮戒治效果（張雲傑，2014）。

　　至於雙極性的情緒障礙如躁鬱症，本來就需花較多的治療單元才能產生明顯的正向改善效果，因此當 DCH 治療師在針對有躁鬱症的藥癮者進行「可改善效果的預測」與「預估治療次數的說明」時，應該直接告知個案這些與躁鬱症有關的情緒失調症狀通常可在每週 1 次治療單元、每次約 2 小時，且大約 6 至 8 次的治療單元內就能產生明顯的正向改善效果，但關於「藥癮」治療的部分，則必須要在造成躁鬱症的各種身心原因都已完全處理完畢之後，才可再接續進行之，而且還必須在治療結束後，至少再追蹤半年以上的時間（以確認個案之「憂鬱期」與「躁狂期」的循環症狀是否已被完全消除），如此方能順利產生 DCH 所預期的最佳藥癮戒治效果。

3.生理失調症狀之療效預估：

　　由於單純「心因性」的生理失調症狀如「精神官能症或轉化症」可以較快速產生有效的生理症狀解除效果，但若是「心因性」又合併有器質性的生理損傷、或是合併有生化、遺傳異常方面的生理失調症狀，則必須在處理完個案的各種心理創傷後，留待其身體產生自動修復功能與直到自動修復成功的生理康復時間。例如以「心因性」的頭痛、胃痛和腰酸背痛等生理不適症狀而言，若個案在還未造成器質性的永久實質損傷之前，即接受 DCH 療法的話，則通常治療師只要實施一次完整、精緻的 DCH 療法，就可以明顯化解個案的心因性疼痛症狀。但若因病情拖延日久，而造成原本只是心因性疼痛的部位在長年累月受心理刺激而產生器質性實質生理病變的疼痛之後，個案才願意接受心理治療的話，則即使在 DCH 療法將個案所有的「心理致病原因」都加以消除後，則個案仍通常要等到其受損器官或組織產生自動修復功能，並且將原本受損之生理部位都自動修復完畢後，才不會在其心理上感覺到任何器質或生理上的疼痛（張雲傑，2007）。

　　因此，上述關於「治療後生理復原所需時間之長短」的正確觀念正是 DCH 治療師在對個案進行「可改善效果的預測」與「預估治療後的復原期間

長短」時所應特別說明清楚的，以免個案因為「誤以為」所接受之 DCH 療法沒有發生預期性的「立即正向改善效果」，而在日後產生影響「長期正向改善效果」的反治療作用。

（三）通靈經驗與可處理效果評估

藥癮個案過去的靈性經驗或靈修經驗會直接影響其接受 DCH 療法後的治療效果，尤其是有關「通靈經驗」的部分，更是 DCH 治療師決定是否將個案轉介給「宗教治療師」（如牧師、神父或得道高人）處理的關鍵因素。

1.正向通靈經驗之療效預估：

若治療師在對個案進行治療前的「通靈經驗之可處理效果評估」時，發現個案曾經有特殊的「正向通靈經驗」，如曾因修習過佛家、道家、或印度教派的禪修靜坐技巧（如瑜珈術、內觀法、或觀想法）、或是曾因練習過天主教或基督教的默觀或禱告靈修技巧、或是曾因練習過近年興起的超覺靜坐（TM）或「新時代（New Age）」派別的淨心冥想等所謂的各種「靈修功法」而可聽見、或可看見、或可感覺到「上帝（或造物主）所給予自己的各種特殊啟示」或是因而有各種「佛、菩薩、神明、天使、靈界的智慧大師來向自己說話、發預言；或者是來指導自己更高深的修行技巧、或甚至能『降靈或附身』在自己身上，讓自己的神通力更強」等主觀內在經驗的話，則治療師就必須謹慎判斷個案的這種特殊通靈經驗到底是由於其「人格上的自我（多重）解離現象」所造成？還是真的是有「外來的靈體」來與個案溝通或是附身在個案身上？

例如：在針對藥癮個案的臨床實務治療過程中，DCH 曾發現某些自稱具有「乩身」或是擁有「通靈能力」的藥癮個案，其實際上很可能就是「隱性的多重人格」患者，因為某些具有特殊童年宗教生活經驗[119]的「多重人格」患者可將自己潛意識的「宗教信仰觀念」加以「神格化」而分裂成為一個、或是多個「自認為神」的「次人格」，然後該人格就會宣稱自己是某某「神明」，但事實上這個被個案所視為是附身在自己身上的「神明」，只不過是其潛意識人格所分裂出來的一種「自我神格化」的人格而已。

因此，DCH 建議治療師可實際用於判斷個案的「正向通靈經驗」到底

---

[119]如個案的重要照顧者（如父親或母親）是「乩童」、或是個案從小就在常會見到乩童「起乩」的環境下長大。

是「外靈附身」還是「隱性的多重人格」的評估作法，就是運用 DCH 常用於檢視個案是否具有特異超感知覺能力的「讀心術檢驗技術」來鑑定之。其實際做法就是治療師可在心中「想」一個只有自己才知道的「特殊秘密訊息」（如只有自己知道而且可確定是一般人所無法隨機猜中、或是透過邏輯推理也無法得知的訊息，例如「自己初戀的日期」或「小學時所暗戀的對象」等），然後再讓個案在自認已經進入「通靈狀態」的狀況下，透過先由治療師提出問題，然後再讓個案來回答「神明所啟示的答案」的方式，來檢測出個案所通靈之「神明」是否能正確說出只有治療師本人才會知道的「特殊秘密訊息」（蕭德蘭譯，2000）。

　　若檢測結果顯示降靈在個案身上的神明可以讓個案精準說出只有治療師本人才知道的「標準答案」的話，則表示個案可能真有「神明附體」的狀況，因此治療師就可以預測並明確告知這類型的個案在經過 DCH 療法治療後，可以得到比一般「非神明附體」的藥癮個案更快速、或更有效的身心治療效果。

　　但若檢測結果顯示個案所回答的答案是胡謅或瞎猜的，則個案可能就是「隱性的多重人格」患者，因此治療師就可預測並明確告知個案在接下來的治療過程中必須針對個案的「多重人格」問題，安排更多次的催眠治療單元，並且在每次的治療單元過程中加強運用各種「反人格解離」的治療技術來對治個案的自我人格解離症狀，因為惟有先處理好個案的「多重人格」疾患，再處理完個案的藥癮問題，才有可能產生 DCH 所預期的藥癮治療效果。

2.負向通靈經驗之療效預估：

　　若治療師在對個案進行治療前的「靈性經驗之可處理效果評估」時，發現個案曾經有特殊的「負向通靈經驗」，如曾因修習過佛家、道家、或印度教派的禪修靜坐（或內觀）技巧、或是因曾練習過近年興起的超覺靜坐（TM）或「新時代（New Age）」派別的淨心冥想、靜坐等所謂的各種「修行功法」而可聽見、或可看見、或可感覺到各種「已死之人的靈魂、或動物的亡靈、或甚至妖魔鬼怪等靈體來向自己說話、發預言；或者是來挑釁自己、誘惑自己；或甚至能「降靈或附身」在自己身上，讓自己失控地做出傷害自己或他人的事情」的話，則治療師就必須謹慎判斷個案的這種特殊的通靈經驗到底是由於其「人格上的自我（多重）解離現象」所造成？還是真的是有「外來

的邪惡靈體」來與個案溝通或是附身在個案身上？

　　例如：在針對藥癮個案的臨床實務治療過程中，DCH 曾發現某些自稱「被邪靈附身」或是擁有「通（邪）靈能力」的藥癮個案（具「陰陽眼」的個案除外），其實際上很可能也是「隱性多重人格」的患者，因為某些具有特別悲慘童年生活經驗的「多重人格」患者若覺得自己是被「鬼魔附身」的話，則有可能是其潛意識內因受過去悲慘受害經驗影響而從未真正長大的「內心幼童」，將其內心裡的「罪惡感」加以「妖魔化」而分裂成一個、或是多個「自認為是妖魔鬼怪」的「次人格」，但事實上這被個案所視為是附身在自己身上的「妖魔鬼怪」，只不過是其潛意識人格所分裂出來的一種「自我魔格化」的人格而已。

　　因此當治療師透過上述的「DCH 讀心術檢驗技術」來對個案進行靈性方面的鑑別評估後，若確認個案是屬於「隱性多重人格」患者的話，則可據以判斷該個案的「負向通靈經驗」具有「可處理性」，並可明確告知個案（或法定代理人）其自覺「被邪靈附身（或被邪靈傷害）」的問題乃是因為個案本身（或他人）將在個案身上所發生的「隱性多重人格症狀」誤認為是被「邪靈附身」的結果。因此，治療師將會優先處理個案這種「假邪靈附身、真多重人格」的問題，並在完全解決多重人格的症狀之後，才會再處理其藥癮問題，因為唯有如此，方能產生 DCH 所預期的藥癮治療效果。

　　但若 DCH 治療師鑑別評估出個案的「負向通靈經驗」是屬於外來邪惡靈體的「附身現象」，而非「思覺失調症」（即過去所謂的「精神分裂症」）的妄想內容、或是「隱性多重人格」的自我解離症狀的話，則 DCH 治療師就應依據個案本身的宗教信仰類型，明確告知會將其轉介給具有處理「靈體附身」症狀與實務經驗的神職人員來加以處理（如會驅魔或趕鬼的天主教神父、基督教牧師、佛教法師、道教道士等）。因為若治療師貿然對這類被「邪靈附身」的個案進行催眠治療的話，將有可能引發比原本的「心理治療問題」更加難以處理的「靈體治療問題」（易之新，2005）。

（四）心理測驗之可檢證效果評估

　　DCH 治療師為了能事先準確評估出個案的「身心症狀是否可有效改善」或者「是否適用催眠治療」時所使用之身心靈衡鑑技術，除了可靈活運用上述三大類較注重治療師專業判斷能力的評估方法外，亦可藉由下列 DCH 療

法所較常運用的心理測驗來評估之。

1.畫人測驗之潛意識訊息評估：

　　在正式催眠治療開始前之心理測驗評估階段，DCH 療法最常使用的投射式心理測驗就是「畫人測驗」中的「畫三人測驗（Draw-Three-Persons Test, DTP）」，因為透過讓個案依序在三張 A4 白紙上分別畫出「一個人」、「性別相反的一個人、以及「自己」的繪畫測驗方式，不但有助於讓 DCH 治療師可直接「看見」個案潛意識所投射於繪畫內容中的各種象徵訊息，更可藉此評估出個案的先天性格特質與性心理取向為何、是否具有隱而未現的「憂鬱、焦慮、自我傷害、或思覺失調等」疾患、以及在「自我認同、人際相處、或異性關係」方面是否具有懸而未決的「心理創傷」等這些與藥癮治療有關的重要質性心理資訊。

2.性格量表之人格特質評估：

　　DCH 療法最常使用的標準化性格量表是「柯氏性格量表（KMHQ）」（柯永河，1998）及「習慣、性格、健康量表（HPH）」（柯永河、張小鳳，2003），其中 KMHQ 的量化測驗結果有助於治療師評估出個案是否具有「自卑、憂鬱、焦慮、慮病、強迫思考」等異常心理疾患、或是否具有「邊緣型、自戀型、神經質型或精神病質型」等特殊人格違常問題，而 HPH 則有助於治療師精準地評估出個案是否具有「精神病傾向、焦慮症傾向、或人格疾患傾向」等與藥癮治療有關的客觀量化心理資訊。

3.自我概念量表之異常自我評估：

　　DCH 療法最常應用於測量個案之異常自我概念的標準化量表就是「田納西自我概念量表（TSCS：2）」（林幸台等，2004），因其設計有「防偽量表」可幫助治療師有效檢測出藥癮個案在回答量表題目時是否「故意亂答或造假」，而且還可評估出個案是否具有「過度自我批評、過度愛面子、想法過度極端、或內在衝突過高」等異常自我狀態、以及在「身心健康、道德倫理觀念、家庭關係、人際關係、學業或工作表現」等方面是否「認同自己或滿意自己」，並可評估出個案是否具有足夠的「個人行動力」等與藥癮治療有關的客觀量化心理資訊。

4.情緒量表之自殺風險評估：

（1）**焦慮風險評估**：DCH 療法最常應用於評估個案「焦慮嚴重程度」的標準化量表就是「貝克焦慮量表（BAI）」，由於焦慮患者也常會抱怨有憂鬱方面的症狀，因此一旦焦慮患者開始出現自殺意念就有可能會產生自我傷害或自殺行為（Beck, 1967, 1976），所以 DCH 要求治療師在以「貝克焦慮量表」評估藥癮個案的焦慮症狀及嚴重程度時，必須同時合併施測「貝克絕望感量表（BHS）」及「貝克憂鬱量表（BDI-II）」。

（2）**憂鬱風險評估**：DCH 療法最常應用於評估個案「憂鬱嚴重程度」的標準化量表是「貝克憂鬱量表（BDI-II）」，因其可客觀評估出個案的憂鬱程度（如無憂鬱、輕度憂鬱、中度憂鬱、或重度憂鬱），並可作為評估藥癮個案是否會有「自殺意念」的重要參考指標（因憂鬱程度與自殺意念呈正相關）。

（3）**自殺風險評估**：DCH 療法最常應用於評估個案「自殺傾向嚴重程度」的標準化量表則分別是「貝克絕望感量表（BHS）」與「貝克自殺意念量表（BSS）」，此乃因「絕望感的嚴重程度與自殺意念呈正相關」，所以「貝克絕望感量表」可用於評估個案對自己「未來的悲觀程度」並預測其「慢性自殺意圖」、以及最終是否發生自殺行為的可能性（可預測個案在未來 5 年內之最終自殺風險）；而「貝克自殺意念量表」則可用於評估個案「自殺意念的嚴重度」與立即性的「自殺風險高低」，而非用於預測個案最終是否發生自殺行為。

因此，當 DCH 治療師藉由上述「畫人測驗、性格量表、自我概念量表、或情緒量表」等心理測驗評估出在正式開始治療個案藥癮時所須優先處理的「潛意識問題、偏差性格類型、異常自我概念、負面情緒障礙、或慢性自殺意念」後，就可根據藥癮個案之身心問題類型來預測並告知其「是否適用催眠治療、可改善的症狀為何、及所需之治療單元次數」等與後續正式治療有關的重要訊息，並將不適合接受催眠治療的個案加以轉介給其他較適合的治療師（如上節所述之某些特定類型的思覺失調症患者）。

一般而言，若整個療程的時間夠充裕的話，當完整的 DCH 療程結束後，治療師可再對個案實施一次「畫人測驗」，以檢視或驗證個案潛意識所投射出之「與治療後效果」有關的訊息或內容是否符合 DCH 療法所預期的「質

性」藥癮治療效果；或是再施測一次「性格量表、自我概念量表、或情緒量表」等心理測驗，以檢視或驗證個案在心理測驗的後測分數上是否顯示出符合 DCH 療法所預期的「量化」藥癮治療效果（請參閱第七章第五節之三）。

（五）其他處遇之可輔助效果評估

當 DCH 治療師在評估過藥癮個案之催眠感受性(心象類型)、身心症狀、通靈經驗及心理測驗的前測結果後，若判斷個案是適合接受 DCH 催眠治療的話，則在正式開始實施治療前，還有一點是治療師所必須特別加以預測與評估的重點項目就是：當個案在接受正式治療的過程中「是否適合同時接受其他的治療方案或處遇」，如長期失眠的藥癮患者是否該繼續服用安眠藥物？患有思覺失調症的藥癮患者是否該繼續服用抗精神病藥物？或是患有紅斑性狼瘡等自體免疫類疾病的藥癮患者是否該繼續服用控制免疫力的處方藥物？或是因練習禪修或靜坐而「走火入魔」（或產生異常「拙火現象」）的藥癮者是否該繼續參加原本的禪修團體或靜坐課程？或是因練氣功或某些特殊功法而「氣機失調」的藥癮者是否該繼續參加原本的氣功課程或練功團體？

關於上述各點，DCH 療法要求治療師必須根據對個案在「生理、心理、靈性」等三方面的實際評估結果與療效預測，給予最能有效處理個案共病狀況的「治療建議」，例如：治療師應建議（或明確告知）患有慢性失眠疾患、思覺失調症、或紅斑性狼瘡等自體免疫類疾病的藥癮患者在正式接受 DCH 治療期間，仍應遵從醫囑按時服用定量處方藥物，直至心理治療生效後，才可以在主治醫師的同意下，由主治醫師來調整藥物類型、減少藥物用量、或停藥（張雲傑，2007）。

而因練習禪修、靜坐等特殊靈修技巧而「走火入魔」（或因而身心功能異常）的藥癮者，則 DCH 治療師應建議（或明確告知）其在正式接受 DCH 治療期間，必須完全停止練習任何禪修或靜坐等靈修技巧，並應停止參加原本或其他的靈修課程或靈修團體，而且要直到心理治療生效後，個案才可以在 DCH 治療師的同意和指導下，練習真正能讓身心靈健康的「正確靈修技巧」、或是參加由 DCH 治療師所推薦之能讓個案得到「真正心靈自由」的合法靈修團體或靈修機構。

至於因練習氣功或某些特殊功法而「氣機失調」或自律神經失調的藥癮

者，則 DCH 治療師應建議（或明確告知）其在正式接受 DCH 治療期間，必須完全停止練習任何氣功或特殊功法的修練技巧，並應停止參加原本或其他的氣功課程或練功團體，而且要直到心理治療生效後，個案才可以在 DCH 治療師的同意下，參加由 DCH 治療師所推薦之能讓個案得到真正具有「養生保健效果」的氣功課程或練功團體。

二、治療初期之立即好轉效果評估

當 DCH 治療師開始對藥癮個案進行正式的催眠治療後，為了能讓個案得到快速有效的整體藥癮治療效果，治療師必須在正式治療開始後的初期階段，細心檢視並評估出藥癮個案在每次的催眠治療單元中所呈現之心象內容及身心反應，是否已明顯產生出符合「當次單元治療目標」所需的立即好轉效果？因此，在藥癮治療初期階段的前四個單元內，DCH 治療師必須協助個案將下列與藥物成癮有關的六大因子加以完全消除完畢，並同步對個案進行「立即好轉效果評估」，以決定是否已達成 DCH 療法所預定的「初期治療目標」，並據以判斷是否可對個案實施下一階段的「預防復發」治療。

（一）生理症狀之消除效果評估

針對治療初期階段的「生理症狀之消除效果評估」部分，DCH 治療師除了須評估每次的治療單元是否有對個案的生理共病症狀（如慢性腸胃不適症狀）產生有效的改善效果外，更重要的是還必須評估出與個案的「藥物生理戒斷症狀」有關之所有心理創傷原因、情境制約原因、情緒障礙原因、或認知異常原因中的各種生理制約機制是否均已被 DCH 療法所徹底完全消除乾淨？若治療師在實施「靈性心象評估」後，確認由各種原因所造成的生理制約機制皆已被完全消除的話，則針對生理症狀的治療部分就可以結束。反之，則必須再增加治療單元（張雲傑，2012b，2014）。

（二）心理症狀之消除效果評估

針對治療初期階段的「心理症狀之消除效果評估」部分，DCH 治療師除了須評估每次的治療單元是否有對個案的心理共病症狀（如憂鬱症或強迫症）產生有效的改善效果外，更重要的是還必須評估出因「個人今生負向生命經驗」所衍生之各種「潛意識心理創傷」與個案的「用藥認知、用藥行為、

用藥情緒、或用藥情境」之間的各種「錯誤因果連結」是否均已被完全消除？若治療師在實施過「靈性心象評估」後，確定曾與各種心理創傷（即「前置成癮原因」）錯誤連結在一起的各種用藥心理制約機制皆已被完全消除的話，則針對心理症狀的治療部分就可以結束。反之，則必須再增加治療單元。

（三）誘發因子之消除效果評估

　　針對治療初期階段的「誘發因子之消除效果評估」部分，DCH 治療師除了須評估每次的治療單元是否有對個案的藥癮誘發因子（如「本我、自我、超我、或向上我」等異常因子）產生有效的改善效果外，更重要的是還必須評估出這些被潛意識所隱喻在「前世創傷心象」中的藥癮誘發因子與其所固著之人格發展階段內的各種「用藥認知、用藥行為、用藥情緒、或用藥情境」之間的「錯誤制約反應」是否均已被完全消除？若治療師在實施 「靈性心象評估」後，確定固著於個案某特定人格發展階段的各種藥癮誘發因子的錯誤制約反應機制皆已被完全消除的話，則針對藥癮誘發因子的治療部分就可以結束。反之，則必須再增加治療單元（張雲傑，2014）。

（四）工作壓力之消除效果評估

　　針對治療初期階段的「工作壓力之消除效果評估」部分，DCH 治療師除了須評估每次的治療單元是否有對個案的工作壓力症狀（如慢性疲勞）或煩惱（如因開夜車而擔心體力不夠）產生有效的改善效果外，更重要的是還必須檢視並評估出與個案過去工作有關的各種身心壓力問題與其「用藥認知、用藥行為、用藥情緒、或用藥情境」之間的「錯誤制約反應」是否都已被完全消除？而且尤其必須要讓個案在催眠治療過程中，徹底了解「調整適當工作時間」與「轉換適當工作環境」對其未來是否會戒癮成功有著重大的影響性。因此，若治療師在實施 「靈性心象評估」後，確定與藥癮有關之工作壓力的各種身心制約機制皆已被徹底消除的話，則針對個案工作壓力的治療部分就可以結束。反之，則必須再增加治療單元（張雲傑、林宜隆，2010）。

（五）親密關係之修復效果評估

　　若個案有過去或現在的親密關係方面的問題，則 DCH 治療師在每次的治療單元中，除了必須細心檢視並評估與個案過去之性愛活動有關的種種藥物濫用問題是否均已有效處理完畢外，還必須仔細評估是否已有效協助個案

消除其與親密伴侶之間因「彼此錯誤對待」而產生的所有藥癮制約反應，並確認是否已有效協助其建立出新的正常親密行為反應？因此，若治療師在實施「靈性心象評估」後，確定與藥癮有關之各種親密關係的身心制約機制皆已被徹底消除的話，則針對個案親密關係的治療部分就可以結束。反之，則必須再增加治療單元。而且若治療環境條件許可的話，治療師亦應告知身為藥癮個案之「親密伴侶」所應注意的事項，如可告知個案的伴侶有關「如何鼓勵個案維持良好生活作息與工作習慣的可行方法」、或是「如何與個案重新培養正常親密關係的有效技巧」等（張雲傑，2014）。

三、治療後期之預防復發效果評估

在正式的藥癮治療初期階段（即前 4 次單元），DCH 療法對於個案藥癮之「立即治療效果」的評估重點在於檢視個案是否仍有尚未徹底消除的舊有心理創傷或是否仍有尚未完全釋放的舊有負面情緒。但在藥癮治療後期階段（即第 5 次單元起之後）的「立即治療效果」的評估重點則在於檢視「在未來」可能會造成個案藥癮復發的各種「潛意識因子」或錯誤的「自驗預言」是否均已在「DCH 未來療法」的治療過程中被徹底「預防性」的事先加以消除。因此，在藥癮治療後期的階段，DCH 治療師必須協助個案將下列與藥癮復發有關的兩大因子加以徹底消除完畢，並同步對個案進行「立即好轉效果評估」，以決定是否已達成 DCH 療法所預定的「後期治療目標」，並據以判斷是否可對個案實施下一階段的「結案」程序（張雲傑，2012b，2014）。

（一）生涯規劃之可行效果評估

DCH 療法為了能在個案治療結束且「復歸社會後」，仍能保持長期有效的「藥癮戒除效果」所使用之特殊催眠推進治療技術就是「未來療法」。因為「未來療法」除了可以讓個案預先看見其未來人生中所會遭遇到的「貴人與小人」與「關鍵人生轉折點」外，還可讓治療師在進行「時間推進」治療技術的過程中，能預先評估出由個案潛意識的「自驗預言」所規劃出來的「未來人生藍圖」裡是否仍藏有「預謀使自己藥癮復發的負向人生計畫」、或是否仍藏有對於「在未來會導致個案產生新心理創傷的新挫折情境」的負向自我預言、同時亦可讓治療師預先評估出其對個案所下的「戒癮催眠指令」是否會在未來被他人（或情境刺激）所破解或發生自動解除的現象（張雲傑，

2012b）。因此，若治療師在實施 「靈性心象評估」後，確定與未來藥癮復發有關之各種「負向人生計畫或負向自我預言」皆已被「未來療法」徹底消除（而且「戒癮催眠指令」在個案的「未來心象」內也都很穩固）的話，則針對「預防個案藥癮復發」的治療部分就可以結束，並可再接續協助個案進行「正向的未來生涯規劃」。反之，則必須再增加治療單元（張雲傑，2014）。

（二）預防復發之維持效果評估

若 DCH 治療師在評估過個案的「未來心象內容」後，確定個案潛意識內各種負向的未來人生計畫或自我預言皆已被徹底消除，但是在評估過個案「未來復歸後社會的真實生活狀況」後，確定其無法定時回診、或無法時常聆聽預防復發的 HCD 的話，則治療師就必須根據個案之宗教信仰的「有、無」來建議其在未來復歸社會後所必須穩定參加的互助式團體或聚會，例如：若個案是無神論者則可建議其參加「匿名者戒毒會（Narcotic Anonymous, NA）」（若個案有藥、酒癮共病症狀則可建議其先參加「匿名者戒酒會（Alcoholics Anonymous, AA）」）；若個案是基督信仰者則可直接建議其固定參加基督教的「更生團契」或天主教的「利伯他茲教育基金會」的互助團體（或團契活動）；但因目前佛、道教界在臺灣地區尚未成立特定的戒藥互助團體，故若個案雖是佛、道教信仰者，但並不特別排斥基督信仰的話，則亦可直接建議其參加基督教的「更生團契」或天主教的「利伯他茲教育基金會」。

四、可結案之時機與長期效果評估

當 DCH 治療師確認與個案藥癮復發有關的兩大因子皆已於「後期治療階段」內被徹底消除完畢，並獲得良好的「立即好轉效果」，且順利完成 DCH 療法所預定的「後期治療目標」之後，治療師便可再根據下列兩大原則來預測與評估出個案的「最佳結案時機」與「療程結束後的長期治療效果」，並將之明確告知個案（張雲傑，2007，2014）。

（一）客觀目標之達成效果評估

當 DCH 治療師在實施「客觀的個案藥癮治療目標（包括立即性與長期性的治療效果）是否有效達成」的評估程序時，除了必須根據在治療階段後

期的「治療後未來心象」中所呈現之內容來「再次確認」與個案藥癮有關之所有「心理創傷、情境制約、情緒障礙、認知異常」及各種潛意識的「藥癮誘發因子、工作職場壓力、親密關係問題、負向自驗預言」是否均已徹底完全消除之外，還必須以標準化的心理測驗工具（如性格量表、自我概念量表、情緒量表）來評估其在後測分數上的「改變量」是否符合 DCH 療法所預期的「量化」藥癮治療效果？若後測結果符合的話，則治療師可將量化心理測驗之前、後測分數「差異量」所顯示（或可解釋）之「立即好轉結果」及所預測（或評估出）之「長期治療效果」（請參閱第七章）明確地告知個案，藉以更加增強個案本身對「<u>連客觀的心理測驗結果都已證明自己的身心問題確實均已被 DCH 療法完全治療痊癒</u>」的正向自我暗示效果。但若後測結果不符合的話，則治療師亦應該明確告知個案「仍有待加強治療之處」，並再安排適當的後續治療主題與治療次數（張雲傑，2014）。

（二）主觀感受之治癒效果評估

　　當 DCH 治療師在實施「主觀的個案藥癮治療目標（包括立即性與長期性的治療效果）」是否有效達成之評估程序時，除了必須參考上述「客觀目標之達成效果評估」的量化心理測驗數據外，還必須參考個案在「主觀心理上」是否可明顯感覺到自己「對藥癮的渴想、或是原有的憂鬱症、恐慌症、強迫症、或思覺失調症等身心症狀都已完全消失」的立即好轉效果或長期好轉效果，並再以「畫人測驗」的後測內容來評估和驗證個案於療程結束後所產生之「立即好轉結果」及可預測之「長期治療效果」。若「個案的主觀好轉感受」與「畫人測驗的後測結果」兩者相符合的話，則治療師可將「質性」之畫人測驗的前、後測「差異處」所顯示（或可解釋）之「立即好轉結果」及所預測（或可評估出）之「長期治療效果」明確地告知個案，藉以更加增強個案本身對「<u>連測量『潛意識』的畫人測驗結果都可以證明自己的身心問題確實都已被 DCH 療法完全治療痊癒</u>」的正向自我暗示效果。但若兩者相比較的結果不完全符合的話，則治療師亦應該明確告知個案「其潛意識仍有待加強治療之處」，並再安排適當的後續治療主題和治療次數。

（三）結案時間之暗示效果評估

　　當 DCH 治療師確認上述針對個案藥癮治療之「客觀目標之達成效果評

估」與「主觀感受之治癒效果評估」皆已符合 DCH 所預期的長、短期藥癮
治療目標後，治療師便可據以評估「最佳之結案時間點」並將結果正式告知
個案，好讓個案能提前有「如何因應結案時刻即將到來」的心理準備時間、
以及有「能把握最後所剩時間向治療師提問」的機會。除此之外，為促進產
生更有效的長期藥癮治療效果，治療師在吩咐個案有關結案後之應注意事項、
後續回診時間、或追蹤時程時，還必須提供一個能讓個案可以聯絡到治療師
的「公務電話號碼」（為免影響長、短期治療效果，應盡量避免提供治療師
的私人電話），以免讓個案產生好像「突然覺得少了一個關心自己的人」的
失落感（張雲傑，2007，2015）。

　　而在所有的 DCH 結案標準程序中，治療師所要特別注意的就是「在最
後目送個案離開治療室前的哪一刻」，必須要能說出在事前就已經評估過、
而且確定是「最適合個案本身特殊狀況」的一段、或一句能積極鼓勵（或感
動）個案勇敢邁向新生命和新生活的「正向勵志話語」（即「正向催眠後指
令」），以便能讓「來自治療師的期許與祝福」的正向暗示話語能於（結案）
道別前的「最終關鍵時刻」，再次強烈地增強個案的「戒癮自信心」。

五、結案後之追蹤與預言效果評估

　　若治療師在執行上述 DCH 結案標準程序中，有對個案特別說明「後續
回診時間或追蹤時程」的話，則治療師就必須針對下列三類項目進行「結案
後之追蹤與預言效果評估」（張雲傑，2012c，2015）。

（一）自驗預言之實現效果評估

　　若個案在過去接受 DCH 治療的過程中曾有出現過「未來心象」的話，
則為進行「自驗預言之實現效果評估」，DCH 治療師就必須將個案在回診時
間或在電話追蹤過程中所陳述之「結案後的真實生活狀況」與治療師在之前
的「個案治療紀錄」中所登載於「未來心象中預見之重大關鍵事件」的內容
加以進行比對[120]，若經評估後顯示兩者之內容有諸多「相似或一樣之處」，
則治療師就可計算個案「預見未來之準確率[121]」並將之告知個案，以便有效

---

[120]治療師切勿以個案自述所記得的「未來心象內容」與其「結案後的真實生活狀況」進行「自驗預言之實現
　　效果評估」，因為人類的長期記憶容易錯誤與失真，並且容易將之重塑成「自己所認為與應該的樣子」。
[121]例如當個案在其「未來心象」內所預見的 5 件重大關鍵事件中，已有 3 件確實在後來的真實生活中發生過，
　　則其「預見未來的準確率」為 60%。

增強個案「持續堅持戒癮生活之自信心」的強度。

但若經評估後顯示兩者之內容完全不相符的話，則治療師亦應明確告知個案在之前治療過程中所看見的「未來心象內容」是其潛意識刻意將「對自己戒藥後的理想與願望」投射出來的結果，目的是「為了讓個案的『意識』能因此明瞭自己潛意識的用意，並期許自己能在有朝一日完成潛意識的願望」，而且治療師必須再以「正面激勵話語」來鼓勵個案繼續朝其潛意識的「正向願望與目標」前進，以便有效增強個案「堅持實現其戒癮後的新人生願望」的強度。

（二）身心功能之康復效果評估

為進行結案後的「身心功能之康復效果評估」，DCH 治療師必須根據復歸社會後的個案在回診時間或在電話追蹤過程中，所陳述之「實際身心功能狀況」來評估其原有生理或心理症狀（或疾患）是否都已在治療結束後逐漸改善或完全康復。若經評估後顯示個案原有之身心健康問題確實均已經完全康復的話，則治療師仍必須再以「正面激勵話語」來鼓勵個案繼續維持其對自己身心健康方面的保養，以便有效維持個案之「潛意識的自動身心修復功能」的強度。

但若經評估後顯示個案已有明顯身心好轉現象、但仍尚未完全康復的話，則治療師就必須根據個案目前的實際身心狀況，給予立即性的「身心修復」建議，例如：若治療師是在個案回診或電話追蹤時，評估出其尚未完全康復的主要原因是「因其身心自動修復所需的時間還不足夠」的話，則治療師就應明確告知個案「根據個案目前的復原速度與狀況，只要等待其身心自動修復所需的時間滿足後，就會完全康復了。」（如心因性的胃腸消化不良症狀通常可在治療後當下或 2、3 天內即能痊癒，但器質性的胃腸消化不良症狀則通常需要約 3 週至 2 個月的時間，其器質病變部位才能完全自動修復完畢。）

但若治療師是在「個案回診」時評估出其尚未完全康復的主要原因是「其在復歸社會後又發生新的身心創傷事件所造成」的話，則應建議其當場接受治療師的「再治療」、或是再另約有空時間進行新的治療單元或療程；但若治療師是在進行「電話追蹤」時，評估出個案尚未完全康復的主要原因是「其在復歸社會後又發生新的身心創傷事件所造成」的話，則治療師就必須建議個案應盡速回診並再針對新的身心創傷主題另安排新的治療單元（或新療

程）、或是立即就其住家附近尋求社區心理治療機構（如地區型心理治療所或精神科診所）的協助，而且治療師亦必須在電話追蹤當下的通話過程中，立即直接以「電話催眠技術」來提升個案「想讓自己再度恢復身心健康之潛意識動力」的強度，以幫助個案願意「再度」尋求心理治療資源的協助，並避免其產生「想再藉由（非法）藥物來解決身心問題」的念頭。

（三）藥癮戒除之時間效果評估

　　為進行「藥癮戒除之時間效果評估」，DCH 治療師必須根據復歸社會後的個案在回診時間或在電話追蹤過程中所陳述之「結案後的戒藥生活狀況」來評估其藥癮是否復發，若經評估後顯示個案確實成功戒除藥癮的話，則治療師就必須再以「正面激勵話語」來鼓勵個案繼續朝其潛意識透過「未來心象」所預言的「人生目標」前進，以便有效增強個案「堅持實現其潛意識的人生願望」的強度（張雲傑，2014）。但若個案在之前「未曾有過未來心象」的話，則治療師就必須根據個案目前的生活狀況，再施以「正面激勵話語」來鼓勵個案繼續朝其當初在治療過程中所規劃的「人生目標」前進，以便有效增強個案「堅持實現自己所規劃之人生目標」的強度。

　　但若經評估後，顯示復歸社會後的個案已經藥癮復發，則治療師就必須詳細詢問其「再度用藥的確實時間」（即第一次正式藥癮復發的時間），以評估其「藥癮戒除時間之長短」與「藥癮復發後所經過時間之長短」，並根據個案目前的現實狀況，給予立即性的「藥癮再治療」建議，例如：若治療師是在「個案回診」時才發現其已藥癮復發的話，則應建議其當場立刻接受治療師的「再治療」；但若治療師是在進行「電話追蹤」時才發現其已藥癮復發的話，則就必須建議個案應立即安排回診治療時間、或是立即就其住家附近尋求社區藥癮醫療機構（如地區型戒癮診所）的協助（張雲傑，2012c）、或是立即依其宗教信仰類型報名參加宗教型戒藥團體（如可協助戒治藥癮之基督教的「晨曦會、沐恩之家、主愛之家等」）（張雲傑，2015），而且治療師亦必須在電話追蹤當下的通話過程中，立即直接對藥癮復發的個案再施以「正面激勵話語」來鼓勵個案繼續朝其「當初在治療過程中所規劃的人生目標」、或是在「未來心象中所預見的潛意識人生目標」前進（即以「電話催眠技術」再次增強個案「堅持實現其戒除藥癮之生活目標」的強度），以免其陷入更嚴重的藥癮惡性循環狀況或因而再度觸法。

第七章
DCH 的藥癮治療實證效果

犯罪學家 Adams（1961）在一項針對美國加州監獄青少年受刑人輔導計畫之矯治效果的研究中指出，可先以精密的心理測驗將犯罪青少年區分為「可矯治」與「難以矯治」2 種類型，然後再分別施以「輔導」或「不輔導」的處遇措施，3 年後的追蹤結果發現曾接受輔導處遇的「可矯治」者的治療效果較佳且再犯率顯著降低（轉引自林健陽，1999）。而 DCH 療法參考上述分類矯治原理所設計之分類催眠治療模式的研究成果，亦以統計分析方法證明 IPDA 及 HCD 等兩方案可對臺灣北部某「強制藥癮戒治機構」內之藥癮者的異常自我概念與負面情緒產生出顯著的「分類治療效果」與降低「非法藥物再犯率」（復歸社會後 1 年內）的預防復發效果。

因此，根據 DCH 多年研究成果可知，針對如何有效改善藥癮者之異常自我概念與負面情緒而言，確實可運用「催眠感受性測試」將其區別為「較易催眠矯治」與「不易催眠矯治」等 2 種類型並加以矯治。其中所謂「較易催眠矯治」之個案即是 DCH 療法中所指稱的「有視覺心象者」或「強視覺心象型」個案，而「不易催眠矯治」之個案即是 DCH 療法中所指稱的「無視覺心象者」或「弱視覺心象型」個案。而 <u>DCH 在長達 18[122]年的分類催眠藥癮治療研究過程中的最重大驚人發現就是：一旦治療師能成功催眠治療原本「不易催眠矯治」之「弱視覺心象型」藥癮個案的話，則所產生出之「降低非法藥物再犯率 [123]」效果將更明顯優於「易催眠矯治」之「強視覺心象型」藥癮個案</u>。茲將 DCH 療法在對隨機抽樣之藥癮者進行「催眠感受性」分類，並予以「分類催眠治療」後所獲致之實證研究成果，加以詳細分別說明如下。

第一節 分類催眠治療模式之治療效果

為驗證 DCH 依據精神分析、認知行為及催眠治療理論所建構之「分類

---

[122]2002～2020 年。
[123]即降低個案復歸社會後第 1 年內的「非法藥物再犯率」。

催眠治療模式」（即 HI-LH 模式、LI-HC 模式、及 LI-HH 模式）是否可使接受分類治療之藥癮者在「自我概念、情緒、非法藥物再犯率」的改善效果顯著優於接受一般心理戒治處遇者（即未接受分類催眠治療者）？DCH 於 2008 年 3 月至 2011 年 11 月間，以臺灣北部某強制藥癮戒治機構內成年男性藥癮者為分層隨機抽樣之研究對象，採「受試者單盲」之等組前後測準實驗設計進行研究。

　　DCH 以「催眠感受性測試 CD」將隨機抽樣之藥癮者分為「強視覺心象型」與「弱視覺心象型」兩類，從中各自隨機抽取 18 人，再分別隨機分派至 IPDA 團體方案（由 DCH 治療師實施）、HCD 團體方案(以套裝催眠 CD 實施)、及控制組（一般心理戒治處遇）各 6 人，即共分為「強心象-IPDA、弱心象-IPDA、強心象-HCD、弱心象-HCD、強心象-控制組、弱心象-控制組」等 6 組。實驗組以團體方式實施每週 1 次、每次 1.5 小時，總計 5 次團體催眠治療，控制組則未受催眠治療（僅接受一般心理戒治處遇），研究期間內累計 IPDA 樣本 120 人、HCD 樣本 120 人、控制組樣本 120 人，總樣本數計 360 人。

　　在「改善藥癮者自我概念與情緒」研究方面，DCH 以「田納西自我概念量表、貝克焦慮、絕望感、自殺意念、憂鬱量表」等 5 種心理測驗收集受試者前、後測之心理變化資料，並以 SPSS 統計軟體之共變數分析檢定之（P <.05）。

　　而在「降低藥癮者非法藥物再犯率」研究方面，DCH 則根據 6 組藥癮個案離開臺灣北部某強制戒癮機構後（即復歸社會）第 1 年內的「非法藥物再犯率」，進行分類催眠治療模式之藥癮治療效果追蹤研究，並以 SPSS 統計軟體之卡方百分比同質性檢定法分析之，結果發現 HI-LH 模式（P<.25）、LI-HC 模式（P<.1）及 LI-HH 模式（P<.15）的降低非法藥物再犯率效果均顯著優於一般心理戒治處遇模式。

一、視覺心象型態與人數比例

　　DCH 於 2008 至 2011 年間在臺灣某強制藥癮戒治機構內，總計隨機抽樣 473 名藥癮者，以「催眠感受性測試 CD」對所抽樣之藥癮者進行催眠感受性測試，測試完畢後立即請藥癮者以紙筆作答催「眠感受性問卷」，並依

藥癮者於催眠感受性問卷上所自陳之視覺心象的「有」、「無」，將「有視覺心象者」歸類為「強視覺心象型」個案、將「無視覺心象者」歸類為「弱視覺心象型」個案等 2 大類，分類結果顯示：在 473 名藥癮者中，被歸類為「強視覺心象型」之個案總計有 232 名、而被歸類為「弱視覺心象型」之個案則總計有 241 名，其百分比分別為「強視覺心象型」佔 49.05％、「弱視覺心象型」佔 50.95％（張雲傑，2014）。

由此可見，當 DCH 分類催眠治療模式能對「強視覺心象型」個案產生優於一般心理戒治處遇（控制組）的「強視覺心象型」個案時，就表示 DCH 分類催眠治療模式能提升戒治機構內的「強視覺心象型」個案的心理戒治效果，也就是至少能提升總受戒治人數中佔 49.05％人數比例的心理戒治效果；而當 DCH 分類催眠治療模式能對「弱視覺心象型」個案產生優於一般心理戒治處遇（控制組）的「弱視覺心象型」個案時，就表示 DCH 分類催眠治療模式能提升戒治機構內的「弱視覺心象型」個案的心理戒治效果，也就是至少能提升總戒治人數中佔 50.95％人數比例的心理戒治效果；而當 DCH 分類催眠治療模式能同時對「強視覺心象型」與「弱視覺心象型」的個案產生優於一般心理戒治處遇（控制組）的「強視覺心象型」與「弱視覺心象型」的個案時，就表示 DCH 分類催眠治療模式能提升戒治所內「強視覺心象型」與「弱視覺心象型」的個案的心理戒治效果，也就是能提升總受戒治人數中之 100％人數比例的心理戒治效果。

二、分類催眠治療模式對自我概念與情緒改善效果之變異來源

為驗證 DCH 分類催眠治療模式之治療效果的變異來源（影響療效的因素），也就是為了確認「分類治療效果」究竟是受藥癮者的「視覺心象能力的強弱度」所影響？還是受治療師所安排之「不同團體治療方案」所影響？還是同時受個案「視覺心象能力的強弱度」與「不同團體治療方案」兩者之間的共同交互作用力所影響？DCH 以「6 種分類治療組別」（2 種視覺心象能力×3 種治療方案）的藥癮者之自我概念與情緒量表前後測分數，針對「視覺心象能力」與「治療方案」等 2 實驗因子進行雙因子共變數分析，以檢定分類催眠治療效果之變異來源（統計分析兼顧第 I 類型及第 II 類型錯誤，且以

α 值.05 為顯著水準）。

　　根據 DCH 療法在強制藥癮戒治機構內實施「100 次 IPDA 團體方案」與「100 次 HCD 團體方案」後，所累積之「分類催眠治療模式」研究成果的量化統計數據顯示（張雲傑，2014）：**使 DCH 的「分類催眠治療模式」能同步顯著改善成年男性藥癮者之自我概念及情緒的實驗處理因子為「視覺心象能力的強、弱度」，而能顯著改善自我概念之實驗處理因子，則分別為 IPDA 方案與 HCD 方案。**

　　其中在「田納西自我概念量表」的「故意表現好、自我總分、生理自我、道德倫理自我、心理自我、社會自我、學業/工作自我、自我認同、自我滿意、自我行動」等 10 項自我概念上，「強視覺心象型」個案在接受治療後所產生之效果顯著優於「弱視覺心象型」個案；IPDA 方案對「生理自我、心理自我、自我行動」等 3 項自我概念之治療效果顯著優於控制組（一般心理戒治處遇）；而 HCD 方案對「自我行動」之治療效果亦顯著優於控制組。

　　至於「焦慮、絕望感、憂鬱」等 3 種情緒治療效果亦取決於藥癮者本身「視覺心象能力」的強弱度，只不過「視覺心象能力」要成為「焦慮」治療效果之變異來源，須藥癮者之貝克焦慮量表前測得分大於 6.12 分；而「視覺心象能力」要成為「絕望感」治療效果之變異來源，則須藥癮者之貝克絕望感量表前測得分大於 2.42 分（張雲傑，2014）。

（一）IPDA 是改善「強視覺心象型」個案之自我概念與情緒的最佳主要治療方案

　　DCH 量化統計分析結果顯示成年男性「強視覺心象型」藥癮者較適合接受 IPDA 方案，因為相對於接受一般心理戒治處遇之控制組而言，IPDA 方案可讓「強視覺心象型」藥癮者在改善自我概念方面，明顯產生提升「自我總分」及「心理自我」的治療效果；而在改善情緒方面，亦能產生降低「絕望感」（須貝克絕望感量表前測得分 ＞4.92）及「憂鬱」程度的治療效果。

（二）IPDA 是改善「弱視覺心象型」個案之自我概念的最佳主要治療方案、HCD 則是最佳輔助治療方案

　　DCH 量化統計分析結果顯示對「弱視覺心象型」個案而言，雖然 IPDA 方案、HCD 方案及一般心理戒治處遇（控制組）等三者在改善情緒方面的治

療效果無顯著差異。但是相對於一般心理戒治處遇而言，由於在改善藥癮者自我概念方面，IPDA 方案可讓個案明顯產生改善「生理自我」及「自我行動」等 2 種治療效果，而 HCD 方案亦能讓個案產生改善「自我行動」的治療效果。因此，就治療法之「功能性」而言，**IPDA 方案確實亦是最適合「弱視覺心象型」成年男性藥癮者的主要治療法，而 HCD 方案則是最適合的輔助治療法，尤其在改善自我概念方面**。

（三）在改善自我概念與情緒方面，IPDA 之最佳治療對象是「強視覺心象型」個案

　　DCH 量化統計分析結果顯示 IPDA 方案較適合成年男性「強視覺心象型」藥癮者，因為相對於「弱視覺心象型」個案而言，IPDA 方案可讓「強視覺心象型」個案在自我概念方面，明顯產生提升「自我總分、道德倫理自我、心理自我、社會自我、自我認同」等 5 種治療效果；而在情緒方面，亦能產生降低「絕望感」（須貝克絕望感量表前測得分＞3.56）及「憂鬱」的治療效果。

（四）在改善自我概念與情緒方面，HCD 之最佳治療對象是「強視覺心象型」個案

　　DCH 量化統計分析結果顯示 HCD 方案較適合成年男性「強視覺心象型」藥癮者，因為相對於「弱視覺心象型」個案而言，HCD 方案可讓「強視覺心象型」個案在自我概念方面，明顯產生提升「故意表現好」的治療效果；而在情緒方面，亦能產生降低「焦慮」（須貝克焦慮量表前測得分＞5.22）及「憂鬱」的治療效果。

（五）在改善自我概念與情緒方面，控制組之最佳治療對象為「強視覺心象型」個案

　　DCH 量化統計分析結果顯示控制組（一般心理戒治處遇）較適合成年男性「強視覺心象型」藥癮者。因為就接受控制組（一般心理戒治處遇）的個案而言，雖然「強視覺心象型」與「弱視覺心象型」兩者在改善情緒方面的治療效果無顯著差異。但在改善自我概念方面，控制組的一般心理戒治處遇仍可使「強視覺心象型」個案在「生理自我、自我認同、自我行動」上產生顯著優於「弱視覺心象型」個案的治療效果。

三、分類催眠治療模式對自我概念之改善效果

　　Fitts（1965b）認為當個人的自我概念結構發展良好時，人格發展會較健全，心理適應情形亦較良好，但反之則否。而且心理適應良好的人，心情會較為開朗，不必要的自我防衛行為也會較少，能夠認識自我、接納自我、並能接納他人（馬傳鎮，2008）。

　　DCH 運用共變數分析法排除前測分數的影響後，顯示接受準實驗處理之 6 組藥癮者在「田納西自我概念量表」後測得分上，計有「故意表現好、自我總分、生理自我、道德倫理自我、心理自我、社會自我、自我認同、自我行動」等 8 個分量表具有顯著差異（P＜.05），由於實驗組、對照組與控制組等 6 組之「不一致反應、自我批評、故意表現好、極端分數」等 4 個效度分數均符合「有效」之標準（即 40≦t 分數≦70），再加上「視覺心象能力的強弱度、IPDA 方案、HCD 方案」等 3 項實驗處理因子是「分類催眠治療模式」對自我概念治療效果的主要變異來源，故可將 6 組藥癮者在自我概念上的顯著差異加以解釋如下（張雲傑，2014）：

（一）故意表現好

　　「故意表現好」是種效度分數，代表個人「希望給人好印象」的程度（林幸台等，2004），包括「想讓自己表現得更好」的程度、或是「想改變自己，建立更正面的個人形象，以擺脫過去負面形象」的程度。

　　DCH 量化研究結果顯示：當接受一般戒治處遇後，「強視覺心象型」與「弱視覺心象型」兩者間之「故意表現好」程度是無顯著差異的。但是當「強視覺心象型」個案在接受 IPDA 或 HCD 團體方案後，其「故意表現好」的程度則會顯著提升，不但會高於接受 HCD 團體方案的「弱視覺心象型」個案、亦會高於接受一般心理戒治處遇的「弱視覺心象型」個案。可見 IPDA 及 HCD 團體方案內之整合型治療技術確實能對「強視覺心象型」個案產生有效提升「故意表現好（即增強「正向改變」意願）」的心理戒治效果。

（二）自我總分

　　「自我總分」是田納西自我概念量表單一分數中最重要的一個，其反映出個人的「整體自我概念」以及「自尊心」之高低，當「自我總分」得分愈高表示個人愈認為自己有能力、愈喜歡自己、愈感覺自己有價值、愈對自己

有信心、愈對自己有清楚而正向的看法並據以從事各種行動。相反地,當「自我總分」得分愈低,表示個人愈對自我價值感到懷疑,愈常感到焦慮、憂鬱且缺乏自信,愈容易受其他外在線索影響而缺乏正確的自我評估能力(林幸台等,2004)。

　　DCH 的量化研究結果顯示:

1. 當接受一般心理戒治處遇後,「強視覺心象型」與「弱視覺心象型」兩者間之「自我總分」高低是無顯著差異的。

2. 當「強視覺心象型」個案在接受 IPDA 團體方案後,其「自我總分」則會顯著提升,不但會高於接受 IPDA、HCD 團體方案的「弱視覺心象型」個案、亦會同時高於接受一般心理戒治處遇的「強視覺心象型」與「弱視覺心象型」兩者。

3. 當「強視覺心象型」個案在接受 HCD 團體療法後,其「自我總分」亦會顯著提升並高於接受一般心理戒治處遇的「弱視覺心象型」個案。

　　可見 IPDA 及 HCD 團體方案內之整合型治療技術確實對「強視覺心象型」個案產生有效提升「自我總分」(即改善「整體自我概念以及自尊心」)的心理戒治效果,而且 IPDA 團體方案之提升程度更勝於 HCD 團體方案,因 IPDA 團體方案可讓「強視覺心象型」個案之提升效果高於接受一般心理戒治處遇的所有個案(包括「強視覺心象型」與「弱視覺心象型」個案)。

(三)生理自我概念

　　「生理自我」代表個人對自己身體、健康狀況、外貌、技能與性方面的看法。因為個人之生理部分總是表現在外,無法避免他人眼光,所以身體外貌與橫跨各生命時期的「整體自尊感」有相當密切的關係。當「生理自我」得分愈高,表示個人對自己外貌與健康狀況愈抱持正向看法,愈會藉外貌或健康狀況的訊息來增強對自我的正向看法。反之,「生理自我」得分愈低,表示個人愈會對自己身體感到不滿意,而且可能是因身體狀況不佳、對自我身體形象有所扭曲、或對身體外貌和功能有不切實際的期望所造成(林幸台等,2004)。

　　DCH 的量化研究結果顯示:

1. 當接受一般心理戒治處遇後,「強視覺心象型」個案之「生理自我」的提升程度顯著高於「弱視覺心象型」個案。

2. 當「強視覺心象型」個案在接受 IPDA 團體方案後，其「生理自我」則會顯著提升，不但會高於接受 HCD 團體方案的「弱視覺心象型」個案、亦會高於接受一般心理戒治處遇的「弱視覺心象型」個案。

3. 當「弱視覺心象型」個案在接受 IPDA 團體方案後，其「生理自我」亦會顯著提升而高於接受一般心理戒治處遇的「弱視覺心象型」個案。

4. 當「強視覺心象型」個案在接受 HCD 團體方案後，其「生理自我」亦會顯著提升而高於接受一般心理戒治處遇的「弱視覺心象型」個案。

　　由此可見，IPDA、HCD 團體方案對「強視覺心象型」個案之「生理自我」的提升效果與一般心理戒治處遇方案無顯著差異[124]。但相對於接受一般心理戒治處遇的「弱視覺心象型」個案而言，IPDA 團體方案之整合型治療技術卻可對「弱視覺心象型」個案產生有效提升「生理自我」（即增加「對自己外貌、健康狀況的正向看法與整體自尊感」）的心理戒治效果。

（四）道德倫理自我概念

　　「道德倫理自我」是個人從道德倫理的觀點來描述自己，檢查自己道德觀，並覺得自己是一個「好人」或是「壞人」的意念，其對成人來說，亦包含對自己擁有「宗教信仰或缺乏信仰」的滿意程度。道德倫理自我愈高者（T分數必須在 70 分以下）通常愈會對自己行為感到滿意，個人理想的道德觀與實際道德行為之間的衝突愈少，所內化的道德價值觀也愈與正常標準一致，對待自己與他人也愈有彈性、愈能夠原諒他人，在特殊場合中也愈能變通。反之，當「道德倫理自我」得分愈低，代表個人愈覺得自己行為過於衝動，也愈無法符合對自己的道德期望，而且可能有衝動控制上的實際困難，或有對自己或重要他人抱持過高道德標準的偏差特質（林幸台等，2004）。

　　DCH 的量化研究結果顯示：當接受一般心理戒治處遇後，「強視覺心象型」個案與「弱視覺心象型」個案兩者間之「道德倫理自我」高低是無顯著差異的。但是當「強視覺心象型」個案在接受 IPDA 團體方案後，其「道德倫理自我」則會顯著提升，不但會高於接受 IPDA、HCD 團體方案的「弱視覺心象型」個案、亦會同時高於接受一般心理戒治處遇的「弱視覺心象型」個案。可見 IPDA 團體方案之整合型治療技術確實對「強視覺心象型」個案

---

[124] 因「IPDA、HCD、一般心理戒治處遇」等三種方案對「強視覺心象型」個案之「生理自我」的治療效果均顯著優於接受一般心理戒治處遇的「弱視覺心象型」個案。

產生有效提升「道德倫理自我」（即改善「道德倫理觀與衝動控制力」）的心理戒治效果。

（五）心理自我概念

　　「心理自我」是指個人針對自我價值感、個人的勝任感、及對自己性格或與他人關係所進行之自我評估，可充分反映出個人整體的性格特質。當「心理自我」得分愈高，表示個人適應能力愈良好。反之，當「心理自我」得分愈低，表示個人自我概念愈不穩定，在自我定義與評估時愈容易受所處環境、他人意見與行為所影響，而愈會避開需要冒險的情境與各種挑戰、同時也愈會有厭惡自我與自我毀滅的行為傾向（林幸台等，2004）。

　　DCH 的量化研究結果顯示：當接受一般心理戒治處遇後，「強視覺心象型」個案與「弱視覺心象型」個案兩者間之「心理自我」高低是無顯著差異的。但是當「強視覺心象型」個案在接受 IPDA 團體方案後，其「心理自我」則會顯著提升，不但會高於接受 IPDA、HCD 團體方案的「弱視覺心象型」個案、亦會同時高於接受一般心理戒治處遇的「強視覺心象型」與「弱視覺心象型」兩者。可見 IPDA 團體方案之整合型治療技術確實對「強視覺心象型」個案產生有效提升「心理自我」（即增加「自我價值感與心理適應力」）的心理戒治效果，而且提升效果顯著高於接受一般心理戒治處遇的所有個案[125]。

（六）社會自我概念

　　「社會自我」是指個人評量自己如何看待與他人之間的關係，反映一般情形下自己與他人互動中之自我勝任感及價值感。當「社會自我」得分愈高，代表個人本身與他人都會愈認為自己是友善、容易相處、而且活潑外向的。反之，當「社會自我」得分愈低，代表個人愈自認缺乏社交技巧、人際關係愈差（或在實際社交行為中之表現笨拙），愈會對社會互動抱有不切實際或過高的期望、愈會覺得自己被孤立，但卻又常猶像不決是否要參與社交活動以改善困境。對憂鬱的個人來說，則愈有重大失落感、疏離及逃避社會關係等症狀，更嚴重者甚至會影響日常生活作息與人際關係的維持（林幸台等，2004）。

---

[125]包括「強視覺心象型」個案與「弱視覺心象型」個案。

DCH 的量化研究結果顯示：

1. 當接受一般心理戒治處遇後，「強視覺心象型」個案與「弱視覺心象型」個案兩者間之「社會自我」高低是無顯著差異的。

2. 當「強視覺心象型」個案在接受 IPDA 團體方案後，其「社會自我」則會顯著提升，不但會高於接受 IPDA、HCD 團體方案的「弱視覺心象型」個案、亦會高於接受一般心理戒治處遇的「弱視覺心象型」個案。

3. 當「強視覺心象型」個案在接受 HCD 團體方案後，其「社會自我」亦會顯著提升，不但會高於接受 IPDA 團體方案的「弱視覺心象型」個案、亦會高於接受一般心理戒治處遇的「弱視覺心象型」個案。

可見 IPDA 及 HCD 團體方案之整合型治療技術確實對「強視覺心象型」個案產生有效提升「社會自我」（即增加「對處理社會人際關係的勝任感」）的心理戒治效果，而且 IPDA 團體方案之提升程度更勝於 HCD 團體方案，因 IPDA 團體方案還可讓「強視覺心象型」個案之提升效果顯著高於接受 HCD 團體方案之「弱視覺心象型」個案。

（七）自我認同

「自我認同」是指個人認為「這就是我」，是「我用來認同自己的方式」；亦是指個人所認識的自己，是怎麼樣的一個人。自我認同是與「我是誰」有關的概念，是個人內心用來描述自己基本認同的自我語言。當「自我認同」得分愈高（T 分數必須小於 70[126]），且又高於「自我滿意」得分時，代表個人愈期待改變，對自我的觀點有助於忍受過渡期所需面對的挑戰。反之，當「自我認同」得分愈低，個人愈可能對自我抱持相當負面的看法或愈自我懷疑，而使得自我觀點容易受情境因素、他人反應與意見的影響（林幸台等，2004）。

DCH 的量化研究結果顯示：

1. 當接受一般心理戒治處遇後，「強視覺心象型」個案之「自我認同」得分顯著高於「弱視覺心象型」個案。

2. 當「強視覺心象型」個案在接受 IPDA 團體方案後，其「自我認同」程度則會顯著提升，不但會高於接受 IPDA、HCD 團體方案的「弱視覺心象型」

---

[126] 若「自同認同」的 T 分數在 70 分以上，則顯示個人的自我概念較缺乏彈性，容易妨礙自我的改變歷程與成長（林幸台等，2004）。

個案、亦會高於接受一般心理戒治處遇的「弱視覺心象型」個案。
3.當「強視覺心象型」個案在接受 HCD 團體方案後，其「自我認同」程度亦
　會顯著提升而高於接受一般心理戒治處遇的「弱視覺心象型」個案。
　　由此可見，雖然 IPDA、HCD 團體方案對「強視覺心象型」個案之「自
我認同」的提升效果與一般戒治處遇無顯著差異。但 IPDA、HCD、與一般
心理戒治處遇等三方案對「強視覺心象型」個案之「自我認同」（即增強「期
待改變與願意忍受挑戰」的意念）的治療效果卻均顯著優於接受一般心理戒
治處遇的「弱視覺心象型」個案。

（八）自我行動

　　「自我行動」是指個人對於自己行為舉止的感受；也就是個人認為「這
是我所做的事」、或「我的行為方式」；或用來表達「我做些什麼」或「我行
動的方式」的概念，亦是個人對自己的行為，或對自己日常生活方式的看法。
當「自我行動」得分愈高，表示個人愈能控制自己的行為舉止或日常生活方
式。反之，當「自我行動」得分愈低，且自我認同與自我滿意得分極高時，
顯示個人愈可能有衝動控制方面的問題，也愈無法有效地掌控自己（林幸台
等，2004）。

　　DCH 的量化研究結果顯示：
1.當接受一般心理戒治處遇後，「強視覺心象型」個案之「自我行動」程度顯
　著高於「弱視覺心象型」個案。
2.當「強視覺心象型」個案在接受 IPDA 或 HCD 團體方案後，其「自我行動」
　程度會顯著提升並高於接受一般心理戒治處遇的「弱視覺心象型」個案。
3.當「弱視覺心象型」個案在接受 IPDA 或 HCD 團體方案後，其「自我行動」
　程度亦會顯著提升並高於接受一般心理戒治處遇的「弱視覺心象型」個案。
　　由此可見，IPDA、HCD 團體方案對「強視覺心象型」個案之「自我行
動」的提升效果與一般心理戒治處遇無顯著差異[127]。但相對於接受一般心理
戒治處遇的「弱視覺心象型」個案而言，IPDA、HCD 團體方案之整合型治
療技術卻可對「弱視覺心象型」個案產生有效提升「自我行動」（即增強「控
制自己行為舉止」的意志力）的心理戒治效果。

---

[127]因「IPDA、HCD、一般心理戒治處遇」等三種方案對「強視覺心象型」個案之「自我行動」的治療效果均
顯著優於接受一般心理戒治處遇的「弱視覺心象型」個案。

（九）不同方案對自我概念改善效果之強弱順序

　　DCH 的量化統計分析結果顯示分類治療模式之 6 種治療組別對成年男性藥癮者自我概念之治療效果確實具有顯著差異，以「治療效果之強、弱順序」而言，IPDA 對「強視覺心象型」個案之自我概念改善效果最佳，排名第一；HCD 對「強視覺心象型」個案之自我概念改善效果次佳，排名第二；第三名為接受一般心理戒治處遇的「強視覺心象型」個案、第四名為接受 IPDA 的「弱視覺心象型」個案、第五名為接受 HCD 的「弱視覺心象型」個案、第六名為接受一般心理戒治處遇的「弱視覺心象型」個案。6 種治療組別之顯著差異如下：

1.IPDA 對「強視覺心象型」個案之治療效果在「自我總分、心理自我」等 2 項自我概念的改善效果顯著優於接受一般心理戒治處遇之「強視覺心象型」個案；在「自我總分、道德倫理自我、心理自我、社會自我、自我認同」等 5 項自我概念改善效果顯著優於接受 IPDA 之「弱視覺心象型」個案；在「故意表現好、自我總分、生理自我、道德倫理自我、心理自我、社會自我、自我認同」等 7 項自我概念改善效果顯著優於接受 HCD 之「弱視覺心象型」個案；在「故意表現好、自我總分、生理自我、道德倫理自我、心理自我、社會自我、自我認同、自我行動」等 8 項自我概念改善效果顯著優於接受一般心理戒治處遇之「弱視覺心象型」個案。

2.HCD 對「強視覺心象型」個案之治療效果在「社會自我」的改善效果顯著優於接受 IPDA 之「弱視覺心象型」個案；在「故意表現好」的改善效果顯著優於接受 HCD 之「弱視覺心象型」個案；在「故意表現好、自我總分、生理自我、社會自我、自我認同、自我行動」等 6 項自我概念改善效果顯著優於接受一般心理戒治處遇之「弱視覺心象型」個案。

3.一般心理戒治處遇對「強視覺心象型」個案之治療效果在「生理自我、自我認同、自我行動」等 3 項自我概念改善效果顯著優於接受一般心理戒治處遇之「弱視覺心象型」個案。

4.IPDA 對「弱視覺心象型」個案之治療效果在「生理自我、自我行動」等 2 項自我概念改善效果顯著優於接受一般心理戒治處遇之「弱視覺心象型」個案。

5.HCD 對「弱視覺心象型」個案之治療效果在「自我行動」的改善效果顯著

優於接受一般心理戒治處遇之「弱視覺心象型」個案。

6. 一般心理戒治處遇對「弱視覺心象型」個案之治療效果則未顯著優於其它 5 組。

（十）分類催眠治療方案對自我概念之綜合改善效果

根據上述 6 組藥癮者在自我概念治療效果上的顯著差異，可將分類催眠治療模式對藥癮者自我概念之綜合改善效果歸納如下：

1.IPDA 對自我概念之綜合改善效果

（1）IPDA 團體方案確實能對「強視覺心象型」個案產生有效提升「故意表現好、自我總分、道德倫理自我、心理自我、社會自我」等 5 項自我概念的心理戒治效果。而且 IPDA 團體方案對「自我總分、社會自我」等 2 項自我概念之提升程度更勝於 HCD 團體方案。但是 IPDA 團體方案對「強視覺心象型」個案之「生理自我、自我認同、自我行動」等 3 項自我概念的提升效果則與一般心理戒治處遇無顯著差異（雖然 IPDA 團體方案與一般心理戒治處遇對「強視覺心象型」個案之「生理自我、自我認同、自我行動」等 3 項自我概念的治療效果均顯著優於接受一般心理處遇的「弱視覺心象型」個案）。

（2）IPDA 團體方案亦確實能對「弱視覺心象型」個案產生有效提升「生理自我、自我行動」等 2 項自我概念的心理戒治效果。

2.HCD 對自我概念之綜合改善效果

（1）HCD 團體方案確實能對「強視覺心象型」個案產生有效提升「故意表現好、自我總分、社會自我」等 3 項自我概念的心理戒治效果。但是 HCD 團體方案對「強視覺心象型」個案之「生理自我、自我認同、自我行動」等 3 項自我概念的提升效果則與一般心理戒治處遇無顯著差異（雖然 HCD 團體方案與一般心理戒治處遇對「強視覺心象型」個案之「生理自我、自我認同、自我行動」等 3 項自我概念的治療效果均顯著優於接受一般心理戒治處遇的「弱視覺心象型」個案）。

（2）HCD 團體方案亦確實能對「弱視覺心象型」個案產生有效提升「自我行動」的心理戒治效果。

四、分類催眠治療模式對情緒之改善效果

　　DCH 運用共變數分析法排除前測分數的影響後，顯示接受準實驗處理之 6 組藥癮者在貝克焦慮、絕望感、自殺意念、憂鬱等 4 種情緒量表後測得分上，計有「焦慮、絕望感、憂鬱」等 3 個情緒量表具有顯著差異（P <.05），再加上「視覺心象能力的強弱度」此一實驗處理因子是「分類催眠治療模式」對情緒治療效果的主要變異來源，故可將 6 組藥癮者在情緒上的顯著差異加以解釋如下（張雲傑，2014）：

（一）焦慮

　　Fitts（1965）認為「成功經驗」是決定個人自我肯定之要件，當個人自我遭受阻礙或意識到自我概念面臨貶值的威脅時，就會產生「焦慮」，故個人的「成敗經驗」對焦慮具有很大的影響力（馬傳鎮，2008）。根據心理動力理論與 Beck 認知理論可知，焦慮是種緊張狀態，也是種驅力，其並非透過個體內在組織情況所喚起，乃是經由外在因素而產生（如已與心理創傷產生行為制約效應之內、外在刺激因子）。當焦慮被喚起的強度愈大時，個人就會愈想藉藥物來化解焦慮（Beck et al., 1993）。因此 DCH 利用貝克焦慮量表（BAI）來測量藥癮者之焦慮強度（林一真譯，2000），量化研究結果顯示：

1. 當接受一般心理戒治處遇後，「強視覺心象型」個案與「弱視覺心象型」個案兩者之「焦慮」改善效果是無顯著差異的。

2. 當藥癮者之貝克焦慮量表前測得分大於 7.46 分時，IPDA 方案對「強視覺心象型」個案之「焦慮」改善效果顯著優於接受 HCD 療法之「弱視覺心象型」個案。但當藥癮者之貝克焦慮量表前測得分小於 7.46 分時，IPDA 方案對「強視覺心象型」個案與 HCD 方案對「弱視覺心象型」個案之「焦慮」改善效果則無顯著差異。可見當藥癮者的焦慮愈輕微時（貝克焦慮量表前測得分愈小於 7.46 分以下時），IPDA 方案對「強視覺心象型」個案與 HCD 療法對「弱視覺心象型」個案之治療效果愈無顯著差異；**但當焦慮愈嚴重時（貝克焦慮表前測得分愈大於 7.46 分以上時），IPDA 方案對「強視覺心象型」個案之焦慮減輕效果則愈加明顯優於 HCD 方案對「弱視覺心象型」個案之效果。**

3. 當藥癮者之貝克焦慮量表前測得分大於 6.73 分時，IPDA 方案對「強視覺心象型」個案之「焦慮」改善效果顯著優於僅接受一般心理戒治處遇之「弱

視覺心象型」個案。但當藥癮者之貝克焦慮量表前測得分小於 6.73 分時，IPDA 方案對「強視覺心象型」個案與一般心理戒治處遇對「弱視覺心象型」個案之「焦慮」改善效果則無顯著差異。可見當藥癮者的焦慮愈輕微時（貝克焦慮量表前測得分愈小於 6.73 分以下時），IPDA 方案對「強視覺心象型」個案與一般心理戒治處遇對「弱視覺心象型」個案之治療效果愈無顯著差異；**但當焦慮愈嚴重時（貝克焦慮表前測得分愈大於 6.73 分以上時），IPDA 方案對「強視覺心象型」個案之焦慮減輕效果則愈加明顯優於一般心理戒治處遇對「弱視覺心象型」個案之效果。**

4. 當藥癮者之貝克焦慮量表前測得分大於 5.22 分時，HCD 方案對「強視覺心象型」個案之「焦慮」改善效果顯著優於「弱視覺心象型」個案。但當藥癮者之貝克焦慮量表前測得分小於 5.22 分時，HCD 方案對「強視覺心象型」個案與「弱視覺心象型」個案兩者之「焦慮」改善效果則無顯著差異。可見當藥癮者的焦慮愈輕微時（貝克焦慮量表前測得分愈小於 5.22 分以下時），HCD 方案對「強視覺心象型」與「弱視覺心象型」兩者之治療效果愈無顯著差異；**但當焦慮愈嚴重時（貝克焦慮表前測得分愈大於 5.22 分以上時），HCD 方案對「強視覺心象型」個案之焦慮減輕效果則愈加明顯優於對「弱視覺心象型」個案之效果。**

5. 當藥癮者之貝克焦慮量表前測得分大於 4.57 分時，HCD 方案對「強視覺心象型」個案之「焦慮」改善效果顯著優於僅接受一般心理戒治處遇之「弱視覺心象型」個案。但當藥癮者之貝克焦慮量表前測得分小於 4.57 分時，HCD 方案對「強視覺心象型」個案與僅接受一般心理戒治處遇之「弱視覺心象型」個案之「焦慮」改善效果則無顯著差異。可見當藥癮者的焦慮愈輕微時（貝克焦慮量表前測得分愈小於 4.57 分以下時），HCD 方案對「強視覺心象型」個案與僅接受一般心理戒治處遇之「弱視覺心象型」個案之治療效果愈無顯著差異；**但當焦慮愈嚴重時（貝克焦慮表前測得分愈大於 4.57 分以上時），HCD 方案對「強視覺心象型」個案之焦慮減輕效果則愈加明顯優於僅接受一般心理戒治處遇之「弱視覺心象型」個案。**

可見相較於一般心理戒治處遇對改善「強視覺心象型」個案與「弱視覺心象型」個案之「焦慮」狀態無顯著差異的情況而言，IPDA 及 HCD 團體方案內之整合型治療技術確實能對「強視覺心象型」個案產生有效減輕「焦慮」

的心理戒治效果，而且當治療前之焦慮愈高，則「強視覺心象型」個案接受 IPDA 及 HCD 團體治療後之效果愈加明顯優於接受一般心理戒治處遇之「弱視覺心象型」個案；但若治療前之焦慮愈低，則「強視覺心象型」個案接受 IPDA 及 HCD 團體治療後之效果則與接受一般心理戒治處遇之「弱視覺心象型」個案愈無顯著差異。

（二）絕望感

貝克絕望感量表（BHS）所測量之「絕望感（Hopelessness）」，屬於一種認知基模系統（system of cognitive schemas），也就是個人對短期或長期未來的負向預期系統。當個人擁有絕望感時，便會產生以下的悲觀信念：對自己而言，任何事物的結果都不會順利；自己想要做的事情，絕對不會成功；自己永遠無法達成個人的重要目標；自己最糟糕的問題，永遠無法獲得解決。由於絕望感之高、低，可以間接預測憂鬱的自殺意念者在日後 5 至 10 年內是否自殺成功，且絕望感對自殺意圖的預測力比使用憂鬱程度來得好，因此絕望感量表得分是最終自殺的有力預測因子，不但可作為治療期間的自殺預測工具，亦適合應用於測量慢性自殺意圖，如絕望感程度較低者企圖自殺之理由多屬人際關係問題；而絕望感程度較高者之自殺理由則是希望逃避自己的問題（陳美君譯，2000）。

DCH 的量化研究結果顯示：

1. 當接受一般心理戒治處遇後，「強視覺心象型」與「弱視覺心象型」兩者之「絕望感」改善效果是無顯著差異的。

2. 當藥癮者之貝克絕望感量表前測得分大於 3.56 分時，IPDA 方案對「強視覺心象型」個案之「絕望感」情緒改善效果顯著優於「弱視覺心象型」個案。但當藥癮者之貝克絕望感量表前測得分小於 3.56 分時，IPDA 方案對「強視覺心象型」與「弱視覺心象型」兩者之「絕望感」情緒改善效果則無顯著差異。可見當藥癮者的絕望感愈輕微時（貝克絕望感量表前測得分愈小於 3.56 分以下時），IPDA 方案對不同視覺心象能力者的治療效果愈無顯著差異；**但當絕望感愈嚴重時（貝克絕望感量表前測得分愈大於 3.56 分以上時），IPDA 方案對「強視覺心象型」個案之絕望感減輕效果則愈加明顯優於「弱視覺心象型」個案。**

3.當藥癮者之貝克絕望感量表前測得分大於 3.47 分時，IPDA 方案對「強視覺心象型」個案之「絕望感」情緒改善效果顯著優於接受 HCD 療法之「弱視覺心象型」個案。但當藥癮者之貝克絕望感量表前測得分小於 3.47 分時，IPDA 方案對「強視覺心象型」個案與 HCD 方案對「弱視覺心象型」個案之「絕望感」情緒改善效果則無顯著差異。可見當藥癮者的絕望感愈輕微時（貝克絕望感量表前測得分愈小於 3.47 分以下時），IPDA 方案對「強視覺心象型」個案與 HCD 方案對「弱視覺心象型」個案之治療效果愈無顯著差異；**但當絕望感愈嚴重時（貝克絕望感量表前測得分愈大於 3.47 分以上時），IPDA 方案對「強視覺心象型」個案之絕望感減輕效果則愈加明顯優於 HCD 方案對「弱視覺心象型」個案之效果。**

4.當藥癮者之貝克絕望感量表前測得分大於 4.92 分時，IPDA 方案對「強視覺心象型」個案之「絕望感」情緒改善效果顯著優於僅接受一般心理戒治處遇之「強視覺心象型」個案；但當藥癮者之貝克絕望感量表前測得分小於 4.92 分時，IPDA 療法與一般心理戒治處遇對「強視覺心象型」個案之「絕望感」的情緒改善效果則無顯著差異。可見當「強視覺心象型」個案的絕望感愈輕微時（貝克絕望感量表前測得分愈小於 4.92 分以下時），IPDA 方案與一般心理戒治處遇對絕望感的治療效果愈無顯著差異；**但當絕望感愈嚴重時（貝克絕望感量表前測得分愈大於 4.92 分以上時），IPDA 方案之減輕絕望感的治療效果則愈加明顯優於一般心理戒治處遇。**

5.當藥癮者之貝克絕望感量表前測得分大於 3.25 分時，IPDA 方案對「強視覺心象型」個案之「絕望感」情緒改善效果顯著優於僅接受一般心理戒治處遇之「弱視覺心象型」個案。但當藥癮者之貝克絕望感量表前測得分小於 3.25 分時，IPDA 方案對「強視覺心象型」個案與一般心理戒治處遇對「弱視覺心象型」個案之「絕望感」情緒改善效果則無顯著差異。可見當藥癮者的絕望感愈輕微時（貝克絕望感量表前測得分愈小於 3.25 分以下時），IPDA 方案對「強視覺心象型」個案與一般心理戒治處遇對「弱視覺心象型」個案之治療效果愈無顯著差異；**但當絕望感愈嚴重時（貝克絕望感量表前測得分愈大於 3.25 分以上時），IPDA 方案對「強視覺心象型」個案之絕望感減輕效果則愈加明顯優於一般心理戒治處遇對「弱視覺心象型」個案之效果。**

可見相較於一般心理戒治處遇對改善「強視覺心象型」個案與「弱視覺心象型」個案之「絕望感」無顯著差異的情況而言，IPDA 團體方案之整合型治療技術確實能對絕望感愈高的「強視覺心象型」個案產生愈有效降低「絕望感」（與「慢性自殺意圖」）的心理戒治效果，而且當治療前之絕望感愈高，則「強視覺心象型」個案接受 IPDA 團體方案後之效果愈加明顯優於接受一般心理戒治處遇的所有個案[128]；但若治療前之絕望感愈低，則「強視覺心象型」個案接受 IPDA 團體方案後之效果與接受一般心理戒治處遇的所有個案[129]愈無顯著差異。

（三）自殺意念

貝克自殺意念量表（BSS）可以篩檢與確認「願意承認」其自殺意念與意願的自殺個案，BSS 任何一題的圈選，都可能反映自殺意圖的存在。「自殺意念 （suicide ideation）」是指近期尚未有實際自殺企圖的個體所呈現的自殺思想、計畫及意念。具有自殺計畫及意願之個體，就是「自殺意念者（suicide ideator）」。因為自殺意念往往是自殺企圖（suicide attempts）的先導，所以自殺意念的評估是很重要的，而且自殺意念的內容，可能顯現「自殺意圖」的嚴重性與致命性。該量表藉由自殺意願的強度，自殺的阻撓、自殺計畫的程度…等資料，提供自殺風險的評估。BSS 的分數適用於顯示「自殺風險」，而非預測最終的自殺行為。所以在權衡自殺風險時，必須特別考慮個體整體呈現的憂鬱及絕望感的症狀（張壽山譯，2000）。

因此 Beck, Steer, Kovacs, 與 Garrison（1985）建議 BSS 要和貝克憂鬱量表（BDI-II）及貝克絕望感量表（BHS）合併使用，因 BDI-II 測量的憂鬱，與 BHS 測量的絕望感，兩者均與自殺意念呈「正相關」。其中「絕望感」被界定為對未來的負向預期，比「憂鬱」更具破壞力，不僅與自殺意念有關，也是最終自殺的預測因子。因為同時使用 BHS 與 BSS 二種量表，較能避免「偽陽性（false positives）」和「偽陰性（false negatives）」的現象（張壽山譯，2000）。

DCH 量化研究結果顯示 IPDA、HCD 團體方案對「強視覺心象型」與「弱視覺心象型」兩者之「自殺意念」改善效果與一般心理戒治處遇無顯著

---

[128]包括「強視覺心象型」個案與「弱視覺心象型」個案。
[129]包括「強視覺心象型」個案與「弱視覺心象型」個案。

差異。

（四）憂鬱

　　貝克憂鬱量表（BDI-II）是臨床精神醫學應用於檢測憂鬱程度之篩檢工具，因此該測驗之「敏感性」被認為比測驗之「特殊性」更重要。由於憂鬱程度與自殺意念呈正相關，因此 DCH 將貝克憂鬱量表（BDI-II）應用於測量藥癮者負面情緒之憂鬱程度，亦作為評估自殺風險的重要指標（陳心怡譯，2000）。

　　DCH 的量化研究結果顯示：

1.當接受一般心理戒治處遇後，「強視覺心象型」與「弱視覺心象型」兩者之「憂鬱」改善效果是無顯著差異的。

2.當「強視覺心象型」個案在接受 IPDA 方案後，其「憂鬱」改善效果會顯著提升並優於接受 IPDA 方案及 HCD 方案之「弱視覺心象型」個案，亦會顯著優於接受一般心理戒治處遇之「強視覺心象型」個案。

3.當「強視覺心象型」個案在接受 HCD 方案後，其「憂鬱」改善效果亦會顯著提升並優於「弱視覺心象型」個案。

　　可見 IPDA 及 HCD 團體方案內之整合型治療技術確實能對「強視覺心象型」個案產生有效減輕「憂鬱」程度的心理戒治效果。

（五）不同方案對情緒改善效果之強弱順序

　　DCH 的量化研究結果顯示分類治療模式之 6 種治療組別對藥癮者情緒之治療效果確實具有顯著差異，以治療效果之強、弱順序而言，IPDA 對「強視覺心象型」個案之情緒改善效果最佳，HCD 組對「強視覺心象型」個案之情緒改善效果次佳，而 IPDA 對「弱視覺心象型」個案、HCD 對「弱視覺心象型」個案、一般心理戒治處遇對「強視覺心象型」個案、一般心理戒治處遇對「弱視覺心象型」個案等 4 組藥癮者之情緒改善效果最弱且無顯著差異。上述 6 種治療組別中，有顯著差異之部分如下：

1.IPDA 對「強視覺心象型」個案之治療效果在「絕望感（貝克絕望感量表前測得分＞4.92）、憂鬱」等 2 項情緒改善效果顯著優於接受一般戒治處遇之「強視覺心象型」個案；在「絕望感（貝克絕望感量表前測得分＞3.56）、憂鬱」等 2 項情緒改善效果顯著優於接受 IPDA 之「弱視覺心象型」個案；

在「焦慮（貝克焦慮量表前測得分＞7.46）、絕望感（貝克絕望感量表前測得分＞3.47）、憂鬱」等 3 項情緒改善效果顯著優於接受 HCD 之「弱視覺心象型」個案；在「焦慮（貝克焦慮量表前測得分＞6.73）、絕望感（貝克絕望感量表前測得分＞3.25）」等 2 項情緒改善效果顯著優於接受一般戒心理治處遇之「弱視覺心象型」個案。

2.HCD 對「強視覺心象型」個案之治療效果在「焦慮（貝克焦慮量表前測得分＞5.22）、憂鬱」等 2 項情緒改善效果顯著優於接受 HCD 之「弱視覺心象型」個案；在「焦慮（貝克焦慮量表前測得分＞4.57）」改善效果則顯著優於接受一般心理戒治處遇之「弱視覺心象型」個案。

（六）分類催眠治療方案對情緒之綜合改善效果

根據上述 6 組藥癮者在情緒治療效果上的顯著差異，可將分類催眠治療模式對藥癮者情緒之綜合改善成效歸納如下：

1.IPDA 對情緒之綜合改善效果

（1）IPDA 團體療法確實能對「強視覺心象型」個案產生有效減輕「焦慮」的心理戒治效果，尤其當治療前之焦慮愈高，則「強視覺心象型」個案接受 IPDA 團體方案後之焦慮減輕效果愈加明顯優於接受一般心理戒治處遇之「弱視覺心象型」個案；但若治療前之焦慮愈低，則「強視覺心象型」個案接受 IPDA 團體方案後之焦慮減輕效果與接受一般心理戒治處遇之「弱視覺心象型」個案愈無顯著差異[130]。

（2）IPDA 團體方案確實能對「絕望感」愈高的「強視覺心象型」個案產生愈有效降低「絕望感」（「慢性自殺意圖」）的心理戒治效果，尤其當治療前之絕望感愈高，則「強視覺心象型」個案接受 IPDA 團體方案後之絕望感減輕效果愈加明顯優於接受一般心理戒治處遇的所有個案[131]；但若治療前之絕望感愈低，則「強視覺心象型」個案接受 IPDA 團體治療後之絕望感減輕效果與接受一般心理戒治處遇的所有個案[132]愈無顯著差異[133]。

---

[130]一般心理戒治處遇對「強視覺心象型」個案與「弱視覺心象型」個案兩者之「焦慮」改善效果則無顯著差異。
[131]包括「強視覺心象型」個案與「弱視覺心象型」個案。
[132]包括「強視覺心象型」個案與「弱視覺心象型」個案。
[133]一般心理戒治處遇對「強視覺心象型」個案與「弱視覺心象型」個案兩者之「絕望感」改善效果則無顯著

（3）IPDA 團體方案確實能對「強視覺心象型」個案產生有效減輕「憂鬱」程度的心理戒治效果。

（4）IPDA 團體方案對「強視覺心象型」與「弱視覺心象型」兩者之「自殺意念」的心理戒治效果則與一般心理戒治處遇之效果無顯著差異。

2.HCD 對情緒之綜合改善效果

（1）HCD 團體方案確實能對「強視覺心象型」個案產生有效減輕「焦慮」的心理戒治效果，尤其當治療前之焦慮愈高，則「強視覺心象型」個案接受 HCD 團體治療後之焦慮減輕效果愈加明顯優於接受一般心理戒治處遇之「弱視覺心象型」個案；但若治療前之焦慮愈低，則「強視覺心象型」個案接受 HCD 團體治療後之焦慮減輕效果與接受一般心理戒治處遇之「弱視覺心象型」個案愈無顯著差異[134]。

（2）HCD 團體方案確實能對「強視覺心象型」個案產生有效減輕「憂鬱」程度的心理戒治效果。

（3）HCD 團體方案對「強視覺心象型」與「弱視覺心象型」兩者之「絕望感、自殺意念」等 2 種負面情緒的心理戒治效果則與一般心理戒治處遇之效果無顯著差異。

五、分類催眠治療模式對非法藥物再犯率之改善效果

為確認 DCH「分類催眠治療模式」對藥癮者離開「強制藥癮戒治機構」且復歸社會之後（不包括直接轉入監獄服刑者）的「降低非法藥物再犯率」的治療效果是否顯著優於一般心理戒治處遇？

DCH 根據臺灣北部某戒治所統計之「出所個案再犯紀錄」官方資料（陳超凡，2015；賴擁連等，2016），以 6 種不同治療組別的藥癮個案自復歸社會後的第 1 年內非法藥物再犯情形，加以量化統計分析之，結果發現：**在第 1 年的追蹤期內，在不分類個案「視覺心象能力強弱」、也不分類其原施用非法藥物之「級數[135]」的狀況下，IPDA 對降低各類型藥癮個案復歸社會後的**

差異。
[134] 一般心理戒治處遇對「強視覺心象型」個案與「弱視覺心象型」個案兩者之「焦慮」改善效果則無顯著差異。
[135] 1 級非法藥物包括海洛因、嗎啡、鴉片、古柯鹼及其相類製品；2 級非法藥物包括安非他命、MDMA（搖頭丸）、大麻、LSD（搖腳丸、一粒沙）及其相類製品；3 級非法藥物包括 FM2、小白板、丁基原啡因、K 他命及其相類製品；4 級非法藥物包括 Alprazolam（蝴蝶片）、Diazepam（安定、煩寧）、Lorazepam（一粒

「非法藥物再犯率」的治療效果顯著優於接受一般心理戒治處遇者（P＜.25）。而在分類個案「視覺心象能力強弱」、但未分類其原施用非法藥物之「級數」的狀況下，IPDA 對降低「弱視覺心象型」個案復歸社會後的「非法藥物再犯率」的治療效果顯著優於接受一般心理戒治處遇的「弱視覺心象型」個案（P＜.01）。另在分類個案「視覺心象能力強弱」、且分類其原施用非法藥物之「級數」的狀況下，則發現 IPDA 及 HCD 對於降低「施用 2 級非法藥物（如安非他命）之弱視覺心象型」個案復歸社會後的「非法藥物再犯率」的治療效果均顯著優於一般心理戒治處遇（P＜.01），茲加以詳細說明如下：

（一）IPDA 可降低各類型藥癮個案之非法藥物再犯率（不分類視覺心象能力與藥物級數）

在不分類個案「視覺心象能力強、弱」，亦不分類個案「原施用非法藥物級數」之條件下，將分別參加 IPDA 組、HCD 組、控制組之個案復歸社會後第 1 年內的「非法藥物再犯率」，以 SPSS 統計軟體進行卡方百分比同質性檢定，結果發現：「IPDA 組」個案的 1 年內非法藥物再犯率[136]（23.21%）顯著低於「控制組」個案的 1 年內非法藥物再犯率[137]（36.61%）；而「HCD 組」個案的 1 年內非法藥物再犯率[138]（28.00%）則未顯著低於「控制組」個案的 1 年內非法藥物再犯率（36.61%）。**此量化分析結果證明，相對於接受一般心理戒治處遇的各類型藥癮個案而言，DCH 所精心設計之 IPDA 確實可顯著「降低」約 13%的各類型藥癮個案復歸社會後的 1 年內非法藥物再犯率，而且此優越的降低再犯效果不是由「安慰劑效應」所造成[139]，而是確實由 IPDA 的特殊治療技術所產生（P＜.25）。**

（二）IPDA 可降低「弱視覺心象型」個案之非法藥物再犯率（不分藥物級數）

在分類個案「視覺心象能力強、弱」，但不分類個案「原施用非法藥物級數」之條件下，將「強心象-IPDA、強心象-HCD、強心象-控制組」等 3 組及「弱心象-IPDA、弱心象-HCD、弱心象-控制組」等 3 組之「非法藥物

眼）及其相類製品。
[136]總計有 56 名個案復歸社會，其中有 13 名個案在 1 年內再犯「施用非法藥物」罪刑。
[137]總計有 75 名個案復歸社會，其中有 21 名個案在 1 年內再犯「施用非法藥物」罪刑。
[138]總計有 71 名個案復歸社會，其中有 26 名個案在 1 年內再犯「施用非法藥物」罪刑。
[139]因「HCD 組」降低「非法藥物再犯率」的效果未顯著優於「控制組」。

再犯率」，分別以 SPSS 統計軟體進行卡方百分比同質性檢定後，結果發現：

1. 將「弱心象-IPDA、弱心象-HCD、弱心象-控制組」等 3 組加以統計分析後，顯示「弱心象-IPDA」個案的 1 年內非法藥物再犯率[140]（14.28％）顯著低於「弱心象-控制組」個案的 1 年內非法藥物再犯率[141]（41.46％）；而「弱心象-HCD」個案之 1 年內再犯率[142]（23.68％）則未顯著低於「弱心象-控制組」個案的 1 年內再犯率（41.46％）。**此量化分析結果證明，相對於接受一般心理戒治處遇的弱視覺心象型藥癮個案而言，IPDA 確實可顯著「降低」約 27% 的弱視覺心象藥癮個案復歸社會後的 1 年內非法藥物再犯率，而且此優越的降低再犯效果不是由「安慰劑效應」所造成[143]，而是確實由 IPDA 的特殊治療技術所產生**（P＜.05）。

2. 根據上述研究成果，再只單純比較「弱心象-IPDA、弱心象-控制組」等兩組之再犯統計數據，則發現「弱心象-IPDA」個案的 1 年內非法藥物再犯率（14.28％）比起「弱心象-控制組」的 1 年內非法藥物再犯率（41.46％）顯著「減少」約 27% 再犯率的 P 值就從原本 P＜.05 的範圍降低至 P＜.01 的範圍。

（三）IPDA 可降低施用 2 級非法藥物之「弱視覺心象型」個案的非法藥物再犯率

在分類個案「視覺心象能力強、弱」，並分類個案「原施用非法藥物級數」之條件下，將「強心象-IPDA、強心象-HCD、強心象-控制組」等 3 組，依個案原施用非法藥物之「最高級數[144]」再細分為「強心象-IPDA-1 級、強心象-HCD-1 級、強心象-控制組-1 級、強心象-IPDA-2 級、強心象-HCD-2 級、強心象-控制組-2 級」等 6 組；亦將「弱心象-IPDA、弱心象-HCD、弱心象-控制組」等 3 組，以個案原施用非法藥物之「最高級數」再細分「弱心象-IPDA-1 級、弱心象-HCD-1 級、弱心象-控制組-1 級、弱心象-IPDA-2 級、弱心象-HCD-2

---

[140] 總計有 28 名個案復歸社會，其中有 4 名個案在 1 年內再犯「施用非法藥物」罪刑。
[141] 總計有 41 名個案復歸社會，其中有 17 名個案在 1 年內再犯「施用非法藥物」罪刑。
[142] 總計有 38 名個案復歸社會，其中有 9 名個案在 1 年內再犯「施用非法藥物」罪刑。
[143] 因「弱心象-HCD」降低「非法藥物再犯率」的效果未顯著優於「弱心象-控制組」。
[144] 如「單純」使用海洛因或是使用海洛因又「混用」其他 2 級非法藥物（含）以下級數的藥癮者，由於所施用之非法藥物的「最高級數」為「1 級毒品」的海洛因，故其在臺灣強制戒癮機構內的法定罪名是「施用 1 級毒品」；而「單純」使用 2 級非法藥物（如安非他命、大麻、MDMA）或是使用 2 級非法藥物又「混用」其他 3 級非法藥物（含）以下級數的藥癮者，由於所施用之非法藥物的「最高級數」為「2 級毒品」（如安非他命、大麻、MDMA），故其在臺灣強制戒癮機構內的法定罪名是「施用 2 級毒品」。

級、弱心象-控制組-2 級」等 6 組,然後再分別以其非法藥物再犯率進行 SPSS 統計軟體之卡方百分比同質性檢定,結果發現:

1. 將「弱心象-IPDA-2 級、弱心象-HCD-2 級、弱心象-控制組-2 級」等 3 組加以統計分析後,顯示施用 2 級非法藥物之「弱心象-IPDA-2 級」個案的 1 年內非法藥物再犯率[145](00.00%)顯著低於「弱心象-控制組-2 級」的 1 年內非法藥物再犯率[146](36.36%);而「弱心象-HCD-2 級」個案之 1 年內再犯率[147](04.54%)則未顯著低於「弱心象-控制組-2 級」個案的 1 年內再犯率(36.36%)。**此量化分析結果證明,相對於接受一般心理戒治處遇之施用 2 級非法藥物的弱視覺心象型藥癮個案而言,IPDA 確實可顯著「降低」約 36%的施用 2 級非法藥物之弱視覺心象藥癮個案復歸社會後的 1 年內非法藥物再犯率,而且此優越的降低再犯除效果不是由「安慰劑效應」所造成[148],而是確實由 IPDA 的特殊治療技術所產生(P<.01)。**

2. 根據上述研究成果,再只單純比較「弱心象-IPDA-2 級、弱心象-控制組-2 級」等兩組之再犯統計數據,則發現「弱心象-IPDA-2 級」個案的 1 年內非法藥物再犯率(00.00%)比起「弱心象-控制組-2 級」的 1 年內非法藥物再犯率(36.36%)顯著「減少」約 36%再犯率的 P 值就會更小,只不過仍在 P<.01 的範圍而尚未到達 P<.001 的範圍。

(四)HCD 可降低施用 2 級非法藥物之「弱視覺心象型」個案的非法藥物再犯率

在分類個案「視覺心象能力強、弱」,並分類個案「原施用非法藥物級數」之條件下,將「弱心象-HCD-2 級、弱心象-控制組-2 級」等兩組之非法藥物再犯率加以統計分析後,發現施用 2 級非法藥物之「弱心象-HCD-2 級」個案的 1 年內非法藥物再犯率(04.54%)顯著低於「弱心象-控制組-2 級」的 1 年內非法藥物再犯率(36.36%)。**此量化分析結果證明,相對於接受一般心理戒治處遇之施用 2 級非法藥物的弱視覺心象型藥癮個案而言,DCH 所精心設計之 HCD 方案確實可顯著「降低」約 31%施用 2 級非法藥物之弱視覺心象藥癮個案復歸社會後的 1 年內非法藥物再犯率(P<.01)。**

---

[145]總計有 15 名個案復歸社會,但無任何個案在 1 年內再犯「施用非法藥物」罪刑。
[146]總計有 22 名個案復歸社會,其中有 8 名個案在 1 年內再犯「施用非法藥物」罪刑。
[147]總計有 22 名個案復歸社會,其中有 1 名個案在 1 年內再犯「施用非法藥物」罪刑。
[148]因「弱心象-HCD-2 級」降低「非法藥物再犯率」的效果未顯著優於「弱心象-控制組-2 級」。

（五）分類催眠治療模式對「降低非法藥物再犯率」之效果優於一般心理戒治處遇

根據 DCH 實證研究成果可知，以藥癮者復歸社會後 1 年內的非法藥物再犯率而言，在未分類原施用非法藥物級數的情況下，接受一般心理戒治處遇（未分類治療）之「強視覺心象型」個案的再犯率（30.00％）與「弱視覺心象型」個案的再犯率（41.46％）相比較，兩者之間的差異未達顯著水準（P＜.1）。但在只接受「一般心理戒治處遇（未分類治療）」的狀況下，施用 2 級非法藥物的「弱視覺心象型」個案的再犯率[149]（36.36％）卻顯著比施用 2 級非法藥物的「強視覺心象型」個案的再犯率[150]（12.50％） 高了大約 23％ 的再犯率（P＜.1）。

因此，DCH 為了檢定「以降低施用 2 級非法藥物之弱視覺心象型個案的『較高再犯率』為主要治療目標」所設計之分類催眠治療 LI-HC 模式、以及為了「同時達成改善藥癮者自我概念、情緒與降低再犯之雙重治療目標」所設計之分類催眠治療 LI-HH 模式、再加上原先為了「改善藥癮者自我概念與情緒」所設計之分類催眠治療 HI-LH 模式等 3 種「團體方案組合模式」對於降低「整體」藥癮個案再犯率的實際治療效果為何？乃採 SPSS 的「卡方百分比同質性檢定」，針對 6 組藥癮者[151]復歸社會後 1 年內的非法藥物再犯率加以統計分析之，結果發現：在以「接受一般心理戒治處遇者」為控制組的狀況下，分類催眠治療模式中的 HI-LH 模式[152]、LI-HC 模式[153]與 LI-HH 模式[154]皆具有極佳的降低非法藥物再犯效果，茲加以說明如下：

1.分類催眠治療 HI-LH 模式：

DCH 為檢證「以 IPDA 治療『強視覺心象型』個案，以 HCD 治療『弱

---

[149]總計有 22 名個案復歸社會，其中有 8 名個案在 1 年內再犯「施用非法藥物」罪刑。

[150]總計有 16 名個案復歸社會，其中有 2 名個案在 1 年內再犯「施用非法藥物」罪刑。

[151]已扣除接押至其他監所服刑之藥癮個案。

[152]由於對「強視覺心象型」個案實施 IPDA 方案之研究組為 HIA-IPDA，故簡稱其為 HI；而「弱視覺心象型」個案實施 HCD 方案之研究組別為 LIA-HCD，故簡稱其為 LH。因此將對「強視覺心象型」個案實施 IPDA 方案、對「弱視覺心象型」實施 HCD 方案之分類催眠治療模式簡稱為「HI-LH 模式」。

[153]由於對「弱視覺心象型」個案實施 IPDA 方案之研究組別為 LIA-IPDA，故簡稱其為 LI；而對「強視覺心象型」實施一般心理戒治處遇方案之研究組別為 HIA-C，故簡稱其為 HC。因此將對「弱視覺心象型」個案實施 IPDA 方案、對「強視覺心象型」實施一般心理戒治處遇方案之分類催眠治療模式簡稱為「LI-HC 模式」。

[154]由於對「弱視覺心象型」個案實施 IPDA 方案之研究組別為 LIA-IPDA，故簡稱其為 LI；而對「強視覺心象型」實施 HCD 方案之研究組別為 HIA-HCD，故簡稱其為 HH。因此將對「弱視覺心象型」個案實施 IPDA 方案、對「強視覺心象型」實施 HCD 方案之分類催眠治療模式簡稱為「LI-HH 模式」。

強視覺心象型」個案」的分類催眠治療 HI-LH 模式，在降低非法藥物再犯率的治療效果上，是否能顯著優於「未分類治療」的一般心理戒治處遇模式？乃將此兩種治療模式之再犯數據以「卡方百分比同質性檢定」軟體分析之，結果發現：「分類催眠治療 HI-LH 模式」個案的 1 年內非法藥物再犯率[155]（27.27％）比起「一般心理戒治處遇模式(未分類治療)」個案的 1 年內非法藥物再犯率[156]（36.61％）顯著「減少」了約 9％的再犯率（P＜.25）。**此量化分析結果證明：以降低藥癮者「復歸社會 1 年內的非法藥物再犯率」而言，「分類催眠治療 HI-LH 模式」所產生之「降低再犯」治療效果確實優於在臺灣某強制戒癮機構內實施之「未依視覺心象能力分類治療」的一般心理戒治處遇模式。**

2.分類催眠治療 LI-HC 模式：

根據上述 DCH 研究成果可知 IPDA 具有降低「弱視覺心象型」個案之非法藥物再犯率（復歸社會 1 年內）的顯著治療效果，因此 DCH 為檢證「僅以 IPDA 治療『弱視覺心象型』個案，而讓『強視覺心象型』個案仍接受一般心理戒治處遇」的分類催眠治療 LI-HC 模式，是否能在降低非法藥物再犯率的治療效果上，顯著優於「未分類治療」的一般心理戒治處遇模式？乃特別再將此兩種治療模式之再犯數據以「卡方百分比同質性檢定」軟體分析之，結果發現：「分類催眠治療 LI-HC 模式」個案的 1 年內非法藥物再犯率[157]（22.41％）比起「一般心理戒治處遇模式（未分類治療）」個案的 1 年內非法藥物再犯率[158]（36.61％）顯著「減少」了約 14％的再犯率（P＜.1），**此量化分析結果證明：以降低藥癮者「復歸社會 1 年內的非法藥物再犯率」而言，分類催眠治療 LI-HC 模式所產生之「降低再犯」治療效果確實顯著優於目前在臺灣某強制戒癮機構內實施之「未依視覺心象能力分類治療」的一般心理戒治處遇模式。**

3.分類催眠治療 LI-HH 模式：

由於 IPDA 具有降低「弱視覺心象型」個案之非法藥物再犯率（復歸社

---

[155]總計有 66 名個案復歸社會，其中有 18 名個案在 1 年內再犯「施用非法藥物」罪刑。
[156]總計有 71 名個案復歸社會，其中有 26 名個案在 1 年內再犯「施用非法藥物」罪刑。
[157]總計有 58 名個案復歸社會，其中有 13 名個案在 1 年內再犯「施用非法藥物」罪刑。
[158]總計有 71 名個案復歸社會，其中有 26 名個案在 1 年內再犯「施用非法藥物」罪刑。

會 1 年內）的顯著治療效果，而 HCD 具有改善「強視覺心象型」個案異常
自我概念與負面情緒的顯著治療效果[159]。因此 DCH 為檢證「以 IPDA 治療
『弱視覺心象型』個案，以 HCD 治療『強視覺心象型』個案」的分類催眠
治療 LI-HH 模式，在降低非法藥物再犯率的治療效果上，是否能顯著優於「未
分類治療」的一般心理戒治處遇模式？乃特別再將此兩種治療模式之再犯數
據以「卡方百分比同質性檢定」軟體分析之，結果發現：「分類催眠治療 LI-HH
模式」個案的 1 年內非法藥物再犯率[160]（24.61％）比起「一般心理戒治處遇
模式(未分類治療)」個案的 1 年內非法藥物再犯率[161]（36.61％）顯著「減少」
了約 12%的再犯率（P＜.15）。**此量化分析結果證明：以降低藥癮者「復歸
社會 1 年內的非法藥物再犯率」而言，分類催眠治療 LI-HH 模式所產生之「降
低再犯」治療效果確實優於在臺灣某強制戒癮機構內實施之「未依視覺心象
能力分類治療」的一般心理戒治處遇模式。**

六、分類催眠治療 HI-LH 模式之團體方案組合效果

　　綜合上述 DCH 的量化統計分析結果顯示：當以成年男性藥癮者的「視
覺心象能力的強、弱度」當作分類催眠治療之標準，讓「強視覺心象型」個
案參加由治療師本人實施之 IPDA 團體方案，可使「強視覺心象型」個案在
自我概念與情緒改善上產生優於一般心理戒治處遇的療效，因為對「強視覺
心象型」個案而言，IPDA 方案是最佳的主要治療法。而另一方面，讓「弱
視覺心象型」個案參加以套裝催眠 CD 替代治療師之 HCD 團體方案，雖然
無法使「弱視覺心象型」個案在情緒上產生優於一般心理戒治處遇的療效，
但卻能使「弱視覺心象型」個案在自我概念上產生優於一般心理戒治處遇的
療效，因為對「弱視覺心象型」個案而言，HCD 方案是最佳的輔助治療法[162]
（張雲傑，2014）。而且再就「降低非法藥物再犯率」的治療效果而言，相

---

[159]相對於「弱視覺心象型」個案而言，HCD 方案可讓「強視覺心象型」個案在自我概念方面，明顯產生提升
　　「故意表現好」的治療效果；而在情緒方面，亦能產生降低「焦慮」（須貝克焦慮量表前測得分＞5.22）及
　　「憂鬱」的治療效果。
[160]總計有 65 名個案復歸社會，其中有 16 名個案在 1 年內再犯「施用非法藥物」罪刑。
[161]總計有 71 名個案復歸社會，其中有 26 名個案在 1 年內再犯「施用非法藥物」罪刑。
[162]相對於一般心理戒治處遇而言，因為 IPDA 方案可讓「弱視覺心象型」個案產生顯著降低非法藥物再犯率
　　的治療效果，而 HCD 方案亦不能產生降低非法藥物再犯率的治療效果。因此，就治療法之「功能性」而言，
　　IPDA 方案確實是最適用於降低「弱視覺心象型」成年男性藥癮者之「非法藥物再犯率」的最佳主要治療
　　方案，而 HCD 方案則是最適合的輔助治療法。

較於一般心理戒治處遇方案，HCD 方案更具有能顯著降低原施用 2 級非法藥物之「弱視覺心象型」個案復歸社會後第 1 年內的非法藥物再犯率的特殊療效。**因此 DCH 在全球首創依據藥癮者「視覺心象能力」之強、弱度，加以「分類」處遇、因材施治，即對「強視覺心象型」個案實施 IPDA 方案、對「弱視覺心象型」實施 HCD 方案之分類催眠治療 HI-LH 模式對改善藥癮者自我概念、情緒與降低非法藥物再犯率的「團體方案組合效果」如下：**

（一）HI-LH 模式之自我概念改善效果：

根據 6 組個案之田納西自我概念量表的量化統計結果可知：

1.IPDA 對「強視覺心象型」個案之自我概念改善效果

（1）IPDA 對「強視覺心象型」個案之「故意表現好、自我總分、生理自我、道德倫理自我、心理自我、社會自我、自我認同」等 7 項自我概念改善效果顯著優於接受 HCD 之「弱視覺心象型」個案。

（2）IPDA 對「強視覺心象型」個案之「自我總分、心理自我」等 2 項自我概念的改善效果顯著優於接受一般心理戒治處遇的「強視覺心象型」個案。

（3）IPDA 對「強視覺心象型」個案之「故意表現好、自我總分、生理自我、道德倫理自我、心理自我、社會自我、自我認同、自我行動」等 8 項自我概念改善效果顯著優於接受一般心理戒治處遇的「弱視覺心象型」個案。

2.HCD 對「弱視覺心象型」個案之自我概念改善效果

HCD 對「弱視覺心象型」個案之「自我行動」的改善效果顯著優於接受一般心理戒治處遇的「弱視覺心象型」個案。

（二）HI-LH 模式之情緒改善效果

根據 6 組個案之貝克焦慮、絕望感、自殺意念、憂鬱量表之量化統計結果可知：

1.IPDA 對「強視覺心象型」之情緒改善效果

（1）IPDA 對「強視覺心象型」個案之「焦慮（貝克焦慮量表前測得分＞7.46）、絕望感（貝克絕望感量表前測得分＞3.47）、憂鬱」等 3 項情緒改善效

果顯著優於接受 HCD 之「弱視覺心象型」。

（2）IPDA 對「強視覺心象型」個案之「絕望感（貝克絕望感量表前測得分 ＞4.92）、憂鬱」等 2 項情緒改善效果顯著優於接受一般心理戒治處遇 之「強視覺心象型」個案。

（3）IPDA 對「強視覺心象型」個案之「焦慮（貝克焦慮量表前測得分 ＞6.73）、 絕望感（貝克絕望感量表前測得分 ＞3.25）」等 2 項情緒改善效果顯著 優於接受一般心理戒治處遇之「弱視覺心象型」個案。

2.HCD 對「弱視覺心象型」個案之情緒改善效果

HCD 對「弱視覺心象型」之情緒改善效果未顯著優於接受一般心理戒 治處遇之不同心象能力者。

（三）HI-LH 模式之非法藥物再犯率改善效果

根據 6 組個案復歸社會後 1 年內之非法藥物再犯率的量化統計結果可 知：

1.IPDA 對「強視覺心象型」個案之非法藥物再犯率改善效果

IPDA 對降低「強視覺心象型」個案非法藥物再犯率[163]之治療效果未顯 著優於接受一般心理戒治處遇之「強視覺心象型」個案的非法藥物再犯率[164] （約 30.00%）。

2.HCD 對「弱視覺心象型」個案之非法藥物再犯率改善效果

HCD 對降低「原施用 2 級非法藥物之弱視覺心象型」個案的非法藥物 再犯率（4.54%）的治療效果顯著優於接受一般心理戒治處遇之「原施用 2 級非法藥物之弱視覺心象型」個案的非法藥物再犯率（36.36%）（P＜.01）。

3.HI-LH 模式與對「強制戒癮機構[165]」個案之非法藥物再犯率改善效果

分類催眠治療 HI-LH 模式對降低「強制戒癮機構」個案的非法藥物再犯 率[166]（27.27%）的治療果顯著優於接受一般心理戒治處遇模式之「強制戒癮

---

[163]總計有 28 名個案復歸社會，其中有 9 名個案在 1 年內再犯「施用非法藥物」罪刑。
[164]總計有 30 名個案復歸社會，其中有 9 名個案在 1 年內再犯「施用非法藥物」罪刑。
[165]本處所指稱之「強制戒癮機構」為 DCH 研究場域所在之臺灣北部某戒治所。
[166]總計有 66 名個案復歸社會，其中有 18 名個案在 1 年內再犯「施用非法藥物」罪刑。

機構」個案的非法藥物再犯率[167]（36.61％），意即相對於一般心理戒治處遇而言，分類催眠治療 HI-LH 模式可顯著降低「強制戒癮機構」個案約 9%的非法藥物再犯率（P＜.25）。

七、分類催眠治療 LI-HC 模式之團體方案組合效果

　　根據 DCH 對原施用 2 級非法藥物個案之再犯率研究得知，臺灣北部某強制藥癮戒治機構所實施的「一般心理戒治處遇方案」對降低「弱視覺心象型」個案復歸社會後 1 年內之非法藥物再犯率的治療效果明顯弱於其對「強視覺心象型」個案的降低再犯效果。因此，DCH 為能有效提升強制藥癮戒治機構對「弱視覺心象型」個案的治療效果、以及考量一般強制藥癮戒治機構仍普遍存在心理治療人力資源不足的狀況下，為求能以「最小化」的催眠心理治療人力，發揮出「最大化」的降低藥癮者非法藥物再犯率的治療效果，DCH 乃特別設計出一套最適合在強制藥癮戒治機構心理治療人力不足之狀況下使用的「分類催眠治療 LI-HC 模式」，即將有限（或最精簡）的催眠治療人力完全運用於以 IPDA 方案治療「弱視覺心象型」個案，而讓「強視覺心象型」個案仍接受一般心理戒治處遇方案的分類治療模式。

　　DCH 之所以如此設計「分類催眠治療 LI-HC 模式」的最主要原因，乃是因為根據實證研究結果可知，相較於一般心理戒治處遇而言，<u>IPDA 確實是最適用於治療「弱視覺心象型」成年男性藥癮者的最佳主要方案</u>，不但能有效改善「弱視覺心象型」個案之「生理自我、自我行動」等自我概念，更可讓「弱視覺心象型」個案復歸社會後第 1 年內的「非法藥物再犯率」顯著低於一般心理戒治處遇之控制組（尤其是對原施用 2 級非法藥物的「弱視覺心象型」個案）。所以當強制藥癮戒治機構之催眠治療人力（或治療經費）不足以同時處理兩種不同視覺心象能力類型的藥癮個案、但卻又希望能達成「有效降低藥癮者非法藥物再犯率」之重要戒治目標時，則採用「分類催眠治療 LI-HC 模式」將是最佳的選擇。

　　茲將 DCH 於全球首創之「分類催眠治療 LI-HC 模式」對改善藥癮者自我概念、情緒與降低非法藥物再犯率之「團體方案組合效果」說明如下：

---

[167] 總計有 71 名個案復歸社會，其中有 26 名個案在 1 年內再犯「施用非法藥物」罪刑。

（一）LI-HC 模式之自我概念改善效果：

根據 6 組個案之田納西自我概念量表的量化統計結果可知：

1.IPDA 對「弱視覺心象型」個案之自我概念改善效果

IPDA 對「弱視覺心象型」個案之「生理自我、自我行動」等 2 項自我概念改善效果顯著優於接受一般戒治處遇之「弱視覺心象型」個案。

2.一般心理戒治處與對「強視覺心象型」個案之自我概念改善效果

一般心理戒治處遇對「強視覺心象型」個案之「生理自我、自我認同、自我行動」等 3 項自我概念的改善效果顯著優於接受一般心理戒治處遇的「弱視覺心象型」個案。

（二）LI-HC 模式之情緒改善效果：

根據 6 組個案之貝克焦慮、絕望感、自殺意念、憂鬱量表之量化統計結果可知：

1.IPDA 對「弱視覺心象型」個案之情緒改善效果

IPDA 對「弱視覺心象型」個案之情緒改善效果與一般心理戒治處遇無顯著差異。

2.一般心理戒治處與對「強視覺心象型」個案之情緒改善效果

一般心理戒治處遇對「強視覺心象型」個案與「弱視覺心象型」個案之情緒改善效果無顯著差異。

（三）LI-HC 模式之非法藥物再犯率改善效果：

根據 6 組個案復歸社會後 1 年內之非法藥物再犯率量化統計結果可知：

1.IPDA 對「弱視覺心象型」個案之非法藥物再犯率改善效果

（1）IPDA 對降低「弱視覺心象型」個案之非法藥物再犯率（14.28%）的治療效果顯著優於接受一般心理戒治處遇之「弱視覺心象型」個案的非法藥物再犯率（41.46%），意即相對於一般心理戒治處遇而言，IPDA 可顯著降低「弱視覺心象型」個案約 27%的非法藥物再犯率（P＜.01）。

（2）IPDA 對降低「原施用 2 級非法藥物之弱視覺心象型」個案的非法藥物

再犯率（00.00%）的治療效果顯著優於接受一般心理戒治處遇之「原施用 2 級非法藥物之弱視覺心象型」個案的非法藥物再犯率（36.36%），意即相對於一般心理戒治處遇而言，IPDA 可顯著降低「原施用 2 級非法藥物之弱視覺心象型」個案約 36% 的非法藥物再犯率（P＜.01）。

2.一般心理戒治處對「強視覺心象型」個案之非法藥物再犯率改善效果

（1）在未分類原施用非法藥物之「級數」的情況下，一般心理戒治處遇對降低「強視覺心象型」個案的再犯率（30.00%）的治療效果並未顯著優於接受一般心理戒治處遇之「弱視覺心象型」個案的再犯率（41.46%）（P＜.1）。

（2）一般心理戒治處遇對降低「原施用 2 級非法藥物的強視覺心象型」個案的非法藥物再犯率[168]（12.50%）的治療效果顯著優於接受一般心理戒治處遇之「原施用 2 級非法藥物的弱視覺心象型」個案的再犯率[169]（36.36%）（P＜.1）。

3.LI-HC 模式與對「強制戒癮機構」個案之非法藥物再犯率改善效果

分類催眠治療 LI-HC 模式對降低「強制戒癮機構」個案的非法藥物再犯率[170]（22.41%）的治療果顯著優於接受一般心理戒治處遇模式之「強制戒癮機構」個案的非法藥物再犯率[171]（36.61%），意即相對於一般心理戒治處遇而言，分類催眠治療 LI-HC 模式可顯著降低「強制戒癮機構」個案約 14% 的非法藥物再犯率（P＜.1）。

八、分類催眠治療 LI-HH 模式之團體方案組合效果

根據 DCH 量化研究結果可知，若只單純比較三種不同催眠分類治療模式對改善藥癮者「自我概念與情緒」之治療效果排名為何？可發現是 HI-LH 模式的治療效果最佳、LI-HH 模式的治療效果次佳、LI-HC 模式的治療效果則再次佳。

---

[168]總計有 16 名個案復歸社會，其中有 2 名個案在 1 年內再犯「施用非法藥物」罪刑。
[169]總計有 22 名個案復歸社會，其中有 8 名個案在 1 年內再犯「施用非法藥物」罪刑。
[170]總計有 58 名個案復歸社會，其中有 13 名個案在 1 年內再犯「施用非法藥物」罪刑。
[171]總計有 71 名個案復歸社會，其中有 26 名個案在 1 年內再犯「施用非法藥物」罪刑。

　　而若單純比較三種不同催眠分類治療模式對降低藥癮者「非法藥物再犯率」之治療效果排名為何？則可發現是 LI-HH 模式與 LI-HC 模式的治療效果可並列為最佳、而 HI-LH 模式的治療效果則為次佳。

　　但若比較三種不同催眠分類治療模式對「同時」達成改善藥癮者「自我概念與情緒」及降低藥癮者「非法藥物再犯率」之雙重目標的治療效果排名為何？則是 LI-HH 模式的治療效果最佳、HI-LH 模式的治療效果次佳、而 LI-HC 模式的治療效果則再次佳。

　　其實「分類催眠治療 LI-HH 模式」之所以能夠「最有效的」達成改善藥癮者「自我概念與情緒」及降低「非法藥物再犯率」此一雙重治療目標的最主要原因，乃是因為相較於一般心理戒治處遇而言，<u>IPDA 確實是最適用於降低「弱視覺心象型」成年男性藥癮者之「非法藥物再犯率」及改善其「自我概念」的最佳主要治療方案，而 HCD 方案則是最適用於改善「強視覺心象型」成年男性藥癮者之「自我概念與情緒」的最佳輔助治療方案</u>，所以當 DCH 分類催眠治療模式將 IPDA 與 HCD 方案以 LI-HH 模式組合起來之後，自然能產生出下列「**最佳的團體方案組合效果**」：

（一）LI-HH 模式之自我概念改善效果：

　　根據 6 組個案之田納西自我概念量表的量化統計結果可知：

1.IPDA 對「弱視覺心象型」個案之自我概念改善效果

　　IPDA 對「弱視覺心象型」個案之「生理自我、自我行動」等 2 項自我概念改善效果顯著優於接受一般戒治處遇之「弱視覺心象型」個案。

2.HCD 對「強視覺心象型」個案之自我概念改善效果

　　HCD 對「強視覺心象型」個案之治療效果在「社會自我」的改善效果顯著優於接受 IPDA 之「弱視覺心象型」個案；在「故意表現好、自我總分、生理自我、社會自我、自我認同、自我行動」等 6 項自我概念改善效果顯著優於接受一般心理戒治處遇之「弱視覺心象型」個案。

（二）LI-HH 模式之情緒改善效果：

　　根據 6 組個案之貝克焦慮、絕望感、自殺意念、憂鬱量表之量化統計結果可知：

1.IPDA 對「弱視覺心象型」個案之情緒改善效果

IPDA 對「弱視覺心象型」個案之情緒改善效果與一般心理戒治處遇無顯著差異。

2.HCD 對「強視覺心象型」個案之情緒改善效果

HCD 對「強視覺心象型」個案之「焦慮」改善效果顯著優於接受一般心理戒治處遇之「弱視覺心象型」個案（貝克焦慮量表前測得分＞4.57）。

（三）LI-HH 模式之非法藥物再犯率改善效果：

根據 6 組個案復歸社會後 1 年內之非法藥物再犯率的量化統計結果可知：

1.IPDA 對「弱視覺心象型」個案之非法藥物再犯率改善效果

（1）IPDA 對降低「弱視覺心象型」個案之非法藥物再犯率（14.28％）的治療效果顯著優於接受一般心理戒治處遇之「弱視覺心象型」個案的非法藥物再犯率（41.46％），意即相對於一般心理戒治處遇而言，IPDA 可顯著降低「弱視覺心象型」個案約 27％的非法藥物再犯率（P＜.01）。

（2）IPDA 對降低「原施用 2 級非法藥物之弱視覺心象型」個案的非法藥物再犯率（00.00％）的治療效果顯著優於接受一般心理戒治處遇之「原施用 2 級非法藥物之弱視覺心象型」個案的非法藥物再犯率（36.36％），意即相對於一般心理戒治處遇而言，IPDA 可顯著降低「原施用 2 級非法藥物之弱視覺心象型」個案約 36％的非法藥物再犯率（P＜.01）。

2.HCD 對「強視覺心象型」個案之非法藥物再犯率改善效果

HCD 對降低「強視覺心象型」個案非法藥物再犯率[172]之治療效果未顯著優於接受一般心理戒治處遇之「強視覺心象型」個案的非法藥物再犯率[173]（約 30.00％）。

3.LI-HH 模式與對「強制戒癮機構」個案之非法藥物再犯率改善效果

分類催眠治療 LI-HH 模式對降低「強制戒癮機構」個案的非法藥物再犯

---

[172]總計有 37 名個案復歸社會，其中有 12 名個案在 1 年內再犯「施用非法藥物」罪刑。
[173]總計有 30 名個案復歸社會，其中有 9 名個案在 1 年內再犯「施用非法藥物」罪刑。

率[174]（24.61％）的治療果顯著優於接受一般心理戒治處遇模式之「強制戒癮機構」個案的非法藥物再犯率[175]（36.61％），意即相對於一般心理戒治處遇而言，分類催眠治療 LI-HH 模式可顯著降低「強制戒癮機構」個案約 12% 的非法藥物再犯率（P＜.15）。

第二節　IPDA 對不同視覺心象型態之治療效果

　　由於 DCH 所採用之分類催眠治療模式的治療技術精髓，在於以治療師的專業催眠技術來協助個案操作或改變其自由聯想的各種心象內容，以達成有效改善藥癮者自我概念及情緒的目標。因此為驗證當固定藥癮者「視覺心象能力」此一變項因子時，DCH 療法依據各種不同「視覺心象類型」所精心設計之各種「心象治療技術」，是否能對藥癮者之自我概念及情緒產生所預期的特定治療效果？茲以 IPDA 方案對不同視覺心象能力者之治療效果的量化統計分析數據為例，加以說明之。

一、IPDA 對「有前世心象者」自我概念與情緒改善效果優於僅有「非前世心象者」

　　DCH 自分類團體治療開始之第 1 單元起，依序記錄接受 IPDA 方案之 60 名「強視覺心象型」個案於 5 次催眠狀態下自由聯想之心象類型反應，並將個案自認為是前世所發生之事的心象畫面歸類為「前世心象」；將個案自認為是今生所發生之事的心象畫面歸類為「今生心象」；將個案自認為是未來將發生之事的心象畫面歸類為「未來心象」；將個案自認為是夢中所發生之事的心象畫面歸類為「夢境心象」。總計接受 IPDA 方案治療 5 次單元之 60 名「強視覺心象型」個案的 300 個反應中，總計出現 232 個視覺心象畫面，包括 67 個「前世心象」、121 個「今生心象」、17 個「未來心象」及 27 個「夢境心象」，而其餘非視覺心象的 68 個治療反應則為放鬆反應（張雲傑，2014）。茲將接受 IPDA 方案治療的 60 名「強視覺心象型」個案之自由聯想的心象類型加以整理如表 7-2-1。

---

[174]總計有 65 名個案復歸社會，其中有 16 名個案在 1 年內再犯「施用非法藥物」罪刑。
[175]總計有 71 名個案復歸社會，其中有 26 名個案在 1 年內再犯「施用非法藥物」罪刑。

表 7-2-1 強心象-IPDA 組之自由聯想心象類型（引自張雲傑，2014）

治療組別	自由聯想心象類型	單元 1	單元 2	單元 3	單元 4	單元 5	總計次數	百分比（％）
強心象-IPDA 組（n＝60）	前世心象	15	11	17	14	10	67	22.33
	今生心象	35	31	27	18	10	121	40.33
	未來心象	3	0	0	1	13	17	5.67
	夢境心象	2	6	3	8	8	27	9.00
	小　　計	55	48	47	41	41	232	77.33

備　註　　1.個案 60 名×5 次治療單元＝300 個治療反應
　　　　　2.百分比（％）＝總計次數/300

　　　因此，為驗證在「強視覺心象型」個案中，IPDA 方案對於「有前世心象且接受前世療法者」之自我概念及情緒的改善效果是否顯著優於「僅有非前世心象且接受非前世療法者」？DCH 乃特別從參加 IPDA 方案之 60 名「強視覺心象型」個案中，篩選出在 5 次催眠回溯治療過程中「曾至少見到 1 次前世心象，且接受前世療法」的 30 名個案，將之歸類為「有前世心象組」；而將其餘 30 名「未曾產生前世心象，僅有看見『非前世』心象（如今生、夢境、或未來心象等）且僅接受今生療法、未來療法或夢境療法」之非前世心象個案歸類為「非前世心象組」，並將此兩組個案在接受 IPDA 方案治療前後之心理測驗分數，以單因子共變數分析方法檢定之，以確認是否具有顯著差異。

　　　量化統計分析結果顯示，對「強視覺心象型」個案而言， IPDA 方案的 60 名樣本研究結果（有前世心象組 N＝30，非前世心象組 N＝30），再次證明多年前張雲傑與林宜隆（2010）在 IPDA 療效研究中，以 24 名樣本（實驗組 N＝12，控制組 N＝12）推論「有前世心象且接受前世療法者的治療效果會優於僅有非前世心象且接受非前世療法者」之研究結果是正確的，亦與 DCH 所預期的治療效果一致，即 IPDA 方案對「有前世心象者」的自我概念與情緒改善效果確實優於僅有「非前世心象者」，且治療效果之顯著差異如下（張雲傑，2014）：

（一）自我概念改善效果之差異

以「強視覺心象型」個案而言，在「田納西自我概念量表」的 15 個分量尺中，IPDA 方案在改善「有前世心象」受試者之「自我總分、道德倫理自我、心理自我、自我行動」的效果上，顯著優於「非前世心象」者。可見對參加 IPDA 方案之「強視覺心象型」個案而言，「曾看見前世心象且曾接受前世療法者」之自我概念改善效果確實優於「僅能看見非前世心象且僅接受非前世療法者」。

（二）情緒改善效果之差異

以「強視覺心象型」個案而言，IPDA 方案對「有前世心象者」與「非前世心象者」在改善「焦慮」及「自殺意念」的顯著效果差異如下：

1. 當「強視覺心象型」個案之貝克焦慮量表前測得分大於 9.43 分時，IPDA 方案對曾有前世心象且曾接受前世療法者之「焦慮」減輕效果，顯著優於僅有非前世心象且僅接受非前世療法者，但當貝克焦慮量表前測得分小於 9.43 分時，兩者之療效則無顯著差異。

2. 當「強視覺心象型」個案之貝克自殺意念量表前測得分大於 2.18 分時，IPDA 方案對曾有前世心象且曾接受完整前世療法者之「自殺意念」減輕效果，顯著優於僅有非前世心象且僅接受完整非前世療法者，但當貝克自殺意念量表前測得分小於 2.18 分時，兩者之療效則無顯著差異。

二、IPDA 可使 35％無視覺心象者產生「片段心象」並提升心理自我概念

DCH 自分類團體治療開始之第 1 單元起，依序記錄接受 IPDA 方案之 60 名「弱視覺心象型」個案於 5 次催眠狀態下自由聯想之心象類型反應，並將個案自認為是前世所發生之事的片段心象畫面歸類為「片段前世心象」；將個案自認為是今生所發生之事的片段心象畫面歸類為「片段今生心象」；將個案自認為是未來將發生之事的片段心象畫面歸類為「片段未來心象」；將個案自認為是夢中所發生之事的片段心象畫面歸類為「片段夢境心象」。總計接受 IPDA 方案治療 5 次單元之 60 名「弱視覺心象型」個案的 300 個治療反應中，總共僅出現過 21 個片段、不完整的視覺心象反應，包括 3 個「片段前世心象」、11 個「片段今生心象」、1 個「片段未來心象」及 6 個「片段

夢境心象」，而其餘非視覺心象的 279 個治療反應則皆為放鬆反應（張雲傑，2014）。茲將接受 IPDA 方案治療的 60 名「弱視覺心象型」個案之自由聯想的心象類型加以整理如表 7-2-2。

表 7-2-2 弱心象-IPDA 組之自由聯想心象類型（引自張雲傑，2014）

治療組別	自由聯想心象類型	單元 1	單元 2	單元 3	單元 4	單元 5	總計次數	百分比（%）
弱心象-IPDA 組（n＝60）	片段前世心象	0	3	0	0	0	3	1.00
	片段今生心象	6	1	2	1	1	11	3.67
	片段未來心象	0	0	0	0	1	1	0.33
	片段夢境心象	0	1	1	4	0	6	2.00
	小　計	6	5	3	5	2	21	7.00

備　註
1.個案 60 名×5 次治療單元＝300 個治療反應
2.百分比（%）＝總計次數/300

　　根據上述治療紀錄可知，以接受 IPDA 方案治療之 60 名「弱視覺心象型」個案而言，IPDA 方案之誘發視覺心象的催眠治療技巧，可使這 60 名原本被「催眠感受性測試」歸類為「無視覺心象者」的其中 21 名個案（佔樣本數的 35%）產生片段的、或不完整的視覺心象內容，雖然這 21 名個案所產生之片段的視覺心象內容不足以完成所有的 IPDA 療法程序（如「個案雖有某心象畫面卻無法變換操弄之、或是雖有片段前世心象，但卻無法看見前世死亡畫面，使得治療師無法進行死亡重生療法」等之諸如此類的狀況）。

　　而為驗證這些「弱視覺心象型」個案中，原本「無視覺心象」之 21 名個案在能看見片段視覺心象並接受部分相對應的 IPDA 治療程序後，是否能在自我概念及情緒上產生顯著優於其餘 39 名始終無法產生視覺心象者之治療效果？DCH 乃特別將 IPDA 團體治療中，曾於治療過程中至少看見 1 次片段或不完整視覺心象畫面的 21 名個案歸類為「片段心象組」；而將治療過程中完全沒有見到任何視覺心象的 39 名個案歸類為「全無心象組」，並將此兩組個案在接受 IPDA 方案治療前後之心理測驗分數，以單因子共變數分析方法檢定之，以確認是否具有顯著差異。

　　量化統計分析結果顯示，對「弱視覺心象型」個案而言，以 IPDA 方案使原本無視覺心象者看見「片段視覺心象」所產生之自我概念治療效果確實

顯著優於始終無法產生視覺心象者，但在情緒治療效果上則無顯著差異（張雲傑，2014）：

（一）自我概念改善效果之差異

以「片段心象組」與「全無心象組」之個案而言，在「田納西自我概念量表」的 15 個分量尺中，「片段心象組」在改善個案「心理自我」的效果上，顯著優於「全無心象組」。可見對「弱視覺心象型」個案而言，以 IPDA 方案使原本無視覺心象者看見「片段視覺心象」所產生之自我概念治療效果確實顯著優於始終無法產生視覺心象者。

（二）情緒改善效果無差異

以「片段心象組」與「全無心象組」之個案而言，兩組在「貝克焦慮、絕望感、自殺意念、憂鬱量表」等 4 個情緒量表上的治療效果均無顯著差異，可見對「弱視覺心象型」個案而言，以 IPDA 方案使原本無視覺心象者看見「片段視覺心象」所產生之情緒治療效果並未顯著優於始終無法產生視覺心象者。

三、IPDA 對「有前世、非前世、片段、全無心象者」之自我概念與情緒改善效果具顯著差異

為驗證 DCH 療法之假設：即「IPDA 團體治療對有前世心象者之自我概念與情緒改善效果最佳、對有非前世心象者之改善效果次佳、對有片段心象者之改善效果尚可、對全無心象者之改善效果最弱」是否成立？DCH 自參加 IPDA 方案的 60 名「強視覺心象型」個案中，將 30 名在 5 次治療單元內曾看見過 1 次完整前世心象、且曾接受完整前世療法的個案歸類為「有前世心象組」，而將其餘 30 名僅能看見完整非前世心象、且能接受完整非前世療法的個案歸類為「非前世心象組」；並自參加 IPDA 方案的 60 名「弱視覺心象型」個案中，將 21 名原本無視覺心象但在 5 次治療單元內能看見片段心象、且僅能操作少部分 IPDA 治療程序的個案歸類為「片段心象組」，而將其餘 39 名完全無法看見任何心象的個案歸類為「全無心象組」，並將此 4 組個案在接受 IPDA 方案治療前後之心理測驗分數，以單因子共變數分析方法檢定之，以確認是否具有顯著差異。

　　量化統計分析結果顯示 IPDA 方案對「有前世心象者」之自我概念及情緒改善效果最佳、對有「非前世心象者」之自我概念及情緒改善效果次佳、對有「片段心象者」之自我概念與情緒改善效果尚可、對「全無心象者」之自我概念及情緒改善效果最弱，其顯著之治療效果差異如下（張雲傑，2014）：

（一）自我概念改善效果之差異

　　根據「田納西自我概念量表」之前、後測資料的量化統計結果顯示：

1.IPDA 方案在改善「有前世心象者」之「自我總分（前測得分＜48.3）、道德倫理自我、心理自我、自我行動」等 4 項自我概念的效果上，顯著優於「非前世心象者」；在改善「有前世心象者」之「道德倫理自我、自我行動」等 2 項自我概念的效果上，顯著優於「片段心象者」；在改善「有前世心象者」之「自我總分（前測得分＜60.19）、道德倫理自我、心理自我、社會自我（前測得分＞42.74）、自我認同（前測得分＜52.22）、自我滿意（前測得分＞36.92）、自我行動」等 7 項自我概念的效果上，顯著優於「全無心象者」。

2.IPDA 方案在改善「非前世心象者」與「片段心象者」之效果並無顯著差異；但在改善「非前世心象者」之「社會自我」的效果上，顯著優於「全無心象者」；而在改善「片段心象者」之「心理自我」的效果上，亦顯著優於「全無心象者」。

（二）情緒改善效果之差異

　　根據「貝克焦慮、絕望感、自殺意念、憂鬱量表」之前、後測資料的量化統計結果顯示：四類不同心象能力的藥癮者雖然在「焦慮、自殺意念、憂鬱」等 3 種情緒量表上之改善效果無顯著差異，但 IPDA 方案對「有前世心象者（貝克絕望感前測得分＞2.66）」與「非前世心象者（貝克絕望感前測得分＞5.90）」之絕望感改善效果顯著優於「無視覺心象者」。

第三節　用藥原因心象與藥癮成因理論之對應關係

　　根據 DCH 分類催眠治療模式之藥癮成因理論可知，藥癮之形成過程可區分為第 I 階段之「首次用藥成因」及第 II 階段之「用藥循環與復發」，因此為探討促成個體首次施用藥物之偏差自我概念及負面情緒的前置原因，即個體潛意識裡內未痊癒之心理創傷類型為何？茲將參加 IPDA 團體方案之個案的用藥原因心象先區分為「現實式心象」與「象徵式心象」等 2 大類，再就現實式心象內之「前置成癮原因」與「首次用藥原因」，以及象徵式心象內之「前世原因」與「夢境原因」等內容予以細分為 4 小類，並依據 DCH 藥癮成因理論架構，將用藥原因心象與其所象徵（或直接顯示）之心理創傷類型的對應關係分析說明如下（張雲傑，2014）。

一、現實式心象與藥癮成因理論之對應關係

　　所謂的「現實式心象」即是個案在催眠狀態下所回想起之今生首次施用藥物的原因，及任何促成個案首次施用藥物之偏差自我概念及負面情緒的前置原因，因為此兩種視覺心象內容所呈現之人、事、時、地、物，有「可能」是個案在出生之後到首次用藥之間的現實世界裡曾存在、或發生過的經歷或事件，因此 DCH 將其命名為「現實式心象」，取其為「在現實世界可能曾發生過」之意。

（一）前置成癮原因心象顯現之心理創傷類型

　　DCH 依據藥癮者在催眠狀態下自由聯想出之用藥原因心象中，依個案所感受到事件發生當時之年齡、或所處之求學階段、社會事件等，將前置成癮原因心象所顯現之心理創傷類型，以下列 6 階段說明之（張雲傑，2014）（詳見表 7-3-1）：

1.**學前階段**：有 5 個心象內之前置成癮原因發生於 0～6 歲之間，其中 2 個心象所直接顯示之心理創傷為「對雙親吵架鬧離婚的恐懼情緒」、其餘 3 個心象則分別顯示「對父親死亡的哀傷情緒、對偷吃食物後被照顧者懲罰的恐懼情緒、對害妹妹被機車撞傷而臉留疤痕之愧疚感」。

2.**小學階段**：有 14 個心象內之前置成癮原因發生於 7～12 歲的小學階段，其中 2 個心象所直接顯示之心理創傷為「對雙親吵架鬧離婚的恐懼情緒」、2

個心象顯示「對自尊心受損的憤怒情緒」，其餘 10 個心象則分別顯示「對母親疏於照顧的憤怒情緒、對父親家庭暴力的恐懼情緒、對上學的恐懼情緒、對被霸凌和嘲笑的恐懼情緒、對玩火被懲罰的恐懼情緒、對外婆死亡的哀傷情緒、對愛犬死亡的哀傷情緒、對偷竊行為的罪惡感、對偷抽菸的罪惡感、對偷吃檳榔與打電玩的罪惡感」等。

3.**國中階段：**有 14 個心象內之前置成癮原因發生於 13～15 歲的國中階段，其中 4 個心象所直接顯示之心理創傷為「對抽菸學壞的罪惡感」，2 個心象顯示「對照顧者死亡的哀傷情緒」、2 個心象顯示「對被霸凌的恐懼感」、2 個心象顯示「對母親錯誤教育的自卑感」，其餘 4 個心象則分別顯示「對雙親離異的憤怒情緒、對被父親家暴而拒學的憤怒情緒、對愛錢而走偏的罪惡感、對自尊心受損的憤怒情緒」

4.**高中階段：**有 7 個心象內之前置成癮原因發生於 16～19 歲的高中階段，所顯示之心理創傷分別為「對母親接受手術的恐懼感、對打架受傷的恐懼感、對被女友拋棄的憤怒情緒、對抽菸學壞的罪惡感、對跳舞玩樂的罪惡感、對酒駕害人殘障的罪惡感、對毆打女友而流產的罪惡感」。

5.**成年早期階段（20～29 歲）：**有 13 個心象內之前置成癮原因發生於成年早期階段，其中 2 個心象所直接顯示之心理創傷為「對工作不得志的憂鬱情緒」，其餘 11 個心象則分別顯示「對職災受傷的恐懼情緒、對殺人未遂坐牢的憤怒情緒、對意外死亡的恐懼情緒、對救人失敗的自責情緒、對照顧者死亡的哀傷情緒、對婆媳問題的憂鬱情緒、對身體疾病的恐懼情緒、對賭博破產的憤怒情緒、對車禍意外的恐懼情緒、對被警方逮捕的恐懼情緒、對女友變心的憤怒情緒」。

6.**成年中期階段之後（30 歲之後）：**有 5 個心象內之前置成癮原因發生於成年中期階段開始（30 歲）之後，其中 2 個心象所直接顯示之心理創傷為「對母親死亡的哀傷情緒」，其餘 3 個心象則分別顯示「對妻子提離婚的憤怒情緒、對管教兒子的憤怒情緒、對夫妻失和吵架的憤怒情緒」。

表 7-3-1 IPDA 組用藥原因：現實式心象之前置成癮原因（引自張雲傑，2014）

發展階段	現實式心象之前置成癮原因
學前 （0～6 歲）	1.6 歲看見父母親吵架，害怕地躲在客廳角落。 2.6 歲躲在門邊屋外，看著雙親在家裡吵架。 3.5 歲時父親過世。 4.5 歲偷吃爺爺要給工人吃的食物，被爺爺處罰。 5.3 歲時推 2 歲妹妹，害妹妹被機車撞臉留傷痕。
小學 （7～12 歲）	1.小學時父母親吵架後，母親要帶自己離家出走。 2.9 歲時，長期外出工作的父親過世，年幼的自己始終抱怨母親為賺錢養家而疏於照顧子女。 3.讀小學 3 年級時，為了橡皮擦與某同學打架被罰站。 4.7 歲時父親翻桌子罵全家人。 5.8 歲看見父母親吵架鬧離婚而很害怕。 6.8 歲被外婆照顧時，心愛的狗死了。 7.小時候玩火被罵。 8.小時候被女生打巴掌、被別人嘲笑外表難看。 9.10 歲偷吃檳榔、11 歲與哥哥到遊藝場打電動。 10.10 歲抽煙。 11.小學六年級時外婆往生。 12.小學一年級時外婆說個案與姊姊是餿水桶旁撿回來的。 13.小學一年級時害怕上學而胸悶。 14.小學一年級成績單被老師評為「膽怯」而偷錢買東西吃。
國中 （13～15 歲）	1.因父母離異而賭博、逃家、叛逆。 2.國中時因抽煙交壞朋友而走上歧途。 3.國中時去電玩店上班，因貪愛金錢而走偏。 4.國中時姑婆過世時。 5.國中時被英文老師賞耳光而自尊心受損。 6.13 歲時，惹母親生氣而不信任個案 7.在菲律賓讀國中時第 1 次嘗吸菸。 8.國中時書讀不好，被母親轉學而走上歧途的過程。 9.看見國中時，個案被同學搶劫，覺得很害怕。 10.國中時與同學買菸抽。 11.國中時與同學偷菸抽，被校方懲罰而不愛讀書。 12.國中二年級時，未見到外婆往生前的最後一面。 13.國中與同學玩，被人欺負打傷腹部。 14.國中被父親打罵而不愛讀書、逃學翹課。
高中 （16～19 歲）	1.高中時因好奇心與同學一起抽菸。 2.高職 17 歲時，為女孩子爭風吃醋在撞球場與人打架。 3.16 歲時與同學去舞廳跳舞。 4.看見 19 歲時，母親接受換腎手術時，自己的擔心害怕。 5.17 歲時與女友分手。 6.18 歲時因自己酒駕車禍造成同車朋友受傷住院且終身殘障。 7.18 歲時因自己毆打女友而害女友流產。
成年早期 （20～29 歲）	1.年輕時於工地遭挖土機壓傷住院，朋友以海洛因為其止痛。 2.服兵役前與人衝突犯下殺人未遂案，入獄服刑 1 年。 3.年輕時掙扎是否「改行」，又受壞朋友影響。 4.25 歲時在殯儀館參加死於情殺案件的表姊喪禮。 5.當兵時因沒救起溺水女童而自責。 6.當兵退伍時，外婆往生，後悔對不起外婆。 7.20 歲時，妻子與母親吵架讓自己很為難。 8.看見自己當兵退伍後的生活狀況及親人介紹工作的情形。 9.前女友來找自己，看見前女友之母因癌症而嘴邊流血。 10.年輕時賭博。 11.結婚時發生車禍。 12.20 多歲時走私被捕 13.退伍後女友變心。
成年中期之後 （30 歲～）	1.30 多歲時離婚。 2.年輕時與兒子吵架。 3.40 歲與妻子吵架。 4.母親往生（有 2 名個案）。

（二）首次用藥原因心象顯現之現實需求類型

　　根據 DCH 之藥癮成因理論可知，一旦個人因各種心理創傷而想「自我治療」的強烈動機形成後，源於童年 6 歲後，持續想超越自卑的「向上我」，便會開始根據由心理創傷所造成之異常「自我」的各種偏差核心信念所形成之現實需求，包括「化解焦慮、自我治療、自我防衛、避苦趨樂、超越自卑」等，並參考過強的「超我」及享樂的「本我」所各自堅持之意見，彙整完成並定出最終的「過度補償策略」，即接受同儕的誘惑，並（自願）施用第 1 次的藥物以自我治療。因此 DCH 依據藥癮者在催眠狀態下自由聯想出之用藥原因心象中，依個案所感受到事件發生當時之年齡、或所處之求學階段、社會事件等，將首次用藥原因心象所對應之現實需求類型，以下列 5 階段說明之（張雲傑，2014）（詳見表 7-3-2）：

1.**小學階段**：有 1 個心象內之首次用藥原因發生於小學階段，其所直接顯示之現實需求為「學家人抽鴉片以避苦趨樂」。

2.**國中階段**：有 7 個心象內之首次用藥原因發生於國中階段，其所直接顯示之現實需求均為「學同儕用藥以避苦趨樂」。

3.**高中階段**：有 6 個心象內之首次用藥原因發生於高中階段，其中 4 個心象所直接顯示之現實需求為「學同儕用藥以避苦趨樂」，其餘 2 個心象則分別顯示「因工作壓力而自我治療、為解酒而自我治療」。

4.**成年早期階段（20～29 歲）**：有 20 個心象內之首次用藥原因發生於成年早期階段，其中 10 個心象所直接顯示之現實需求為「學同儕用藥以避苦趨樂」，3 個心象顯示「因工作壓力而自我治療」、2 個心象顯示「為解酒而自我治療」，其餘 5 個心象則分別顯示「因婚姻失敗而自我治療、為化解焦慮而自我治療、因孤單空虛而自我治療、為克服自卑而自我治療、為逃避現實而自我防衛」。

5.**成年中期階段之後（30 歲之後）**：有 3 個心象內之首次用藥原因發生於成年中期階段開始（30 歲）之後，其中 2 個心象所直接顯示之現實需求為「學同儕用藥以避苦趨樂」，另一心象則顯示「因工作壓力而自我治療」。

表 7-3-2 IPDA 組用藥原因：現實式心象之首次用藥原因（引自張雲傑，2014）

發展階段	現實式心象之首次用藥原因
學前 （0～6 歲）	—
小學 （7～12 歲）	1.小時候與祖父一起抽「大煙（鴉片）」。
國中 （13～15 歲）	1.國中時在女同學住處受朋友誘惑吸食安非他命。 2.國中二年級時在同學家受好奇心誘惑吸食安非他命。 3.國中時因好奇而與同學一起吸食安非他命。 4.國中三年級時與朋友使用非法藥物。 5.13 歲時第 1 次使用非法藥物畫面。 6.13 歲時在家使用非法藥物。 7.國中第 1 次與鄰居在家使用非法藥物。
高中 （16～19 歲）	1.16 歲與同學一起吸食安非他命。 2.17 歲因工作壓力和好奇心而使用安非他命。 3.17 歲時和同年紀的表哥在房間裡吸食安非他命。 4.17 歲與 2 友使用非法藥物。 5.17 歲第 1 次喝酒並使用非法藥物。 6.18 歲在餐廳駐唱時開始使用非法藥物。
成年早期 （20～29 歲）	1.20 多歲時與朋友聚會喝酒時，使用解酒提神的非法藥物。 2.與朋友注射海洛因。 3.在卡拉 OK 店喝酒，受朋友誘惑吸食禁藥安非他命。 4.看見自己施用海洛因後很舒服的畫面。 5.年輕時在三溫暖與朋友一起抽海洛因香菸。 6.年輕時在朋友家因好奇與逃避心理而吸食安非他命。 7.看見自己年輕時受同性、異性朋友影響而使用非法藥物。 8.年輕時在朋友家因好奇心驅使而吸食安非他命。 9.看見 20 多歲時第 1 次使用非法藥物的影像。 10.看見 25 歲時吸食海洛因的影像。 11.20 歲時與朋友使用非法藥物。 12.第 1 次入獄時在監獄內使用非法藥物。 13.看見造成 27 歲時第 1 次使用非法藥物的重大事件畫面。 14.第 1 次使用禁藥安非他命的畫面，使用 1～2 年後安非他命才被列為非法藥物。 15.第 1 次使用非法藥物的畫面。 16.20 歲時在賭場工作，因睡眠失調使用安非他命後，發現有止胃痛效果而持續使用。 17.22 歲時第 1 次在家使用非法藥物。 18.服兵役期間因同袍使用安非他命而初次嘗試。 19.看見 1983 年，自己從安非他命是禁藥時就因工作開始使用，自認可控制用量。 20.第 1 次離婚後因遇到用藥朋友，因好奇使用安非他命，當工作虧錢時會用更多。
成年中期之後 （30 歲～）	1.38 歲時因房屋仲介業壓力太大而使用非法藥物。 2.30 多歲時與朋友邊打麻將、邊吸食海洛因。 3.30 多歲時與友使用非法藥物。

二、象徵式心象與藥癮成因理論之對應關係

　　所謂的「象徵式心象」即是個案藉由催眠回溯技術聯想出促成今生施用藥物之偏差自我概念及負面情緒的「潛意識前置原因」，包括「前世原因」及「夢境原因」等 2 類。因為此兩種視覺心象內容所呈現之人、事、時、地、物，在精神醫學與心理學之觀點上（不包括超個人心理學之觀點），幾乎「不可能」會是個案在出生之後到首次用藥之間的現實世界裡曾存在、或發生過的真實經歷或事件，而只能視其為個案在施用藥物之前，由各種心理創傷所產生之偏差自我概念及負面情緒的「綜合感受」所投射出來的「象徵」而已，因此 DCH 將其命名為「象徵式心象」，取其為「潛意識所投射的象徵物」之意。

（一）前世原因心象象徵之心理創傷類型

　　DCH 依據藥癮者在催眠狀態下自由聯想出之促成今生用藥成癮的前世原因心象中，依個案所感受到前世重大生命事件發生當時之年齡及關鍵的人事時地物等，將前世原因心象所象徵之心理創傷類型，依 DCH 之藥癮者人格結構理論及藥癮成癮理論加以分類說明之（張雲傑，2014）（詳見表 7-3-3）：

1. **身體缺陷之創傷**：有 1 個心象內之前世原因象徵個人對身體缺陷的自卑感，即「前世先因車禍膝蓋受傷，後因溺水心臟病發而亡」。
2. **身體疾病之創傷**：有 3 個心象內之前世原因象徵個人對身體疾病之心理創傷，分別為「對前世死於肺病的恐懼情緒、對前世死於不明疾病的恐懼情緒、對前世富裕卻重病而死的恐懼情緒」。
3. **低社經條件之創傷**：有 5 個心象內之前世原因象徵個人對社會經濟條件的自卑感，其中 3 個心象象徵之心理創傷為「對前世淪為乞丐的自卑感」、其餘 2 個心象則分別象徵「對前世貧窮無法讀書的自卑感、對前世經濟困頓的自卑感」。
4. **錯誤教育之創傷**：有 1 個心象內之前世原因象徵個人對照顧者錯誤教育的自卑感，即「前世因父母嚴格管控而憂鬱致死」。
5. **權力地位之創傷**：有 17 個心象內之前世原因象徵個人對權力地位的自卑感，其中 14 個心象象徵之心理創傷為「對前世身為軍人（或將領）卻作戰失敗的自卑感」，其餘 3 個心象則分別象徵「對前世是高僧卻無法保護佛像的自卑感、對前世淪為強盜被殺的自卑感、對前世作貪官害人的自卑感」。

6.**感情失敗之創傷**：有 4 個心象內之前世原因象徵個人對感情失敗之心理創傷，分別象徵「對前世無法與愛人結婚的憂鬱情緒、對前世偷情失敗的憂鬱情緒、對前世多角戀情失敗的憂鬱情緒、對前世女友移情別戀的憤怒情緒」。

7.**遭性侵害之創傷**：有 1 個心象內之前世原因象徵個人今生遭男人性侵害的心理創傷，即「前世女子被性侵後被許配給不愛的男人，但因已有男友，故婚後跳樓自殺」，**此前世心象特別之處在於是全體男性受試者產生的 70 個前世心象中，唯一以「女性主角」象徵自己身分的前世。**

8.**家人被害之心理創傷**：有 3 個心象內之前世原因象徵個人對家人因自己而被害之心理創傷，分別為「對前世自己害死全家的恐懼情緒、對前世全家被官府殺害的恐懼情緒、對前世因經商害家人被虐殺的恐懼情緒」。

9.**空虛孤單之創傷**：有 4 個心象內之前世原因象徵個人對空虛孤單之心理創傷，分別為「對前世漁夫孤單而死的憂鬱情緒、對前世農夫孤獨而死的憂鬱情緒、對前世單身富人孤單而死的憂鬱情緒、對前世為找失散家人而死的憂鬱情緒」。

10.**意外災難之創傷**：有 4 個心象內之前世原因象徵個人對遭受意外災難之心理創傷，分別為「對前世死於地震的恐懼情緒、對前世死於大魚攻擊的恐懼情緒、對前世死於野狼攻擊的恐懼情緒、對前世死於飛機空襲的恐懼情緒」。

11.**施用酒精之創傷**：有 2 個心象內之前世原因象徵個人對酒精成癮之心理創傷，分別為「對前世喝酒病死於床上的恐懼情緒、對前世喝酒死於胃出血的恐懼情緒」。

12.**施用海洛因之創傷**：有 3 個心象內之前世原因象徵個人對施用海洛因之心理創傷，分別為「對前世因吸鴉片而遭謀財害命的恐懼情緒、對前世長期吸鴉片而亡的恐懼情緒、對前世吸鴉片致性器官受損而死的恐懼情緒」。

13.**施用安非他命之創傷**：有 2 個心象內之前世原因象徵個人對施用安非他命之心理創傷，分別為「對前世誤飲砒霜水而死的恐懼情緒、對前世因食物中毒而死的恐懼情緒」。

表 7-3-3 IPDA 組用藥原因：象徵式心象之前世原因（引自張雲傑，2014）

1. 前世因車禍膝蓋受傷，於國中時溺水致心臟病發而死。
2. 古代 16 歲貧窮青年，自卑家窮無法讀書，還要上山砍柴幫助家用，後於放羊時，失足墜落懸崖而死。
3. 古代廟宇旁四處討茶抽的流浪漢，最後因發抖、怕冷、蜷曲死在路旁。
4. 清朝末年乞丐，被打斷腿而病死於 40 歲。
5. 清朝末年乞丐前世。
6. 古代市集百姓，因錢被偷而餓肚子，後於街上鬥毆事件中被人莫名擊中腰部而死。
7. 前世為英國有錢人家之子，因被父母管控而不得志，最後鬱悶而死。
8. 明朝官員領兵打仗，不幸戰敗，全身多處受傷失血而亡。
9. 對日抗戰之中國士兵，為克服殺人恐懼吸食安非他命，後被敵對黨派殺害。
10. 家人慘遭官府掠奪殺害之古代農民，在為家人復仇時，亦被官兵殺害。
11. 看見自己是個古代軍人，而且眼前煙霧瀰漫。
12. 古代軍事將領，因家人遭敵人殺害而憤世嫉俗、充滿暴戾之心，後因作戰失敗，身中多箭遭敵人斬首而亡。
13. 古代住泥屋的蒙古人，因有氣功師父傳授武功，所以常潛水練氣功，後成為武將，並看見人命如螻蟻死傷眾多的畫面。
14. 宋朝男子打仗時被同袍出賣而遭敵人殺害，遺憾沒把項鍊給妻子。
15. 唐朝和尚為保護佛像被敵人包圍，騎馬掉下山谷而死。
16. 西元 1625 年荷蘭人因經濟問題自願參戰，在海邊與西班牙作戰而死。
17. 漢朝員外及清朝將軍前世。
18. 前世為軍隊將領，但被副將謀殺身亡，致使全軍覆沒。
19. 隋朝百姓因賭博打架被官府流放後，加入盜匪，於搶劫時被官兵殺害而亡。
20. 宋朝前世與蒙古作戰之將軍因未聽軍師言而全軍覆沒，遭宋朝皇帝斬首而亡。
21. 明朝對日本作戰之軍事將領，死於肩腹之矛傷。
22. 清朝男子於作戰時，因受陷害而腹部中箭死亡。
23. 明朝武術教練因毆人致死，受「利劍穿心」之刑而亡。
24. 清朝貪官收賄讓人冤獄而死，後因心臟病死亡。
25. 清末民初自卑商人，因無法與心愛女人成婚而自殺身亡。
26. 民初臺灣女子被舅舅性侵後，反被家人許配給自己不愛的男人，但因已有男友，遂於婚後跳樓自殺。
27. 古代之日本人，全家被仇家用武士刀砍死。
28. 明朝前世為單身豬肉販，因與有夫之婦偷情而被打，導致懼怕婚姻而孤獨一身。
29. 中國古代受哥哥照顧的 30 多歲男子，因同時與 3 女子交往而被殺害。
30. 英國之有錢商人因好心而幫忙故好友扶養妻子與孩子，但卻慘遭商場敵人報復，使得自己及亡友之妻與子皆被虐殺。
31. 第二次世界大戰時之日本軍官，因女友跑了而切腹自殺。
32. 古代信奉日蓮宗之日本人，在有家人之漁村裡平凡度過一生。
33. 唐朝出家人為普度眾生，於 60 多歲圓寂時發願再轉世為人。
34. 前世時，因戰爭而出家做和尚。
35. 唐朝之家境富裕男子，婚後育有 1 女，很會做生意，常要打算盤算帳，於 80 多歲時因肺病死於家中。
36. 明代男子因罹患不明疾病而死。
37. 中國清朝之富裕生意人，於 50 多歲因病身亡。
38. 清朝之有錢公子哥，常與損友在客棧吸食鴉片，於 30 多歲時遭損友謀財害命。
39. 清代有家眷之農夫，因爭奪水源誤殺鄰人而藏匿於鴉片館內，後因長期吸食鴉片而身亡。
40. 清朝之紈褲子弟，因玩女人吸鴉片導致性器官受損，於 50 多歲時因吸鴉片死亡。
41. 宋朝農夫於使用砒霜種田時，因誤飲有砒霜粉末飄入水桶內的涼水，導致中毒身亡。
42. 清朝之男子因食物中毒而死。
43. 海南島之漁民，因家人全死在摧毀漁村的海嘯災難中，使得自己只能一人孤單老死。
44. 因逃避兒子而獨居之農夫，於 5、60 歲時孤獨而死。
45. 泰國之單身有錢男子，於 7、80 歲時死於癌症。
46. 英國之 25 歲男僕為找親身父親而開船溺死。
47. 第二次世界大戰（1945 年）時，臺灣男子因躲避空襲而死在山洞裡。
48. 19 世紀之西伯利亞男子，行經荒原時被野狼咬死，且屍體被野狼啃食。
49. 清朝船夫於溺水時被大魚咬傷肩膀而死。
50. 清朝末年之小孩與其阿公看見大地震。
51. 日本出生之男子，父母於其 14 歲時因車禍死亡後，改與外公同住，30 多歲時結婚並育有 1 子，於 45 歲時因酗酒病死床上。
52. 第二次世界大戰後之臺灣單身男子，獨居於公寓裡，有喝酒習慣，40 多歲時因胃出血死於醫院。
53. 1950 年代之台灣男子，常與女友吵架，父母在其服兵役時往生。
54. 宋朝前世之 19 歲男子與女友發生爭執。
55. 臺灣原住民之前世。

（二）夢境原因心象象徵之心理創傷類型

　　DCH 依據藥癮者在催眠狀態下自由聯想出之促成今生用藥成癮的夢境原因心象中，依個案所感受到夢境中之特殊生命事件發生當時之年齡及關鍵的人事時地物等，將夢境原因心象所象徵之心理創傷類型，依 DCH 之藥癮者人格結構理論及藥癮成因理論加以分類說明之（張雲傑，2014）（詳見表 7-3-4）：

1. **親人分離之創傷**：有 1 個心象內之夢境原因象徵個人與親人的心理創傷，即「對夢中與兒子分離兩地的焦慮情緒」。
2. **災難意外之創傷**：有 3 個心象內之夢境原因象徵個人對災難事件之心理創傷，分別為「對夢中左手被機器截斷的恐懼情緒、對夢中墜機死亡的恐懼情緒、對夢中死於火山爆發的恐懼情緒」。
3. **人生失敗之創傷**：有 2 個心象內之夢境原因象徵個人對自己人生失敗之心理創傷，分別為「對夢中賽車手鬱悶而死的憂鬱情緒、對夢中棺材裝小孩的恐懼情緒」。
4. **生活壓力之創傷**：有1個心象內之夢境原因象徵個人生活壓力的心理創傷，即「夢見不斷在石頭中搬食物回家的螞蟻是自己」。

表 7-3-4 IPDA 組用藥原因：象徵式心象之夢境原因（引自張雲傑，2014）

1.夢見兒子想從育幼院回來。
2.夢見自己左手於工作時被機器截斷，自此流浪街頭，於 80 歲時冷死街頭。
3.夢見自己攀附在飛機上，想逃離某處，結果墜機死亡。
4.夢見西方人死於火山爆發
5.夢見賽車手因比賽失敗，鬱悶生病而死。
6.夢見三個棺材裝小孩的夢與 1 個棺材裝小孩的夢。
7.夢見不斷在石頭中搬食物回家的螞蟻。

三、用藥原因心象內容之特徵

　　IPDA 方案最主要之治療重點，在於以催眠回溯法誘導藥癮者回憶起促成自己首次施用藥物的偏差自我概念及負向情緒之「用藥原因」，也就是 DCH 治療理論所謂的「前置心理創傷事件」，並運用整合的認知催眠技術治療由

該前置心理創傷事件所造成而且「尚未痊癒」之心理創傷,而某些藥癮者在治療過程中,甚至能回溯出彷彿「前世」或「夢境」的經歷與體驗。DCH 在分析過藥癮者接受 IPDA 方案治療時所產生之所有心象後(詳見表 7-3-1、7-3-2、7-3-3、7-3-4),歸納出藥癮者在催眠狀態下所產生之「用藥原因」的心象內容具有以下幾大特徵(張雲傑,2014):

(一)前置因素特徵

　　藥癮者「現實式心象」中之藥物入侵現象皆出現於個人遭遇突發事件或異常生活情境產生之「當下」或「之後」,與心理動力理論認為「前置因素是促成個人對藥物成癮的要件之一」的理論相符(Wurmser, 1974)。

(二)悲劇情節特徵

　　藥癮者於「現實式心象或象徵式心象」中之用藥原因心象內容皆反映出故事主角之「偏差人格特質」及「低挫折容忍度」的鮮明特徵(如因自己個性衝動而殺人、或因情感脆弱而自殺等),此符合 Beck 認知理論之成癮人格特質觀點(Beck et al., 1993),且用藥原因心象中所發生之事件歷程(或故事內容)絕大多數為「悲劇情節」或是以「悲劇收場」,此顯示用藥原因與心象中以「悲劇情節」象徵的各種「心理創傷」之間有密不可分的關係,符合心理動力理論之前置成癮因素觀點(Dayton, 2000; Elisa et al., 1995),亦符合 Beck 認知理論之成癮循環觀點,即個人對生活中各種「悲慘現實或負向結果」的恐懼與焦慮,會導致強迫用藥行為並惡性循環(Beck et al.,1993)。

(三)前世心象特徵

　　藥癮者投射用藥原因之「象徵式心象」中的前世原因心象,也就是藥癮者自覺「彷彿前世記憶」的心象,其特徵包括:

1.**創傷事件**:前世心象中的主角生命史中,均有造成「主角」心理創傷之關鍵事件發生。

2.**性別**:前世心象中的「主角」幾乎全是男性主角(在 70 個前世心象中,只有 1 個為女性主角),且絕大多數死於非命。

3.**地點**:前世心象中之各個主角的心理創傷發生地點涵蓋 9 個國家,其中發生在中國大陸境內者有 41 個(佔 74.5%)、臺灣有 4 個(佔 7.2%)、日本有 4 個(佔 7.2%)、英國有 2 個(佔 3.6%)、蒙古有 1 個(佔 1.8%)、泰

國有 1 個（佔 1.8%）、荷蘭有 1 個（佔 1.8%）、俄國有 1 個（佔 1.8%），
總計 55 個地點。

4.**時間**：前世心象中之各個心理創傷發生時間，以中國朝代紀年者有 45 個，
以西元紀年者有 10 個，合計有 55 個心理創傷發生時間。

（1）以中國朝代紀年者，從漢朝起迄民國時代皆有，其中漢朝 1 個（佔 1.8
%）、隋朝 1 個（佔 1.8%）、唐朝 4 個（佔 7.2%）、宋朝 4 個（佔 7.2
%）、明朝 5 個（佔 9.1%）、清朝 13 個（佔 23.6%）、民國 6 個（佔 10.9
%）、中國朝代不詳者 11 個（佔 20%），總計 45 個（佔 81.8%）。

（2）以西元紀年者則包括 17 世紀 1 個（佔 1.8%）、18 世紀 1 個（佔 1.8%）、
19 世紀 2 個（佔 3.6%）、2 次大戰 1 個（佔 1.8%）、西元紀年不詳者 5
個（佔 9.1%），總計 10 個（18.1%）。

（四）情緒防衛特徵

　　藥癮者之「象徵式心象」中的「前世心象」之所以產生的心理原因，若
依「藥癮」本身是種「防衛機轉」（Khantzian, 1980）及藥物可治療或化解某
特定「負面情緒」之觀點（Khantzian, 1980; Wurmser, 1980），可將其原因解
釋為：這些「前世心象」乃心理防衛機轉將促成個人用藥卻又無法面對之各
種負面情緒，投射於適合述說的「過去時空架構」中，並加以「故事化」的
結果。

（五）心理創傷特徵

　　從藥癮者的「現實性心象」中多為不順遂之生命史、「象徵式心象」中
多為痛苦多災之心理故事，可見藥癮者潛意識內確實藏有心理創傷或病態人
格結構，符合用藥行為乃個人遭受心理創傷後之負向反應，或個人以藥物治
療自我的心理創傷或病態人格結構之論點（Dayton, 2000; Elisa et al., 1995;
陳家雯，2003；彭瑋寧，2006）。

（六）不再重複特徵

　　當 IPDA 方案將藥癮者潛意識內第 1 次用藥情境及其前、後所有與藥癮
有關之「心理創傷」皆予以認知或行為上的重新建構、詮釋後，產生同一人
之心象故事經治療後皆不再重複出現，且至治療結束前（第 5 治療單元時）
多數藥癮者已無「用藥原因心象」之現象，符合 DCH 治療模式對治療效果

之預期，即當所有的潛意識用藥因子都已投射出來，並獲得有效治療後，理論上自然不會再出現重複的心象內容，除非之前採用的認知重建或行為制約技術未達成應有的功效。

第四節 DCH 療法可有效治療藥癮之原因

根據長達 18 年的實證研究所累積之臨床治療紀錄及量化統計檢定結果，DCH 將「分類催眠治療模式」之所以能改善藥癮者自我概念與情緒的原因，加以探討並歸納分析如下。

一、DCH 藥癮成因理論之有效原因

DCH 藥癮成因理論之所以能對藥癮者的自我概念與情緒產生顯著療效，並達成可預期的藥癮戒治效果（如降低藥癮者之非法藥物再犯率），乃因其整合了心理動力理論與認知行為理論對解釋藥癮成因之理論精華，並發揮出下列 7 項綜合效能（張雲傑，2014）。

（一）可依據心理創傷發生時點轉換詮釋觀點

DCH 藥癮成因理論可以幫助治療師從個案「視覺心象」內之各種用藥前置原因的心理創傷及象徵原因中，瞭解什麼時候該用 Freud（1961）之「性決定論」來處理個案 6 歲前之心理創傷、及如何協助成年個案解決人際關係障礙與愛人的能力問題。亦可幫助 DCH 治療師透過 Alder（1964）的「超越自卑觀點」來分析個案 6 歲後的心理創傷所激發出之向上意志力（或權力意志力）到底是為了克服其自身何種「缺陷類型」（如身體缺陷、低社經地位、或遭受錯誤教育等），而可協助個案消除偏差的自卑心理、化解錯誤的「過度補償心態」，重新尋回合理超越自卑的正常成年人行為模式與目標。

而且當治療師能活用將 Alder 的超越自卑觀點與 Erickson（1963）的社會心理發展階段理論兩者結合之後的新詮釋點與分析角度後，治療師可以運用 DCH 藥癮成因理論來協助個案更理性的看見自己在不同生命階段中所需克服或尚未克服的自卑心理障礙、生涯議題與過去心理創傷之間的關連性，並能據以協助個案處理受挫之發展階段（藉以超越自卑）並助其願意面對或承擔與其年齡（或社會發展階段）相稱之生涯課題。

（二）可處理靈性、生命意義與宗教信仰主題

　　當個案從小到大之心理創傷若涉及靈性、生命意義或宗教主題時，DCH 藥癮成因理論中之 Jung（1961）的靈性觀點，可以幫助治療師以跨文化的靈性角度來協助不同宗教信仰與背景的個案，尋回自己的生命意義或證明自己的信仰價值，如讓有輪迴信仰者看見前世與今生之因果關係，可加深個人對自己宗教教理（因果輪迴）存在之真實性的信念與信仰，而願意遵守宗教勸人為善的教條或戒律，提升自己的道德倫理層次；而讓基督徒或天主教徒看見來世能到永恆的天國，看見天堂的美妙境界並與上帝、天使或在天國的永生的親人溝通，則可以讓基督信仰者得到心靈上的平安與喜樂，讓自己對主耶穌基督（或對上帝）的信仰更加堅定，相信自己來世能進入神國，而願意持守戒律，盡心愛神並愛人如己，進而產生 Jung 所謂之靈性治療效果。

　　因此 DCH 根據臨床治療紀錄與量化統計結果，研判「強心象-IPDA 組」對「道德倫理自我概念」之改善效果顯著優於「弱心象-HCD 組」及「弱心象-控制組」的可能原因之一，即是源自 Jung 之靈性治療觀點對個案產生道德倫理層次提升的預期效能（張雲傑，2014）。

（三）可適當詮釋個案視覺心象內容與素材之來源

　　DCH 之心理動力理論與 S-O-R 循環架構，可以協助治療師瞭解個案在未接受 IPDA 或 HCD 等催眠方案時，為何無法回憶起某些過去心理創傷事件的原因。因人類在 3、4 歲以前的生命階段是單靠潛意識運作而生活，大腦的意識功能尚未發育成熟，所以個案是無法透過自省的方式回想起 3、4 歲以前的心理創傷的，惟有透過 IPDA 或 HCD 方案之催眠回溯技術方能喚回 3、4 歲以前關於心理創傷的「潛意識情緒記憶」，而此心理創傷之潛意識情緒記憶有可能就是個案之「前世心象或夢境心象」等象徵式內容或情節的心理素材來源之一，至於其他心理素材的可能來源則是個案自 3、4 歲以後至被治療師催眠之當下，其生命發展史中所累積之各種心理創傷、身體疾病和日常所見所聞及所處之家庭、社會、宗教、文化等環境所提供之一切可化為象徵式心理素材的所有內外在刺激與訊息。

　　因此 DCH 根據臨床治療紀錄與量化統計結果，研判「強心象-IPDA 組」與「強心象-HCD 組」之自我概念及情緒改善效果能顯著優於其他 4 組的可能原因之一，即是 IPDA 與 HCD 可將個案視覺心象內容與素材加以「適當

詮釋來源」(如詮釋為「前世、今生、或夢境」等),並加以治療所產生之預期效果(張雲傑,2014;張雲傑、林宜隆,2010)。

(四)可解釋前置用藥原因之心理動力機制

　　DCH 之心理動力理論與 S-O-R 循環架構,可以協助治療師理解性器期開始至青春期結束前的個案,為何在遭受挫折時,容易產生心理創傷的潛意識動力原因與意識動力原因。因為此時的人類意識雖已發展出來,但卻還不夠成熟,也還正在經歷家庭教育和學校教育所施予的社會化過程,因此潛意識的「本我」衝動在「自我」、「超我」、以及「向上我」的力量皆尚未強大到足夠產生心理的內控機制時,個人趨樂避苦的「本我」衝動所產生之不當外顯行為,便容易被父母、師長等成年人及社會文化制度等外控力量所壓抑或懲罰之。於是此時個人在人格結構尚未成熟的狀況下,便容易因外控力量所給予之各種挫折而受損,並形成心理創傷,而一旦心理創傷無法自動痊癒,就會開始發展出異常的人格結構、偏差的自我概念與情緒失調等各種心理症狀,而這也可以說明為何藥癮者所回憶出來之「前置用藥原因心象」中促成日後用藥成癮的關鍵心理創傷事件,大多發生在小學至國中階段的可能原因之一。由於藥癮者「前置用藥原因」之心理動力機制可被 DCH 藥癮成因理論加以合理解釋與分析,因此治療師便能根據個案心理創傷下之心理動力機制來選用較適當的 DCH 藥癮戒治理論與治療技術(如選用想像模仿理論並搭配認知催眠想像技術、或悖論技術等),於是個案在被治療師「對症治療」之狀況下,便容易產生 DCH 所預期之自我概念或情緒的改善效果。

(五)可說明個案選擇不同自我治療方式之原因

　　DCH 之心理動力理論與 S-O-R 循環架構,可以幫助治療師瞭解為何某些成年人會因為社會生活壓力而用藥、而某些遭受同樣社會生活壓力的成年人卻不會用藥的可能原因之一。其乃因某些成年人因為心理創傷從未痊癒的緣故,使得其人格結構無法或未能順利發展成熟,因而停滯於青少年階段與低挫折容忍力的狀態(如同 Beck 認知理論之前置成癮人格所具有的特徵),使得其無法適應成人社會的各種壓力(Beck et al., 1993),而讓「本我」享樂主義的衝動和「向上我」的過度補償作用足以外顯成為以藥物進行「自我治療」的失控行為,因而觸犯法律為社會所不容。

　　而能克服各種社會生活壓力且能不用藥的成年人，乃因其從小到大的心理創傷曾獲得治療或是自動痊癒能力較強的緣故，使得其人格結構的成熟度，能順利發展至較高階的「心理動力平衡狀態」，因而較容易透過「自我」、「超我」的內控力和「向上我」的合理補償作用來轉化或昇華「本我」趨樂避苦的衝動，因而外顯為「合法的自我治療」行為，如喝咖啡、吸菸、或從事各種合法的休閒娛樂活動以釋放其身心壓力。而這也可以解釋為何藥癮者所回憶出來之「首次用藥原因的現實需求類型」多為「避苦趨樂」與「自我治療」、且大多發生成年早期（20～29 歲之間）的可能原因之一（張雲傑，2014）。

　　由於藥癮者「首次用藥原因」之現實需求與心理動力機制可被 DCH 藥癮成因理論加以合理解釋與分析，因此治療師便能根據個案心理創傷下之心理動力機制（如為「避苦趨樂」與「自我治療」）來選用較適當的 DCH 藥癮戒治理論與治療技術（如選用自我概念或情緒治療理論，並搭配認知催眠回溯技術或解離技術等），於是個案之「前置成癮人格」在被治療師「對症治療」之狀況下，便容易產生 DCH 所預期之自我概念或情緒的改善效果。

（六）可解釋個人用藥行為之惡性循環機制

　　DCH 之二階段藥癮成因理論，可幫助治療師瞭解個案在首次用藥之前，所經歷之第 I 階段的前置用藥原因與個人心理動力與認知行為之連鎖效應歷程為何；亦可協助治療師瞭解個案在首次用藥之後，在其所經歷之第 II 階段的用藥循環與復發的歷程中，具誘惑力的內外刺激因子是如何激發個人認知潛意識與情緒潛意識之間的交互連鎖反應，使其深陷惡性循環的用藥行為模式而無法自拔。從「強視覺心象型」個案之用藥原因心象的前置現實原因及象徵式原因可知，藥癮者確有其前置性之人格結構上的脆弱點及低挫折忍度（LFT）之特質，符合 Beck 認知理論中所謂之「藥癮者先天性格」（Beck et al., 1993）與心理動力學派之早期人格決定論的前置決定因子概念，而能合理解釋為何同樣都遭遇心理創傷、人生挫折或各種生活壓力的個人，為何有人會愈挫愈勇，邁向超越自卑心理的卓越成就；而有人卻會自暴自棄、自甘墮落而邁向過度補償自卑心理的犯罪生涯及用藥人生（張雲傑，2014）。

　　由於藥癮者「用藥循環與復發歷程」之現實需求與心理動力機制可被 DCH 藥癮成因理論加以合理解釋與分析，因此治療師便能根據個案心理創傷下之心理動力機制（由內外刺激因子所激發之認知潛意識與情緒潛意識的交

互連鎖反應）來選用較適當的 DCH 藥癮戒治理論與治療技術（如選用自我概念或情緒治療理論，並搭配死亡重生催眠技術或認知催眠推進技術等），於是個案偏差的「認知潛意識與情緒潛意識的交互連鎖反應」在被治療師「對症治療」之狀況下，便容易產生 DCH 所預期之自我概念或情緒的改善效果。

（七）可運用視覺心象內容矯治偏差自我概念及負面情緒

　　DCH 藥癮成因理論可幫助治療師運用個案的各種視覺心象內容，作為矯治其偏差自我概念及釋放負面情緒時之治療理論架構，如在視覺心象內容中之今生重大事件與象徵式的前世或夢境內容中，治療師可藉以瞭解個案在人格結構上之功能異常處為何（張雲傑，2012b，2014）：

1.如在前世裡看見自己是武將或英雄者，即可研判個案可能是「向上我」的權力意志出現過度補償的問題，才會將今生現實世界裡樣樣不如人的犯罪者或階下囚的自卑心態「反向」投射為樣樣都過於人的英雄或武將角色，好讓自己可以得到「今生壞」但至少「前世好」的心理平衡。

2.如在前世心象中看見自己是乞丐、窮人或遭迫害的平民階級等，則可研判個案可能對自己現實生活中的低社經地位感到自卑，但由於缺乏自信與對自己外在環境與未來感到絕望的關係，所以無力的「向上我」便會准許「自我」將自己是弱勢族群或是一輩子都永遠無法翻身的「現實想法」，透過象徵式的低階級人物角色而投射出來。

3.如在前世裡看見自己因為追求各種享樂或目標而造成傷害別人或傷害自己者，所顯現的則是個人之「自我」無法控制住「本我」，而「向上我」又產生過度補償作用所發生之衝動控制問題。

4.如在前世中看見自己是有錢人卻未救濟窮人、或是愧咎於因自己的作為（或不作為）而害死親人或眾人者，則顯示是「超我」的良知在責備自己，並獲得「向上我」的認同而將愧疚感投射於象徵式的人物與情節中。

5.如在前世裡看見自己是修行人（如和尚）或神明為普度眾生而轉世於人間者，所顯現的則是「超我」之良知獲得「向上我」之認同，而將之「過度補償」為能拯救世人又具有崇高道德情操的象徵式宗教人物。

6.如在死亡重生療法中，能看見「智慧之光（或聖靈）」來給與自己改變人生方向的智慧答案者，則可視為個人之「自體我」已開始顯現對自己進行正面教育功能的作用，開啟了人類生來本有之「頓悟」及「靈性」的自我治

療機制。

由於 DCH 藥癮成因理論具有對個案之各種視覺心象內容與心理動力機制作出合理解讀與適當詮釋的效能，且治療師又能據以選用較適當的 DCH 藥癮戒治理論與治療技術來「對症治療」個案之心理創傷時，便容易產生 DCH 所預期之自我概念或情緒的改善效果。

二、DCH 藥癮治療結構與策略之有效原因

DCH 以分類催眠治療理論為基礎，並採綜合運用的方式將源自心理動力、認知行為及催眠治療學派之「分類催眠治療理論、個案構念治療理論、想像模仿治療理論、靈性頓悟治療理論、大腦重塑治療理論、自我概念治療理論、情緒障礙治療理論、夢境解析治療理論、情感創傷治療理論、強迫行為治療理論」等 10 種心理治療理論，結合成為 DCH 分類催眠治療模式所採用之整合型藥癮治療結構、治療理論與治療策略。而其之所以能對藥癮者產生顯著的自我概念與情緒改善效果，並有效降低其復歸社會後 1 年內的非法藥物再犯率，乃因上述 10 種心理治療理論的精華分別發揮出整合運用後的效能，茲加以探討並歸納原因如下。

（一）分類催眠治療理論可改善藥癮者自我概念與情緒之原因

Miller 等人（1987）發現「有視覺心象者」及「無視覺心象者」在人格測驗反應上無顯著差異，但在「情感心象」反應上有顯著差異之現象，成為 DCH 據以設計「IPDA」及「HCD」等兩種不同催眠團體方案，並將藥癮者依視覺心象能力之強、弱度，加以分類催眠治療之理論基礎。此外，折衷學派的催眠治療理論亦主張治療師須依據個案「催眠感受性」來施予不同催眠治療技術之「因材施治」觀點來看，當 DCH「分類催眠治療模式」能對有視覺心象者實施以操作「視覺心象」為主要治療技術之 IPDA 方案；而亦能對無視覺心象者實施以操作「非視覺心象（如聽覺、體覺或直覺反應）」為主要治療技術（且含有「誘發視覺心象」輔助技術）之 HCD 方案時，例如 HI-LH 模式，如此便能讓具有不同催眠感受性的不同視覺心象能力者，均能得到較適合自己能力的團體心理戒治方案，進而產生 DCH 所預期之改善藥癮者自我概念、情緒、降低非法藥物再犯率的治療效果。而從 DCH 之量化統計結果可知，分類催眠治療模式對改善藥癮者「自我概念、情緒、非法藥物再犯

率」之治療效果有強、弱之別的原因，亦確實是受個案視覺心象能力的強弱度、及 IPDA、HCD 方案的影響（張雲傑，2014）。

（二）個案構念治療理論可改善受藥癮者自我概念與情緒之原因

在 IPDA 方案的治療過程中，DCH 之整合型個案構念化理論，包括「Beck 的認知三角、與特定疾病有關的核心信念、文化共有的核心信念、Ericson 的心理社會發展階段、及自我設限策略」等（Leahy, 1999; 謝碧玲等譯，2010），在臨床治療實務上確實能幫助 DCH 治療師理解在各種今生、前世或夢境心象中所投射或象徵之心理創傷的核心信念，使得治療師能有效依據對個案的構念採用適當的治療理論並規劃出相應的治療技術。因此 DCH 根據臨床治療紀錄與量化統計結果，研判此種能將「心象構念化」的整合型理論，應是促成「強視覺心象型」個案在接受 IPDA 方案後之自我概念與情緒改善效果能顯著優於「弱視覺心象型」個案的原因之一（張雲傑，2014）。

（三）想像模仿治療理論可改善藥癮者自我概念與情緒之原因

DCH 治療師可運用催眠解離技術及年齡回溯技術，將想像模仿學習的楷模「置換」為個案所想像之「前世的自己」，並透過讓「前世楷模」從事改變「前世情境或命運」的相關活動，藉以改變個人偏差行為及核心信念；亦可將想像模仿學習的楷模「置換」為個案所想像之「未來的自己」，並透過讓「未來楷模」從事「未來生涯規劃或改變未來命運」的相關活動，藉以改變當下個人負向的自我預言及預期信念。由於 DCH 整合型想像模仿理論之治療重點的第一步驟在於能讓個案在透過觀察「楷模」的過程中，把過去壓抑於潛意識內的情緒發洩出來；而第二步驟則能讓個案以「旁觀者」角度探索出其前世或今生未來的人生課題，並賦以新的詮釋與正向自我期待。因此 DCH 根據臨床治療紀錄與量化統計結果，研判上述整合型想像模仿理論之治療重點步驟，應亦是促成「強視覺心象型」個案在接受 IPDA 後之自我概念與情緒改善效果能顯著優於「弱視覺心象型」個案的原因之一。

（四）靈性頓悟治療理論可改善藥癮者自我概念與情緒及降低再犯率之原因

目前臨床上可接觸到之藥癮個案對其本身能活著與存在的「解釋」，不

外乎是根據世上已知的「一神論、多神論、無神論」等三大類靈性理論之觀點而來[176]。因此，DCH 首創以「解脫觀原型理論」結合「死亡重生技術」所設計的靈性頓悟療法之所以能讓藥癮個案產生預期療效的最主要原因，研判是因為當 DCH 治療師依據超個人心理學的「靈性解脫觀」來協助不同宗教信仰或無神論的個案進行「死亡重生療法」時，由於能讓個案「親身感受到」有生以來從未經歷過的特殊靈性經驗，因而可對個案心理產生強烈的震撼力與立即性的頓悟效果（張雲傑，2007，2012b，2014）。

例如：一神論的基督徒藥癮者會因在未來心象中看見「當自己下決心戒藥後，不但能成家立業，而且死後還能上天堂得到永生」，就能領悟到不管自己因嗑藥做了多少壞事，只要願意「認罪悔改」，過去所犯之罪就能立即獲得上帝赦免，而能重頭開始、重新做人。

又如多神論的佛教徒藥癮者因在前世心象中看見「清朝前世的自己因誤交損友，敗光家產，結果跳河自盡的一生」，就能領悟到原來今生忍不住要嗑藥的「潛意識原因」，竟是為了麻痺自己（前世）年輕時因濫交損友而誤入歧途的「懊悔」[177]，所以只要今生願意放下心中對損友的怨恨並原諒自己，就能擺脫輪迴的宿命，成功戒除藥癮。或如無神論的藥癮者因在向「智慧之光」尋求如何改變未來人生的「智慧答案」時，竟然在「智慧之光」中看見「自己在戒藥 3 年後，因從事房屋仲介工作遇到貴人提拔而創業成功」的未來心象畫面，瞬間領悟到「戒除藥癮與從事正當工作」對改變自己未來的重大關鍵影響力，因而願意下決心戒藥並認真工作。

（五）大腦重塑治療理論可改善藥癮者自我概念與情緒之原因

為何透過 DCH 療法之 IPDA、HCD 方案可以快速地在每次催眠治療過程當下，即能讓藥癮個案明顯感覺到自己身心確實獲得「深層放鬆」的紓壓效果？研判此乃因 DCH 根據大腦迴路重塑理論所設計之「閉眼催眠放鬆技術」確實活化了個案大腦地圖中與身心放鬆感受有關的神經迴路，且讓這些

---

[176]一神論者如「基督徒」會認為人類的靈性由造物主所創造，所以沒有前世，只有今生與來世。多神論者如「佛教徒」會認為人有前世、今生與來世，人之靈性乃因緣合和所生，除非修行得道，否則會一直輪迴轉世。無神論者則通常相信科學理論，認為人的靈性就如科學家所言來自父母遺傳所生，死後就會消失無蹤，所以人只有今生一世，沒有前世與來世。

[177]根據 DCH 前世療法理論，個案所見「在清朝因誤交損友而敗光家產後自盡」的前世心象，實乃是個案潛意識將自己今生「年輕時因交損友而誤入歧途」所產生之心理創傷與懊悔情緒，以「象徵式的前世故事」投射出來而已，意即在真實世界的人類歷史上，並未發生過個案所看見之前世事件。

神經迴路與 IPDA 治療師或 HCD 在進行催眠放鬆治療時的聲音、語調、頻率及指導語之間，因「同步連結律」之大腦重塑作用而產生新的「催眠放鬆地圖」。尤其當個案接受 DCH 療法的「次數」隨著療程進展而增加時，其放鬆身心的「速度」會更快、進入的「催眠深度」會更深。此表示個案大腦「催眠放鬆地圖」的神經迴路確實會隨著接受催眠治療次數的增加而不斷自我重塑，使得運作效率更快、功能更好。而使 DCH 療法能夠迅速改善藥癮者自我概念與情緒的另一主要原因，研判是因為 DCH 根據大腦重塑理論所精心設計之 IPDA 方案中的各種特殊治療技術（例如「死亡重生」技術），確實對藥癮者發揮了「重塑認知觀念」與「改寫記憶內容[178]」的治療效果，尤其是對「強視覺心象型」個案而言（張雲傑，2012b，2014）。

（六）自我概念治療理論可改善藥癮者自我概念之原因

治療師為協助藥癮者達成化解心理創傷，改善自我概念，進而消除以藥物進行自我治療之動機，須將能建立各種正向積極自我概念的治療技術融入於整個分類催眠治療模式中所使用的各種認知行為與催眠技術當中，如在應用「富裕催眠法」及「預見未來法」等生涯規劃技術時，DCH 治療師之重點在於協助個案確認可把哪些重要的「貴人」納入自己生涯改變計畫的支持系統來源，或是該避開哪些「小人」，以免自己受到傷害而影響目標的完成（張雲傑，2012a，2012b）。治療方法則重在運用心象催眠技巧，讓個案可將行為改變的優、缺點加以「形象化」並「具象化」，並評估在朝向目標前進的每一關鍵步驟上，自己須執行哪些特定行動，以得到未來心象中所「預見」的最終結果。因此 DCH 根據臨床治療紀錄與量化統計結果，研判此藉「預見未來」建立正向自我概念的治療理論與相對應之技術，亦是促成「強視覺心象型」個案在接受 IPDA 後之自我概念改善效果可顯著優於「弱視覺心象型」個案的原因之一。

（七）情緒障礙治療理論可改善藥癮者情緒之原因

研究顯示人類逃避行為的第一階段即是「恐懼制約階段」，因此 DCH 治療師要先消除藥癮者內心的恐懼及所引發之焦慮，方能較易進行更深入的治療。第二階段治療師則須處理個案憂鬱情緒與負面訊息的回憶傾向，因成年

---

[178]如「用藥記憶、心理創傷記憶、情緒記憶」等。

憂鬱患者易回憶起更多的負面訊息，此回憶傾向乃是早期負面經驗的學習結果，並受消極自我參照認知模式所促進。所以 DCH 治療師在處理個案今生或前世心象內之負面回憶內容時，須將消除「負面訊息回憶」作為治療重點目標之一（金悅春譯，2011），因在極端情形下，當負面預期以一種無處不在的「絕望感」的型式出現時，便會產生「自殺傾向」（Beck et al., 1979; Beck et al., 1990）。故為有效治療憂鬱情緒，DCH 治療師必須協助個案建立「積極的預期」，並將催眠回溯及推進技術作為具體建立個案「正面未來觀」的工具，以助其減輕憂鬱、絕望感及自殺意念。因此 DCH 者根據臨床治療紀錄與量化統計結果，研判上述整合型情緒治療理論之治療重點步驟，應也是促成「強視覺心象型」個案在接受 IPDA 後之「憂鬱、絕望感」改善效果能顯著優於「弱視覺心象型」個案的原因之一（張雲傑，2014）。

（八）夢境解析治療理論可改善藥癮者情緒之原因

DCH 治療模式乃透過催眠解夢技術，協助個案將其意識所不知道、沒見過、或不記得的視覺式的創傷記憶（但其潛意識卻見過，而且還記得的視覺式的創傷記憶），以視覺心象的方式重現於催眠解夢技術所創造出的夢境中，並進行夢境解析及認知行為治療。因此當 DCH 治療師在協助個案進行催眠解夢治療之時，治療師會引導個案在催眠中將過去的「夢境重現」，並教導個案處理該夢境所顯現的衝突核心信念，也就是其創傷記憶的根源。如此一來，個案就能很快瞭解觸發情緒的是什麼，並能因此得到情緒釋放的治療效果。因此 DCH 根據夢境治療紀錄與量化統計結果，研判上述夢境治療理論與特殊解夢技術，應也是促成「強視覺心象型」個案在接受 IPDA 方案後之「憂鬱、絕望感」改善效果能顯著優於「弱視覺心象型」個案的原因之一（張雲傑，2014；張雲傑、林宜隆，2010）。

（九）情感創傷治療理論可改善藥癮者情緒之原因

根據藥癮者之「首次用藥原因心象」及「用藥原因之象徵式心象（如前世心象）」內容可知，某些藥癮者的「潛意識」確實會將自己過去隱藏於內心深處的「情感創傷」（如失戀或離婚創傷）視為其今生或前世的「用藥原因」，並在接受 IPDA 或 HCD 方案治療的過程中，將之投射於視覺心象畫面裡。故 DCH 為了治療上述藥癮個案的情感創傷問題而在 IPDA 方案中所採

用之「反學習」治療策略，如「哀悼愛」的治療策略、「正向愛」的建立策略、「負向愛」的消除策略、「性與愛」的重塑策略、及「夢想與愛」的規劃策略等，其目的都是為了協助藥癮者能從過去的各種情感創傷中，得到真正的釋懷、放下與解脫，並且願意與替代性的「藥物戀人」永遠分手，而且絕不再復合。因此，DCH 根據藥癮者用藥原因心象內容與量化統計結果，研判上述情感創傷治療理論、反學習策略與情感治療技術，應也是促成「強視覺心象型」個案在接受 IPDA 方案後之「憂鬱、絕望感」改善效果能顯著優於「弱視覺心象型」個案的原因之一（張雲傑，2014）。

（十）強迫行為治療理論可改善藥癮者情緒與降低再犯率之原因

根據大腦重塑理論與強迫行為治療理論可知，只要能消除藥癮者被藥物所制約之強迫式思考與伴隨的負面情緒感受（如焦慮、恐懼），就能有效消除其所連結的強迫用藥行為。故 DCH 療法參考 Schwartz 所研發之「人工換檔、重貼標籤、重新聚焦、大量練習、配合精神藥物」等強迫行為治療策略與技術（Schwartz & Begley, 2002; Schwartz & Beyette, 1996），將之改良成適合 IPDA 方案使用之形式，再加以運用於「前世療法、今生療法、未來療法、夢境療法」等四種與「時空穿越」有關之特殊療法中，並結合「死亡重生、預見未來、時間重塑」等多種特殊治療技術來達成「重塑大腦藥癮地圖、建立大腦戒藥地圖、消除強迫用藥思考」之治療目標，目的就是為了消除「強視覺心象型」個案之強迫用藥行為，以產生「降低非法藥物再犯率」的預期治療效果。而在消除「弱視覺心象型」個案之強迫用藥行為方面，DCH 則是將上述 IPDA 方案中原本較適合「強視覺心象型」個案使用之「視覺心象型」治療技術轉化成較適合「弱視覺心象型[179]」個案使用之「非視覺心象型」治療技術來加以對治之。因此，DCH 根據臨床治療紀錄、量化統計數據與非法藥物再犯紀錄，研判上述強迫行為治療理論與特殊治療技術，不但是促成「強視覺心象型」個案在接受 IPDA 方案後之「憂鬱、絕望感」改善效果能顯著優於「弱視覺心象型」個案的原因之一；同時也應是促成「弱視覺心象型」個案在接受 IPDA 方案後之「降低非法藥物再犯率」效果能顯著優於「強視

---

[179]包括「聽覺心象型、體覺心象型、直覺心象型」等 3 類型個案。

覺心象型」個案的重要原因之一[180]。

三、DCH 藥癮治療技術之有效原因

　　DCH 分類催眠治療模式所使用之整合治療技術則包括「催眠建議、放鬆、投射、聯想、悖論、解夢、想像、回溯、死亡重生、推進、解離、催眠CD」等 12 項主要治療技術，其中由催眠建議、放鬆、想像及催眠 CD 等所構成之整合技術，可順利協助個案進入後續深度治療所需之放鬆的心理狀態，而「催眠聯想、投射、回溯、悖論、推進、想像、解離」等整合技術則可使個案看見具有各種不同心理時空感的視覺心象內容與情節，如前世、今生、夢境或未來心象等，而當個案看見上述任何一種視覺心象內容時，便是 DCH 治療師開始運用認知催眠治療技術的時機（張雲傑，2012b，2014）。

　　此時，除了 HCD 方案因受限於事先錄製的催眠指令和治療程序無法隨個案之心象內容變動外，IPDA 方案之各種認知催眠想像治療法之使用時機，則可由 DCH 治療師在治療當下視個案本身特質與所顯現心象內容類型來加以決定（張雲傑，2014）：

（一）如有宗教信仰或輪迴文化的個案則施以「主動想像技術」。

（二）面對心理創傷心象時容易焦慮者則施以「系統減敏感法」。

（三）有戒藥動機和工作能力者則施以「想像操作控制法」。

（四）對具高度體覺催眠感受性且自願接受「嫌惡治療法」的個案則施以「想像敏感法」。

（五）對學歷較高且需提升自我控制力者則施以「認知想像法」。

（六）對有人際障礙或生涯規劃問題者則施以「自導訓練法」。

（七）對看見「未來心象」者則施以「Biker 悖論技術」。

（八）對在「今生心象」中有心理創傷事件者則施以「祖先悖論技術」或「信息悖論技術」。

（九）對有「前世心象」者則施以「死亡重生療法」讓其領悟今生之生命課題。

（十）最後則無論個案看見心象為何，治療師均應以解離技術讓個案之「自

[180] 即一旦 DCH 治療師能成功讓「弱視覺心象型」進入深度催眠狀態，並以 IPDA 治療之，則可使「弱視覺心象型」個案在接受 IPDA 方案後之「降低非法藥物再犯率」效果顯著優於「強視覺心象型」個案，尤其是對原施用 2 級非法藥物之「弱視覺心象型」個案。

體我」投射為「智慧之光」，並讓這「智慧之光」對個案自己進行正向心理教育，以讓個案得到「意識」上的頓悟經驗。

因此 DCH 根據臨床治療紀錄與量化統計結果，研判上述整合型治療技術之重點治療步驟，亦應是促成「強視覺心象型」個案在接受 IPDA 方案後的自我概念與情緒改善效果之所以能顯著優於「弱視覺心象型」個案的可能原因之一（張雲傑，2014；張雲傑、林宜隆，2010）。

另根據個案復歸社會後 1 年內的「非法藥物再犯率」的研究結果可知，促成「弱視覺心象型」個案在接受 IPDA 或 HCD 方案後之再犯率下降效果可顯著優於接受「一般心理戒治處遇方案」的主要原因之一（尤其是對原本施用 2 級非法藥物者而言），研判是因為 DCH 療法針對「弱視覺心象型」個案所「特別研發」並應用於 IPDA 及 HCD 方案內的「聽覺型、體覺型、或直覺型」等特殊催眠治療技術，確實已消除了被個案潛意識所深藏於其聽覺型記憶、體覺型記憶、或直覺型記憶內的「生理藥癮記憶」或「心理藥癮記憶」，並有效將「新的長效型戒癮催眠指令」置入個案的潛意識中，所以才能如此明顯對個案產生出「催眠後暗示」的藥癮戒治效果，而使得其復歸社會後 1 年內的「非法藥物再犯率」能顯著下降。

第五節 藥癮治療實務與成功個案分析

根據 DCH 理論可知，在藥癮者第 1 次接觸藥物之前，由個人過去心理創傷衍生之負面情緒及病態人格特質是日後促成藥物上癮之關鍵因子，因此 DCH 療法若能治療藥癮者心理創傷、安全釋放其負面情緒，即可減輕其心理痛苦及病態人格特質，產生預期之治療反應（張雲傑，2007，2012b，2014；張雲傑、林宜隆，2010）。茲將 IPDA 療法應用於個別藥癮治療研究方案之成功個案為例，加以分析說明之：

一、治療對象與方案設計

DCH 以「個案研究法」來探討 IPDA 方案對男性藥癮者的治療效果，並採用「調查訪問法、心理測驗法、臨床觀察法、文獻分析法」等 4 種資料收集方式，對個案接受治療的過程與轉變，作全面、詳盡且深入的分析與探究（張雲傑，2012b）。

（一）治療對象

1.個案基本資料：

臺灣北部某戒治所男性藥癮者 A 君，自願接受藥癮治療時之年齡為 29 歲，高中畢業，信仰佛教，以賣菜為業，家住台灣北部某縣市，曾入其他勒戒所戒治藥癮 2 次，於 2005 年 1 月中旬首次入戒治所戒治藥癮，無另犯其他刑案，自 2005 年 3 月研究實施起約 5 個月後，於 2005 年 8 月中旬停止戒治出所。

2.生活及用藥史簡介：

個案 A 君身體健康狀況正常，未婚，但育有非婚生 7 歲女兒 1 名。其原生家庭有年約 50 多歲的父、母及年約 20 多歲之弟、妹各 1 名，父母婚姻狀況正常，家庭氣氛普通，經濟狀況小康。個案自述從國中二年級 14 歲起，即因好奇而開始吸食安非他命，至 2005 年入戒治所前，總計吸食安非他命 15 年，另在入戒治所前曾有海洛因用藥史約 6 個月（28 歲時）。

（二）治療方案設計

1.治療單元設計：採個別實施之 IPDA 方案

由於個案 A 君的催眠感受性是屬於「綜合心象型」，故 DCH 治療師決定採用 IPDA 方案治療之，治療目標設定為「協助個案化解過去心理創傷，以消除藥癮」，並將每次的治療單元以下列 3 階段的順序實施之（楊筱華等譯，2005）：

（1）**第 1 階段**：藉催眠技術放鬆、安定個案，並在治療情境下，建立暗示指令與反應動作，引導其進入心情放鬆狀態。特定的暗示指令也用於加強自我安全感及戒藥自信心，使能回憶、容忍創傷記憶，並增強治療師與個案之關係，以達治療目的。

（2）**第 2 階段**：修通創傷記憶內促成藥物成癮之心理衝突點，並使用整合的催眠技術協助個案調整、控制與解決創傷記憶對身心之作用。在此情境下，個案能學習並調節情緒及認知上對創傷事件的心理距離，也較能整合創傷記憶。其中「投射」及「重建技術」，例如以想像的不同情節畫面來代表創傷經驗的不同觀點，在此階段十分重要。

（3）**第 3 階段**：治療目標包括將心理創傷經驗以較具彈性、適應性的方式整合至藥癮受戒治人之日常生活中，以維持一個較佳的調適反應與身心發展。催眠技術能引導個案將注意力集中在引發某一創傷事件的關鍵點上，並提供問題解決策略，當有特別治療需要時，亦能有效轉換其注意力及心象內容；還能使個案透過「心象」演練較具適應性的自我形象、戒藥活動及特殊劇情（如「先讓自己死亡，然後再重生」等），以促進自我整合。

2.治療設備器材：

（1）心理測驗：柯氏性格量表（KMHQ）（柯永河，1998）含題本 1 份、答案紙 2 份。
（2）播音設備： CD 放音主機 1 台及播音喇叭 2 個。
（3）催眠音樂 CD：曲名「Tide（海潮）」計 1 首。

3.治療場地：

臺灣北部某戒治所「心理諮商室」1 間。

4.治療時間：

治療時間自個案於 2005 年 3 月上旬提出「自願接受催眠戒藥治療申請書」開始起算，期間歷經心理測驗前測、治療前評估、6 次的 IPDA 治療單元（平均每 1 至 2 週進行 1 次單元，每次約 2.5 小時）、心理測驗後測，至 2005 年 8 月上旬實施治療後評估為止，總計約 5 個月。

5.治療步驟：

（1）心理測驗第 1 次施測（前測）：於 2005 年 3 月上旬施測柯氏性格量表 1 份，並紀錄各分測驗分數。
（2）紀錄個案接受治療前之心得：於 2005 年 3 月上旬由個案 A 君自陳其治療前心得，以評估個案自我預期之戒癮效果。
（3）實施 IPDA 方案：自 2005 年 5 月下旬開始，實施每次治療 2.5 小時，總計 6 次之 IPDA 短期療程，治療時數總計 15 小時，每次治療之間隔時間長短，由治療師依個案身心改善狀況而定。
（4）心理測驗第 2 次施測（後測）： 2005 年 8 月上旬於第 6 次治療結束後，

再測柯氏性格量表 1 份，並紀錄各分測驗分數。

（5）紀錄個案接受治療後心得：於 2005 年 8 月中旬由個案 A 君自陳其治療後心得，錄影存檔並評估整體療程結束後個案之自覺戒藥效果。

（6）治療資料分析：以質化分析探討 IPDA 治療紀錄、心理測驗結果、個案自陳心得及官方相關紀錄等。

6.後續追蹤：

由治療師持續追蹤個案結案後之藥癮戒治效果，即自個案於 2005 年 8 月中旬出戒治所後，開始依據臺灣北部某戒治所之藥癮者出所追蹤紀錄，於連續 6 年內持續追蹤個案是否再犯毒品相關罪刑。

二、治療紀錄分析

（一）第 1 次治療紀錄（2005 年 5 月下旬）

1.行為觀察：

個案主述想於出所前戒除安非他命及海洛因藥癮，具戒癮動機及配合治療意願。

2.治療程序：

（1）實施「柯氏性格量表測驗」取得個案接受治療前之人格特質紀錄。

（2）瞭解個案所內生活適應情形及出所後之生涯期望。

（3）施以 IPDA 方案協助個案消除對安非他命之渴想心理。

3.治療內容：

（1）治療師將個案引入深層催眠狀態，協助其回憶第 1 次施用安非他命的情景。

治療師：「無論看見什麼，請輕鬆地告訴我。」

個案：「我看到一個國四重考生，與補習班認識的朋友在一起，然後跟他買安非他命，用保濟丸的罐子裝。其實西藥房也買得到。我把安非他命帶回家後，偷偷地躲在自己的房間裡吸食，一會兒就感覺飄飄然，很有精神。這是我第一次偷吸安非他命。」

治療師：「你想戒除安非他命的藥癮嗎？」

個案：「當然想啊！」

（2）治療師指示個案以 30 歲的成年身份，進入自己的催眠世界中，去找 15
　　　歲、第 1 次施用藥物的少年，並以藥物受害者的身份和經驗，勸說第 1
　　　次用藥的少年戒藥。

治療師：「現在請你以 30 歲成年的自己，進入催眠世界裡，找到 15 歲、
　　　　　第一次用藥的自己，並以用藥受害者的身份和經驗，勸說第一次
　　　　　用藥的自己戒藥。」

個案：「我看到 30 歲的自己進入房間裡，找到 15 歲的自己，告訴他：
　　　　都是因為你在 15 歲用藥，才會害 30 歲的我坐牢。」

治療師：「你可以告訴15歲的自己：用藥有什麼壞處和戒藥有什麼好處。」

個案：「用藥非常不好！會坐牢，還會被人看不起，讓家人及父母難過、
　　　　丟臉！在社會上抬不起頭來，每個人都對你避之唯恐不及！身體
　　　　健康也會變得非常差，每個內臟器官都受到非常深的毒素影響，
　　　　沒力氣工作，也沒辦法正常上班，每天醉生夢死，被藥物控制！
　　　　你戒藥以後，30 歲的我就不會被藥物控制，也不會坐牢。家人
　　　　一樣愛我，我也會繼承家業，成為人人羨慕的成功企業家。我會
　　　　有溫柔漂亮的老婆，擁有幸福美滿的婚姻，還會有優秀聰明的孩
　　　　子，無論我走到哪裡都可以抬頭挺胸；而且身體健康，體力充沛，
　　　　想做什麼就做什麼，生活充滿幸福快樂！」

治療師：「15 歲的你聽了這些忠告後有什麼反應？」

個案：「他哭了，非常後悔因為一時好奇，長大後卻過著悲慘的人生。」

治療師：「好好安慰一下年少的自己，帶他去做年少時真正想做的事情，
　　　　　而且會真正感受到快樂的事情！」

個案：「好，乖，別哭了，我帶你去打打籃球，透透氣，做些健康的運
　　　　動。你會發現人生除了用藥之外，還有更多有趣的活動值得去
　　　　做。」

5 分鐘後……

治療師：「你帶年少的自己做了什麼事嗎？他現在開心了嗎？」

個案：「我帶他去打了一場籃球之後，少年的我很開心。」

（3）治療師請個案和 15 歲的自己做個「男人之間的戒藥約定」，相約此後

要互相激勵、提醒對方戒藥，成為互相支持的「戒藥好夥伴」。於是個案與自己潛意識的投射人物（15 歲的自己）」訂定了「戒藥契約」。達成第 1 單元之治療目標。

4.治療結果：

初步評估結果顯示個案具「深度催眠感受性」，適合接受 IPDA 方案，故先治療其國中時期因好奇而施用安非他命之心理創傷經驗，並促其頓悟「使用合法減壓娛樂」之重要性。

（二）第 2 次治療紀錄（2005 年 6 月上旬）

1.行為觀察：

個案主述自上次治療後產生心情放鬆感，對安非他命的渴想程度已明顯下降。

2.治療程序：

施以 IPDA 方案協助個案消除對海洛因之渴想心理。

3.治療內容：

（1）治療師將個案引入深層催眠狀態，協助其回憶第 1 次施用海洛因的情景。

治療師：「無論看見麼，請輕鬆地告訴我。」

個案：「我看到自己剛抽完海洛因捲成的煙捲，這是我第一次吸食，很 high 的躺在床上，好像所有的煩惱都消失了！一種很茫、很茫的感覺…有點想睡…輕飄飄的…很睏…全身恍惚飄邈，好像一切都不存在了…。」

治療師：「好，順著這種用藥後的感覺，看看是什麼原因讓過去的你使用海洛因？」

個案：「我看到自己在與人交易，女朋友就坐在便利商店前的汽車內等。交易時因為有些小爭執而耽擱了 5 分鐘，正要回去車子那裡，才走到轉角就看見警察正在臨檢，我趕緊躲在牆角觀望；結果看到女朋友當場被警察帶走。那是因為車上還放著一些海洛因，準備到下一個地點交易；不料因為只有她留在車上，所以當場被警方

以販毒現行犯的罪名逮捕。我呆呆地站在牆邊，腦袋一片空白，眼睜睜看著警察和女朋友的身影消失在街道上。我很懊惱，都是因為耽擱太久才害女朋友坐牢。因此回到家後心情非常煩悶，不斷自責，這一切都是我害的！自從出事後，我就躲在家裡，難過得吃不下也睡不著，連續好幾天都沒出門，心裡非常難受，不知如何是好。就在這時，腦海中突然浮現了一個念頭：用海洛因來解脫吧！這玩意兒的力道更強，應該可以解決煩人的問題和痛苦。原本只賣藥而不用藥的我，就這樣陷入苦海，從此不能自拔，開始自我麻醉，一直到被抓入獄。（個案眼角泛著淚光）女友原本只有用藥，就算被抓到，最多也只會被判勒戒；幫我背了販毒的黑鍋之後，卻蹲了 3 年苦牢，這是我一輩子也償還不了的。自從她入獄後，我都一直不敢去會面，覺得很慚愧，因為全都是我害的！（個案眼淚順著眼角流下來）後來我聽說她出獄後，就回南部老家，過著平凡的生活。」

治療師：「你想當面跟女朋友說說話嗎？說出長久以來你悶在心裡的歉意？」

個案（情緒激動）：「我真的很想，如果可以的話。」

（2）治療師請個案將注意力集中在對女友的思念上，同時引導其進入更深的催眠狀態，並在催眠世界中順利見到女朋友。

治療師：「你看見她了嗎？」

個案（熱淚盈眶）：「我看到她了！她在台南老家的工廠裡幫忙。」

治療師：「那就親口告訴她你想說的話！」

個案（哽咽）：「小芳！妳還是跟以前一樣美麗。這些年來過得好嗎？都是我，我對不起妳，請原諒我！都是因為我，才會讓妳背黑鍋，如果時間能重來，我希望被警察抓的人是我！是我對不起妳，我不敢奢望妳原諒，但希望妳知道，妳是我這輩子最愛的人！現在一切都已經無法挽回，所以請妳忘了我吧，早日找到好男人，照顧妳一輩子、給妳幸福。別再用藥了！我也會開始努力戒藥，今天能再看到妳真好，希望妳能接受我的懺悔，以後好好保重、照顧自己。」（個案已淚流滿面）。

治療師：「女朋友怎麼回應呢？」

個案（如釋重負）：「她願意原諒我，只要我真的誠心戒藥。」

治療師：「給彼此一個熱情的擁抱，作為美好戀情的無悔句點吧！」

（3）個案以身體作勢與女朋友深情地擁抱了一下，然後露出了笑容，顯示
其因愧疚而自暴自棄施用海洛因的心結得到化解、負面情緒亦獲釋放，
達成第 2 單元之治療目標。

4.治療結果：

修通導致個案首次施用海洛因之心理創傷經驗（過去賣藥時誤害前女友
坐牢之愧疚感）。

（三）第 3 次治療紀錄（2005 年 7 月上旬）

1.行為觀察：

個案樂觀描述日後出所之工作及生活規劃，並希望心理師能持續追蹤以
增強其戒藥信心。

2.治療程序：

（1）瞭解個案最近於所內適應狀況。

（2）記錄個案前次治療後之身心感受（愧疚感減輕，對海洛因的渴想程度
已明顯下降）。

（3）施以 IPDA 方案協助個案探索藥癮之渴想來源。

3.治療內容：

治療個案施用藥物之其他心理原因

（1）治療師引導個案在深度催眠狀態下，尋找造成個案對藥物成癮之其他
原因。

個案（徬徨）：「我看到了一大片森林，但是看不見自己，也看不到任何
人，只有一大片林地，林地深處有一大片湖泊，湖邊有一艘小船，
但沒有人駕駛，看起來破破爛爛的，湖面上開滿了荷花。可是這
裡的景色給我一種很悽涼的感覺。」

（2）治療師依據治療經驗評估個案已找到潛意識的藥癮線索，於是運用「催
眠回溯技巧」，引導其繼續探索…

個案：「我看到有個穿古裝、留辮子的落魄中年男人站在小拱橋上，眺望著一望無際的湖水。我認出來了！那個男人就是我。我是明朝人，家住在城裡的大街上，我站在橋上準備投水自盡。」（個案顯現驚訝神情）我看到自己跳入水中，快要淹死了！掙扎不到幾分鐘就溺死了，沒有人發現，7 天後屍體浮出水面，隨著湖水漂向不知名的遠方，也沒人替我收屍。」

治療師：「順著這種死亡感受，回想你走上自殺這條路的原因！」

個案（沉默一會兒）：「我家世很好，父母是地方仕紳，我家非常富有，一家人住在豪華的大宅院裡。我靠著祖上的庇佑當了地方上不大不小的官，所以有許多貪圖榮華富貴的人看我有錢有勢，紛紛來拉攏、巴結，我因此交了不少酒肉朋友。因為父母從小就疼我、寵我，我想要什麼就有什麼，經常任意揮霍。30 多歲時，一群朋友串通好要騙我的錢，剛開始藉口合夥做生意，臨時週轉不靈，先借些錢週轉急用。當我非常闊氣地把僅存的現金全借給他們以後，厄運突然降臨，他們突然消失的無影無蹤。直到那一刻，我才知道真的被騙了！為了生活下去，只好把值錢的東西賣掉，地契也拿去典當。當所有能賣、能當的都用完後，換我跟別人借錢，所有能借的地方都借遍了卻無法償還，只好失魂落魄地走到城外的大樹下，想起過往的奢華竟是一場夢，十分沮喪，我痛哭流涕起來。哭完後就站起身朝湖邊的拱橋走去，望了這世界最後一眼，就投河自盡了。」（個案說完就沉默下來）

（3）治療師順勢加深其催眠深度，並運用解離技術，協助個案從悲慘的創傷記憶中得到「領悟」。

治療師：「現在讓過去的你徹底的死亡、消失吧！這些過去的記憶再也無法影響你了！重生之後的你請漂浮到空中，用你心靈的智慧瀏覽這過去的人生，你從中得到什麼樣的領悟？」

個案：「我就是太相信朋友才會被陷害，今生絕不再犯同樣錯誤了。」

治療師：「那麼透過這次的體驗，你得到讓未來人生更幸福的答案了嗎？」

個案：「是的，我知道了。此後不會再跟誘惑我用藥的朋友來往，免得又被陷害，還要有勇氣面對現實，不再逃避自己的責任；更要下

定決心戒除藥癮，決不再用藥物麻醉自己。」
（4）透過這次催眠治療，心理師協助個案願意面對過去坎坷人生，並領悟
「拒絕壞朋友以免悲劇重演」的意義，達成處理個案用藥心理原因之
治療目標。

4.治療結果：

治療個案被朋友陷害之心理創傷經驗，使個案初步領悟改變自己未來人
生之方法，並頓悟「拒絕與藥友來往」之重要性。

（四）第 4 次治療紀錄（2005 年 7 月中旬）

1.行為觀察：

個案主述藥癮渴想有持續降低傾向，並希望心理師能持續追蹤，以增強
其戒藥信心。

2.治療程序：

（1）瞭解個案出所後之拒藥策略與計畫。
（2）記錄個案前次治療後之身心感受（開始對報紙上的非法藥物或毒品新
聞不感興趣）。
（3）施以 IPDA 方案協助個案探索藥癮之渴想來源。

3.治療內容：

治療個案施用藥物之其他心理原因
（1）治療師引導個案在深度催眠狀態下，尋找造成個案對藥物成癮之其他
原因。
個案：「我回到了上次明朝的世界。」
治療師：「好，那找找為什麼你又會回到這裡的原因。」
個案：「我又看到上次那 30 多歲時的畫面，那群酒肉朋友藉口合夥做生
意，想向我借些錢週轉急用。但父母覺得不妥，提醒我千萬小心，
以免吃虧上當。我聽不下勸告，還是不斷借錢給他們。父母親不
得已只好和我斷絕親子關係，帶著剩下的老本投靠親戚，留我一
個人在大宅院裡。後來我的錢真的被騙光了、買來的官也沒得做
了！正當我家徒四壁、窮途潦倒的時候，唯一剩下來父母留給我

　　的祖宅竟又因一場無名火而付之一炬，連住的地方也沒有了，至此才悔不當初，沒有聽父母的忠告，也無臉再去投靠老人家，只好投河自盡了。」

（2）治療師順勢加深其催眠深度，並運用解離技術，協助個案從悲慘的創傷記憶中得到「領悟」。

　　治療師：「現在請你漂浮到空中，用你心靈的智慧再次瀏覽這段過去的人生，你從中得到什麼樣的領悟？」

　　個案：「我要聽父母的忠告，畢竟他們都是為了我好，才會不斷提醒我該注意的地方。」

　　治療師：「那麼透過這第 2 次再回到明朝的體驗，你得到讓未來人生更幸福的答案了嗎？」

　　個案：「是的，我知道了。要孝順父母，而且要認真工作，才不會辜負父母的期望。」

（3）透過這次催眠治療，心理師協助個案重塑對父母管教之認知，並讓個案領悟認真工作對自己之重要性與意義。

4.治療結果：

　　治療個案愧對父母之心理創傷經驗，並促其頓悟「孝順父母」、「勤勞工作」之重要性。

（五）第 5 次治療紀錄（2005 年 7 月下旬）

1.行為觀察：

　　個案主述對藥物的渴想有持續降低，並詢問外界醫療機構是否有催眠戒癮療程能於其出所後持續參加。

2.治療程序：

（1）瞭解個案前次治療後之身心感受（開始不想再與其他藥癮者談論藥物相關訊息）。
（2）施以 IPDA 方案協助個案探索「未竟心願」及藥癮渴想來源。

3.治療過程摘要：

　　治療個案施用藥物之其他心理原因

（1）治療師引導個案在深度催眠狀態下，尋找造成個案對藥物成癮之其他
　　原因。

　　個案（緊張地）：「我看見自己穿古裝，留著長髮，大約 25 歲，正騎著
　　　　　　　　　馬奔馳在鄉間小徑上，四周都是稻田，有農夫在田裡耕作。」

　　治療師：「繼續看下去，看後來發生了什麼事？」

　　個案：「後面有一大群山賊騎著馬追過來，準備要殺我。我快馬加鞭地
　　　　　往前奔馳，可是馬已經累得跑不動了。山賊追上以後，拿起長矛
　　　　　刺過來，我只感覺右後背的肩胛骨附近痛徹心扉而摔下馬來，矛
　　　　　頭還穿透胸口。山賊團團圍住，我雖然奮力抵抗，但寡不敵眾，
　　　　　被亂刀砍死。我看到自己倒臥在血泊中，任帶頭的山賊從我身上
　　　　　搜出一封信函，大聲歡呼，騎上馬揚長而去。」

（2）治療師加深催眠深度，好讓個案能回憶起被追殺的原因……

　　個案（憤慨地）：「我本來是一個有錢的闊少爺，因為結交了壞朋友，迷
　　　　　　　　　上了賭博，18 歲就把家產輸光了，只好流落街頭，靠乞討維生。
　　　　　　　　　就這樣過了 5 年，僥倖遇到一位貴人，帶我去衙門當差，才擺脫
　　　　　　　　　乞丐生活。25 歲那年，當官的主人派我送密函給另一縣城的官
　　　　　　　　　爺，那是不肖官吏與山賊勾結的證據；但因消息走漏，山賊就在
　　　　　　　　　半途攔路，把關鍵證物搶走，我也因此犧牲了。」

　　治療師：「你應該還有什麼心願未了吧？」

　　個案（激動地）：「我沒有把密函送到，任務沒有達成，辜負了主人託付
　　　　　　　　　的責任，因此心中一直惦記著這件事。」

　　治療師：「密函未送達不是你的錯，因為寡不敵眾，情勢使然。但你已
　　　　　經盡力了，表現得非常好，也很勇敢，你的勇氣已經戰勝了一切。
　　　　　現在應該把決心和勇氣轉化為最強大的意志力，以完成今生未完
　　　　　成的任務。」

（3）治療師運用解離技術，協助個案解除創傷記憶，並「內省」以得到新
　　領悟。

　　治療師：「經過這一次探索未完成的心願與情緒之後，你得到什麼樣的
　　　　　啟發與領悟？」

　　個案：「賭博是不好的行為，就是因為好賭才會落得流浪街頭，埋下了

　　　　日後不幸的種子。從現在起，我一定會戒賭，再也不要重蹈覆轍。
　　　　經歷這次事件後，我領悟到原來藉藥物麻醉、逃避現實的我，也
　　　　曾經這麼勇敢、有責任心。我會以同樣的決心勇敢面對現實，再
　　　　也不會害怕！」

　　治療師：「我知道你一定做得到！因為你非常勇敢，今後將以非常強大
　　　　的意志力對抗藥物的誘惑，就像當初奮力抵抗山賊一樣。我知道
　　　　你一定會戒藥成功，你也知道自己一定可以憑藉內心無比的勇氣
　　　　和毅力，克服藥物的誘惑，就像以前克服賭癮一樣。所以從現在
　　　　起，你可以擺脫賭癮及藥癮的擺佈，勇敢開創未來美好的人生！」

（4）透過這次催眠治療，心理師協助個案看見賭博對自己的傷害，並讓個
　　案領悟戒賭的重要性與意義。

4.治療結果：

　　治療個案因好賭造成的心理創傷經驗，並激發其產生「勇氣與責任感」，
下決心戒除好賭心態。

（六）第 6 次治療紀錄（2005 年 8 月上旬）

1.行為觀察：

　　個案主述對藥物的渴想持續降低，期望能於 8 月中旬前出所。

2.治療程序：

（1）瞭解個案前次治療後之身心感受（自覺越來越有信心於出所後戒藥成
　　功）。
（2）施以 IPDA 方案協助個案探索過去未竟心願。
（3）實施「柯氏性格量表測驗」取得個案接受 6 次治療後之人格特質紀錄。

3.治療內容：

　　治療個案用藥之心理原因，並確認所有成癮原因是否消除完畢，以進行
結案動作。

（1）治療師引導個案在深度催眠狀態下，尋找造成個案用藥的其他原因。
　　　個案：「我看見自己在山西省的鄉下長大，18 歲時中日戰爭爆發，我被
　　　　軍方抓去當兵，跟著部隊翻山越嶺與日本軍隊作戰，我的階級是

一兵，穿著有補丁的軍服，走在部隊後方。有一天為了突襲日軍，我們趁夜黑風高時埋伏在山林裡，指揮官下令就地掩蔽，靜待攻擊發起信號。隨著時間一分一秒過去，我突然想起家鄉的父母，好想回家看看他們過的好不好。因此當清晨攻擊信號發出，軍隊向前進攻時，我仍然躲在樹叢裡不動。大約過了半日的爭戰廝殺，日軍撤退了，我軍也隨著轉換陣地；我則一直躲在隱密的樹叢裡，部隊長官大概以為我陣亡了，並沒有刻意找尋，因此我成了逃兵。我立刻朝部隊的相反方向往山林深處跑去，以免被發現。在山林中待了好幾天，餓得發慌，只能靠意志力苦撐下去，沿途以野果和山泉充飢；幾個月後才回到山西老家。（個案表情與語調轉變成驚愕與難過）但我們的村莊已經遭到日軍攻擊，被放火燒光了，村民死的死，逃的逃，眼前只剩下殘餘的灰燼，屍橫遍野。我沿著小徑跑回家，看到兩具焦黑的屍體蜷曲在殘破的矮房內。父母被日本人殺死了！我好傷心、難過，痛恨自己無法保護他們，也痛恨這群沒人性的日本兵。我決定離開這個傷心之地，漫無目標的往南方走，不知道經過多久，最後在一個深山裡落腳，過著與世無爭的山野生活，每天日出而作，日落而息，單身到老。我看見自己已經 60 多歲了，有一天正在田裡耕作，突然覺得一陣暈眩就不省人事了；再度恢復意識時才驚覺原來已經死了。」

（2）治療師順勢加深其催眠深度，並運用解離技術，協助個案從悲慘的創傷記憶中得到「領悟」。

治療師：「再次回顧這段潛意識裡深藏的記憶，你有什麼樣的領悟？」

個案（如釋重負）：「我不應該逃兵，那是應盡的責任與義務，如果所有的人都能盡自己一份心力來保家衛國，就可以救更多無辜的生命。還有，要及時孝順父母，因為樹欲靜而風不止，子欲養而親不待。」

治療師：「人類的戰爭浩劫是你無法控制的，你已經作了最大的努力去保家衛國，大家都能感受到你為國為民拋頭顱灑熱血的決心，所以可以釋懷了，因為你已經盡力。雖然你後悔曾經逃兵，又未能及時盡孝，但從現在開始，你可以將這股巨大的遺憾力量，轉化為正面積極的十足衝勁，好好孝順此刻正盼望你戒藥的雙親，不

要再做人生的逃兵，積極、樂觀地面對未來的生活戰場，勇敢克
服生命的困境，好好打贏這場人生與戒藥的光榮戰役！」

（3）治療師確認所有藥癮成因是否均已消除完畢，以進行結案動作。

治療師：「現在請輕鬆地往上飄，你會看見眼前浮現一個巨大的金色智
慧光芒，它會回答你所有的問題。你看到光芒了嗎？」

個案：「我看見了！」

治療師：「現在我要你在心中誠心地問這金色的『智慧之光』一個問題，
你要非常誠心的問：請問智慧之光，我心中的藥癮是否完全找到
了？如果還沒有找完，請告訴我『還有！』，如果已經完全找到
了，就請告訴我已經『沒有了！』，現在請非常誠心的發問。」

個案（誠心發問）：「請問智慧之光，所有的藥癮都找到了嗎？」

2 分鐘之後……

治療師：「你得到最有智慧的答案了嗎？」

個案（面露微笑）：「智慧之光對我說：沒有了！所有的藥癮都找到了」

治療師：「好，把這最有智慧的答案深深地記在心裡，用來活出真正健
康、快樂的幸福人生，因為透過消除這所有的藥癮，你已經戒藥
成功了！」

（4）透過這次催眠治療，治療師協助個案化解因逃避個人責任、義務所產
生之遺憾與悔恨，讓個案領悟負起自己應盡責任之重要性，並使個案
相信自己已經成功消除所有心理藥癮。

4.治療結果：

（1）治療個案因「逃避、孤單、退縮」等心態造成的心理創傷經驗，並促
其頓悟「及時盡孝，扛起責任，拒當人生逃兵」之重要性。

（2）心理測驗再測比較：由柯氏性格量表前、後測之得分差異，顯示其人
格特徵及心理狀態相較 5 個月前，有明顯改善現象（詳見本節之「三、
心理測驗分析」內容）。

（七）綜合分析

經 DCH 治療師實施 6 次的 IPDA 方案治療後，共計修通個案內心隱藏
多年的 6 個心理創傷經驗，且使其心理狀態隨著療程進行時，同步產生正向

成長反應，包括：開始對報紙上的非法藥物或毒品新聞不感興趣、不想再與其他藥癮者談論藥物相關訊息、重新思考如何戒藥及設法改善與父母關係等積極反應。

　　因此這 6 次的 IPDA 治療不但協助個案重新發現「能為自己與親人改變」的未來契機外，更助其建立「擺脫懦弱、邁向成熟」的奮鬥意志，立志要永遠擺脫對藥物的心理依賴。

三、心理測驗分析

　　柯氏性格量表（KMHQ）為柯永河（1998）編製之標準化人格心理測驗，可測量人格特質的 38 種屬性，適於個別或團體施測，內部一致性 α 值信度在 0.5 至 0.97 之間。測驗結果有助於治療師進行心理診斷工作、評估個案之陽性、陰性心理症狀、精神病質與神經質，也助於衡鑑健康心理特質、兩性行為、以及內外向特質偏向等。此人格量表共含 300 個項目，共可計算出「1. 作答可靠、2.作答不可靠、3.形象維護、4.重複、5.意同詞反、6.奇異、7.自評不健康、8.親群、9.感受似同性、10.獨立、11.反依賴、12.正常女性、13.正常男性量尺、14.不正常女性、15.不正常男性、16.女性傾向、17.男性傾向、18.自我強度、19.正常、20.神經質、21.精神病質、22.疑心、23.自信自誇、24.自卑憂鬱、25.焦慮、26.強迫念行、27.性壓抑、28.慮病、29.攻擊、30.消極攻擊、31.離群、32.分裂型、33.精神病型、34.歇斯底里型、35.邊緣型、36.自戀型、37.厭性因素、38.整潔守規」等 38 個量尺。

　　38 個量尺的前 6 個是「效度量尺」，分別可用於判斷測驗結果是否可靠，結果有沒有受到否認、扭曲、曲解、誇張、淡化、亂答等心理因素影響。

　　第 7 量尺反映出個人對於自己心態健康程度的主觀評估，可用於瞭解病識感強弱。

　　第 8 至第 19 量尺（第 14 與 15 量尺除外）分別可反映出人際關係、獨立傾向、性別反應傾向、自我強度，以及一般心理健康程度等。

　　第 20 至第 36 量尺分別呈現諸如精神病（第 20、21、22 等量尺）、精神官能症（第 22、23 及 26 等量尺），及人格違常等（第 24、25、26、27、28、29、30、31、32、33、34、35、及 36 等量尺）之心理不健康狀態。第 37 至 38 量尺則分別提供與性與整潔兩種刺激有關的心理因素分數（柯永河，

1998）。

（一）前測量表分數之解釋

依據個案於 2005 年 3 月上旬之柯氏性格量表前測分數，可得出以下量表結果之解釋：

1. 根據量尺 1～6 的分數，可提供該次測驗資料之可靠度，由量尺 1～6 之 Z 分數值均在正、負 1 個標準差之內，顯示個案答題之可靠度符合高中男性常模之一般正常水準。

2. 根據 38 個量尺中，有量尺 7、8、9、10、13、17、18、34 之 Z 分數值大於正 1 個標準差、量尺 19 之 Z 分數值大於正 2 個標準差，且有量尺 20、21、25、28、33 之 Z 分數值小於負 1 個標準差，顯示個案之人格特徵為：正常男性特質及男性傾向明顯，個性獨立且自我強度高，較不易焦慮或擔心自己生病，喜歡與人群親近，也能同理他人感受，並會維護自我形象。憤怒時會有稍微為衝動之表現，對性衝動則採取適當控制的態度。由於神經質及精神病特質偏弱，但歇斯底里特質偏高，故屬「歇斯底里型」人格。

（二）後測量表分數之解釋

依據個案於 2005 年 8 月上旬之柯氏性格量表後測分數，可得出以下量表結果之解釋：

1. 根據量尺 1～6 的分數，可提供該次測驗資料之可靠度，由量尺 1、2、5、6 之 Z 分數值均在正、負 1 個標準差之內，但第 3、4 量尺之 Z 分數值大於正 1 個標準差，顯示個案答題時會關心自我形象，且作答時較謹慎。

2. 根據 38 個量尺中，有量尺 3、7、8、9、10、11、12、13、17、18 之 Z 分數值大於正 1 個標準差、量尺 19 之 Z 分數值大於正 2 個標準差，且有量尺 4、15、16、21、22、26、28、30、32、35 之 Z 分數值小於負 1 個標準差、量尺 14、20、24、25、31 之 Z 分數值小於負 2 個標準差，顯示經 6 次催眠戒藥治療後之個案人格特徵轉變為：原有之正常男性特質及男性傾向仍明顯，但「不正常男性」反應已減弱，而原本未突顯之「正常女性」特質則變得較為鮮明、但女性傾向及不正常女性反應則更明顯減弱。自我強度仍高，且原本獨立之個性變得更不願依賴他人。喜歡親近人群之特質不變，但離群傾向更明顯下降，能同理他人感受之能力則變得更強，更會維護自

我形象。憤怒時採取消極抵抗行為之傾向明顯下降，在性衝動方面改採「接受」而非控制的態度。雖然不易焦慮或擔心自己生病之特質仍在，但在神經質、精神病特質原本就較弱，且「疑心、自卑憂鬱、強迫念行、分裂型、邊緣型」等負向人格特質又明顯減輕，再加上原先之「歇斯底里」特質亦由偏高減輕為常人水準，表示個案經治療後，人格特質產生正向轉變，已無明顯人格違常傾向。

（三）前、後測量表分數差異之解釋

　　將個案接受治療前之第 1 次柯氏性格量表各分量尺得分與經 6 次治療後之再測分數相互比較 Z 分數差異後，發現個案在再測分數上，具有以下明顯變化：

1.得分增加 1 個標準差（含）以上者：

　　感受似同性量尺：顯示「設身處地，同理別人感受之能力」明顯增強。

2.得分減少 1 個標準差（含）以上者：

（1）重複量尺：顯示「作答心理測驗之態度」更加謹慎。

（2）不正常女性量尺：顯示不正常女性心理，包括「依賴或渴望受保護之心理、害怕被拒絕或失去親密關係；容易難過、哭泣或莫名悲傷、敏感易怒、週期性的興奮或憂愁、情緒起伏不定；缺乏自信、難下決定、過度在意別人眼光、遇事寢食難安；害怕異性、不認同自己性別；精神不佳、記憶力減退、頭痛、眼痛或頭暈嘔吐；身心懶散、思想空白、或想東想西又不知想什麼」等異常特質明顯減弱。

（3）女性傾向量尺：顯示心理上之女性特質，包括「依賴心理、擔心被拒絕、渴望受保護、敏感易怒、週期性的興奮或憂愁、遇事寢食難安或頭暈嘔吐、身心懶散或提不起精神、記憶力減退、懶於思考、或想東想西又不知想什麼、討厭談論性問題、認為性是污穢的、常花時間維持環境清潔」等傾向明顯減弱。

（4）自卑憂鬱量尺：顯示「自卑心態、悲觀思想、罪惡感、死亡意念與憂鬱心情」等負面感受已明顯減弱。

（5）焦慮量尺：顯示「因生活情境引發之情緒失調及身心緊張症狀」已明顯減輕。

（6）強迫念行量尺：顯示「過度專注於秩序、思想或人際關係的控制，因完美主義而失去彈性、開放性及效率」之非理性強迫信念及行為明顯減輕。

（7）消極攻擊量尺：顯示「以消極不合作的抵抗方式、或藉傷害自己使他人難受」之傾向明顯減弱。

（8）離群量尺：顯示「社會關係疏離，藉遠離人群以避免人際接觸與社交關係」之傾向明顯減弱。

（9）分裂型量尺：顯示「社會及人際關係能力發展不足，缺少親密朋友，對親近關係感到不安，認知行為扭曲或偏離常態」之傾向明顯減弱。

（10）邊緣型量尺：顯示在「人際關係、自體形象（self-image）、情感表現上極為不穩定、且非常容易衝動與自我傷害」之特質明顯減弱 。

（11）整潔守規量尺：顯示「過度潔癖及完美主義」之傾向明顯減弱 。

（四）心理測驗結果之整體分析

　　綜合前、後測心理測驗分析及差異結果顯示，經 6 次 IPDA 治療後，個案之「感受似同性」此一正向人格特質明顯增強，而「不正常女性、女性傾向、不正常男性、自卑憂鬱、焦慮、強迫念行、消極攻擊、離群、分裂型、歇斯底里型、邊緣型、整潔守規」等 12 個負向人格特質則明顯減弱，此一結果可解釋為 IPDA 方案確實使個案之歇斯底里型人格狀態偏向正向成長，因此個案在療程中所產生之戒藥意志與正向戒治反應，應可視為 IPDA 方案所產生之治療效果。

四、自陳報告分析

（一）個案接受治療前之心得：

　　個案自述「曾因使用非法藥物進入勒戒所兩次，但都沒有效果，一回到社會上就會忍不住藥友的誘惑而再次用藥。這次因為在戒治所課堂上知道催眠療法（指 DCH 療法）可以治療許多心理創傷，還可以用來戒藥，因此鼓起勇氣自願參加戒藥治療，希望能從此戒除藥癮。」

（二）個案接受 6 次治療後之心得：

　　個案自述「從第 1 次治療開始，到今天第 6 次治療的結束，每次在催眠

世界中都會有不同的領悟，無論是在回溯過去創傷記憶的過程中，還是在探討如何解決各種人生課題，包括感情創傷、親子關係及逃避心態等，都讓我學習到了許多正向的處理方法，也使我更有勇氣面對真實的自己，不想再藉藥物品來逃避現實，6 次的治療幫助我更有信心與決心去達成戒藥的目標，雖然俗話說『出所後才是真正戒藥的開始』，但自從接受治療後，我發覺自己真的改變了，本來在看報紙時都會想找與藥物有關的新聞來看，好滿足心理的藥癮，平常在舍房內也喜歡與其他收容人湊在一起聊用藥的話題，但在治療開始之後，這些習慣就慢慢消失了，也讓我在平常清醒的時候，不會滿腦子只想要用藥。所以我相信只要出所後，能照著之前自己所規劃的戒藥計畫去做，遠離藥友，認真工作，並利用休閒時間從事正當的娛樂活動，相信這次出所後，我一定會戒藥成功的！」

（三）心得內容分析：

個案親身體驗到過去的心理創傷經驗在經過 IPDA 治療後，確實讓自己的思考模式、心理感受和日常生活習慣逐步產生了正向的成長與改變。尤其在建立自己決心戒藥的計畫和自信心上，可看出 IPDA 方案確實加強了個案驅使自己「願意對自己負責、不再藉藥物逃避」的心理動力和勇氣，因此就個案本人對治療效果的覺察而言，亦是抱持「催眠戒癮治療是有效的」且予以積極正面的肯定。

五、官方紀錄分析

透過檢視臺灣北部某戒治所對該個案自 2005 年 8 月中旬出所，迄 2011 年 8 月中旬之追蹤紀錄得出以下結果：

（一）生活變化紀錄：

該戒治所社工員之個案追蹤記錄顯示，個案 A 君出所後 6 年以來之生活變化，包括 2005 年期間停用手機門號，並避居其他縣市直至過去藥友不再找上自己與父母家門後（長達約 6 個月的期間），才回家與父母同住，並順利於 2006 年娶護士為妻， 2007 年 10 月喜獲 1 子，截至 2011 年 8 月中旬之追蹤日為止，個案以幫助父母賣菜維生，生活狀態正常，自述未再使用藥物，其雙親亦表示個案未再使用藥物。

（二）非法藥物再犯紀錄：

迄 2011 年 8 月中旬尚未有非法藥物（毒品）罪刑再犯紀錄。

（三）紀錄結果分析：

根據官方追蹤紀錄可知，個案於出所後確實有執行其先前之戒藥計畫，且已滿 6 年未再犯非法藥物（毒品）罪刑（截至 2011 年 8 月為止，已滿 6 年 5 個月）。

六、總體治療效果評估

DCH 依個案研究法原則，探討 IPDA 方案對某 29 歲男性藥癮個案 A 君之治療效果，以調查訪問、心理測驗、參與觀察及文獻分析等方法收集相關資料，並對個案接受治療期間之行為反應、身心轉變及復歸社會後之生活，加以追蹤紀錄（自 2005 年 3 月上旬起，迄 2011 年 8 月中旬為止）。

綜合質化分析個案的 IPDA 治療紀錄、心理測驗、自陳報告及官方紀錄後，顯示 IPDA 方案對藥癮個案 A 君具有下列立即性與長期性的治療效果：

（一）個案經治療後，共修通 6 個心理創傷經驗

1.國中二年級時因好奇吸食安非他命之心理創傷經驗。
2.對前女友的「愧疚感」導致施用海洛因之心理創傷經驗。
3.被朋友陷害之心理創傷經驗。
4.愧對父母之心理創傷經驗。
5.因好賭造成之心理創傷經驗。
6.因「逃避、孤單、退縮」等心態造成之心理創傷經驗。

（二）個案經治療後，計產生 15 個漸進式身心成長反應

1.產生心情放鬆感，頓悟「使用合法減壓娛樂」之重要性，對安非他命的渴想程度明顯下降。
2.樂觀描述出所後之工作及生活規劃，希望治療師能持續追蹤以增強戒藥信心。
3.心理愧疚感減輕，對海洛因之渴想程度明顯下降。
4.頓悟「拒絕與藥友來往」之重要性。
5.開始對報紙上的非法藥物（或毒品）新聞不感興趣。

6.頓悟「孝順父母、勤勞工作」之重要性。

7.對藥物渴想持續降低，詢問出所後是否有其他機構有此特殊療程。

8.開始不想再與其他藥癮者談論藥物相關訊息。

9.產生「勇氣與責任感」，下決心戒除好賭心態。

10.自覺越來越有信心於出所後戒藥成功。

11.頓悟「及時盡孝、扛起責任、拒當人生逃兵」之重要性。

12.願意拍攝戒藥心得紀錄片，並期許自己出所後能成為「戒藥見證人」。

13.復歸社會後，停用原有手機門號，避免與藥友通訊聯繫。

14.復歸社會後，避居其他縣市，避免因接觸藥友而再次用藥。

15.復歸社會後，開始認真工作，並順利結婚生子，實現擁有正常家庭生活之
　計畫。

（三）催眠技術整合後之療效分析

　　根據上述個案 A 君接受 IPDA 治療後之人格變化、行為改變及諸多正向身心成長反應可知，由 DCH 根據個案「催眠感受性」類型所設計之 IPDA 方案，確實已透過「治療心理創傷、安全釋放負面情緒、減輕心理痛苦及病態人格特質」等治療步驟，達成使個案產生戒藥反應，且長達 6 年未再犯毒品罪刑之紀錄。

　　至於為何將「催眠放鬆、聯想、回溯、解離」等 4 項技術整合後，可對該藥癮個案產生預期的治療成效？DCH 透過療程分析及實際現象觀察，得出以下結論：

1.技術整合後，催眠放鬆技術可使個案更容易進入身心放鬆的狀態，因而較易鬆懈心理防衛機制。催眠回溯與聯想技術則可使個案內心潛抑或不為人知之各種用藥原因和心態，得以像看「心靈電影」的方式呈現於其視覺心象中，並透過口語陳述出來，使得治療師可藉催眠解離技術指導個案以操作心象內容的方式，進行以「頓悟」為導向之心理動力治療。催眠解離技術則能使藥癮者以「改變心象內容」的方式，讓其「現在想戒藥的自己」可以對「過去想用藥的自己」進行戒藥教育；亦可讓其感受當（前世或今生）心象中造成心理創傷之關鍵問題解決後，讓「自己的心靈脫離身體，漂浮在舒服的天空中」享受心理創傷消失後的愉悅感受；更可讓其在心象

中「瀏覽（前世裡）從出生到死亡前的一生」，以得到對生命價值的領悟或頓悟。而這些正是一般傳統的晤談治療技術所無法產生的特殊心象效果及治療手法。

2. 技術整合後，能讓藥癮者在限定情境之視覺心象內（如前世心象），操作「先死亡、再重生」之特殊心象情節，使個案壓抑之負面情緒能在操作「死亡心象」時，得到釋放（如讓個案在「前世的自己死亡前」痛哭一場，以釋放哀傷情緒）。因催眠回溯與聯想技術能將各種促成藥癮者用藥的心理創傷情境或負面情緒感受重新喚回個案心象內，使 DCH 治療師可依據預設之「治療目標」，將個案潛意識內關於心理創傷的「記憶情節」予以改變或重新建構。其中藉以消除負面情緒、並促成新的正向心理制約作用之「正向強化刺激」，即是個案處於催眠狀態下，以催眠放鬆技術引發之「身心放鬆感覺」與治療過程中因負面情緒得到釋放所產生之「心靈解脫感」。將此治療程序結合催眠解離技術反覆進行之，便能消除負面情緒、強化個案心理上之正向情緒制約。

3. 技術整合後，因催眠放鬆技術可使藥癮者自我防衛機制鬆懈，使得催眠回溯及聯想技術能協助個案將病態人格特質所產生之「異常自我概念或對外界人事物之非理性想法」等偏差思考架構，以具有「故事情節性」的心象畫面投射出來（如「前世或今生」的故事情節），如此 DCH 治療師即可運用正向心理治療技巧，以催眠解離技術「修通」藥癮者人格或內在信念系統之「異常或受損部份」，使其產生自我覺察，領悟自己非理性之邏輯，從而願意正視自己現況、客觀接受自己優點、避免過度負面評價自己，並建構出能撫平自己心理創傷及強烈負面情緒的適當正面意義，進而不需再藉藥物進行自我治療而產生戒藥行為（張伯宏等，2008；張雲傑、林宜隆，2010）。

參考書目

一、中文部分

方莉、劉協和（2004）。斯坦福團體催眠感受性量表的信度與效度分析。中國臨床康復，8（15），2822-2825。

王峻、譚洪崗、吳薇莉（譯）（2007）。艾瑞克森催眠治療理論（原作者：Gilligan, S. G.）。北京：世界圖書。（原著出版年：1987）

包新周、伍義生（譯）（2008）。平行宇宙（原作者：〔美〕加來道雄）。重慶：重慶。

台灣精神醫學會（譯）（2014）。DSM-5 精神疾病診斷準則手冊（原作者：American Psychiatric Association）。臺北：合記圖書。（原著出版年：2013）

朱春林、朱恩伶、陳健銘、秘魯等（譯）（2004）。跟大師學催眠：米爾頓‧艾瑞克森治療實錄（原作者：Zeig, J. K.）。臺北：心靈工坊。（原著出版年：1985）

成蒂、林方皓（譯）（1996）。短期心理治療（原作者：Wolberg, L. R.）。臺北：心理。（原著出版年：1980）

江振亨、陳乃榕（2004）。男性吸毒者用藥歷程風險因素之研究。警學叢刊，35（2）：125-148。

吳宗憲（1997）。西方犯罪學史。北京：警官教育。

吳忠勇（2005）。一個憂鬱症個案接受催眠治療生命轉變之探討。南華大學生死學研究所碩士論文。

李永明、鄭淳怡（2014）。21 世紀基督教靈修學導論（原作者：Howard, E. B.）。臺北：校園書房。（原著出版年：2008）

李世傑（1970）。禪佛教入門（原作者：Suzuki, D. T.）。臺北：協志工業。（原著出版年：1939）

李孟真（1998）。成癮行為再犯因素之研究。載於臺灣雲林地方法院檢察署 87 年度研究報告。雲林：臺灣雲林地方法院檢察署。

李明濱（1997）。醫學的人性面：情緒與疾病。臺北：臺大醫院。

李素卿（譯）（1996）。上癮行為導論（原作者：Thombs, D. L.）。臺北：五南。（原著出版年：1994）

李毅飛、孫凌、趙麗娜等（譯）（2012）。認知行為療法（原作者：Ledley, D. R., Marx, B. P., & Heimberg, R. G.）。北京：中國輕工業。（原著出版年：2010）

易之新（譯）（2005）。超個人心理治療：心理治療與靈性轉化的整合（原作者：Cortright, B.）。臺北：心靈工坊。（原著出版年：1997）

林一真（譯）（2000）。貝克焦慮量表（BAI）指導手冊（原作者：Beck, A.T., & Steer, R. A.）。臺北：中國行為科學社。（原著出版年：1990）

林幸台、張小鳳、陳美光（2004）。田納西自我概念量表指導手冊。臺北：測驗。

林健陽（1999）。監獄矯治問題之研究。桃園：中央警察大學。

林健陽、柯雨瑞（2003）。毒品犯罪與防治。桃園：中央警察大學。

林朝成、郭朝順（2012）。佛學概論（修訂二版）。臺北：三民。

林義傑（2003）。安非他命引發之地點偏好記憶：穩固、表現及消除之行為神經機制。臺灣大學心理學研究所碩士論文。

房志榮（譯）（2005）。聖依納爵神操（原作者：St. Ignatius of Loyola）。臺北：光啟文化。（原著出版年：1548）

金悅春（譯）（2011）。催眠與抑鬱症的治療：臨床實踐與應用（原作者：Yapko, M. D.）。北京：世界。（原著出版年：2006）

法務部犯罪問題研究中心（1995）。毒品犯罪型態及相關問題之研究。臺北：法務部。

柯永河（1998）。柯氏性格量表（KMHQ 1998 版）。臺北：中國行為科學社。

柯永河、張小鳳（2003）。健康、性格、習慣量表指導手冊（修訂版 HPH 2003）。臺北：測驗。

胡萃玲（1996）。藥癮復元者的藥癮歷程及相關要素之分析研究。臺灣師範大學教育心理與輔導研究所碩士論文。

洪蘭（譯）（2001）。腦中有情：奧妙的理性與感性（原作者：LeDoux, J.）。臺北：遠流。（原著出版年：1996）

洪蘭（譯）（2008）。改變是大腦的天性（原作者：Doidge, N.）。臺北：遠流。（原著出版年：2007）

徐翊健、高濮程、張杰、葉大全、黃郁絜、黃鈺蘋、鄒長志、趙培竣、劉佑閎（譯）（2018）。DSM-5 精神疾病診斷與統計（原作者：American Psychiatric Association）。臺北：合記圖書。（原著出版年：2013）

徐進夫（譯）（2003）。西藏度亡經：中陰得度（原作者：蓮華生）。北京：宗教文化。

徐鼎銘（1997）。催眠秘笈。臺北：元氣齋。

修慧蘭、鄭玄藏、余振民、王淳弘、楊旻鑫、彭瑞祥（譯）（2010）。諮商與心理治療：理論與實施（第八版）（原作者：Corey, G.）。臺北：雙葉。（原著出版年：2009）

袁耿清（1990）。心身疾病的行為治療與自我訓練治療。載於徐斌、王效道（主編）：心身醫學：心理生理醫學的基礎與臨床（頁 200-205）。臺北：合記。

馬傳鎮（2008）。犯罪心理學新論。臺北：心理。

高淑宜、劉明倫（譯）（2003）。「BRENDA 取向」戒癮手冊：結合藥物與心理社會治療（原作者：Volpice, J.R., Pettinati, H.M., McLellan, A.T., & O'Brien, C. P.）。臺北：心理。（原著出版年：2001）

陸洛、高旭繁（譯）（2018）。心理學：日常生活中的應用（12E，第三版）。（原作者：Weiten ,W., Dunn, D. S., & Hammer, E. Y.）。臺北：洪葉文化。（原著出版年：2018）

許春金（2013）。犯罪學。臺北：三民。

張玉美（2002）。催眠療法對女性喪親者悲傷反應改變效果之研究。南華大學生死學研究所碩士論文。

張伯宏（2007）。我國毒品戒治政策與成效之研究。中正大學犯罪防治研究所博士論文。

張伯宏、張雲傑、黃家豪（2008）。催眠戒癮療法適用者的戒治成效。收錄於 2008 年玄奘大學暴力與毒品犯罪心理與矯治國際學術研討會大會手冊暨論文摘要集，頁 88。新竹：玄奘大學社會科學院。

張春興（主編）（2007）。張氏心理學辭典。臺北：臺灣東華。

張雲傑（2007）。催眠心理治療奧秘：治療方法與實例精選。臺北：元氣齋。

張雲傑（2012a）。以催眠 CD 治療「無罪覺心象」毒品受戒治人成癮之成效分析。警學叢刊，42（5）：49-93。

張雲傑（2012b）。催眠戒毒療法之成效分析---以受戒治人個案為例。警學叢刊，43（2）：135-168。

張雲傑（2012c）。藥癮心理戒治模式之發展與評估。矯政期刊，1（1）：98-124。

張雲傑（2014）。分類催眠治療模式對受戒治人自我概念與情緒之矯治效果研究。中央警察大學犯罪防治研究所博士論文。

張雲傑（主編）（2015）。新店戒毒模式：藥癮治療與矯正實務。新北：新店戒治所
張雲傑、林宜隆（2010）。整合型心理戒毒療法（IPDA）之成效分析——以男性受戒治人團體為例。警學叢刊，41（1）：107-146。
張壽山（2000）。貝克自殺意念量表（BSS）指導手冊（原作者：Beck, A.T., & Steer, R. A.）。臺北：中國行為科學社。（原著出版年：1991）
張廣宇等（譯）（2009）。解讀心理學與犯罪：透視理論與實踐（原作者：McGuire, J.）。北京：中國人民公安大學。（原著出版年：2004）
陳心怡（譯）（2000）。貝克憂鬱量表第二版（BDI-II）指導手冊（原作者：Beck, A.T., Steer, R. A., & Brown, G. K.）。臺北：中國行為科學社。（原著出版年：1996）
陳美君（譯）（2000）。貝克絕望感量表（BHS）指導手冊（原作者：Beck, A.T., & Steer, R. A.）。臺北：中國行為科學社。（原著出版年：1988）
陳家雯（2003）。創傷之後的成長或抑制心理歷程–以藥物成癮者為例。臺灣大學心理學研究所碩士論文，臺北：臺灣大學心理學研究所。
陳淑惠（2007）。心理學門赴美考察計畫研究成果報告（精簡版）。行政院國家科學委員會補助專題研究計畫，計畫編號： NSC 95-2418-H-002-012-。
陳超凡、林健陽、賴擁連、郭佩棻、溫敏男、張雲傑、黃家慶（2015）。受戒治人再犯風險程度與影響再犯之相關因素研究。收錄於法務部 104 年度科技發展綱要計畫：受戒治人再犯因素研究成果暨意見交流研討會會議手冊，頁 33-37。新北：法務部矯正署新店戒治所。
陳勝英（1995）。生命不死：精神科醫師的前世治療報告。臺北：張老師。
陳榮華（1986）。行為改變技術。臺北：五南。
賀岭峰、李川云、田彬（譯）（2007）。心理催眠術（原作者：Heap, M. & Dryden, W. (Eds.)）。上海：上海社會科學院。
黃光國（2011）。心理學的科學革命方案。臺北：心理。
黃俊威（2002）。試論部派佛教時代的人類來源說：以《長阿含·世記經》<世本緣品>作為討論中心。收錄於華梵大學第六次儒佛會通學術研討會論文集(上冊)，頁 219-242。新北：華梵大學哲學系。
黃智海（2008）。新版觀無量壽佛經白話解釋。臺北：笛藤。
黃漢耀（譯）（1994）。生命輪迴：超越時空的前世療法（原作者：Weiss, B. L.）。臺北：張老師文化。
黃漢耀（譯）（2001）。前世今生之回到當下（原作者：Weiss, B. L.）。臺北：張老師文化。（原著出版年：2000）
彭瑋寧（2006）。受戒治人藥物使用與依附關係之初探性研究。長庚大學臨床行為科學研究所碩士論文。
楊士隆（2001）。犯罪心理學。臺北：五南。
楊筱華、李開敏、陳美琴、許玉來、陳淑玲（譯）（2005）。有效治療創傷後壓力疾患：國際創傷性壓力研究學會治療指引（原作者：Foa, E. B., Keane, T. M., & Friedman, M. J.(Eds.)）。臺北：心理。（原著出版年：2001）
楊儒賓（譯）（2001）。東洋冥想的心理學--從易經到禪（原作者：Jung, C. G.）。臺北：商鼎。
趙秀琴（2005）。深層溝通技術應用於成人心理健康諮商效能之研究。嘉義大學家庭教育研究所碩士論文。
鄭兆沅（2011）。神操新譯本：剛斯註釋（原作者：Ganss, G. E.）。臺北：光啟文化。（原著出版年：1992）
劉佳伊（譯）（2003）。夢的解析（原作者：Freud, S.）。臺北：華立文化。（原著出版年：1900 年）
劉國彬、楊德友（譯）（1997）。榮格自傳：回憶．夢．省思（原作者：Jung, C. G.）。臺北：張老師。（原著出版年：1991）
劉焜輝（1999）。催眠治療理論與實務。臺北：天馬。
謝詩祥、鄭兆沅（譯）（2012）。避靜、祈禱與分辨–依納爵神操 101 問答（原作者：Ramon Maria Luza Bautista, S. J.）。臺北：光啟文化。（原著出版年：2008）
謝碧玲、鄭皓仁、劉銘雄、龔怡文、劉瑞華、李泳萱、彭奇岳（譯）（2010）。運用個案構念化預防與回應治療難題。載於 Leahy R. L.（主編）。透視認知行為治療的僵局：化挑戰為契機（原作者：Needleman, L. D.）。臺北：心理。（原著出版年：2003 年）
賴擁連、郭佩棻、林健陽、吳永杉、陳超凡、溫敏男、張雲傑、黃家慶（2016）。受戒治人再犯毒品罪風險因子之分析與對策。警學叢刊，46（6）：1-28。
聯合國毒品和犯罪問題辦公室（2019）。2019 年世界毒品問題報告（簡體字版）。紐約：聯合國。
蕭德蘭（譯）（2000）。催眠之聲伴隨你：催眠諮商大師艾瑞克森故事經典（原作者：Erickson, M. H. & Rosen, S.）。臺北：生命潛能。（原著出版年：1982）
藍吉富（編）。（1986）。大藏經補編。臺北：華宇。

二、中文網路資料：

臨床心理師公會全聯會（2011）。法令規定：臨床心理師倫理準則與行為規範-4（2011 年 7 月 26 日修訂）。臨床心理師公會全聯會全球資訊網。取自網址：http://www.atcp.org.tw/law_ ok. php? lid=33

三、英文部分

Abrams, D.B., & Niaura, R.S. (1987). Social learning theory. In H.T. Blane & K.E. Leonard (Eds.), *Psychological theories of drinking and alcoholism* (pp. 131-178). New York, NY: Guilford.
Adler, A. (1964). *Social interest. A challenge to mind*. New York: Capricorn. (Original work published 1938)
Aichhorn, A. (1963). *Wayward youth*. New York, NY: Viking.
Arnkoff, D. B., & Glass, C. R. (1992). Cognitive therapy and psychotherapy integration. In D. K. Freeman (Ed.), *History of psychotherapy: A century of change* (pp. 657-694). Washington, DC: American Psychological Association.
Arnold, M. B. (1960). *Emotion and personality*. New York, NY: Columbia University Press.
Ansbacher, H. L., & Ansbacher, R. R. (Eds.). (1979). *Alfred Adler: Superiority and social interest* (3rd ed.). New York: W. W. Norton.
Avis, H. (1996). *Drugs and Life*(3rd ed.). Madison, WI: Brown & Benchmark.
Azar, B. (1997, April). Environment is key to serotonin levels. *APA Monitor*, 28(4), 26-29.
Bach-y-Rita, P. (1980). Brain plasticity as a basis for therapeutic procedures. In P. Bach-y-Rita (Ed.), *Recovery of function: Theoretical considerations for brain injury rehabilitation* (pp. 239-241). Bern, Switzerland: Hans Huber Publishers.

Bandura, A. (1969). *Principles of behavior modification*. New York, NY: Holt, Rinehart & Winston.

Bandura, A. (1977). *Social learning theory*. Upper Saddle River, NJ: Prentice-Hall.

Bandura. A., & Walters, R.H. (1963). *Social learning and personality development*. New York, NY: Holt, Rinehart & Winston.

Bandura, A., Blanchard, E. B., & Ritter, B. (1969). The relative efficacy of desensitization and modeling approaches for inducing behavioral, affective, and attitudinal changes. *Journal of Personality and Social Psychology*, 13, 173-199.

Bandura, A., Ross, D., & Ross, S.A. (1963). Imitation of filmmediated aggressive models. *Journal of Abnormal and Social Psychology*, 66, 3-11.

Barber, T. X. (1969). *Hypnosis: A scientific approach*. New York, NY: Van Nostrand-Reinhold.

Bargh, J. A. (1990). Auto-motives: Preconscious determinants of social interaction. In T. Higgins & R.M. Sorrentino (Eds.), *Handbook of motivation and cognition* (pp. 93-130). New York, NY: Guilford press.

Bargh, J. A. (1992). Being unaware of the stimulus vs. unaware of its interpretation: Why subliminality per se does matter to social psychology. In R. Bornstein & T. Pittman (Eds.), *Perception without awareness*. New York, NY: Guilford.

Bartels, A. & Zeki, S. (2000). The neural basis of romantic love. *Neuroreport*, 11, 3829-3834.

Bauer, P. J. (2005). Developments in declarative memory: Decreasing susceptibility to storage failure over the second year of life. *Psychological Science*, 16(1), 41-47.

Bauer, P. J. & Wewerka, S. S. (1995). One- to two-year-olds' recall of events: The more expressed, the more impressed. *Journal of Experimental Child Psychology*, 59, 475-496.

Beck, A. T. (1967). *Depression: Clinical, experimental, and theoretical aspects*. New York, NY: Harper & Row.

Beck, A. T. (1976). *Cognitive therapy and the emotional disorders*. New York, NY: International Universities Press.

Beck, A. T., Freeman, A., & Associates. (1990). *Cognitive therapy of personality disorders*. New York, NY: Guilford Press.

Beck, A. T., Rush, A., Shaw, B., & Emery, G.(1979). *Cognitive therapy of depression*. New York, NY: Guilford.

Beck, A. T., Steer, R. A., Kovacs, M., & Garrison, B. (1985). Hopelessness and eventual suicide: A 10-year prospective study of patients hospitalized with suicidal ideation. *American Journal of Psychiatry*, 142, 559-563.

Beck, A. T., Wright, F. D., Newman, C. F., & Liese, B. S. (1993). *Cognitive therapy of substance abuse*. New York, NY: Guilford Press.

Beck, A.T., Brown. G., Berchick, R., Stewart, B., & Steer, R. (1990). Relationship between hopelessness and ultimate suicide: A replication with psychiatric outpatients. *American Journal of Psychiatry*, 147, 190-195.

Bernstein, D.A., & Borkovec, T.D. (1973). *Progressive relaxation training*. Champaign, IL: Research Press.

Beutler, L. D., Clarkin, J. E., & Bongar, B. (2000). *Guidelines for the systematic treatment of the depressed patient*. New York, NY: Oxford University Press.

Beutler, L. D., Harwood, T. M., & Caldwell, R. (2001). Cognitive-behavioral therapy and psychotherapy intergration. In K.S. Dobson (Ed.), *Handbook of cognitive-behavioral therapies* (2nd ed., pp. 138-170). New York, NY: Guilford Press.

Bishop, S., Dalgleish, T., & Yule, W (2004). Memory for emotional stories in high and low depressed children. *Memory*, 12(2), 214-230.

Bouton, M. E. (1994). Conditioning, remembering, and forgetting. *Journal of Experimental Psychology: Animal Behavior Processes*, 20, 219-31.

Bowers, K. S. (1984). On being unconsciously influenced and informed. In K. S. Bowers & D. Meichenbaum (Eds.), *The unconscious reconsidered* (pp. 227-72). New York, NY: Wiley.

Braun, A. (1999). The new neuropsychology of sleep: Commentary. *NeuroPsychoanalysis* , 1, 196–201.

Brehm, J.W. (1966). *A theory of psychological reactance*. New York, NY: Academic Press.

Brown, D., Scheflin, A., & Hammond, C. (1998). *Memory, trauma treatment, and the law*. New York, NY: Norton.

Bukstein, O., Brent, D. A., & Kaminer, Y (1989). Comorbidity of substance abuse and other psychiatric disorders in adolescents. *American Journal of Psychiatry*, 146(September), 1131-1141.

Bums, R. B. (1991). *Essential psychology*(2nd ed.). Dordrecht, Canada: Kluwer Academic.

Burgess, C. A., & Kirsch, I. (1997, November). *Honest warnings mitigate the negative effects, of hypnosis on memory*. Paper presented at the 48th Annual Meeting of the Society for Clinical and Experimental Hypnosis, Washington, DC.

Cardena, E., & Spiegel, D. (1991). Suggestibility, absorption and dissociation: An integrative model of hypnosis. In J. E Schumaker (Ed.), *Human suggestibility: Advances in theory, research and application*. New York, NY: Routledge.

Carey, M. P., Flasher, L. V., Maisto, S. A., & Terkat, I. D. (1984). The a priori approach to psychological assessment. *Professional Psychology: Research and Practice*, 15, 515-527.

Carroll, K.M., Rounsaville, B.j., & Keller, D.S. (1991). Relapse prevention strategies for the treatment of cocaine abuse. *American Journal of Drug and Alcohol Abuse*, 17, 249-265.

Carter, E. (2006), Pre-packaged guided imagery for stress reduction: Initial results, Counselling, *Psychotherapy, and Health*, 2(2), 27-39.

Castaneda, R., Galanter, M., & Franco, H. (1989). Self-medication among addicts with primary psychiatric disorders. *Comprehensive Psychiatry*, 30, 80-83.

Cautela, J.R. (1966). Treatment of compulsive behavior by covert sensitization. *Psychological Record*, 16, 33-41.

Cautela, J. R. (1967). Covert sensitization. *Psychological Reports*, 20, 459-468.

Cautela, J .R. (1971). Covert extinction. *Behavior Therapy*, 2, 192-200.

Cautela, J. (1990). The shaping of behavior therapy: An historical perspective. *The Behavior Therapist*, 13, 211-212.

Cautela, J. R., & Kastenbaum (1967). A reinforcement survey schedule for use in therapy training and research, *Psychological Reports*, 20, 1115-1130.

Charney, D. S., Deutch, A. V., Krystal, J. H., Southwick, A. M., & Davis, M. (1993). Psychobiologic mechanisms of posttraumatic stress disorder. *Archives of General Psychiatry*, 50, 295-305.

Chein, I., Gerard, D. L., Lee, R. S., & Rosenfeld, E. (1964). *The road to H: Narcotics, delinquency and social policy*. New York, NY: Basic Books.

Claparede, E. (1951). Recognition and me-ness. In D. Rapaport (Ed.), *Organization and pathology of thought: Selected sources* (pp. 58-75). New York, NY: Columbia University Press. (Originally work published 1911)

Crick, F. & Mitchison, G. (1983). The function of dream sleep. *Nature,* 304(5922), 111–114.

Damasio, A. (1994). *Descarte's error: Emotion, reason, and the human brain*. New York, NY: Grosset/Putnam.

Davis, M. (1992a). The role of amygdala in conditioned fear. In J. P. Aggleton (Ed.), *The amygdala: Neurobiological aspects of emotion, memory, and mental dysfunction* (pp. 255-306). New York, NY: Wiley.

Davis, M. (1992b). The role of the amygdala in fear-potentiated startle: Implications for animal models of anxiety. *Trends in Pharmacological Science*, 13, 35-41.

Dayton, T. (2000). *Trauma and Addiction: Ending the cycle of pain through emotional literacy*. Deerfield Beach, FL: Health Communications. Inc.

Decety J. (1996). Do imagined and executed actions share the same neural substrate? *Cognitive Brain Research,* 3, 87–93.

Doidge, N. (1990). Appetitive pleasure states: a biopsychoanalytic model of the pleasure threshold, mental representation and defense. In R. Glick & S. Bone (Eds.), *Pleasure Beyond the Pleasure Principle* (pp. 138–173). New Haven, CT: Yale University Press.

Doidge, N. (2007). *The brain that changes itself: stories of personal triumph from the frontiers of brain science*. New York, NY: Penguin Books.

Dubovsky, S. (1997). *Mind-body deception: The psychosomatics of everyday life*. New Yak, NY: Norton.

Dywan, J., & Bowers, K. (1983). The use of hypnosis to enhance recall. *Science*, 222, 189-185.

Edelman, G. M. (1987). *Neural Darwinism: The Theory of Neuronal Group Selection*. New York, NY: Basic Books.

Ekman, P. (1993). Facial expression and emotion. *American Psychologist*, 48(4), 384-392.

Elisa, G., Triffleman, M. D., Charles, R., Marmar, M. D.,Kevin L., Delucchi, & Heidi Ronfeldt, B.S. (1995).Childhood trauma and posttraumatic stress disorder in substance abuse inpatients. *The Journal of Nervous and Mental Disease*, 183(3), 172-175.

Erdelyi, M. H.(1985). *Psychoanalysis: Freud's cognitive psychology*. New York, NY: Freeman.

Erdelyi, M. H. (1992). Psychodynamics and the unconscious. *American Psychologist*, 47, 784-87.

Erickson, M. H. (1952). Deep hypnosis and its induction. In L. M. LeCron(Ed.), *Experimental hypnosis*. New York, NY: Macmillan, Reprinted in Rossi, 1980a.

Erickson, M. H. (1954). Pseudo-orientation in time as a hypnotherapeutic procedure. *International Journal of Clinical and Experimental Hypnosis*, 2, 261-283.

Erickson, M. H. (1967). Laboratory and clinical hypnosis: The same or different phenomena? *American Journal of Clinical Hypnosis,* 9, 166-170. Reprinted in Rossi, 1980b.

Erikson, E. H. (1963). *Childhood and society* (2nd ed.). New York, NY: W. W. Norton.

Fenichei, O. (1945). *Psychoanalytic theory of the neuroses*. New York, NY: W. W. Norton.

Fitts, W. H. (1965). *The manual of Tennessee Self Concept Scale*. Nashville, TN: Counselor Recordings and Tests.

Fitts, W. H., & Warren, W. L. (1996). *Tennessee Self-Concept Scale, TSCS:2. Second edition. Manual*. Torrance, CA: Western Psychological Services.

Fodor, E. M. (1972). Delinquency and susceptibility to social influence among adolescents as a function of level of moral development. *Journal of Social Psychology*, 86, 257–260.

Frank, J. D., & Frank, J. B. (1991). *Persuasion and healing: A comparative study of psychotherapy* (3rd ed.). Baltimore, MD: Johns Hopkins University Press.

Frank, M. G., Issa, N. P., & Stryker, M. P. (2001). Sleep enhances plasticity in the developing visual cortex. *Neuron*, 30(1), 275-87.

Franks, C. M., & Barbrack, C. R. (1983). Behavior therapy with adults: An integrative perspective. In M. Hersen, A. E. Kazdin, & A. S. Bellack (Eds.), *Clinical psychology handbook* (pp. 507-524). New York, NY: Pergamon.

Franks, C. M., & Wilson, G. T. (1973-1975). *Annual review of behavior therapy: Theory and practice* (vols.1-7). New York, NY: Brunner/Mazel.

Frazier, T. L. (1962). Treating young drug abusers: A casework approach. *Social Work*, 71(July), 94-101.

Freedman, T. B. (1997). Past-life therapy with phobics. *The Journal of Regression Therapy*, IX (1), 91-94.

Freeman, W. J. (1995). *Societies of brains: A study in the neuroscience of love and hate*. Hillsdale, NJ: Lawrence Erlbaum.

Freeman, W. J. (1999). *How Brains Make Up Their Minds*. London, England: Weidenfeld & Nicolson.

Freud, S. (1954). Project for a Scientific Psychology (E. Mosbacher & J. Strachey Trans.). In M. Bonaparte, A. Freud, & E. Kris (Eds.), *The Origins of Psycho-Analysis: Letters to Wilhelm Fliess, Drafts and Notes,1887-1902* (pp. 347-445). New York, NY: Basic Books. (Originally work Published in 1895)

Freud, S. (1964). New introductory lectures on psycho-analysis (J. Stratchey Trans.). In *Standard edition of the complete psychological works of Sigmund Freud* (vol. 22, p.97). London, England: Hogarth Press. (Originally work Published in 1932)

Freud, S. (1957). Mourning and melancholia (J. Stratch Trans.). In *Standerd edition of the complete psychological works of Sigmund Freud* (vol. 14, pp. 237-258). London, England: Hogarth Press. (Originally work Published in 1947)

Freud, S. (1961). *A general introduction to psychoanalysis*. New York, NY: Washington Square Press. (Originally work Published in 1924)

Frijda, N. H. (1993). The place of appraisal in emotion. *Cognition and Emotion*, 7, 357-88.

Fromm, E. (1972). Activity and passivity of the ego in hypnosis. *International Journal of Clinical and Experimental Hypnosis*, 20, 238-251.

Fromm, E., & Nash, M. R. (1997). *Psychoanalysis and hypnosis*. Madison, CT: International Universities Press.

Fromm, E., Oberlander, M. I., & Gruenwald, D. (1970). Perceptual and cognitive processes in different states of consciousness: The waking state and hypnosis. *Journal of Projective Techniques and Personality Assessment*, 34, 375-387.

Gaensbauer, T. J. (2002). Representations of trauma in infancy: Clinical and theoretical implications for the understanding of early memory. *Infant Mental Health Journal,* 23(3), 259-77.

Gaensbauer, T. J. (2005). "Wild child" and declarative memory. *Journal of the Academy of Child and Adolescent*, 44(7), 627-28.

Ghoneim, M. M., Block, R. I., Sarasin, D.S., Davis, C. S., & Marchman, J. N. (2000). Tape-Recorded Hypnosis Instructions as Adjuvant in the Care of Patients Scheduled for Third Molar Surgery, *Anesthesia & Analgesia*, 90(1), 64.

Gill, M. M., & Brenman, M. (1959). *Hypnosis and related states: Psychoanalytic studies in regression*. New York, NY: International University Press.

Gold, S. (1980). The CAP control theory of drug abuse. In D. J. Lettieu, M. Sayers & H. W. Pearson (Eds.), *Theories on drug abuse: Selected contemporary perspectives* (pp. 8-11). Rockville, MD: National Institute on Drug Abuse.

Grafman J., & Litvan, I. (1999). Evidence for four forms of neuroplasticity. In J. Grafman & Y. Christen (Eds.), *Neuronal plasticity: Building a bridge from the laboratory to the clinic* (pp. 131-139). Berlin, Germany: Springer-Verlag.

Greenberg, L.S., Rice, L.N., & Elliott, R. (1993). *Facilitating emotional change*. New York, NY: Guilford Press.

Greenspan, S. I. (1978). Substance abuse: An understanding from psychoanalytic development and learning theory perspectives. In J. D. Blaine & D. A. Julius (Eds.), *Psychodynamics of drug dependence* (pp. 73-87). Rockville, MD: National institute on Drug Abuse.

Hall, C. S., & Lindzey, G. (1978). *Theories of personality* (3rd ed.). New York, NY: John Wiley.

Hall, G. S. (1916). *Adolescence* (Vol. 2). New York, NY: Appleton.

Hammond, D. C. (1990). Age-progression. In D. C. Hammond (Ed.), *Handbook of hypnotic suggestions and metaphors* (pp. 515-516). New York, NY: W. W. Norton.

Hammond, D. C., Haskins-Bartsch, C., Grant Jr. C.W., & McGhee, M. (1988). Comparison of Self-Directed and Tape-Assisted Self-Hypnosis, *American Journal of Clinical Hypnosis*, 31(2), 129-137.

Hammond, D. C., Garver, R. B. Mutter, C. B., Crasilneck, H. B., Frischholz, E., Gravitz, M. A., Hibler, N. S., Olson, J., Scheflin, A., Spiegel, H., & Wester, W. (1995). *Clinical hypnosis and memory: Guidelines for clinicians and for forensic hypnosis*. Des Plaines, IL: American Society of Clinical Hypnosis.

Harris, A.S.(1996). *Living with paradox: An introduction to Jungian psychotherapy*. Pacific Grove, CA: Books/Cole.

Hayes, S. C., Strosahl, K. D., & Wilson, K. G. (1999). *Acceptance and commitment therapy: An experiential approach to behavior change*. New York, NY: Guilford Press.

Hebb, D. O. (1949). *The organization of behavior: A neuropsychological theory*. New York, NY: John Wiley & Sons.

Heim, C., Newport, D. J., Bonsall, R., Miller, A. H., & Nemeroff, C. B. (2001). Altered pituitary-adrenal axis responses to provocative challenge tests in adult survivors of childhood abuse. *American Journal of Psychiatry*, 158, 575–581.

Hilgard, E. R. (1965). *Hypnotic susceptibility*. New York, NY: Harcourt, Brace, Jovenovich.

Hilgard, E. R. (1977). *Divided consciousness: Multiple controls in human thought and action*. New York, NY: Wiley & Sons.

Homme, L. E. (1965). Perspectives in psychology: XXIV. Control of coverants, the operants of the mind. *Psychological Record*, 15, 501-511.

Horvath, A.T. (1988). Cognitive therapy and the addictions. *International Cognitive Therapy Newsletter*, 4, 6-7.

Hull, C. L. (1933). *Hypnosis and suggestibility*. New York, NY: Appleton-Century.

Insel, T. R. (1992). Oxytocin: a neuropeptide for affiliation-evidence from behavioural, receptor autoradiographic, and comparative studies. *Psychoneuroendocrinology*, 17(1), 3-35.

Itzhak, Y., & Martin, J. L. (2002). Cocaine-induced conditioned place preference in mice: Induction, extinction and reinstatement by related psychostimulants. *Neuropsychopharmacology*, 26, 130-134.

Jacobs, B. L., van Praag, H., & Gage, F. H. (2000). Depression and the birth and death of brain cells. *American Scientist*, 88(4), 340-346.

Jacobs, W. J., and Nadel, L. (1985). Stress-induced recovery of fears and phobias. *Psychological Review*, 92, 512-31.

Janet, P. (1910). The subconscious. In R. G. Badger (Ed.), *Subconscious phenomena*. Boston, MA: Gorham Press.

Jenkins, W. M., Merzenich, M. M., Ochs, M. T., Allard, T., & Guic-Robles, E. (1990). Functional reorganization of primary somatosensory cortex in adult owl monkeys after behaviorally controlled tactile stimulation. *Journal of Neurophysiology*, 63(1), 82-104.

Jung, C. G. (1969). Pscychology and religion: West and east(R. F. C. Hull, Trans.). In H. Read, M. Fordham, G. Adler, & W. McGuire (Eds.), *Collected works of C. G. Jung* (Vol. 11, 2nd ed., pp. 529-537). Princeton, NJ: Princeton University Press. (Originally work published 1936)

Jung, C. G. (1948). On the psychology of eastern meditation. *Art and Thought*, 80, 169-179.

Jung, C. G. (1961). *Memories, dreams, reflections*. New York, NY: Vintage.

Kaelber, C. T., Moul D. E., & Farmer, M. E. (1995). Epidemiology of depress. In E.E. Beckman & W. R. Leber (Eds.). *Handbook of depress* (2nd ed.). New York, NY: Guilford Press.

Kandel, E. R. (1998). A new intellectual framework for psychiatry. *American Journal of Chiatry*, 155(4), 457-469.

Kandel, E. R. (1999). Biology and the future of psychoanalysis: A new intellectual framework for psychiatry revisited. *American Journal of Psychiatry*, 156(4), 505-524.

Kandel, E.R., Schwartz, J.H., & Jessel, T.M., (Eds.)(2000). *Principles of Neural Science* (4th ed., p. 394). New York, NY: McGraw-Hill.

Kaplan-Solms, K., & Solms, M. (2000). *Clinical Studies in Neuro-Psychoanalysis: Introduction to a Depth Neuropsychology*. London, England: Karnac.

Karle, H.W.A. (1988) Hypnosis in analytic psychotherapy, in M. Heap (Ed.) *Hypnosis: Current Clinical, Experimental and Forensic Practices*. London, England: Croom Helm.

Kazdin, A.E. (1978), *History of behavior modification : Experimental foundations of contemporary research*. Baltimore, MD: University Park Press.

Kazdin, A.E. (1984), Covert modeling, In P.C. Kendall (Ed) *Advances in cognitive -behavior research and therapy* (vol. 3, pp. 102-129). New York, NY : Academic Press.

Kazdin, A.E. & Wilcoxon, L.A. (1976). Systematic desensitization and nonspecific treatment effects : A methodological evaluation. *Psychological Bulletin*, 83, 729-758.

Khantzian, E. J. (1980). An ego/self theory of substance dependence: A contemporary psychoanalytic perspective. In D. J. Leftieri, M. Sayers, & H. W. Pearson (Eds.), *Theories on drug abuse: Selected contemporary perspectives* (DHHS Publication No. ADM 84-967). Washington, DC: U. S. Government Printing Office.

Khantzian, E. J. (1985). The self-medication hypothesis of addictive disorders: Focus on heroin and cocaine dependence. *American Journal of Psychiatry*, 143, 1259-1264.

Khantzian, E. J., Halliday, K. S., & McAuliffe, W. E. (1990). *Addiction and the vulnerable Self: Modified dynamic group therapy for substance abusers*. New York, NY: Guilford Press.

Khantzian, E. J., Mack, J. E., & Schatzberg, A. F. (1974). Heroin use as an attempt to cope: Clinical observations. *American Journal of Psychiatry*, 131(Feb.), 160-164.

Kihlstrom, J. F. (1984). Conscious, subconscious, unconscious: A cognitive perspective. In K. S. Bowers & D. Meichenbaum (Eds.), *The unconscious reconsidered* (pp.149-211). New York, NY: Wiley.

Kihlstrom, J. F. (1987). The cognitive unconscious. *Science*, 237, 1445-52.

Kilgard, M. P., & Merzenich, M. M. (1998). Cortical map reorganization enabled by nucleus basalis activity. *Science*, 279(5357), 1714-1718.

Kirsch, I. (1994). Defining hypnosis for the public. *Contemporary Hypnosis*, 11, 142-143.

Kohlberg, L. & Turill, E. (1972). *Research in moralization: The cognitive developmental approach*. New York, NY: Holt, Rinehart and Winson.

Kris, E. (1952). *Psychoanalytic explorations in art*. New York, NY: International Universities Press.

Krystal, H., & Raskin, H. A. (1970). *Drug dependence: Aspects of ego function*. Detroit, MI: Wayne State University Press.

Laurence, J. R., & Perry, C. (1983). Hypnotically created memory among highly hypnotizable subjects. *Science*, 222, 523-524.

Layden, M. A., Newman, C. F., Freeman, A., & Morse, S. B. (1993). *Cognitive therapy of borderline personality disorder*. Needham Heights, MA: Allyn & Bacon.

Lazarus, R. S. (1966). *Psychological stress and the coping process*. New York, NY: McGraw Hill.

Lazarus, R. S. (1984). On the primacy of cognition. *American Psychologist*, 39, 124-29.

Lazarus, R. S. (1991). Cognition and motivation in emotion. *American Psychologist*, 46(4), 352-67.

Leahy, R. L. (1999). Strategic self-limitation. *Journal of Cognitive Psychotherapy: An International Quarterly*, 13, 275-293.

LeDoux, J. (1996). *The emotional brain: The mysterious underpinnings of emotional life*. New York, NY: Simon & Schuster.

Levin, F. (2003). *Psyche and brain: The biology of taiking cures*. Madison, CT: International Universities Press.

Levinthal, C. F. (1988). *Messengers of paradise: Opiates and the brain*. Garden City, NY: Doubleday.

Liebowitz, M. (1983). *The chemistry of love*. Boston, MA: Little, Brown & Co.

Lynn, S. J., Myers, B., & Malinoski, P (1997). Hypnosis, pseudomemories, and clinical guidelines. In J. D. Read & D. Lindsay (Eds.), *Recollections of trauma* (pp. 305-336). New York, NY: Plenum Press.

Lyubomirsky, S., Caldwell, N., & Nolen-Hoeksema, S. (1998). Effects of ruminative and distracting responses to depressed mood on retrieval of autobiographical memories. *Journal of Personality and Social Psychology*, 75, 166-177.

Mahncke, H. W., Connor, B. B., Appelman, J., Ahsanuddin, O. N., Hardy, J. L., Wood, R. A., Joyce, N. M., Boniske, T., Atkins, S. M., & Merzenich. M. M., (2006). Memory enhancement in healthy older adults using a brain plasticity-based training program: A randomized, controlled study. *Proceedings of the National Academy of Sciences*, 103 (33), 12, 523-28.

Manns, J.R.& Eichenbaum, H. (2006). Evolution of declarative memory. *Hippocampus*, 16, 795–808.

Marks, G. A., Shaffrey, J. P., Oksenberg, A., Speciale, S. G., & Roffwarg, H. P. (1995). A functional role for REM sleep in brain maturation. *Behavioral Brain Research*, 69, 1-11.

Marlatt, G.A. (1985). Cognitive factors in the relapse process. In G.A. Marlatt & J.R. Gordon (Ed.), *Relapse prevention: Maintenance strategies in the treatment of addictive behaviors* (pp. 128-200). New York, NY: Guilford.

Marlatt, G. A., & Gordon, J. R. (1985). *Relapse Prevention: Maintenance Strategies in the Treatment of Addictive Behaviors*. New York, NY: Guilford Press.

McAuliffe, W. E., & Gordon, R. A. (1980). Reinforcement and the combination of effects : Summary of a theory of opiate addiction. In D. J. Lettieri, M. Sayers, & H. Wallenstein-Pearson (Eds.), *Theories on drug abuse: Selected contemporary perspectives* (DHHS Pubication No. ADM 84-967). Washington, DC: U. S. Government Printing Office.

McComb, C., Sangha, S., Qadry, S., Yue, J., Scheibenstock, A., & Lukowiak, K. (2002). Context extinction and associative learning in Lymnaea. *Neurobiology of Learning and Memory*, 78, 23-34.

McConkey, K. M., & Sheehan, P. W. (1995). *Hypnosis, memory, and behavior in criminal investigation*. New York, NY: Guilford Press.

McGaugh, J. L. (1990). Significance and remembrance: The role of neuromodulatory systems. *Psychological Science*, 1, 15-25.

McGaugh, J. L., Cahill, L., Parent, M. B., Mesches, M. H., Coleman-Mesches, K., & Salinas, J. A. (1995). Involvement of the amygdala in the regulation of memory storage. In J. L. McGaugh, F. Bermudez-Rattoni, & R. A. Prado-Alcala (Eds.), *Plasticity in the central nervous system: Learning and memory* (pp. 17-39). Hillsdale, NJ: Erlbaum.

McGaugh, J. L., Introini-Collison, I. B., Cahill, L. F., Castellano, C., Dalmaz, C., Parent. M. B., and Williams, C. L. (1993). Neuromodulatory systems and memory storage: Role of the amygdala. *Behavioural Brain Research* ,58, 81-90.

McGinn, L. K., & Young, J. E. (1996). Schema-focused therapy. In P. M. Salkovskis (Ed.), *Frontiers of cognitive therapy* (pp. 182-207). New York, NY: Guilford Press.

McGuire, J. (2004). *Understanding psychology and crime: Perspectives on theory and action*. Berkshire, England: Open University Press.

Meaney, M. J., Aitken, D. H., Bhatnagar, S., & Sapolsky, R. M., (1991). Postnatal handling attenuates certain neuroendocrine, anatomical, and cognitive dysfunctions associated with aging in female rats. *Neurobiol Aging*, 12, 31-38.

Meichenbaum, D. H. (1977). *Cognitive-behavior modification: An integrative approach*. New York, NY: Plenum.

Meier, S. T. (1999). Training the practitioner-scientist: Bridging case conceptualization, assessment, and intervention. *Counseling Psychologist*, 27, 846-869.

Merzenich, M. M. (2001). Cortical plasticity contributing to childhood development. In J. L. McClelland & R. S. Siegler (Eds.), *Mechanisms of cognitive development: Behavioral and neural perspective* (p. 68). Nahwah, NJ: Lawrence Erlbaum Associates.

Merzenich, M. M., Allard, T., & Jenkins. W. M. (1991). Neural ontogeny of higher brain function: Implications of some recent neurophysiological findings. In O. Franzén & J. West-man (Eds.), *Information processing in the somatosensory system* (pp. 193-209). London, England: Macmillan.

Merzenich, M. M., Jenkins, W. M., & Middlebrooks. J. C. (1984). Observations and hypotheses on special organizational features of the central auditory nervous system. In G. Edelman, W. Einar Gall, & W. M. Cowan (Eds.), *Dynamic aspects of neocortical function* (pp. 397-424). New York, NY: Wiley.

Merzenich, M. M., Splengler , F., Byl, N., Wang, X., & Jenkins, W. (1996). Representational plasticity underlying learning: Contributions to the origins and expressions of neurobehavioral disabilities. In T. Ono, B. L. McNaughton, S. Molochnikoff, E. T. Rolls, & H. Nishijo (Eds.), *Perception, memory and emotion: Frontiers in neuroscience* (pp. 45-61). Oxford, England: Elsevier Science.

Merzenich, M. M., Tallal, P., Peterson, B., Miller, S., & Jenkins, W. M. (1999). Some neurological principles relevant to the origins of – and the cortical plasticity-based remediation of – developmental language impairments. In J. Grafman and Y. Christen (Eds.), *Neuronal plasticity: Building a bridge from laboratory to the clinic* (pp. 169-187). Berlin, Germany: Springer-Verlag.

Miller, G. A., Levin, D. N., Kozak, M. J., Cook III, E. W., McLean Jr., A., & Lang, P. J. (1987). Individual differences in imagery and the psychophysiology of emotion, *Cognition & Emotion*, 1(4), 367-390.

Mogilner, A., Grossman, J. A., Ribary, U., Joliot, M., Volkmann, J., Rapaport, D., Beasley, R. W., & Llinás. R. (1993). Somatosensory cortical plasticity in adult humans revealed by magnetoencephalography. *Proceedings of the National Academy of Sciences*, 90(8), 3593-97.

Moseley, G.L. (2004). Graded motor imagery is effective for long-standing complex regional pain syndrome: a randomised controlled trial. *Pain*, 108(1-2), 192-198.

Nash, M. R. (1992). Hypnosis, psychopathology, and psychological regression. In E. Fromm & M. R. Nash (Eds.), *Contemporary hypnosis research* (pp. 149-169). New York, NY: Guilford Press.

Needleman, L. D. (1999). *Cognitive case conceptualization: A guidebook for practitioners*. Mawmah, NJ: Erlbaum.

Needleman, L. D. (2003). Case conceptualization in preventing and responding to therapeutic difficulties. In R. L. Leahy (Ed.), *Roadblocks in Cognitive-behavioral Therapy: Transforming Challenges into Opportunities for Change* (pp. 3-23). New York, NY: Guilford Press.

Neumann, K. E. (1922). *Die Reden Gotamo Buddhos*, München, Germany: R. Piper & Co.

Newcomb, M. D., & Bentler, P. M. (1988). Substance use among children and teenagers. *American Psychologist*, 44, 242-249.

öhman, A. (1992). Fear and anxiety as emotional phenomena: Clinical, phenomenological, evolutionary perspectives, and information-processing mechanisms. In M. Lewis & J. M. Haviland (Eds.), *Handbook of the emotions* (pp. 511-536). New York, NY: Guilford Press.

Page, R. A., & Handley, G. W. (1993). The use of hypnosis in cocaine addiction. *The American Journal of Clinical Hypnosis*, 36(2), 120-123.

Palombo, S. R. (1978). *Dreaming and Memory: A New Information Processing Model*. New York, NY: Basic Books.

Parker, L. A., & McDonald, R. V. (2000). Reinstatement of both a conditioned place preference and a conditioned place aversion with drug primes. Pharmacology, *Biochemistry and Behavior*, 66, 559-561.

Pascual-Leone, A., & Hamilton, R. (2001). The metamodal organization of the brain. In C. Casanova & M. Ptito (Eds.), *Progress in Brain Research* (vol. 134, pp. 427-45). San Diego, CA: Elservier Science.

Pascual-Leone, A., Dang, N., Cohen, L. G., Brasil-Neto, J. P., Cammarota, A., & Hallett. M. (1995). Modulation of muscle responses evoked by transcranial magnetic stimulation during the acquisition of new fine motor skills. *Journal of Neurophysiology*, 74(3), 1037-1045.

Pavlov, I. P. (1927). *Conditioned reflexes: An investigation of the physiological activity of the cerebral cortex* (G. V. Anrep, Trans.). London, England: Oxford University Press.

Peele, S. (1980). Addiction to an experience: A social-psychological theory of addiction. In D. J. Lettieri, M. Sayers & H. W. Pearson (Eds.), *Theories of drug abuse: Selected contemporary perspectives* (pp. 142-146). Rockville, MD: National Institute on Drug Abuse.

Peele, S. (1985). *The meaning of addiction: Compulsive experience and its interpretation*. Lexington, MA: Lexington Books.

Peele, S. (1989). *Diseasing of America: Addiction treatment out of control*. Lexington, MA: Heath.

Persons, J. B. (1989). *Cognitive therapy in practice: A case formulation approach*. New York, NY: Norton.

Pettit, J., & Joiner, T. (Eds.). (2006). *Chronic depression: Interpersonal sources, therapeutic solutions*. Washington, DC: American Psychological Association.

Piaget, J. (1965). *The moral judgment of the child*. New York, NY: The Free Press.

Pitman, R. K. (1989). Post-traumatic stress disorder, hormones, and memory. *Biol Psychiatry*, 26, 221-223.

Plotsky, P. M., & Meaney, M. J.(1993). Early, postnatal experience alters hypothalamic corticotropin-releasing factor (CRF) mRNA,median eminence CRF content and stressinduced release in adult rats. *Molecular Brain Research*, 18, 195-200.

Pribram, K. H., & Gill, M. (1976). *Freud's "Project" re-assessed: Preface to contemporary cognition theory and neuropsychology* (pp. 62-66). New York, NY: Basic Book.

Prochaska, J. O., & DiClemente, C. C. (1992). *Stages of change in the modification of problem behaviors*. Newbury Park, CA: Sage.

Prochaska, J. O., Velicer, W. F., Rossi, J. S., Goldstein, M. G., Marcus, B. H., Rakowski, W., et al. (1994). Stages of change and decisional balance for 12 problem behaviors. *Health Psychology*, 13, 39-46.

Pulvermüller, F., Neininger, B., Elbert, T., Mohr, B., Rockstroh, B., Koebbel, M. A., & Taub, E. (2001). Constraint-induced therapy of chronic aphasia after stroke. *Stroke*, 32(7), 1621-1626.

Rado, S. (1981). The psychoanalysis of pharmaco-thymia (drug addiction). In H. Shaffer & M. E. Burglass (Eds.), *Classic contributions in the addictions* (pp. 77-94). New York, NY: Brunnerl/Mazel.

Ramachandran, V. S., & Blakeslee, S. (1998). *Phantoms in the brain*. New York, NY: William Morrow .

Ratey, J. J., & Johnson, C. (1997). *Shadow Syndromes* (pp. 308-309). New York, NY: Pantheon Books.

Reckless, W. C., Dinitz, S., & Kay, B. (1959). The self component in potential delinquency and potential non-delinquency. *American Sociological Review*, 22, 556-570.

Reiser, M. F. (1984). *Mind, brain, body: Toward a convergence of psychoanalysis and neurobiology* (p. 67). New York, NY: Basic.

Roark, J. B. (2009). *An Investigaion of Taiwanese Norms for the Stanford. Hypnotic Susceptibility Scale: Form C (Mandarin Chinese Translation)-SHSS:C (MCT)* (Unpublished doctoral dissertation). Washington State University, Pullman, Washington.

Robins, L.N., Davis, D.H., & Goodwin, D.W. (1974). Drug use by U.S. army enlisted men in Vietnam: A follow-up on their return home. *American Journal of Epidemiology*, 99, 235-249.

Rorty, A. O. (1980). Explaining emotions. In A. O. Rorty (Ed.), *Explaining emotions* (pp. 103-126). Berkeley, CA: University of California Press.

Rosenzweig, E.S., Barnes, C.A., & Mc-Naughton, B. L. (2002). Making room for new memories. *Nature Neurosciense*. 5(1), 6-8.

Rovee-Collier, C. (1997). Dissociations in infant memory: Rethinking the development of implicit and explicit memory. *Psychological Review*, 104(3), 467-98.

Rovee-Collier, C. (1999). The development of infant memory. *Current directions in Psychological Science*, 8(3), 80-85.

Sacco, W. P., & Beck, A. T. (1995). Cognitive theory and therapy. In E. E. Beckham & W. R. Leber (Eds.), *Handbook of depression* (2nd ed., pp. 329-351). New York, NY: Guilford Press.

Saltzstein, H. D., Diamond, R. M., Belenky, M. (1972). Moral judgment level and confirmity behavior. *Developmental Psychology*, 7, 327-336.

Sarbin, T. R. (1950). Contributions to role-taking theory: I. Hypnotic behavior. *Psychological Review*, 57, 255-270.

Sarbin, T. R. (1972). Physiological effects of hypnotic stimulations. In R. M. Dorcus (Ed.), *Hypnosis and its therapeutic applications* (pp. 1-57). New York, NY: McGraw Hill. (Originally work published 1956)

Sarbin, T. R., & Coe, W. C. (1972). *Hypnosis: A social psychological analysis of influence communication.* New York, NY: Holt, Rinehart, & Winston.

Savitt, R. A. (1963). Psychoanalytic studies on addiction: Ego structure in narcotic addiction. *Psychoanalytic Quarterly*, 32, 43-57.

Schachter, S., and Singer, J. E. (1962). Cognitive, social, and physiological determinants of emotional state. *Psychological Review*, 69, 379-99.

Scherer, K. R. (1993a). Neuroscience projections to current debates in emotion psychology. *Cognition and Emotion*, 7, 1-41.

Scherer, K. R. (1993b). Studying the emotion-antecedent appraisal process: An expert system approach. *Cognition and Emotion*, 7, 325-55.

Schiffer, F. (1988). Psychotherapy of nine successfully treated cocaine abusers: Techniques and dynamics. *Journal of Substance Abuse Treatment*, 5, 131-137.

Schore, A. N. (1994). *Affect regulation and the origin of the self.* Mahweh, NJ: Erlbaum.

Schore, A. N. (2003). *Affect regulation and the repair of the self.* New York, NY: W.W. Norton.

Schore, A. N. (2005a). A neuropsychoanalytic viewpoint. Commentary on paper by Steven H. Knoblauch. *Psychoanalytic Dialogues*, 15, 829-854.

Schore, A. N. (2005b). Attachment, affect regulation, and the developing right brain: Linking developmental neuroscience to pediatrics. *Pediatrics In Review*, 26, 204-211.

Schultz, D., & Schultz, S. E. (2005). *Theories of personality*, 60(7), 687-696.

Schwartz J. M., & Begley. S., (2002). *The mind and the brain: Neuroplasticity and the power of mental force.* New York, NY: ReganBooks/ HarperCollins.

Schwartz J. M., & Beyette. B. (1996). *Brain lock: Free yourself from obsessive-compulsive behavior.* New York, NY: ReganBooks /Harper-Collins.

Seligman, M. (1989). Explanatory style: Predicting depression, achievement, and health. In M. Yapko (Ed.), *Brief therapy approaches to treating anxiety and depression* (pp. 5-32). New York, NY: Brunner/Mazel.

Seligman, M. (1990). *Learned optimism.* New York, NY: Knopf.

Seligman, M. (1995). *The optimistic child.* New York, NY: Houghton-Mifflin.

Shor, R. E. (1959). Hypnosis and the concept of the generalized reality orientation. *American Journal of Psychotherapy*, 13, 662-602.

Shor, R. E. (1962). Three dimensions of hypnotic depth. *International journal of Clinical and Experimental Hypnosis*, 10, 23-28.

Sieratzki, J. S. & Woll, B. (1996). Why do mothers cradle babies to the left ? *Lancet* , 347, 1746-1748.

Siever, L., & Frucht, W. (1997). *The new view of self.* New York, NY: Macmillan.

Smart, F. (1970). *Neurosis and crime.* New York, NY: Barnes and Noble.

Spiegel, D. (1988). Hypnosis. In J. A. Talbott, R. E. Hales, & S. C. Yudofsky (Eds.), *The American Psychiatric Press textbook of psychiatry* (pp. 907-928). Washington, DC: American Psychiatric Press.

Spotts, J. V, & Shontz, F. C. (1980). A life-theme theory of chronic drug abuse. In D. J. Lettieri, M. Sayers & H. W Pearson (Eds.), *Theories on drug abuse: Selected contemporary perspectives* (pp. 57-70). Rockville, MD: National Institute on Drug Abuse.

Squire, L. (1987). *Memory and the brain* . New York, NY: Oxford University Press.

Stephan, K. M., Fink, G. R., Passingham, R. E., Silbersweig, D.,Ceballos-Baumann, A. O., Frith, C. D., and Frackowiak, R. S. J.(1995). Functional anatomy of the mental representation of upper extremity movements in healthy subjects. *Journal of Neurophysioogyl.* 73, 373-386.

Sternberg, R. J. (1986). A triangular theory of love. *Psychological Review*, 93, 119-135.

Stickgold, R., Hobson, J. A., Fosse, R., & Fosse, M. (2001). Sleep, learning and dreams: Off-line memory reprocessing. *Science*, 294(5544), 1052–1057.

Stimmel, B. (1991). *The facts about drug use: Coping with drugs and alcohol in your family, at work, in your community.* New York, NY: Consumer Reports Books.

Suzuki, D. T.(1991). *An Introduction to Zen Buddhism.* New Yor, NY: Grove Wiedenfeld. (Originally work published 1964)

Taub, E., Landesman Ramey, S., DeLuca, S., & Echols, K. (2004). Efficacy of constraint-induced movement therapy for children with cerebral palsy with asymmetric motor impairment. *Pediatrics*, 113(2), 305-12.

Terr, L. C. (2003). "Wild child" : How three principles of healing organized 12 years of psychotherapy. *Journal of the American Academy of Child and Adolescent Psychiatry*, 42(12), 1401-9.

Thombs, D. L. (1994). *Introduction to addictive behaviors*. New York, NY: Guilford.

Torem, M. (1988). Hypnosis in the treatment of depression. In W. Wester (Ed.), *Clinical hypnosis: A case management approach* (pp. 288-301). Cincinnati, OH: Behavioral Science Center.

Torem, M. (1992). Back from the future: A powerful age progression technique. *American Journal of Clinical Hypnosis*, 35(2), 81-88.

Ullman, L. P., & Krasner, L. (1965). *Case studies in behavior modification*. New York, NY: Holt, Rinehat & Winston .

Uswatt G., & Taub, E. (1999). Constraint-induced movement therapy: New approaches to outcomes measurement in rehabilitation. In D. T. Stuss, G. Winocur, and I. H. Robertson (Eds.), *Cognitive neurorehabilitation* (pp. 215-229). Cambridge, England: Cambridge University Press.

Vaillant, G. (2000). Adaptive mental mechanisms: Their role in a positive psychology. *American Psychologist*, 55, 89-98.

Vaughan, S. C. (1997). *The talking cure: The science behind psychotherapy*. New York, NY: Grosset/Putnam.

Velicer, W. F., Hughes, S. L., Fava, J. L., Prochaska, J. O., & DiClemente, C. C. (1995). An empirical typology of subjects within stage of change. *Addictive Behavior*, 20, 299-320.

Wagner, U., Gais, S. & Born, J. (2001). Emotional memory formation is enhanced across sleep intervals with high amounts of rapid eye movement sleep. *Learning and Memory*, 8, 112-119.

Wanberg, K. & Milkman, H. (1998). *Criminal conduct and substance abuse treatment: Strategies for self-improvement and change: the provider's guide*. Thousand Oaks, CA: Sage Publications.

Ward, T. (2001). Using psychological insights to help people quit smoking. *Journal of Advanced Nursing*, 34, 754-759.

Washton, A.M. (1988). Preventing relapse to cocaine. *Journal of Clinical Psychiatry*, 49, 34-38.

Weitzenhoffer, A. M. & Hilgard, E. R. (1962). *Stanford Hypnotic Susceptibility, Form C*. Palo Alto, CA: Consulting Psychologists Press.

Weitzenhoffer, A. M. (1957). *General techniques of hypnotism*. New York, NY: Grune & Stratton.

White, R. W. (1941). A preface to the theory of hypnotism. *Journal of Abnormal Social Psychology*, 36, 477-505.

Williams, J., Teasdale, J., Segal, Z., & Soulsby, J. (2000, February). Mindfulness-based cognitive therapy reduces overgeneral autobiographical memory in formerly depressed patients. *Journal of Abnormal Psychology*, 109(1), 150-155.

Wilshire, D.(1996). Trauma and treatment with hypnosis. *Australian Journal of Clinical and Experimental Hypnosis*, 24, 125-136.

Wolberg, L.R. (1948). *Medical hypnosis*. New York, NY: Grune & Stratton.

Wolberg, L.R. (1980). *Handbook of short-tem psychotherapy*. New York, NY: Thieme-Stratton.

Wolpe, J. (1958), *Psychotherapy by Reciprocal Inhibition*. Stanford, CA: Stanford University Press.

Wolpe, J. (1988). Panic disorder: A product of classical conditioning. *Behavior Research and Therapy*, 26, 441-50.

Wolpe, J.(1973). *The practice of behavior therapy* (2nd ed.). New York, NY: Pergamon Press Inc.

Wolpe, J., and Lazarus, A.A. (1966). *Behavior Therapy Techniques: A Guide to the treatment of neuroses*, New York, NY: Pergamon.

Woolfolk, A. E. (2005). *Educational psychology* (9th ed.). Boston, MA: Allyn & Bacon.

Woolger, R. J. (1996). Past-life regression therapy. In S. Boorstein (Ed). *Transpersonal Psychotherapy* (pp. 427-458). New York, NY: SUNY press.

Wurmser, L. (1974). Psychoanalytic considerations of the etiology of compulsive drug use. *Journal of the American Psychoanalytic Association*, 22, 820-843.

Wurmser, L. (1977). Mr. Pecksniff's Horse? (Psychodynamics in Compulsive Drug Use). In D. Jack, M. D. Blaine, A. Demetrios, & M. D. Julius (Eds.). *Psychodynamics of drug dependence* (NIDA Research Monograph 12) (pp. 36-72). Rockville, MD: National Institute on Drug Abuse.

Wurmser, L. (1980). Drug use as a protective system. In D. J. Lettieri, M. Sayers, & H.W. Pearson, (Eds.), *Theories on drug abuse: Selected contemporary perspectives* (DHHS Publication No. ADM 84-967).Washington, DC: U.S. Government Printing Office.

Yapko, M. (1988). *When living hurts: Directives for treating depression*. New York, NY: Brunner/Mazel.

Yapko, M. (1992). *Hypnosis and the treatment of depressions: Strategies for change*. New York, NY: Brunner/Mazel.

Yapko, M. (1993). Hypnosis and depression. In J. Rhue, S. Lynn, & I. Kirsch (Eds.), *Handbook of clinical hypnosis* (pp. 339-355). Washington, DC: American Psychological Association.

Yapko, M. (2001). *Treating depression with hypnosis: Integrating cognitive-behavioral and strategic approaches*. New York, NY: Brunner/ Routledge.

Yapko, M. (2003). *Trancework: An introduction to the practice of clinical hypnosis*(3rd ed.). New York, NY: Brunner/Routledge.

Yapko, M. D. (Ed.). (2006). *Hypnosis And Treating Depression: Applications in Clinical Practice*, New York, NY: Routledge.

Yorke, C. (1970). A critical review of some psychoanalytic literature on drug addiction. *British Journal of Medical Psychology*, 43, 141-159.

Young, J. E. (1990). *Cognitive therapy of personality disorders: A schema approach*. Sarasota, FL: Professional Resource Exchange.

Yue, G., & Cole. K. J., (1992). Strength increases from the motor program: Comparison of training with maximal voluntary and imagined muscle contractions. *Journal of Neurophysiology*, 67(5), 1114-23.

Zajonc, R. (1980). Feeling and thinking: Preferences need no inferences. *American Psychologist*, 35, 151-75.

Zajonc, R. B. (1984). On the primacy of affect. *American Psychologist,* 39, 117-23.

四、英文網路資料

ISH. (2014, May 24). The International Society of Hypnosis: Code of Ethics. Retrieved from the World Wide Web: *http://www.ishhypnosis.org/ index.php/ administration/code-of- ethics*

NHA. (2014, May 24). National Hypnosis Association Member: Code of Ethics. Retrieved from the World Wide Web: *http://nationalhypnosisassociation.com/Code_of_Ethics.html*

【附錄1】專訪作者張雲傑臨床心理師

以下為臨床心理師張雲傑博士接受媒體專訪時所分享的觀念以及大眾經常提出的問題，在此也節錄重要部分提供本書的讀者們參考！

◎問題一：在華人世界裡鑽研催眠療法的臨床心理師很少，但張心理師不僅擅長催眠治療，更曾經擔任過「台灣催眠研究學會」的理事長，可否請您為讀者們介紹這個學會？

★解答一：

台灣催眠研究學會乃人民社會團體，以「促進台灣催眠學術研究發展，增進國人身心靈健康」為最高專業服務宗旨，執行之專業任務包括：拓展催眠學術研究、提升催眠專業服務、出版催眠專業資訊、推廣催眠專業知識、研發催眠專業課程、承辦催眠相關業務及進行國際學術交流等七大公益範疇。台灣催眠研究學會的誕生乃源自一群對研究「人類催眠現象」有著濃烈興趣與愛好之專業人士，包括醫學系統之內科、家醫科、精神科醫師；心理治療系統之臨床心理師、諮商心理師；社會工作系統之社會工作師、社會工作員；教育系統之教師、研究生；矯正系統之監所教誨師、調查員；以及社會公益團體之專業輔導人士等。

綜觀當前社會光怪陸離現象，有感於社會大眾因受坊間催眠師及媒體播放舞台催眠秀之印象誤導，造成人們對催眠相關現象產生極大的誤解與莫名的恐懼。故台灣催眠研究學會努力的目標，除了實務上積極發展本土催眠研究、提供專業催眠資訊外，更透過結合民間社會公益活動推廣涵蓋學校教育、企業管理、親子溝通、潛能開發及心靈保健等更生活化、更多元化之催眠專業助人服務，以增進世界華人身、心、靈三方面之永續成長與健康，並讓普羅大眾及各領域專業人士能從日常生活中體悟什麼是「真正優質的催眠應用」！

◎問題二：據我們了解，張心理師是國內第一位提出專業催眠治療學術論文的博士學者，想請教您是如何開始鑽研催眠的？催眠對於您臨床心理師的生涯有什麼影響？

★解答二：

我從年少時即十分崇拜「心理學之父」佛洛依德，這也是我立志進入心理學系的動力，而佛洛依德即是一位以催眠心理治療聞名的精神分析學家，其撰寫之《夢的解析》便成為我的第一本入門書，之後為了擴展心理治療技術的新視野與寬廣度，我接觸了更多東西方心靈及宗教領域，包括佛教天臺宗曉雲法師之「天臺止觀」、緬甸葛印卡大師之古印度「內觀法門」、梵諦岡天主教蔣祖華老師之「基督宗教靈修學」等心靈淨化技術，以及《新約聖經》中耶穌基督的「信心治療法」。我領悟到其中的奧妙均有相通之處，因此開發潛能、修復身心是有一套「特定規則」可循的，就如同物理原理，能夠予以「公式化」。因此我將各派心靈技術綜合運用於心理治療法中，包含西方基督信仰的禱告醫治療法、佛洛依德的自由聯想法、榮格的主動想像技術、認知行為學派的心象治療技術、艾瑞克森的醫學催眠療法、神經語言學派（NLP）的潛能開發法、魏斯的前世催眠療法、海寧格的家族星座排列療法；及東方日本的內觀靜坐療法、中國的淨土觀想法門等，希望能帶給社會大眾更快速有效的幫助。而學習「催眠療法」對我最大的收穫就是能讓接受治療的當事人，親身體驗到「專業催眠心理治療的效果真的這麼神奇、快速、有效！」這正是我身為臨床心理師最感到欣慰與喜悅的事！

◎問題三：張心理師跨界這麼多種專業學術與實務領域，那麼您對於自己個人未來的生涯有什麼樣的規劃和期許呢？

★解答三：

首先就短程目標而言，是希望能順利拓展臨床心理學在華人心理健康與精神衛生領域內之應用範疇；而中期計畫則是希望能透過各式不同的媒體宣傳管道，讓全球華人瞭解什麼是真正的「全人健康」概念，而這也是本人陸續撰寫的《拯救你人生的指紋密碼聖經：讓你事業發達、愛情如意、子女優秀的幸福寶典》、《催眠心理治療奧秘：治療方法與實例精選》、《從皮紋骨相看健康》、《解讀手相健康密碼：观手诊治百病》，與耗費18年血汗心血所最新撰寫出版的《藥癮的 DCH 療法與分類催眠治療模式》等書籍內，一再特別強調的「全方位身心保健理念」。

就長期願景而言，則期望能藉由學術交流或產官學界合作方式，結合全球有志推廣「優質心理健康服務」之社會團體或民間企業，一同努力提升華人世界之精神生活品質，並藉由公益愛心活動之推展，讓我們成長中的孩子、社會弱勢族群及各地區民眾都能得到專業人士所提供之優質心靈照護。過去這段時間，我們持續在海峽兩岸推動公益活動，如捐贈「潛能開發 CD」供臺北市教師運用於教學與輔導，捐贈「心靈復健 CD」予「創世基金會」，以及研發製作「健康紓解 CD」捐贈癌症基金會、癌症希望協會等，激勵病友增強克服病痛之信心、減輕身體不適症狀；並將「舒眠減壓 CD」捐贈予「紅十字會」提供四川地震災區救難人員及受災民眾使用等。當然，未來希望還能有更多熱心公益人士、慈善團體或企業能共襄盛舉，一同推動更多服務大眾的活動！

而個人對於身為專業助人工作者的自我期許，就是「活到老、學到老，讓自己能有更多元化的專業技能協助社會大眾活出更幸福成功的人生，順應未來新時代潮流！」這也是我一直勉勵自己向前進的座右銘！

【附錄 2】一般心理戒治處遇模式

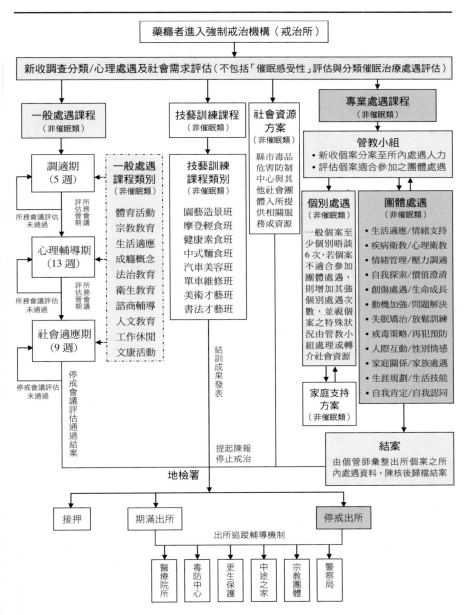

臺灣某藥癮戒治所之一般心理戒治處遇模式
（修改自張雲傑，2015）

國家圖書館出版品預行編目（CIP）資料

藥癮的 DCH 療法與分類催眠治療模式 ／ 張雲傑著. --初版.--臺北市：
台灣催眠研究學會，　2020.08　　　面；　　公分
ISBN：978-986-95187-1-0　（平裝）
1.藥物成癮　　2.催眠療法

418.984　　　　　　　　　　　　　　　　　　　　　　109007781

藥癮的 DCH 療法與分類催眠治療模式

作　　　者：張雲傑

美術編輯：以利亞美術

封面設計：以利亞美術

發 行 人：李建德

出 版 者：台灣催眠研究學會

地　　　址：臺北市萬華區青年路 140 號 3 樓

電　　　話：(02)8661-1536

傳　　　真：(02)8661-1536

電子信箱：thr@seed.net.tw

印　　　刷：淵明印刷有限公司

初版日期：2020 年 8 月

定　　　價：680 元

ISBN：978-986-95187-1-0